临床口腔疾病
研究与诊疗

王 冰 等◎主编

长江出版传媒 湖北科学技术出版社

图书在版编目(CIP)数据

临床口腔疾病研究与诊疗/王冰等主编. –– 武汉：
湖北科学技术出版社，2022.11
ISBN 978-7-5352-8480-8

Ⅰ. ①临… Ⅱ. ①王… Ⅲ. ①口腔疾病-诊疗 Ⅳ.
①R78

中国版本图书馆CIP数据核字(2022)第207618号

责任编辑：许可 封面设计：胡博

出版发行:湖北科学技术出版社 电话:027-87679426
地 址:武汉市雄楚大街268号 邮编:430070
　　　　(湖北出版文化城B座13-14层)
网. 址:http://www.hbstp.com.cn

印 刷:山东道克图文快印有限公司 邮编:250000

787mm×1092mm 1/16 20.5印张 482千字
2022年11月 第1版 2022年11月第1次印刷
定价：88.00 元

《临床口腔疾病研究与诊疗》
编委会

前　言

　　口腔疾病发病率高、患病人群广，是世界上最为多发的一种疾病，这也决定了口腔医学是一门实践性和操作性很强的医学学科。作为一名合格的口腔医师，不仅需要扎实的理论基础，更需要强硬的操作技术并不断学习新理论、新技术。近些年，随着医疗技术、医疗器材的不断发展，新方法、新技术层出不穷，为了既能反映口腔技术的成果，又能对临床实践起到很好的指导作用，我们在查阅大量国内外资料的基础上，结合多年来的临床实践经验，编写了本书，以满足广大基层口腔医师的需求，解决临床治疗中会遇到的实际问题。

　　本书在内容上先介绍了口腔组织胚胎学、口腔解剖生理学、口腔种植学；其次介绍了口腔常见症状、牙周疾病、根尖周围组织疾病、龋病、牙髓病、牙体慢性损伤、口腔颌面部损伤等；紧接着对口腔修复治疗进行介绍，包括牙列缺损、牙体缺损的修复治疗；最后对牙及牙槽手术、错畸形矫治等均详细叙述，在叙述中运用了大量图表，以增加理论与技术的直观性，方便读者学习。此外，我们结合大量国内外最新学术进展，使读者能准确而全面地掌握相关理论和治疗进展，把握口腔医学的发展趋势，提高自身理论与操作技能。本书适合广大临床口腔医生、在校生及进修生阅读。

　　在编写过程中，由于时间仓促，编写人员学识水平存在一定的局限性，书中难免存在不足之处，敬请读者批评指正，我们将不胜感激。

编　者

目 录

第一章　口腔组织胚胎学

第一节　牙齿的发育

　　牙齿的发育经历一个长期、复杂的过程。乳牙从胚胎第2个月开始发生,到3岁多,牙根完全形成。恒牙在胚胎第4~5个月开始发生,直到20岁左右,才完全形成。以单个牙齿为例,如乳中切牙从开始发生到牙根完全形成,约需两年左右的时间,而恒中切牙则需要10年左右才能完成。

　　牙齿的发育是一个连续的过程,包括生长期、矿化期和萌出期(图1-1)。这种复杂的发育过程是机体其他器官所没有的,如肝脏、心脏等重要脏器官均只有生长期,骨骼系统也只有生长和矿化两个时期。然而,牙齿不但要生长、矿化,还要萌出到口腔,才能行使其功能。所以,每个牙齿的发育都必须依次经历3个过程,即生长、矿化和萌出。

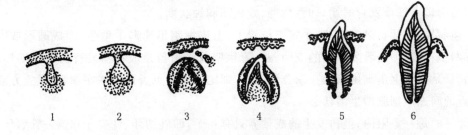

图1-1　牙齿发育的全过程

1.牙蕾;2.帽状期;3.钟状期;4.牙齿硬组织形成;5.开始萌出;6.发育成熟

一、牙胚的发生及发育

(一)牙板的发生

　　牙板发生在胚胎的第6周时。此时覆盖在原口腔的上皮由两层细胞组成,外层为扁平的上皮细胞,内层为矮柱状的基底细胞。在相当于将来的唇(颊)沟或牙槽嵴区,深层的外胚间充质组织诱导上皮增生。开始仅在上下颌弓的特定点上,上皮局部增生,很快增厚的上皮相互连接,依照颌骨的外形形成一马蹄形上皮带,称为原始上皮带。此弓形的上皮带上下颌各有一个。大约到了胚胎的第7周时,此带继续向深层生长进而增殖、分裂成两个弓形板。外侧(唇颊)方向生长的上皮板,称为前庭板,将来参与口前庭的形成。内侧(舌腭)方向生长的上皮板称为牙板,在胚胎的第8~10周时,前庭板继续向深层生长,与发育着的牙槽嵴分离,前庭板表面的上皮发生变性,进而形成口腔的前庭沟。而牙板向深层的结缔组织内伸延,在其最末端细胞不断增生,进而发育形成牙胚。

1

牙板的上皮向深层结缔组织增殖,各分别形成 10 个球状的上皮隆起,这就是将来产生乳牙釉质器的原始器官,称为成釉器,日后形成牙釉质。成釉器起源于口腔外胚层。乳牙的成釉器形成后不久,在成釉器的舌(腭)侧面,牙板继续向深部结缔组织内增殖,将来发育形成恒牙的牙板,日后形成恒牙的成釉器。在 20 个乳牙的成釉器的腭(舌)侧增生形成 20 个恒牙的成釉器。而恒牙的第一、二、三磨牙将是从第二乳磨牙的远中侧的恒牙牙板上延伸发育而来。

在牙板的发育过程中,如果牙板出现过剩增殖,日后则可形成额外牙或多余牙;如果牙板不发育,则日后可出现牙齿的缺失;如果牙板在发育过程中出现发育异常,则日后可出现牙源性肿瘤。

(二)牙胚的形成与发育

1.牙胚的形成

牙胚的形成是在成釉器形成后不久,成釉器深部的间充质开始增殖,逐步形成一团较为致密的细胞团,称为牙乳头,它日后将形成牙本质。在牙乳头形成的同时或稍后,围绕牙乳头和成釉器的间充质亦开始增殖与分化,这些逐渐呈环形排列的间充质,称为牙囊,它日后将形成牙骨质、牙周膜和固有牙槽骨。牙胚由成釉器、牙乳头和牙囊 3 个部分组成。牙胚的发生是口腔上皮和外胚间充质(间叶)组织相互作用的结果。

2.牙胚的发育

成釉器的发育:在牙胚的整个发育过程中,成釉器首先形成。成釉器的发育是一个连续的过程,可分为以下 3 个发育时期,即蕾状期、帽状期和钟状期。

(1)蕾状期:在牙板最末端 20 个定点位置上,上皮细胞迅速向下增生,形成圆形或卵圆形突起,形状似花蕾,即是乳牙早期的成釉器。蕾状期的成釉器是成釉器发育的最早期形式,其组织学特征是一团上皮细胞尚处在未分化阶段,细胞形态特点类似于基底细胞,呈立方或矮柱状。邻近的间充质细胞增生活跃。

在牙弓的每一象限内,最初发生的成釉器只有 4 个,即乳切牙、乳尖牙和第一乳磨牙、第二乳磨牙,此阶段约在胚胎的第 10 周左右发生。

(2)帽状期:成釉器随着牙蕾细胞的继续增生,牙蕾的体积也开始逐步增大,由于牙蕾各部分的生长发育不一致,基底部向内凹陷,其形状似帽状,故称为帽状期的成釉器。此时,成釉器的上皮细胞除有大量的增生以外,其组织学特征是帽状期的成釉器已逐步分化为三层细胞:位于成釉器的周边是一单层的立方状细胞,称为外釉上皮,外釉上皮借牙板与口腔黏膜上皮相连续;在成釉器的凹面,与牙乳头接触的上皮,称为内釉上皮,该处有基底膜将内釉上皮与牙乳头分开,由半桥粒将内釉上皮固定在基底板上。内釉上皮和外釉上皮相连处称为颈环。内釉上皮是一层矮柱状细胞。在内外釉上皮之间的细胞呈星形,细胞有长的胞质突起,突起相互连接成网状,故称此层为星形网状层。星形网状层内细胞之间充满着富含蛋白的黏液样液体,它对内釉上皮细胞有营养和缓冲作用,以保护成釉器免受损伤。

外胚间充质组织被成釉器凹陷部分包围,间充质细胞增生形成牙乳头。环绕在成釉器周围的外胚间充质组织则逐步形成致密的结缔组织层,包裹着成釉器和牙乳头,此环形排列的纤维组织称为牙囊。成釉器、牙乳头和牙囊 3 个部分共同构成牙胚。牙胚是整个牙齿和它的支持组织结构的母体组织。

（3）钟状期：随着成釉器的继续发育长大，上皮凹陷更深，其周缘继续生长，形似古庙的吊钟，故称为钟状期的成釉器。此期成釉器已步入成熟期，其凹陷面的形状已被确定。如前牙，此期成釉器的凹面呈切牙形态，如果是后牙，此期成釉器的凹面则呈磨牙的形态。此期成釉器的组织学特征是细胞在 3 层基础上逐步分化为 4 层。且各层细胞进一步分化成熟。

内釉上皮层：由单层细胞组成，并整齐地排列在基底。在颈环处与外釉上皮相连。从牙颈部到牙尖，内釉上皮的分化程度各异。内釉上皮开始是矮柱状，逐步到分化成熟时则呈高柱状，此时称它为成釉细胞，成釉细胞的直径为 4～5 μm，高约 40 μm。这些高柱状的成釉细胞侧面由联接复合体相连，与内釉细胞浅层的中间层细胞则以桥粒相连。在成釉细胞的分泌釉质基质活动之前，细胞内的细胞器重新定位，即细胞核远离基膜；高尔基复合体位于细胞核的侧面；线粒体和粗面内质网发达，位于细胞的远端 1/3 处，成为成釉细胞内主要的细胞器。

中间层：在内釉上皮与星形网状层之间，有 2～3 列扁平细胞组成。细胞核呈扁平或卵圆状。在钟状期的早期阶段，细胞核居中，高尔基复合体、粗面内质网、线粒体和其他细胞器的数量极少，到钟状期的晚期阶段，细胞间隙增大，与成釉细胞之间的距离缩短，便于牙囊中的毛细血管输送营养。

星形网状层：由于细胞间液体增加，此层膨胀增宽，细胞呈星状，有长的胞浆突，与邻近细胞胞质突彼此相连，在釉质形成开始之前，此层细胞萎缩，致使成釉细胞与邻近外釉上皮输送营养的毛细血管间的距离缩短，便于牙囊的毛细血管输送营养。

外釉上皮层：此层细胞呈扁平形或矮立方状，在钟状期的后期阶段，当釉质开始形成时，外釉上皮层细胞平整排列形成众多皱褶。牙囊邻近的间充质细胞进入上皮皱褶之间，其中含有毛细血管襻，为成釉器旺盛的代谢活动提供丰富的营养。

3.牙乳头的发育

在钟状期，牙乳头被成釉器凹陷部包围的外胚间充质组织增多，并出现细胞的分化。在内釉上皮的诱导下，牙乳头的外层细胞逐渐分化出高柱状的成牙本质细胞。这些细胞在切缘或牙尖部为柱状，在牙颈部成牙本质细胞尚未分化成熟，细胞为立方状，具有产生牙本质的潜能。牙乳头在牙齿发育中具有重要的作用。

现已证明，牙乳头是决定牙齿形状的重要因素。如将切牙的成釉器与磨牙的牙乳头重新组合，结果形成了磨牙；与此相反，将切牙的牙乳头与磨牙的成釉器重新组合，结果形成了切牙。此外，牙乳头还可以诱导非牙源性的口腔上皮形成成釉器。

4.牙囊的发育

在成釉器的外周，外胚间充质组织呈环形排列，间充质细胞产生牙囊，其中含有丰富的血管，从而保证了组织形成时期所需的营养。

在乳牙胚形成之后，在牙胚的舌侧，从牙板游离缘下端形成新的牙蕾，并进行着上述相同的发育过程，形成相应的恒牙胚。所有乳牙除第二磨牙外，达到这一发育期约需 10 周，恒牙胚形态发生需 2～4 周才能完成。所有恒牙的牙蕾在胚胎的第 4 个月时形成。在乳磨牙胚形成之后，牙板的远中增生延长，与上下颌弓的长度相协调，并对下颌升支的发育和上颌结节处的恒牙胚的发生起重要作用。第一恒磨牙的牙胚是在胚胎的第 4 个月时形成；第二恒磨牙的牙胚是在出生后一年时形成；而第三恒磨牙的牙胚的形成是在出生后 4～5 岁时。牙胚的活动期从胚胎发育的第 6 周开始,持续到出生后第 4 年,整个活动期约 5 年的时间。

5.牙板的结局

牙板乃是成釉器发生过程中的过渡组织。当成釉器分化完成,开始增生产生牙体组织之前,牙板被间充质侵入而穿孔、断裂,并逐渐退化消失。此时,成釉器与口腔黏膜上皮失去联系。有时有些残留的牙板上皮,以上皮岛或上皮团的形式存在于颌骨或牙龈之中,如婴儿出生后不久,偶见牙龈上出现针头大小的白色突起,即上皮珠,俗称马牙,可自行脱落。在某些病理情况下,残留的牙板上皮,可成为牙源性上皮性肿瘤或囊肿的起源。

二、牙体组织的形成

(一)冠部牙体组织的形成

牙齿硬组织的形成与骨组织基本相似,也有生长中心,从生长中心开始形成硬组织。前牙的生长中心位于切缘和舌侧隆突的基膜上,磨牙的生长中心位于牙尖处,釉质和牙本质的形成过程具有严格的规律性和节拍性,交叉进行。成牙本质细胞先分泌形成一层牙本质基质后,紧接着成釉细胞分泌形成一层釉质基质,如此交叉进行分泌,层层沉积,直至达到牙冠的厚度。

1.牙本质的形成

在钟状期后期,成釉器的内釉上皮分化成熟,并对牙乳头发生诱导作用。与内釉上皮基膜相接触的牙乳头细胞,开始分化成高柱状的成牙本质细胞,该细胞核位于细胞的基底部,在细胞的顶端细胞器增多,有发达的高尔基复合体、粗面内质网与核糖体。这些结构表明细胞已具备了合成蛋白质的功能。成牙本质细胞通过细胞顶端的胞质突起中的分泌泡,将蛋白质分泌到细胞外,最先形成尚未矿化的胶原基质即前期牙本质。当成牙本质细胞分泌一段牙本质基质后,成牙本质细胞便逐步离开基底膜,即未来的釉牙本质界,向牙髓中心方向移动。与此同时,在成牙本质细胞后面,留下一短粗的胞质突,即成牙本质细胞突起,这些细胞突起被埋在前期牙本质的基质之中。

在牙本质基质形成时,牙本质细胞胞质突起偶有几个突起穿过基底板至成釉细胞之间,日后则成为釉梭。

牙本质的形成,首先是有机胶原基质的形成,然后是羟磷灰石结晶的沉积。胶原纤维最早出现在基底膜下方,聚集在无结构的基质内,与基底板垂直。大部分胶原纤维在深层形成致密网,组成牙本质的基质。其中纤维的排列方向大致与牙本质表面平行,并贯穿于成牙本质细胞突起之间,形成未来的牙本质小管。

牙本质基质的矿化:牙本质基质形成后立即进行矿化,基质形成一层即开始矿化一层。当成牙本质细胞一边形成牙本质基质,一边形成一些基质小泡,这些小泡分泌到牙本质基质中。细胞外小泡内含有微小的羟磷灰石结晶,以后晶体长大,小泡膜破裂,泡内的晶体便成簇地分散到前期牙本质的基质之中。以后晶体继续长大,并相互融合,最终前期牙本质基质矿化。在矿化过程中,羟磷灰石晶体沉积在胶原纤维内和表面,并沿着纤维的长轴排列,在牙冠部最先形成的牙本质,称为罩牙本质,该牙本质厚度约 20 μm。罩牙本质形成后,围绕牙髓牙本质继续形成,称为髓周牙本质,构成牙体组织的大部分。牙本质的形成与矿化均是从釉牙本质界开始的,在牙尖区呈圆锥状,一层一层有节律地沉积,直至牙冠厚度的完全形成和牙齿开始萌出。

牙冠的牙本质每天沉积约 4~8 μm,逐渐增加,当牙齿萌出后,牙本质的沉积每天减少约

0.5 μm。每天新形成的牙本质与先形成的基质之间,在光学显微镜下观察可见到一明显的生长线,这是基质形成变慢或休止,继而使矿化发生改变所留下的痕迹。

牙根部的牙本质形成与冠部牙本质形成相似。略有不同的是它开始于赫特威上皮根鞘内侧面。其发育过程后述。

2.牙釉质的形成

当冠部牙本质开始形成后,成釉细胞开始分泌形成釉质基质。成釉器的内釉上皮分化出具有分泌活动的成釉细胞。首先,成釉细胞在接近釉牙本质界的一端,胞质形成一个短钝的圆锥体突起,称托姆斯突,突内含有丰富的粗面内质网、线粒体及分泌颗粒。在托姆斯突与成釉细胞体交界处出现终棒,它是胞浆物质浓缩物与增厚的细胞膜紧密结合。釉质基质在粗面内质网中合成,在高尔基复合体中浓缩,之后从细胞的顶端和突起的周围分泌出来。新分泌的釉质基质,以有机成分为主,主要是角蛋白,其中含有的矿物盐仅占矿化总量的25%～30%。从电子显微镜观察最新的矿物盐是羟磷灰石微晶。

每根釉柱均由4个成釉细胞参与形成,一个成釉细胞形成釉柱的头部,3个相邻的成釉细胞形成釉柱的颈部和尾部,使釉柱呈球拍状。成釉细胞与它们所形成的釉柱呈一角度,因而成釉细胞和新形成的釉质表面交界处,呈锯齿状,托姆斯突位于这些凹陷之中。

当釉质基质形成至牙冠应有的厚度时,从生发中心开始,釉质基质沿着牙尖和切缘向牙颈的方向全部矿化,致使釉质成为机体中矿化程度最高的组织。在新形成的釉质中,羟磷灰石晶体短而小如针形,且数量稀少。在成熟的釉质中,羟磷灰石晶体的体积逐渐增大,呈板条状,且数量增多。釉质中的水和有机物成分很快被吸收。此过程贯穿在釉质形成的全过程。当釉质基质形成后,成釉细胞内的终棒消失,顶端的细胞膜形成皱褶,此结构更加有利于吸收釉质中的液体。当釉质中有机物被吸收后,留下宽的间隙以容纳增多和长大的矿物盐晶体。

牙冠形成后,成釉细胞变短,细胞器数量逐步减少,在釉质表面分泌一层无结构的有机物薄膜,覆盖在牙冠的表面,称为釉小皮,细胞通过半桥粒与釉小皮相连。

釉质发育完成后,成釉器中的成釉细胞、中间层细胞和外釉上皮细胞结合在一起,形成一层扁平的鳞状上皮覆盖在釉小皮上面,称为缩余釉上皮。当牙齿萌出到口腔中,缩余釉上皮逐渐退缩到牙齿的颈部,附着在牙齿颈部表面,形成牙龈的结合上皮。

3.牙髓的发生

牙髓的原始组织是牙乳头。当牙乳头周围有牙本质形成时才叫牙髓。牙乳头决定牙齿的形态。牙乳头除底部与牙囊组织相接外,四周均被形成的牙本质所覆盖。牙乳头的细胞为未分化的间充质细胞,逐渐分化为星形的成纤维细胞,即牙髓细胞。随着牙本质不断地形成,成牙本质细胞逐渐向中心移动,牙乳头的体积逐渐缩小,等到原发性牙本质完全形成,余留在髓腔内的血管、结缔组织等即为牙髓。当牙本质进一步形成时,有少数较大的有髓鞘神经分支开始进入牙髓,交感神经也随同血管进入牙髓。

(二)牙根的形成和牙周组织的发育

1.牙根的形成

当冠部牙体组织发育即将完成时,牙根开始发育。内釉上皮和外釉上皮细胞在颈环处增生,向未来的根尖孔方向生长,而星形网状层和中间层细胞则萎缩消失。增生的上皮排列成筒状的双层,称为上皮根鞘(图1-2)。上皮根鞘的内侧面紧靠着牙乳头,鞘的外面被牙囊组织包绕。上皮根鞘内侧的牙乳头细胞向根尖方向增生,分化出成牙本质细胞,开始形成根部的牙本质。上皮根鞘继续生长,离开牙冠向牙髓方向呈约45°角弯曲,形成一盘状结构,弯曲的这一部分称为上皮隔。上皮隔围成一个向牙髓开放的孔,即未来的根尖孔。在牙根的发育过程中,上皮隔的位置保持相对稳定状态,生长的牙根与上皮隔形成一定角度,随着牙根的伸长,牙胚向口腔方向移动,为牙根的继续生长提供了空隙。在牙根发育的后期,上皮隔开口逐渐缩小,根尖孔宽度也随之缩小,继后,根尖牙本质和牙骨质沉积,形成狭小的根尖孔。

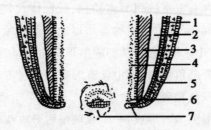

图1-2 a 牙根分叉处开始有牙本质形成

1.成釉细胞;2.牙釉质;3.牙本质;4.成牙本质细胞;5.外釉上皮细胞;6.牙乳头;7.上皮隔

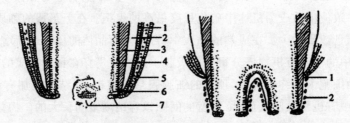

图1-2 b 两根牙的牙根已形成一部分

1.釉牙骨质界;2.上皮剩余

上皮根鞘在单根、双根和多根牙中的发育有着明显的不同。在单根牙形成中,上皮根鞘的内层细胞,诱导邻近的牙髓细胞,分化出成牙本质细胞,进而形成根部的牙本质。在上皮根鞘的表面,一些细胞逐渐发生变性,进而使上皮根鞘发生断裂,且与牙根表面分离。断裂的上皮根鞘呈网状包围在牙根的周围。此时,牙囊中的间充质细胞进入已断裂的上皮根鞘上皮细胞之间,并与牙根表面接触,在该处分化出成牙骨质细胞。成牙骨质细胞逐渐分泌出牙骨质基质,经过矿化后即形成根面的牙骨质。而剩余的上皮细胞,称为上皮剩余,即马拉塞上皮剩余。

在多根牙的发育过程之中,在根分叉区形成前,其发育过程与单根牙相似。多根牙的形成由上皮隔的发育决定,首先在上皮隔上长出两个或三个舌状突起,这些突起逐渐增生伸长,与对侧增生的突起相连,从而形成两个或三个孔,将来就形成双根或三根(图1-3)。

上皮根鞘对于牙根的正常发育起着十分重要的作用。如上皮根鞘的连续性受到破坏,或在根分叉处上皮隔的舌侧融合不完全,则不能诱导分化出成牙本质细胞,结果将导致该区的牙本质的缺损,导致牙髓和牙周膜直接相连,形成侧支根管。另一方面,如果上皮根鞘上皮在规定的时间没有发生断裂,则牙囊的间充质细胞不能与该处的牙本质接触,同样在该处亦不可能分化出成牙骨质细胞形成牙骨质。这样在牙根的表面,特别是在牙颈部出现此种情况时,该处牙本质直接暴露于口腔,则导致牙颈部牙本质过敏症发生。

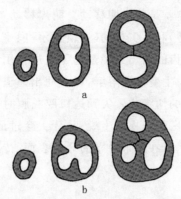

图 1-3　双根牙和三根牙发育中的造釉器底部上皮膈的演变

a.双根牙;b.三根牙

2.牙周膜的发育

牙周膜的发生是在上皮根鞘断裂与牙根牙本质表面分离之后才开始的。它是从牙囊发育而来的。牙囊中的环状纤维排列成明显的三层结构,成为早期的牙周膜。牙囊的内层为牙骨质纤维层,外层为牙槽骨纤维层,内外两层之间为中间纤维丛。初期,牙周膜的内层,逐步形成早期的原发性牙骨质;牙周膜的外层则逐步形成固有牙槽骨。牙囊的中间层纤维丛随着牙齿的不断发育和向口腔萌出,达到咬合平面时而逐渐改变方向,中间层的纤维从两端分别包埋于牙骨质和牙槽骨中,形成穿通纤维。而游离于牙槽骨和牙骨质之间的部分,即形成致密的主纤维束,这些主纤维束逐步呈功能性排列,分别形成牙周膜中各主纤维束群。牙周膜在发育期和牙齿的整个生活期间内,均进行着不断地更新和改建,这对萌出的或有功能的牙齿均具有重要的支持作用。

三、牙齿的萌出与替换

(一)牙齿的萌出

牙齿的萌出是指牙齿突破口腔黏膜的现象。它是在牙冠形成后向平面移动,进而穿过骨隐窝和口腔黏膜,达到功能位置的一个复杂的过程。这一萌出过程可分为三个时期:萌出前期、萌出期和萌出后期(或称功能期)。

1.萌出前期

萌出前期的主要变化是牙根形成时,牙胚在牙槽骨内的移动。牙胚的发育与颌骨的生长发育同时进行,从而使牙齿与发育的颌骨保持着正常的位置关系。乳牙胚和恒牙胚的移动是整个牙胚的移动,同时还有牙胚的生长。牙胚移动的结果是达到开始萌出移动的位置。这个时候的移动在组织学上表现为骨窝壁的改建。在牙胚移动方向上的骨窝壁表面可见到一些多核的破骨细胞,它吸收骨组织而后形成空间,为牙胚的移动创造条件。在对侧的骨窝壁上,可见到一些成骨细胞,它们可形成骨组织,从而保证了骨窝的大小与牙齿的发育相适应。随着牙根的生长,牙槽突的高度逐渐增加。通过牙胚的上述移动,来调整与邻牙和生长发育着的颌骨的关系,为牙齿的萌出做好了准备。

2.萌出期

萌出期开始于牙根的形成,持续到牙齿进入口腔达到咬合接触。牙齿要行使它的功能,就必须从颌骨内移到咬合平面,这就是萌出期移动。萌出移动主要是指向移动,但也有转动(下颌切牙),近中移动(下颌双尖牙)和牙尖移动(上颌尖牙和下颌第三磨牙)。

牙根和牙周膜的形成对牙齿的萌出无疑是起了促进作用。当牙齿向面方向移动时,覆盖在牙齿上的组织,首先是牙囊发生变性和溶解,以致萌出通道开始形成。继后,覆盖在牙胚上的骨隐窝发生吸收。当萌出牙的切缘或牙尖到达口腔黏膜时,缩余釉上皮与口腔黏膜上皮相互融合,随着牙齿的萌出,融合区的上皮发生蜕变,牙尖穿过最后的屏障进入口腔。但牙冠尚未暴露的部分,缩余釉上皮仍附着在尚未暴露的牙冠表面,待牙齿完全萌出后,这部分上皮即退缩到牙齿颈部形成结合上皮。

3.萌出后期

萌出后期即功能性萌出期。萌出后移动是指牙齿到达功能性平面以后的移动。这时颌骨还在继续生长,牙齿的移动与之相适应。这种移动表现为牙槽窝的骨改建。时间主要发生在14～18岁左右,女性略早于男性。从理论上讲,牙齿到达了功能性平面以后,萌出移动就停止了。但是面的磨耗、龋病,或外伤,以及不良修复,对的牙齿脱失等等,均可导致功能性接触的消失,此时牙齿仍可向冠方持续萌出。牙齿发生向移动时,牙周膜必然发生改建。牙齿若没有接触时,这种移动将最终停止。此时牙周膜萎缩,细胞和纤维减少,牙周膜变窄,牙槽骨吸收,骨小梁变细消失。萌出后移动还包括滑动,滑动是指近中方向的移动、转动等。牙齿邻面的磨耗、龋坏、不良修复体均可使牙齿发生近中方向的滑动。牙周病时牙周膜被破坏,牙齿亦会发生滑动,正畸治疗时也会发生治疗性滑动。

（二）乳恒牙交替

随着儿童年龄的增长,乳牙的数目、大小和牙周组织的力量等,均不能适应长大了的颌骨和增强了的咀嚼力。乳牙从6岁左右起陆续发生生理性脱落,到12岁左右,全部为恒牙所替代。

乳牙的脱落是牙根被吸收,与牙周组织失去联系的结果。由于颌骨内恒牙胚的发育和向移动,造成了对恒牙胚与乳牙根之间的结缔组织的压力,并分化出了多核破骨细胞,对乳牙根进行吸收。乳牙终因失去附丽而逐渐松动、脱落。所以,脱落的乳牙是没有牙根的,或者只有很短的一段牙根,牙根面呈蚕食状外观,与牙根折断容易区别。

乳牙根面吸收的部位,常因恒牙胚的位置而异。例如乳切牙与乳尖牙,因其恒牙胚是位于牙根的舌侧深面,所以乳牙根的吸收,常在根尖1/3的舌侧面开始。恒牙胚继续向面与前庭方向移动,逐渐地移至乳牙根的正下方,因而使乳牙根呈水平的吸收,恒牙恰好在其相应的乳牙的位置上萌出。如果恒牙胚双向(向和颊向)移动不充分,乳牙根不能被完全吸收,这时恒牙可在乳牙的舌侧萌出,而出现双层牙。该情况在下颌切牙区较为多见,临床上切勿将刚萌出的恒切牙误认为是多余牙而拔除。尽早地拔除这种乳牙,将有助于舌侧萌出的恒牙调整到正确的位置上。乳磨牙根部的吸收,则多在根分叉处开始,首先根间骨隔被吸收,进而乳牙根面发生吸收。同时牙槽突继续生长,以容纳伸长的恒牙根。乳牙向面方向移动,使恒前磨牙胚位于乳磨牙的根尖部。恒牙胚继续萌出,乳牙根完全被吸收,恒前磨牙进入乳磨牙的位置。

(三)牙齿萌出的次序和时间

牙齿萌出有一定的时间和次序,表现有以下特点。

(1)牙齿萌出有一定次序,萌出先后与牙胚发育的先后一致。

(2)牙齿萌出有比较恒定的时间性,但其生理范围较宽。

(3)左右同名牙同时出龈。

(4)下颌牙萌出略早于上颌的同名牙。

(四)牙齿发育与内外环境的关系

牙齿发育的全过程是与机体内外环境有着十分密切的关系。如蛋白质、维生素和矿物质的缺乏和代谢的紊乱,或患某些传染病(如麻疹、高热等)均可导致牙齿生长发育、矿化以及萌出过程发生障碍。如营养缺乏,尤其是维生素 D 缺乏和内分泌紊乱(如脑垂体和甲状腺功能不足等)均可使牙齿延迟萌出。乳牙迟脱也可使继承的恒牙延迟萌出或发生异位萌出。如果是全部乳牙或恒牙萌出延迟,则常与遗传或系统性的因素有关。因此,牙齿的保健应当从发育期就开始。这对口腔保健是十分重要的。

第二节 牙体组织

牙体组织即牙齿的本身,包括牙釉质、牙本质、牙骨质和牙髓,前三种是已经矿化了的硬组织,后一种是软组织。

牙本质构成牙齿的主体,分布于牙冠和牙根。牙釉质覆盖在牙齿的冠部表面,牙骨质覆盖在其根部表面。牙齿中央有一腔,称为牙髓腔,牙髓腔内有牙髓组织,牙髓内的血管和神经组织通过狭窄的根尖孔与牙周组织相联系(图1-4)。

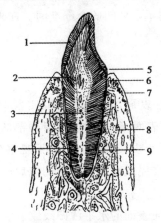

图 1-4 牙体牙周组织

1.牙釉质;2.牙本质;3.牙髓;4.牙骨质;5.龈沟;6.结合上皮;7.牙龈;8.牙槽骨;9.牙周膜

一、牙釉质

牙釉质覆盖于牙齿解剖牙冠表面,是牙体组织的一个重要组成部分,是一种坚硬的、无自主活动的结构,暴露于口腔之中。

(一)釉质的物理化学特性

1.物理特性

(1)硬度:釉质是人体中最坚硬的矿化组织,对于所有机械力的磨损,均具有较强大的抵抗力,这是由于釉质中含有大量的矿物盐,以及在其内部呈晶状体排列所致。釉质的硬度,若以动物体以外的矿物质相比,则介于磷灰石与宝石之间。但在人类的釉质中,其硬度与釉质本身的矿化程度有着十分密切的关系。由于釉质的硬度大,因而它本身亦同时具有脆性,尤其是在失去健全的牙本质基础时,更易于脆裂。

(2)色泽:釉质的颜色,一般是介于黄白和灰白色之间。在不同的牙冠上,釉质的颜色可有所不同,即使在同一牙冠上,也常因解剖部位的不同,其色泽也不完全一样。釉质的颜色所以不同,乃是由于其透明度不同所致。而透明度的高低与釉质本身的矿化程度密切相关。牙齿之所以呈现黄色,乃是釉质深面的牙本质的黄色透过釉质所呈现出来的一种现象。故黄色透露的多少,与釉质本身的透明度和硬度有着密切关系。釉质透明度大,则透露出牙本质的黄色就多,因而牙冠显示出色泽较黄,相反,若釉质显示不甚透明,则牙冠的色泽就会显得较白。

(3)厚度:牙齿釉质的厚度不匀,牙尖部最厚,向牙颈部逐渐变薄,似刀刃状。切牙的切缘处厚度约 2 mm,在磨牙的牙尖处最厚,其厚度约 2.5 mm 左右。

2.化学组成

釉质是人体组织中矿化最高的组织,按重量计算釉质内无机盐占 96%,有机物和水仅占 4%;按体积计算,无机盐占 86%,有机物占 2%,水占 12%。釉质内的无机盐由羟磷灰石晶体组成。其分子式为 $Ca_{10}(PO_4)_6(OH)_2$。此外,在釉质的无机物中,还含有众多微量元素,如碳酸钙、磷酸镁和氟化钙等及少量的钠、钾、铁、铅、锰及锶等。

釉质中的有机物成分,迄今尚未完全明了。近期的研究发现,仅知其大部分是蛋白质及一些多糖成分。有研究者报告,在成熟的釉质内的蛋白质叫作釉蛋白,其分子量较大,它与晶体表面牢固地结合在一起,几乎占据了晶体间的全部空间。在未成熟的釉质脱矿切片上,可见到这些有机物。

(二)釉质的表面结构

1.釉小皮

釉小皮覆盖在新萌出的牙齿表面,系一层有机质薄膜,称为 Nasmyth 膜。此膜厚度 0.5~1.5 μm。它不仅覆盖在釉质表面,还覆盖在牙齿颈部的牙骨质的表面,故又称它为牙小皮。当牙齿萌出后,伴随咬面的牙小皮被磨掉。电镜下观察牙小皮的组织结构与黏膜上皮下的基板一样。它可能是成釉细胞在完成分泌物质的功能后产生的一种基板物质。

2.牙面平行线

牙面平行线是指横过牙冠釉质表面的水平浅凹线纹。它们环绕牙齿,相互平行,此线在牙齿的唇颊面较为明显。乳牙釉质表面较少牙面平行线。有研究者认为,牙面平行线是芮氏线的外部表现。此乃牙齿呈节律性发育的现象,即釉质生长线达到牙齿表面的线纹。

3.唾液薄膜

唾液薄膜指牙齿刚萌出到口腔,与唾液接触几秒钟内在釉质表面形成的一层唾液薄膜,其厚度约 1 μm。用机械方法将牙面磨光后,在极短时间内又会很快出现这层薄膜。它是唾液内的糖蛋白成分选择性地在釉质表面沉积而形成的。在电镜下观察染色标本，见该膜呈现深色的、无形态的结构，偶尔也可见呈层板状结构。不同的牙齿，不同部位的薄膜成分各不相同。口腔内的微生物选择性地黏附在此膜上，即形成菌斑，成为龋病和牙周病的发病基础。

4.缩余釉上皮

缩余釉上皮是覆盖在釉质表面的薄膜，当牙齿萌出到口腔后，咬合面的缩余釉上皮被咀嚼运动迅速磨掉。其余部分参予龈牙结合的形成。但在窝沟等处，它可以存在相当长时间，对牙齿起一定保护作用。

5.冠部牙骨质

冠部牙骨质是指冠部牙釉质已经形成，而牙齿尚未萌出时，有些牙面上的缩余釉上皮可能不完整，此时牙胚的牙囊结缔组织会在牙面上沉积牙骨质。牙颈部的缩余釉上皮常发生退缩，此时在冠部的釉质表面上有牙骨质覆盖。

6.窝沟

窝沟是釉质发育过程中形成的。在牙面上，浅大的凹陷称为窝，细窄的凹陷称为沟。在正常情况下，窝沟的底部有釉质存在。窝沟开口处的直径和宽度一般均比常用的牙科探针尖还小，刷牙较难以清洁它。

(三)釉质的组织结构

釉质由大量的矿物盐晶体组成，有机物成分很少。在脱矿切片下进行研究时，釉质所在的部位只留下一片空白。因此，对釉质的研究只能在 $50\sim100\ \mu m$ 的磨片下进行。

釉质的基本结构是釉柱。釉柱是一种细长的柱状结构，起自釉牙本质界，呈放射状，贯穿釉质全层，达到牙齿的表面。在窝沟处，釉柱由釉牙本质界向窝沟底部集中，而在近牙颈部，釉柱的排列近乎呈水平状(图1-5)。釉柱自釉牙本质界至牙齿表面的行程并非完全呈直线，在近表面1/3釉柱较直，称为直釉柱；而内2/3则较弯曲，在牙齿切缘及牙尖处弯曲的釉柱更为明显，这种弯曲的釉柱，称为绞釉柱，或称螺旋釉柱。绞釉柱的组织学特征在临床上具有对抗磨切力强度的重要意义，咀嚼时不易被劈裂。

釉柱的直径平均为 $4\sim5\ \mu m$，但在不同的部位其宽度是各不相同的。近牙髓端的釉柱直径最小，而在近牙表面的釉柱直径则最大。

在光镜下观察釉柱纵断面磨片时，可见到有规律的横纹。扫描电镜下观察釉柱呈间断收缩状，横纹之间的距离约为 $4\ \mu m$。这可能与釉质发育期间基质呈节律性地沉积有关，两条横纹之间的距离即釉质基质每天沉积的量。釉柱横纹处矿化程度稍低，故当牙齿轻度脱矿时釉柱横纹显示较为明显。

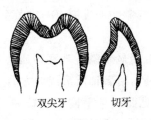

双尖牙　切牙

图 1-5　釉柱排列方向

光镜下观察釉柱的横断面呈鱼鳞状。电镜下见釉柱呈球拍状,它由一个近乎圆球形而体积较大的头部或体部和一个较为细长的尾部所组成(图1-6)。头部近面方向,尾部靠近牙颈方向。在釉柱头部表面有一弧形清晰的周界称为釉柱鞘。每一个釉柱的头部紧密地插入邻近釉柱的头部与尾部的间隙之中。

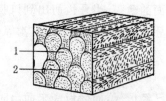

图1-6 釉柱及晶体排列

1.釉柱头部;2.釉柱尾部

电镜下见釉柱是由众多有一定排列方向的扁六棱柱形晶体所组成。晶体平均宽度约90 nm,平均厚度约30 μm,晶体长度在160～1 000 nm,每一个晶体的外面,均有一层有机物围绕。

关于釉柱的数目,据研究上颌侧切牙约有500万条釉柱,上颌第一恒磨牙约有1 200万条釉柱,其余牙齿的釉柱数目则界于二者之间。

在光镜下,还可见到柱鞘和柱间质两种结构。目前用电镜研究发现,所谓釉柱鞘和柱间质仅是由于晶体排列方向的不同在光镜下产生的一种光学现象。

釉质是由成釉细胞形成的,每一个成釉细胞形成一个釉柱。但近期的釉质研究发现,每个成釉细胞参与4个釉柱的形成,每一个釉柱又由4个成釉细胞共同形成。

基质:在釉质中有机物仅占釉质总重量的1%左右。分布于羟磷灰石晶体之间。在柱鞘区有机物分布稍多,这些有机物相互连接呈网状。釉质中有机物成分的性质目前尚不十分清楚,据目前所知,在发育的釉质中有机物成分主要是成釉蛋白;而在成熟的釉质中有机物成分主要是釉蛋白,其中一种为可溶性蛋白,一种为不溶性蛋白。可溶性蛋白多分布于晶体的间隙中,不溶性蛋白多分布于有机物集中处。

在釉质表面有一层约30 μm厚的区域内,在形成时由于没有童氏突参与,因而该区域内没有釉柱结构,亦无微孔区存在,此区称为无釉柱釉质。

(四)釉质中有机物集中的组织学现象

在釉质中有些部位矿化程度较差,而有机质则较为集中,在光镜下呈现出一些特殊的组织学图像,形态不同,命名各异,如釉质生长线、釉板、釉丛、釉梭等。这些部位由于其有机物含量较多,它们对保持釉质的营养以及与龋病的进展有一定关系。现将它们分述如下:

1.釉质生长线

釉质生长线又称芮氏线。在低倍显微镜下观察釉质磨片时,生长线呈褐色线条。在釉质纵磨片中,此线条自釉牙本质界向外,沿着釉质形成的方向,在牙尖处呈环行排列,近牙齿颈部逐渐呈斜行线。在釉质横磨片中见此线条呈同心状排列。其宽度和距离不等,20～30 μm。当生长线到达牙表面时,即为釉面横纹,或称牙面平行线。此乃釉质发育过程中的间隙线。釉质生长线在发育不良的牙齿上更为明显。

电镜下观察发现该处晶体较少,且排列不规则,由于晶体排列方向的改变,以致孔隙增多,有机物质增加,呈褐色。

在乳牙和第一恒磨牙的磨片上,常可见一条明显的间歇线,称为新生线。此乃由于乳牙和第一恒磨牙的釉质一部分形成于胎儿时期,一部分形成于婴儿出生以后。当婴儿出生时,由于内外环境和营养条件的变化,该部位的釉质发育一度受到干扰,因而形成一条加重的生长线,特称为新生线。电镜下观察新生线中晶体的密度减低。

2.舒氏板

用落射光观察牙齿纵切磨片时,可见宽度不等的明暗相间的条纹,起自釉牙本质界,分布于釉质内的 4/5 处,改变入射光角度时可使明暗条纹发生变化,这些条纹称为舒氏板。它是由于釉柱排列方向的改变而产生的。釉质表面的釉柱没有方向变化,故该处没有舒氏板的存在。

3.釉板

釉板是一菲薄的叶板状结构,起自釉质表面,向釉牙本质界延伸,部分可伸入釉质内、部分可伸入釉牙本质界内、部分可经釉质然后抵达釉牙本质界,最终延伸到牙本质内。在釉质的横切磨片上,釉板较清晰,釉板是一种纵向的缺损,里面充满了釉蛋白和来自口腔的有机物成分,此外,还有少量的矿物盐。由于釉板内有机物较多,所以在脱矿切片上亦可见到它。在釉质磨片上,釉板会与磨片制作中出现的人工裂隙相混淆,鉴别二者的方法是可用在盖玻片上脱矿的方法来加以区别,釉板在脱矿的标本中仍可见到遗留的有机物,而人工裂隙内则在脱矿的切片中无有机物残留。

4.釉丛

釉丛起自釉牙本质界,进入釉质内,呈丛状,其高度达釉质厚度的 1/5～1/3。在磨片上,似草丛,磨片较厚时更明显。釉丛是一部分矿化较差的釉柱,其中含有机物,所以在脱矿的切片上亦能见到。这些矿化差的釉柱在不同的平面及不同方向重叠投射形成丛状的影像。釉丛与釉板一样,沿牙冠长轴延伸,故在横切面磨片上较多,纵切面上较少。釉丛的临床意义尚不清楚,可能它不是龋病的好发部位,但临床上龋病在釉牙本质界处有机物较多的区域扩散速度较快。

5.釉梭

釉梭起自釉牙本质界,进入釉质中,末端膨大,呈梭形或纺锤形。在牙尖部较多见。釉梭是成牙本质细胞的胞浆突起在硬组织形成以前伸入成釉细胞之间而形成的。它的方向与成釉细胞一样,与牙本质垂直。由于釉柱的方向与成釉细胞形成一定角度,故釉梭也呈一定角度。在干燥的牙磨片中,釉梭内的有机物被分解,代之以空气,在透射光下观察,此空隙呈显黑色。

6.釉牙本质界

釉质和牙本质相交不是一条直线,而是由许多小弧线相连而成,称为釉牙本质界。此界呈贝壳状。小弧形的凹面向着釉质,凸面朝向牙本质,刚好与釉质的突起相适应。此结构在釉质脱矿切片上更清晰。电镜下观察釉牙本质界是一系列的嵴。此形态特征在于釉质与牙本质的接触面大大增加,使两者能牢固的接合在一起。电镜下观察亦可见到牙本质与釉质的晶体相互混杂。釉牙本质界在硬组织形成前就已出现了,它是成釉细胞与牙乳头之间的基底膜的证据。

釉板、釉丛、釉梭和釉牙本质界均是釉质内有机物比较集中的部位。

(五)釉质的代谢

釉质是一种高度矿化的组织,其结构中没有细胞,也没有血液循环,其中含无机物96%,所以有人认为它是一种完全没有生命的无机物。现今经组织化学研究证实,在釉质的各个部位都有有机物存在。在釉质内晶体间存在着微细的缝隙。同时,在釉丛、釉梭和釉牙本质界等处有机物分布较多,这样结构均构成了釉质内的营养通道。此外,采用落射光对新鲜的离体牙观察中,亦可见到完整的釉质表面有成滴的釉液从釉质内部向表面溢出。用放射性同位素试验研究证明,^{45}Ca、^{32}P 和氨基酸等均能由牙髓经牙本质到釉质,或从唾液进入釉质,并能很缓慢地移去。进入釉质中的同位素的量与机体的状况,如年龄、营养状况等有密切关系。氟离子能从釉质的表面吸收,而增强釉质的抗龋能力。以上的研究均表明釉质中存在着物质代谢。只是其代谢的能力很低,进行的速度缓慢而已。

(六)釉质的增龄性变化

釉质是无细胞的组织,它一经形成之后就不能再发生修复和再生。随着年龄的增加,由于咀嚼运动而发生咬面和邻面釉质的磨耗,其结果是牙冠的垂直高度减少,邻面变平。

随着年龄的增加,牙齿表面的釉柱末端与牙面平行线逐渐变浅或消失。

随着年龄的增加,牙齿的色泽加深。这可能是有机物进入釉质所致,也可能是牙本质变色后透过釉质表现出来。

随着年龄的增加,釉质的渗透性逐渐减低,这是因为离子沉积,晶体变大,致使釉质内的孔隙变小所致。釉质内水分主要在孔隙内,所以水的含量亦随年龄的增加而逐渐减少。

随着年龄的增加,釉质表层内的氮和氟的含量增加,有机物含量亦在不断地发生变化。

二、牙本质

牙本质构成牙齿的主体,它是一种有活力的组织,属于矿物化的、无血管的结缔组织。是由成牙本质细胞和细胞间质组成。冠部牙本质外面有牙釉质覆盖、根部牙本质外有牙骨质覆盖。在牙本质中央的髓腔内充满牙髓组织。成牙本质细胞的胞体排在牙本质的牙髓面。它的胞浆突起在牙本质小管内穿行,故有研究者将牙本质和牙髓视为一个整体结构,称它们为牙本质-牙髓复合体。从牙齿胚胎发育角度来讲,两者亦有着十分密切的关系。

(一)牙本质的物理化学特性

1.牙本质的物理特性

(1)硬度:牙本质是人体硬度仅次于牙釉质的矿化组织。其硬度比骨稍硬,脆性比牙釉质小,是一种富于弹性的组织。但乳牙和恒牙的牙本质硬度不一样,不同部位的牙本质其硬度亦不尽相同。

(2)色泽:牙本质颜色淡黄半透明。

2.牙本质的化学组成

牙本质内含无机物约占总重量的70%;有机物和水为30%,其中有机物约占20%,水占10%。若按体积计算,则无机物、有机物和水分别为45%、33%及22%。随着年龄的增加,牙本质的矿物化程度逐渐增多,这种构成也在发生变化。无机物中主要仍以羟磷灰石晶体为主,但比牙釉质的晶体小,长度约为100 nm,宽度约为3 nm。其晶体大小与牙骨质中的晶体相似。每个晶体均由数千个羟磷灰石分子组成。其分子式为$3Ca_3(PO_4)Ca(OH)_2$。除此之外,还含有少量碳酸盐、硫酸盐和磷酸盐。这些无机盐在新形成的牙本质中较多。牙本质内亦含有氟、铜、锌及铁等微量元素。

牙本质内的有机物成分主要是胶原,其次是蛋白多糖和胺基多糖。胶原是Ⅰ型胶原,形成胶原原纤维,约占牙本质重量的17%左右,占牙本质有机物的93%左右。胶原纤维主要分布在管间牙本质,而管周牙本质和成牙本质细胞周围却非常少。

(二)牙本质的组织学结构

牙本质是由成牙本质细胞胞浆突起和牙本质小管及细胞间质所组成。成牙本质细胞的胞体位于牙本质的牙髓面,胞浆突起伸入到牙本质小管内,牙本质基质内的胶原原纤维排列成网状。

1.牙本质小管

牙本质小管贯通于牙本质全层。是一种管状小腔,在牙本质形成过程中形成。小管内充满了成牙本质细胞的胞浆突起和组织液。胞浆突起占据了本质小管的全长或部分,突起与管壁之间的空隙,为组织液所占据。牙本质小管自牙髓表面向釉牙本质界呈放射状排列,在牙尖部及根尖部牙本质小管较直,而在牙颈部小管则弯曲呈拉长的S形(图1-7),近牙髓端的凸弯向着根尖方向。本质小管近牙髓一端管径较粗,其直径约3～4 μm,越向牙本质表面小管管径越细;近牙本质表面处约为1 μm,且小管数目稀疏。因此,牙本质在近髓端和远髓端每单位面积内牙本质小管数目之比约为4∶1。

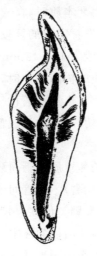

图 1-7 人切牙磨片观察牙本质

小管行程,牙颈部呈S形

牙本质小管行进过程中有若干分支,与主管几成直角,分支小管的直径约为1 μm或更小。分支小管内可有或无成牙本质细胞的胞质突起。牙本质小管的末端分支常较多,根部牙本质的末端分支现象比冠部更多更明显。小管沿途分支彼此相互吻合,构成了复杂的网管结构。

在牙本质小管的外周,有一层菲薄的衬里,有机物含量较多,矿化不全。其中含有丰富的氨基葡聚糖,它对调节和抑制小管的矿化中起着重要的作用。

2.成牙本质细胞突起

成牙本质细胞胞浆突起是胞质的延伸,位于牙本质小管内。细胞体位于牙髓腔近牙本质内侧,排列成一排。在其整个行程中分出细小的小支伸入小管的侧支内,并与相邻的突起分支相联系。过去研究认为该突起延伸通过牙本质小管的全长,有的甚至穿过釉牙本质界,其末端膨大并被包埋在釉质内。近期有研究观察发现该突起只延伸至牙本质小管的近髓端的 1/3 或 1/2 区域内。

成牙本质细胞突起和牙本质小管之间有一小的空隙,称为成牙本质细胞突周间隙,间隙内含有组织液和少量有机物和胶原纤维,是牙本质内物质交换的主要通道。

3.细胞间质

牙本质的细胞间质为矿化的间质,其中有很细的胶原纤维,主要为 I 型胶原,纤维的排列大多与牙齿表面平行,与牙本质小管垂直,且彼此交织成网状。在牙齿冠部靠近釉质和在牙根部靠近牙骨质处最先形成的牙本质,其胶原纤维的排列与牙本质小管平行,且与表面垂直,矿化均匀。镜下观察呈现不同的外观,在冠部者称为罩牙本质,厚 10~15 μm;在牙根部者称为透明层。在罩牙本质和透明层以内的牙本质称为髓周牙本质。

牙本质的细胞间质中羟磷灰石晶体比釉质中的小,长 20~100 nm,宽 2~3.5 nm,呈针状或板状。这些晶体沉积于基质内,其长轴与胶原纤维平行。间质中的矿化程度并不是均匀的。由于其矿化程度的差异,在下列不同区域内命名各不相同。

(1)前期牙本质:在脱矿切片中观察牙本质时,在成牙本质细胞和矿化牙本之间有一层尚未矿化的牙本质,称为前期牙本质。在发育完成的牙较之未发育完成的牙,其牙本质形成慢。所以前期牙本质在前者较后者为薄,一般为 10~12 μm 厚。苏木素-伊红(HE)染色呈粉红色。

(2)管周牙本质:在镜下观察牙本质的横断磨片时,可清楚见到牙本质小管周围有一圈过度矿化的牙本质,呈环形的透明带,构成牙本质小管的壁,称为管周牙本质。管周牙本质矿化程度高,内含胶原纤维少。在观察脱矿切片时,由于脱矿后该处结构消失,故在成牙本质细胞突起周围呈现出一环形的空隙。

(3)管间牙本质:指位于小管之间的牙本质。管间牙本质构成了牙本质的主体。其中胶原纤维较多,矿化程度较管周牙本质低。在磨片上,管间牙本质与管周牙本质分界较清楚。以往认为它是一种特殊的结构,称之为诺伊曼鞘。但在电镜下观察尚无法证实此鞘的存在。有研究报告指出:其对染色和酸、碱处理反应与两侧的牙本质不同,其真正的性质目前尚不清楚。

(4)球间牙本质:牙本质的矿化是以小球的形式相互融合而形成的,矿化小球融合后成为充分矿化的牙本质。在牙本质矿化不良时,钙质小球融合不完全而出现一些未被矿化的间质,其中仍有牙本质小管通过,这些未矿化的区域称为球间牙本质。球间牙本质主要见于牙冠部近釉牙本质界处,沿着牙齿的生长线分布,大小不甚规则,其边缘多见凹形,酷似众多相接球体之间的空隙。

(5)生长线:牙本质的形成也是周期性的,活动期和静止期相互交替,因此留下了生长发育线。生长线又称埃布纳线,是一些与牙本质小管垂直的间歇线纹。牙本质生长线在纵切磨片上观察比较清楚,冠部内 2/3 特别明显。牙本质的形成是从牙尖处开始有规律地成层进行。生长线有节律性的间歇即为每天牙本质沉积的厚度,为 4~8 μm。如果在发育过程中受到障碍,则形成加重的生长线,特称为欧文线,用软射线观察时,此线纹处矿化不全。在乳牙和第一恒磨牙的部分牙本质在出生前形成,部分在出生后形成,二者之间亦有一条明显加重的生长线,其矿化程度较低,称为新生线。牙本质形成期的疾病和营养障碍亦会程度不同地在生长线上表现出来。

(6)童氏颗粒层:在牙齿纵剖磨片中观察牙齿根部牙本质透明层的内侧有一层颗粒状的未矿化带,称为童氏粒层。颗粒从釉牙本质界至牙根逐渐增多。过去认为它是一种矿化不全的牙本质,但在脱矿切片上和电镜下均观察不到此结构。近期研究表明,它可能是牙本质小管终末端呈环状膨大影像,或是小管末端弯曲所成的切面;也有认为是矿化不全所致。童氏颗粒层外周还有一层很薄的透明层,此层可能在牙本质与牙骨质的牢固黏结方面起重要作用,是上皮根鞘的产物。

(7)罩牙本质:罩牙本质位于牙本质最外层,厚约 20 μm,是刚刚分化出来的成牙本质细胞形成的一层牙本质,由基质和疏松排列的胶原原纤维组成,原纤维排列方向与牙本质小管平行,矿化程度稍低。

(三)牙本质的神经分布与感觉

牙本质对外界机械、温度和化学刺激均有明显的反应。尤其是在釉牙本质界处非常敏感。关于牙本质内神经分布问题,由于组织学研究方法的困难,目前认识尚不一致。目前采用电镜观察研究显示,在前期牙本质和靠近牙髓端矿化的牙本质中的成牙本质细胞突周围间歇中有神经纤维分布,但在远离髓腔的矿化牙本质内是否有神经分布尚有争论。国内郑麟蕃等研究证明,不但前期牙本质、矿化牙本质间质和牙本质小管内部都有神经纤维分布,而且神经末梢可越过釉牙本质界。

牙本质的感觉极其敏锐,临床上仅表现为痛觉,但定位很不准确。牙本质内各部的敏感程度亦不尽相同,釉牙本质界处最敏感,牙髓有炎症时,其敏感度明显增高。

关于牙本质痛觉的传递的发生机制,科学家们提出了许多学说,其中主要的学说有以下三种:

1.传导学说

此学说认为牙本质细胞是一个受体,感觉可以从釉牙本质界通过成牙本质细胞突起至细胞体部,细胞体与神经末梢紧密相连,得以传导至中枢。

2.流体动力学说

流体动力学说是根据牙本质小管内有液体,认为这些液体对外界来的刺激有机械性反应,当牙本质内的液体受到冷刺激时,则由内向外流,受到热刺激时则由外向内流。这种液体的流动引起成牙本质细胞和其胞质突起伸张或压缩,从而影响到其周围的神经末梢。

3.神经传导学说

此学说认为外界刺激直接作用于牙本质小管内的神经末梢,然后传导至中枢。

以上三种学说,各有其相应的证据,可以解释一部分现象,但都很难以用单一种学说对所有现象作出令人满意而全面的解释。

(四)牙本质的增龄和反应性变化

1.牙本质的增龄变化

随着年龄的增加,牙本质在一生中不断沉积,使髓室和根管的容积不断变小变窄。老年人的根管会变得非常狭窄,有时甚至完全闭塞。随着髓室和根管容积逐渐减少,血流供应亦不断减少,牙髓内可发生各种退行性变化。此外,管周牙本质随着年龄的增加也在不断沉积,因此,牙本质小管逐渐变细,甚至完全闭锁,形成透明牙本质。

继发性牙本质:当牙齿发育至根尖孔形成时,牙齿发育即告完成。牙本质在牙齿发育完成后,一生中仍在缓慢不断地形成,这种后来形成的牙本质称为继发性牙本质(图1-8)。继发性牙本质与根尖孔形成前形成的原发性牙本质之间常有一明显的分界线。在继发性牙本质中,牙本质小管数目略有减少,且稍显弯曲,有时呈波纹状。继发性牙本质分布于牙本质的整个髓腔表面,但在各个部位其分布是不甚均匀的。在磨牙和前磨牙中,髓腔顶部和底部的继发性牙本质比髓腔侧壁要厚。

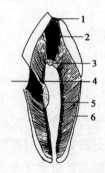

图1-8 牙本质的增龄及反应性变化
1.磨损;2.死区;3.修复性牙本质;4.龋损;5.继发性牙本质;6.原发性牙本质

2.牙本质的反应性变化

在龋病、磨损、酸蚀以及充填等因素的刺激下,牙本质即会产生相应的反应性变化。

(1)修复性牙本质:修复性牙本质亦称反应性牙本质,或第三期牙本质。当釉质表面因龋病、酸蚀、磨损等因素而遭受破坏时,深部的牙本质暴露,成牙本质细胞受到程度不等的损伤,这些受损伤的成牙本质细胞部分发生变性,部分细胞可继续形成牙本质。发生变性的细胞也可由牙髓深层的未分化细胞移向该处取而代之。在受损伤处相对应的牙髓壁上形成的牙本质以保护牙髓,这种新形成的牙本质即称为修复性牙本质。在修复性牙本质中,牙本质小管数目明显减少,有的区域内甚至小管数目很少或无小管可见。小管明显弯曲,其排列亦不规则。有时在修复性牙本质中,还可见到成牙本质细胞被包埋在很快形成的牙本质间质之中,以后这些细胞变性,而在该处遗留一空隙,极像骨组织的骨陷窝,因此,又可称之为骨样牙本质。修复性牙本质与原发性牙本质和继发性牙本质之间常由一条着色较深的线所分隔。

(2)透明牙本质:透明牙本质又称为硬化性牙本质。当牙本质受到外界刺激时,除了可形成修复性牙本质外,还可以引起牙本质小管内的成牙本质细胞突起发生变性,变性后有矿物盐沉着而使小管矿化封闭牙本质小管,这样可阻止外界刺激传入牙髓。这种矿化部分的牙本质,由于小管和周围间质的折光率没有什么差别,故在磨片上呈透明状,而称为透明牙本质。

(3)死区:当牙齿因磨损、酸蚀或龋病而使牙本质小管暴露时,小管内的成牙本质细胞突起逐渐变性、分解,小管内充满空气,在显微镜透射光下观察时,这部分牙本质呈黑色,称之为死区,此区的敏感度减低。这种改变多见于狭窄的髓角,因该区成牙本质细胞突起十分拥挤。死区的近髓端常有修复性牙本质形成。

在正常牙本质的干燥磨片中,由于成牙本质细胞突起的分解,变空的牙本质小管被空气所充满,亦可出现像死区一样的变化,但可以鉴别的要点是,在相对应的牙髓壁上,没有修复性牙本质形成。

三、牙髓

牙髓是牙体组织内唯一的软组织,位于由牙本质围成的髓腔内,牙髓内的血管、淋巴管和神经均通过根尖孔与根尖部的牙周膜相通连。牙髓是一种特殊的疏松结缔组织。牙髓可分为冠髓和根髓,髓腔的形态与牙齿的形态相似。

(一)牙髓的组织学结构

牙髓是一种柔嫩的疏松结缔组织,它含有丰富的细胞、纤维和细胞间质。牙髓在发育过程中,细胞的数目和纤维的量不是恒定不变的。随着年龄的不断增长,成纤维细胞数量逐渐减少,而纤维的量却在不断增多。在胚胎时期和未成熟的牙髓中,细胞成分较多,在成熟的牙髓组织中,则纤维成分较多。同时,在发育完成的牙齿,细胞成分自冠部向根部递减,而纤维成分却递增。

牙髓组织的外周是特殊的牙本质生成区。从外向内,可分为如下几层,构成牙髓壁的组织结构:①成牙本质细胞层:位于牙髓壁的最外层,紧靠刚形成尚未矿化的前期牙本质;②乏细胞层:又称魏氏层,该层位于成牙本质细胞层的深面内侧,其组织学特征是此层细胞成分稀少,而有丰富的神经纤维,此层厚度约 25 μm。乏细胞层在冠髓处较为明显,有研究者认为乏细胞层是成牙本质细胞移动置换区,因此,在牙本质迅速形成的初期阶段,此层不甚明显。③多细胞层:该层位于乏细胞层的内侧,其组织学特征是此层成纤维细胞特别丰富,其形态多数为星形的成纤维细胞,少量呈梭形。此外,该层内还有较多的未分化的间充质细胞。④牙髓核心:或称牙髓本区。此层位于多细胞层的内侧,该区细胞丰富,有较大的神经、血管。

1.细胞

(1)成纤维细胞:成纤维细胞是牙髓细胞成分中的主要细胞,故又称为牙髓细胞。细胞多数呈星形,少量呈梭形,有胞浆突起相互连接,胞核染色深,胞浆淡染、均匀。电镜下观察该细胞有丰富的粗面内质网和线粒体,以及发达的高尔基复合体等,表明此细胞合成胶原的功能很活跃。

成纤维细胞在牙髓组织内的分布不均匀,在牙髓冠部成牙本质细胞内侧约 25 μm 的区域内缺乏成纤维细胞的分布,而此区富含神经纤维。乏细胞层内侧,成纤维细胞密集,称为多细胞层,多细胞层内侧细胞分布比较均匀,称为牙髓本区。

(2)成牙本质细胞:成牙本质细胞体位于牙髓周围与前期牙本质相接处,排列成较为整齐的一层,细胞呈柱状或高柱状。胞核卵圆形,位于细胞的基底部。在细胞的顶端有一细长的胞质突起,突起位于牙本质小管内。成牙本质细胞之间有缝隙连接、紧密连接和中间连接。电镜下观察可见在靠近胞核的基底部有粗面内质网和高尔基复合体,在顶部细胞质内粗面内质网丰富。在牙本质形成活动期,细胞内高尔基复合体显著,粗面内质网丰富,线粒体分布于整个胞浆内,并可见空泡。

在整个牙髓中,由于解剖部位的不同,成牙本质细胞的形状并非完全一致。在冠髓区为高

19

柱状细胞,在牙根中部逐渐移形为立方状细胞;在接近根尖部的牙髓组织中,成牙本质细胞呈扁平状。

(3)组织细胞:牙髓内的组织细胞的形态不规则,有短而钝的胞质突起,胞核小而圆,染色深。组织细胞通常位于小血管及毛细血管周围。在牙髓出现炎症时,组织细胞胞质内有颗粒及空泡,胞核增大有明显的核仁可见,它可移至炎症区转变为吞噬细胞。

(4)未分化的间充质细胞:未分化的间充质细胞比成纤维细胞小,但形态相似,胞质突长而不明显。在受到刺激时,它可以分化成结缔组织中任何一种细胞,在炎症中它可以形成巨噬细胞。当成牙本质细胞消失时,它可以移向牙本质壁处,分化成成牙本质细胞,继而形成牙本质。

2.纤维

牙髓间质内的纤维主要是Ⅰ型和Ⅲ型胶原纤维和嗜银纤维,而弹力纤维仅见于大的血管壁上。胶原纤维在间隔 64 nm 处有典型的横纹,纤维交织成网状。嗜银纤维即网状纤维,分布于牙髓细胞之间,为一些较为纤细的纤维,在通常的苏木素和伊红染色(即 HE 染色)中不能显示,只有在应用硝酸银染色时才能显示出呈黑色。在牙本质形成的初期,在牙髓边缘聚集成粗大的纤维束,称为科尔夫纤维。

在刚形成的牙齿中,胶原纤维主要分布在前期牙本质、血管壁和神经外膜。年轻牙髓中的胶原纤维分布较为弥散,老年人牙髓中的胶原纤维除网状分布外,还可出现束状分布。

3.基质

牙髓中的基质是致密的胶样物,呈胶状和细丝状,其中主要由蛋白多糖复合物组成。在发育早期,牙髓基质中含有较丰富的硫酸软骨素 A、软骨素 B 和透明质酸。基质支持着细胞并在营养物质和代谢产物的转运中起介质作用。衰老和疾病会使基质成分发生改变,干扰这个转运工作,使代谢发生变化,从而削弱了细胞功能。

4.血管、淋巴管及神经

(1)血管:牙髓内血管丰富,血管来自上下颌骨的牙槽动脉分支,它们经过根尖孔和侧支根管口进入牙髓,称为牙髓动脉,沿牙髓中轴前进,沿途分出若干小支,最后在成牙本质细胞附近形成一稠密的毛细血管丛,然后,毛细血管后的小静脉将血引流至与牙髓动脉伴行的静脉内,出根尖孔进入牙槽静脉。

牙髓中血管最大的动脉直径为 $50\sim100~\mu m$,与机体其他部位的小动脉相等。这些动脉内膜为扁平或立方状的内皮细胞,中膜有 $1\sim3$ 层平滑肌细胞,外膜为少量的胶原纤维。小动脉直径为 $20\sim30~\mu m$,中膜有 $1\sim2$ 层平滑肌细胞。外膜与细胞间质的纤维相融合。末梢动脉位于牙髓边缘,直径为 $10\sim50~\mu m$,在内皮细胞外仅有一层平滑肌细胞围绕。毛细血管直径为 $8\sim10~\mu m$,仅见一层内皮细胞。静脉直径为 $100\sim150~\mu m$,较动脉直径大,管壁较动脉不规则。显微镜下观察与同样大小的动脉相比,其静脉管壁较薄,内皮细胞扁平,胞浆不突向腔内,中膜为 $1\sim2$ 层平滑肌细胞,在牙髓中较小的静脉中该层不完整或缺乏,且一般无外膜。

(2)淋巴管:牙髓中淋巴管较小,且常与血管、神经伴行。淋巴毛细管起于牙髓表面,合成较大的小淋巴管,经牙髓腔中部,穿过根尖孔与牙龈、牙周膜的淋巴管丛吻合,牙髓淋巴管最后汇入淋巴结。前牙注入颏下淋巴结;后牙注入颌下和颈深部淋巴结。淋巴管腔内无红细胞,只有淋巴细胞。牙髓的淋巴管在一般组织学上不易与毛细血管相区别。

(3)神经:牙髓内神经很丰富,神经来自上下颌牙槽神经的分支伴随血管自根尖孔进入牙髓,然后分成众多细小的分支。进入牙髓的神经大多数是有髓鞘神经,传导痛觉;少数为无髓鞘神经,系交感神经,它可调节血管的收缩和舒张。髓角区的神经纤维和末梢比其他各部都多。牙髓神经进入牙根管后,至髓室神经纤维分散呈放射状至成牙本质细胞层,在紧靠多细胞层外,神经纤维形成网状,称为神经壁层,或称为 Raschkow 丛。自此层经轴突通过多细胞层和乏细胞层,止于牙髓-牙本质界处的成牙本质细胞突起之间或牙本质小管内。神经末梢呈圆或椭圆形膨大,与成牙本质细胞膜紧密相连,为感受器。

牙髓内的神经在受到外界刺激后,常反应为痛觉,而不能区分冷、热、压力或化学等感觉,可能与牙髓内缺乏特殊的感受器有关。此外,牙髓神经还缺乏定位的能力,故牙髓炎患者往往不能正确指出痛牙的部位。因此,临床上要特别谨慎。

(二)牙髓的功能

牙髓的功能,可分为诱导、形成、营养、感觉、修复等方面的功能。

1.诱导功能

牙髓始基可诱导口腔上皮分化为牙板,形成成釉器,并进一步诱导成釉器的发育,形成牙齿。

2.形成功能

牙髓始基分化出成牙本质细胞,形成牙本质。

3.营养功能

牙髓不仅是形成牙本质的器官,亦是牙齿的重要营养器官。牙髓通过牙本质小管及成牙本质细胞突起,不断供给牙本质的营养,还通过釉牙本质界供给釉质的营养。釉质在牙齿萌出后,仍保持着生活的物质,其内部仍有物质代谢,这均与牙髓的作用有着密切关系。

4.感觉功能

牙髓是一种感觉非常锐敏的器官,牙髓内的感觉神经对冷、热、切割,压力和化学等因素的刺激均可引起敏锐的痛觉反应。

5.修复功能

牙髓是疏松的结缔组织,具有修复再生的能力。成牙本质细胞在牙本质受到损伤时发生修复反应。当所受的刺激是慢性的,不太严重时,病损牙髓端可有修复性牙本质的形成。牙髓内的组织细胞,未分化间充质细胞在牙髓受到损伤或炎症破坏时,它们可转变成具有吞噬作用的巨噬细胞发生修复反应。

(三)牙髓的增龄变化

牙髓组织随着年龄的增加,细胞数量逐渐减少,细胞体积变小,细胞器亦逐渐减少。成纤维细胞内胞浆较少,胞质突起细长,线粒体和粗面内质网减少。

随着年龄的增加,牙髓内纤维成分增多,牙髓活力降低,逐渐发生各种退行性变,牙髓内发生营养不良性钙化,可有髓石形成。髓石多发生在冠髓。有的髓石内可见牙本质小管,称为真髓石,有的髓石呈同心圆状成层排列的钙化团块,称为假髓石。按照髓石所在的部位不同,又可将髓石分为游离髓石,附着髓石和包埋髓石。在根髓内,以弥散性钙化为主。弥散性钙化均是一些不规则而较小的钙盐针状体,沿根髓的胶原纤维束或血管排列。

随着年龄的增加,根管内继发性牙本质的不断形成,根管管径越来越狭窄,根尖孔亦逐渐变小。

四、牙骨质

牙骨质是覆盖在牙根表面的矿化的硬组织,在牙颈部较薄,在根尖区和磨牙根分叉处较厚。从解剖学观点来看,牙骨质是牙体组织。但从功能来看,它则属于牙周组织,因为牙周膜的胶原纤维牢固地附着在牙骨质和牙槽骨上,使牙体与牙周组织紧密相连。在釉牙骨质交界处,牙骨质薄如刀刃,有 $20\sim50~\mu m$,越靠近根尖部越厚,到根尖部厚达 $150\sim200~\mu m$。随着年龄的增加,老年人在釉牙骨质界处的牙骨质厚达 $130~\mu m$,根尖区则厚达 $600~\mu m$。

(一)牙骨质的物理特性及化学组成

1.牙骨质的物理特性

(1)牙骨质的硬度:牙骨质的硬度稍低于牙本质,其硬度与骨组织相似,为牙体三种矿化组织中硬度最小的一种组织。

(2)牙骨质的色泽:牙骨质的色泽呈淡黄色,比牙本质稍淡,所以牙骨质的色泽介于釉质与牙本质之间。活体染色实验证明:牙骨质具有一定的渗透性,不过其程度稍有差异。一般来讲,无细胞性牙骨质渗透性较小,含细胞牙骨质的渗透性较大。

2.牙骨质的化学组成

发育完成的牙骨质,其中含有无机物重 $45\%\sim50\%$,有机物和水 $50\%\sim55\%$。无机物的主要成分是钙和磷,以羟磷灰石的形式存在。此外,还有许多微量元素。牙骨质内氟的含量较其他矿化组织为高,且随着年龄增加而逐渐增高。牙骨质暴露时氟含量非常高。有机物成分中主要是胶原和蛋白多糖。牙骨质内的胶原与牙本质内的胶原很相似,相互交织形成纤维网。但蛋白多糖的成分还不十分清楚。

(二)牙骨质的组织学结构

牙骨质的组织学结构与密质骨相似,由细胞和矿化的细胞间质组成。细胞位于陷窝内,并有增生沉积线。牙骨质内无哈弗管,亦无血管和神经。

1.细胞

牙骨质细胞呈卵圆形,周围有许多细长的胞浆突起,亦有分支,突起多数向着牙周膜方向,借以从牙周膜中吸收营养,邻近的牙骨质细胞突起相互吻合。细胞体在间隙中占据的空隙称为陷窝,胞浆突起占据的空隙称为微管。在牙齿磨片中,由于细胞被破坏、消失,故在显微镜下观察只见有陷窝与微管。

电镜下观察见深部牙骨质细胞胞浆内含有少数的细胞器。内质网扩张,线粒体稀少,表明此区的牙骨质细胞正处在退变之中。再深部的牙骨质细胞变性更加明显或细胞消失,陷窝变空。

牙骨质细胞在矿化的间质中的分布是不均匀的。根据间质中有无牙骨质细胞的分布,可将牙骨质分为无细胞牙骨质和有细胞牙骨质两类。

(1)无细胞牙骨质:无细胞牙骨质,紧贴于牙本质表面,自牙颈部到近根尖 1/3 处。主要由牙骨质层板构成,而无细胞。根尖的 1/3 处,往往缺如,该区完全由细胞性牙骨质分布。

(2)细胞性牙骨质:细胞性牙骨质常位于无细胞性牙骨质的表面,但在根尖区可以是全部为细胞性牙骨质分布,牙根冠方即牙颈部则往往全部为无细胞性牙骨质为主分布。细胞性牙骨质和无细胞性牙骨质也有时交替排列。

细胞性牙骨质内有许多陷窝,陷窝还放射发出众多微管,与邻近陷窝发出的微管相连,形成一个错综复杂的网管系统,与骨组织相似。但牙骨质内的陷窝数量较少,相距较远,且大小不一,分布不均匀。

2.细胞间质

牙骨质内的细胞间质由纤维和基质所组成。胶原原纤维占据了纤维基质中有机成分之大部分。纤维主要是成牙骨质细胞产生的胶原纤维。纤维排列的方向与牙根面平行。另一些纤维则由牙周膜的主纤维而来,包埋在牙骨质中的牙周膜主纤维称为穿通纤维或沙比纤维。这些纤维与牙根表面垂直并穿插于其中。

3.釉牙骨质界

釉牙骨质界系指釉质和牙骨质在牙颈部的连接,其相连的形式有以下三种:即约有60%是牙骨质有少量覆盖在牙釉质上;约有30%是釉质和牙骨质端端相连,还有约10%左右是二者不相连,该区牙本质直接暴露,这是由于该区上皮根鞘破坏较晚,从而阻碍了根部牙本质与牙囊的接触,因而该处没有牙骨质的形成。在后一种情况下,一旦牙龈萎缩,暴露的牙本质即发生过敏症状。

4.牙本质-牙骨质界

牙本质-牙骨质界为在根部牙本质和牙骨质紧密结合的一较平坦的线。无细胞性牙骨质与牙本质的分界清晰,而细胞性牙骨质与牙本质的分界则较模糊。恒牙的根部牙本质表面较光滑,乳牙的牙本质牙骨质界则常呈贝壳状。无论在什么情况下二者的附着均相当牢固,尽管这种附着的性质尚不十分清楚。在电镜下观察是牙本质的胶原原纤维束比较散乱,而牙骨质内的胶原原纤维却排列得较有规律。二者的胶原原纤维均相互绞绕。有时,在磨牙和前磨牙的根尖2/3处,可见牙本质和牙骨质之间有一层结构,称为中间牙骨质,它既无牙本质的特点,又无牙骨质的特征。它可能是牙本质或牙骨质的基质迅速沉积时陷入的赫特威上皮根鞘细胞。它有时是连续的一层,有时则是断断续续的。在切牙和乳牙中此结构却十分罕见。

(三)牙骨质的生物学特性

牙骨质的矿化基质呈层板状排列,在其陷窝内有牙骨质细胞,与骨骼组织相似。但牙骨质内没有血管,且牙骨质细胞的分布亦不像骨骼组织内的骨细胞那样规则。在生理情况下,骨骼组织是不断地既有骨的吸收,又有新生的现象,而牙骨质则只有新生。但在乳牙脱落或牙根有了病变,如根尖的炎症或创伤时,则可导致根尖部牙骨质发生吸收,甚至吸收还可波及到达牙本质。正常情况下,牙骨质是不出现吸收的,只会逐渐增厚。因此新的牙骨质的沉积也是牙齿逐渐衰老的标志之一。

由于牙骨质一生中有不断新生的特点,因此,牙周膜纤维可因牙齿功能的需要发生改变和更替,新形成牙周膜纤维由于有新的牙骨质增生而得以附丽至牙齿,替代老的纤维。同时,由于牙骨质的不断新生,所以具有其修复和补偿的功能。如牙齿的切缘和面受到磨损时,可以由于根尖部牙骨质的继续沉积而得到补偿。此外,当牙根表面有小范围的吸收或牙骨质折断时,均可由新的牙骨质沉积而修复。在牙髓病和根尖病治疗后,牙骨质还能新生并覆盖根尖孔,重建牙体与牙周的连接关系。在重建修复中形成的牙骨质可以是细胞性或无细胞性的,亦可以是二者皆有之。

(四)牙骨质的功能

牙骨质在功能上应归属于牙周组织的一部分。牙周膜的胶原纤维包埋在牙骨质和牙槽骨内,将牙齿固定在牙槽窝内。从量的方面讲牙骨质尽管是牙体三种矿化组织中最少的一种,但它对牙体的功能,却具有极其重大的作用。

1.牙周膜纤维的附丽

牙骨质为牙周膜主纤维附丽的地方。牙周膜主纤维一端包埋于牙骨质中,而另一端则包埋于牙槽骨之中,如此将牙齿悬吊于牙槽之中,以承担咀嚼功能。

2.龈的附丽

牙龈组织的一面附丽于牙骨质上,与牙齿颈部密切相连。

3.牙根面的覆盖

牙骨质覆盖于牙根的外表,使不规则的根部牙本质面成为平滑的表面,同时并有保护牙本质的作用。

4.牙根折断时的包围及愈合作用

若牙根折断,新生牙骨质能包围牙根的断面以及折断的碎片。若折断面较接近,可因牙骨质的增生而愈合。

5.吸收的补偿

若根部因吸收而致牙骨质和牙本质出现缺损时,当吸收的原因消失以后,则有新生的牙骨质予以增补。

6.根尖孔的封闭

当牙髓组织坏死或髓腔充填后,根尖孔已无血管和神经穿过时,此种无髓牙的根尖孔常可由增生的牙骨质予以封闭。

第三节　牙周组织

牙齿周围的组织统称为牙周组织,含有牙龈、牙周膜和牙槽骨。从广义的功能上来讲,牙骨质亦是牙周组织。因此,牙周组织是由两种矿化的硬组织(牙骨质和牙槽骨)和两种软组织(牙龈和牙周膜)所组成。从胚胎发育的角度来看,它们均起源于牙囊,属于中胚层。牙周组织作为一个整体起作用,通过纤维组织将牙齿与颌骨的牙槽突联接在一起,有效地抵御牙齿在行使正常功能时所承受的力量,保证牙齿能尽快地回复到原位置。牙龈是环绕牙颈部的组织,上皮部分将支持组织与外界环境分开。龈牙结合在维持牙齿支持组织的健康上起着重要的作用。

一、牙龈

牙龈是覆盖在牙槽突边缘及牙颈部的口腔黏膜组织,色泽呈粉红色,组织特性是坚韧而微有弹性,且是固定而不能移动的一种口腔组织。在口腔前庭和下颌舌侧面,借黏膜牙龈界与红色的牙槽黏膜相连续,二者之间有明显的扇弧状分界线,称为膜龈联合。但腭部牙龈与腭黏膜的分界线则很不明显。牙龈可分为游离龈、附着龈和牙间乳头三个部分(图1-9)。

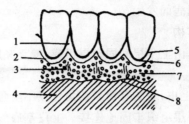

图 1-9　牙龈的各部

1.龈乳头；2.龈缘沟；3.牙间沟；4.牙槽黏膜；5.游离龈；6.龈缘；7.附着龈；8.膜龈连合

(一)牙龈的表面解剖

1.游离龈

游离龈是指牙龈边缘不与牙面附着的部分黏膜组织。它游离可动，呈一种连续的半月形弯曲，其色泽较根方的附着龈稍红。它与牙齿表面之间有一环状狭小的空隙，称为龈沟。龈沟的正常生理深度为0.5～2 mm。龈沟是游离龈与附着龈之间的分界线。龈沟底部为结合上皮的冠方，内壁为牙齿，外壁则衬以龈沟上皮。龈沟底的位置随着年龄的增长而变化，年幼至青年时它位于牙釉质表面上，成年以后逐步向根方移位到釉质牙骨质界处，到了老年时期则移位至根部牙骨质上。龈沟内含有龈沟液，其成分与血清相似，其中含有电解质、氨基酸、免疫球蛋白、溶菌酶等物质，具有清除异物，增进上皮与牙齿贴附的功能。此外，它还具有抗菌和牙龈免疫的能力，但同时又是微生物的培养基。因此，龈沟又有利于菌斑和牙结石的形成，从而刺激机体免疫系统的反应，阻止来自细菌的毒性物质进入牙龈。在众多情况下，上皮和结缔组织细胞的这种功能受到影响，从而导致牙龈和牙周组织疾病的发生。

2.附着龈

附着龈位于游离龈的根方，紧密附着在牙槽嵴表面，它与游离龈相连处常有一浅的凹沟称为游离龈沟，附着龈色泽粉红，质地坚韧，表面呈桔皮状，有许多点状凹陷称为点彩。点彩的明显程度因人因部位而异。一般而言，男性较女性显著。点彩可增强牙龈组织对机械摩擦力的抵抗，但当牙龈组织处于进行性炎症阶段时期，由于龈组织水肿，此时牙龈表面的点彩可消失而变为光亮。

3.牙间乳头和龈谷

牙间乳头是指相邻牙之间的牙龈组织，亦为龈乳头。前牙的牙间乳头呈三角形或圆锥形，后牙的牙间乳头呈梯形。后牙的牙间乳头的颊舌侧较高，中间较低，似山谷故称为龈谷(图 1-10)。

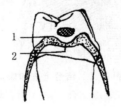

图 1-10　龈乳头及龈谷(后牙)

1.龈乳头；2.龈谷

在前磨牙区龈谷底形如楔形，在后牙区则变得较低平。龈谷一般易受到炎症刺激，因该区不易清洁，易形成菌斑和牙结石。在老年和疾病情况下，牙间乳头退缩而将牙间隙显露出来，可引起食物嵌塞,进而导致牙周病的发生。

(二)牙龈的一般组织学结构

牙龈是口腔黏膜的一部分,由上皮层和固有层组成,缺乏黏膜下层。

1.上皮层

牙龈的上皮层为复层鳞状上皮,表层有明显的角化或不全角化。上皮钉突多而细长,较深地插入固有层之中,使上皮与深层组织牢固地连接。上皮基底细胞生长活跃,偶尔可见黑色素细胞,或含有黑色素颗粒,故牙龈有时可出现黑色斑块。

牙龈上皮在游离的边缘,转向内侧覆盖龈沟壁,形成龈沟内上皮,沟内上皮无角化,有上皮钉突,与结合上皮有明显分界。沟内上皮由于抵抗机械能力较弱,故易于破裂。结缔组织中常见有程度不一的嗜中性粒细胞浸润,这是由于沟内上皮内食物分解产物和细菌的刺激所致。龈谷表面覆盖着薄层的无角化上皮,上皮钉突数量较多,伸入到固有层的结缔组织之中。此区亦是牙龈组织的弱点之一。

结合上皮是牙龈上皮附着在牙齿表面的一条带状上皮,从龈沟底起始,向牙根尖方向附着在釉质或牙骨质的表面。结合上皮是无角化的鳞状上皮,在龈沟底部约含10层细胞,向根尖方向上皮逐渐变薄(图1-11),细胞长轴与牙面长轴平行,此段上皮无上皮钉突。但若受到刺激,亦可出现上皮钉突增生,伸入到下面的结缔组织之中。在电镜下观察,结合上皮细胞胞浆内含有大量的粗面内质网和高尔基复合体,但张力细丝很少。细胞外间隙较大,细胞间桥粒密度较低,仅为牙龈上皮桥粒密度的1/4左右。在龈沟底部的细胞中含溶酶体较多,显示磷酸酶的活力较强。结合上皮与结缔组织以半桥粒形式连接,其基板称为外基板,内基板由上皮细胞产生。其化学组成与机体其他部位的基板相似。内基板处的半桥粒比外基板处的多,但插入附着板的能力细丝较少,且多数张力细丝与细胞表面平行,这种结构与细胞的冠方移动有关。结合上皮与牙齿的这种生物学附着十分牢固。这一牢固的生物学附着组织学上称为上皮附着。结合上皮在牙面上的位置因年龄而异,年轻时它附着在牙釉质表面,随着年龄的增长它逐渐向牙根方向移动,中年以后它多附着在牙骨质上。结合上皮紧密附着于牙齿表面,任何手术,例如牙周洁治或制作修复体等,都不应损伤结合上皮,以免上皮与牙齿的附着关系被破坏。

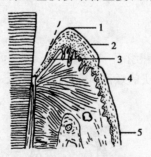

图1-11 结合上皮和龈沟
1.龈缘;2.游离龈;3.结合上皮;4.附着龈;5.牙槽黏膜

2.固有层

牙龈的固有层由致密的结缔组织构成。具有众多细长的结缔组织乳头致使上皮隆起,隆起部分之间的凹陷处,正相当于细长的上皮钉突。上皮钉突的表面形成浅凹即形成点彩。在固有层内含有丰富的胶原纤维,并直接附着于牙槽骨和牙颈部,使牙龈与深部组织稳固贴附。

固有层内只有少量的弹力纤维分布在血管壁上。固有层内的胶原纤维束呈各种方向排列，可分为下列几组。

(1)龈牙组：自牙颈部牙骨质，向牙冠方向散开，广泛地位于牙龈固有层之中，是牙龈纤维中数量最多的一组，主要功能是牵引牙龈使其与牙龈紧密结合。

(2)牙槽龈组：牙槽龈组纤维从牙槽嵴向牙冠方向展开，穿过固有层止于游离龈之中。

(3)环形组：环行组纤维位于牙齿颈部周围的游离龈中，纤维呈环行排列，此组纤维比其他组纤维要细些，它们常常与邻近的其他纤维束缠绕在一起。

(4)牙骨膜组：牙骨膜组自牙颈部的牙骨质，越过牙槽嵴，止于牙槽突皮质骨的表面。

(5)越隔组：越隔纤维横跨牙槽中隔，是连接相邻两牙的纤维，只分布牙齿的邻面，起于龈牙组纤维的根方牙骨质，呈水平方向止于邻牙相同部位。其功能为支持近远中牙龈，保持相邻两牙的位置，阻止其分离。

牙龈中几乎没有弹力纤维，仅在大的血管壁中有弹力纤维。相反，牙槽黏膜的固有层中却含有大量的弹力纤维。

牙龈没有黏膜下层，固有层内含有各种细胞成分，其中主要是成纤维细胞。此外，还有少量的淋巴细胞、浆细胞和巨噬细胞等。

3.血管、淋巴管和神经

牙龈的血液供应来自牙槽动脉的分支。它们穿过骨组织，进入牙龈组织中。此外，还有来自骨膜表面和牙周膜的血管。牙龈内的血管有大量分支和吻合支，并与舌、颊、颏、腭的动脉分支吻合，在结合上皮下方和乳头内形成血管襻。牙龈内有丰富的淋巴管，起自牙龈固有层中的乳头层，进而汇成牙槽骨膜淋巴网，回流到颌下和颏下淋巴结中。牙龈有丰富的神经分布，在上颌来自牙槽神经和腭前神经，在下颌则来自下牙槽神经和舌神经。牙龈组织内有不同类型的神经末梢，如触觉小体、环状小体和球状小体，它们司各种不同的功能，大多数神经末梢分布在固有层中，少数进入上皮层的细胞之间。

二、牙周膜

牙周膜是致密性结缔组织，它环绕牙根，位于牙根与牙槽骨之间。它与牙龈结缔组织相连。牙周膜是由多种细胞、基质和纤维组成，其中大量的胶原纤维将牙齿固定在牙槽窝内，并能抵抗和调节牙齿所承受的咀嚼压力，具有悬韧带的作用，故又称它为牙周韧带(图1-12)。

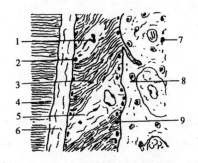

图1-12　牙周膜结构示意图

1.上皮剩余；2.成牙骨质细胞；3.主纤维束；4.牙本质；5.间隙纤维；6.牙骨质；7.牙槽骨；8.骨细胞；9.成骨细胞

(一)牙周膜的组织学结构

牙周膜与其他结缔组织一样,由细胞和细胞外成分,即纤维和基质共同组成。牙周膜内的纤维主要是胶原纤维,基质中主要成分是氨基葡聚糖,糖蛋白和糖脂等。

1.纤维

牙周膜内的纤维主要是胶原纤维,还有弹力纤维和Oxytalan纤维。其中胶原纤维数量最多,排列成束,有特殊的方向分布,称为主纤维。构成牙周膜的主要成分。主纤维内主要是Ⅰ型胶原,少部分为Ⅲ型胶原。牙周膜中的胶原由成纤维细胞合成,在细胞外聚合成纤维。主纤维束之间为疏松的纤维组织,称为间隙纤维,牙周血管和神经穿行其间。

主纤维分布在整个牙周间隙内,一端埋入根面的牙骨质中,另一端埋入牙槽骨内。仅在牙颈部游离分布在牙龈的固有层中。埋在牙骨质和牙槽骨中的主纤维称为穿通纤维或沙比纤维。由于主纤维所在部位和功能的不同,其排列方向亦不相同,自牙齿颈部向牙根尖可分为下列各组(图1-13)。

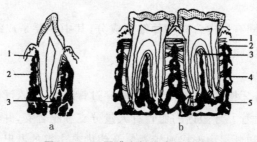

图1-13　牙周膜主纤维束分布情况

a.唇舌方向所见的主纤维束:1.牙槽嵴组;2.斜纤维组;3.根尖纤维组。b.近远中方向所见的主纤维束:1.越隔纤维组;2.水平纤维组;3.根间纤维组;4.斜纤维组;5.根尖纤维组。

(1)牙槽嵴组:纤维起自牙槽嵴顶,呈放射状向牙冠方向行进,止于牙颈部牙骨质内。此组主纤维分布于牙的唇(颊)、舌(腭)侧,在牙齿邻面无此组纤维分布,其功能是将牙齿向牙槽窝内牵引,对抗侧方力,保持牙齿直立。

(2)水平组:水平纤维组位于牙槽嵴纤维组的根方,呈水平方向环绕整个牙齿四周。一端埋入牙根面牙骨质内,另一端埋入牙槽骨中。其功能主要是维持牙齿直立,并与牙槽骨纤维共同对抗侧方力,防止牙齿侧方移动。

(3)斜行纤维组:此组主纤维数量最多,力量最大,是牙周膜中最强大的一组纤维。除牙颈部和根尖区外,均是斜行纤维分布的区域。此组纤维呈45°左右斜行方向分布,高的一端埋在牙槽骨内,低的一端埋在牙骨质内,它将牙齿悬吊在牙槽窝内。此种结构的主要功能是将牙齿承受的咀嚼压力转变成牵引力,均匀地将力分散到牙槽骨上。

(4)根尖组:此组纤维是自根尖牙骨质呈放射状至周围的牙槽骨分布。根尖组纤维较细,其功能乃是固定牙根尖的位置,保护根尖孔出入的血管、神经等组织。

(5)根间组:此组纤维只存在于多根牙,纤维起自根分叉处的牙槽骨顶,至根分叉区的牙骨质。其功能具有防止牙根向冠方移动的作用。

上述牙周膜的各组胶原纤维在一般状态下呈微波纹状,受到功能性张力时拉紧。这样,尽管胶原纤维没有弹性,牙齿亦会有轻度的活动。从水平面观察,胶原纤维并非横跨牙周间隙的最短距离,而是略有向左或向右的偏移,这就能有效地防止牙齿移动。主纤维在不同的位置上,其排列方向和功能的不同,但又同时相互协调,共同支持和稳固牙齿来完成咀嚼功能。

Oxytalan 纤维是一种耐酸纤维,有学者认为它是未成熟的弹力纤维,因为只有在染弹力纤维的特殊染色切片上方能见到它。在电镜下观察,Oxytalan 纤维与发育中的弹力纤维相似,纤维直径约 5~15 nm 左右,分布在胶原纤维之间。它们的方向与胶原纤维的方向不一样,一端固定在牙骨质或牙槽骨上,另一端却固定在血管壁或淋巴管壁上。纤维平行于牙根的长轴,靠近牙骨质一侧较靠近牙槽骨侧为多,它们可围绕血管形成网状。此纤维的确切功能迄今尚不清楚,但由于它的分布与血管关系密切,因此,有学者估计它与调节血流有关。

2.基质

牙周膜是纤维性结缔组织,在细胞、纤维、血管和神经之间有无结构的基质充满。基质在维持牙周膜的代谢、保持细胞形态、运动和分化等方面均起着十分重要的作用。当牙齿承受咀嚼力时,它具有明显的支持作用。牙周膜中的基质主要由蛋白葡聚糖和糖蛋白组成,其中水的含量高达 70%左右。

3.细胞

牙周膜内的细胞成分是非常丰富的,已分化的细胞与牙槽骨、牙周膜和牙骨质的合成和吸收均有关。牙周膜内的细胞可分为合成细胞、吸收细胞和其他细胞三类。所有参与蛋白质合成和分泌的细胞均有一些共同的特征,它们表现为染色质丰富、核仁明显,粗面内质网上有大量核糖体,高尔基复合体清楚,线粒体较多。光镜下可见胞核大,核仁明显,胞浆丰富,嗜碱性,有透亮区。牙周膜内主要的细胞如下:

(1)成纤维细胞:该细胞是牙周膜内数量最多,在功能上亦是最主要的细胞,光镜下观察见细胞核大,胞质嗜碱性,细胞有多个突起,穿行在纤维之间。细胞排列方向与纤维束的长轴平行。电镜下观察见成纤维细胞内含有微管和微丝,有丰富的粗面内质网和核糖体及高尔基复合体。细胞之间常以紧密连接和缝隙连接发生接触。在牙周膜内可见到处于不同分化程度的成纤维细胞。

(2)成牙骨质细胞:成牙骨质细胞是由成纤维细胞分化而成的。它分布在邻近牙骨质侧的牙周膜中,细胞扁平,胞核圆形或卵圆形,细胞平铺于根面上,其形态在牙骨质形成时近似立方状。在形成牙骨质过程中,成牙骨质细胞常被包埋在已形成的牙骨质基质之中,细胞体位于牙骨质陷窝中,细胞突则伸入到四周的微管之中,借着微管可与邻近的陷窝与牙周相通连。

(3)成骨细胞和破骨细胞:同身体其他骨骼一样,在骨形成时,邻近牙槽骨表面有许多成骨细胞,其形态为立方状,胞核大,核仁明显,胞质嗜碱性,静止期的成骨细胞为梭形。成骨细胞的功能为形成新骨。在形成新骨过程中成骨细胞被包埋于新骨以后,则存在于陷窝中,成为骨细胞。

破骨细胞见于牙槽骨发生吸收处,在骨吸收区出现蚕蚀状凹陷称为郝息普陷窝。破骨细胞是一种多核巨细胞,直径可达 50 μm 以上,胞核数目不等,胞浆嗜酸性,细胞位于陷窝内。当骨吸收停止时,破骨细胞即消失。当牙骨质面出现外吸收时,在吸收处亦可见到破骨细胞,也可称为破牙骨质细胞。正常情况下,牙周膜内没有破牙骨质细胞。

(4)马拉塞上皮剩余:马拉塞上皮剩余的组织学来源于牙根发育时期的上皮根鞘。在牙周膜中,上皮剩余位于牙根表面的牙周膜纤维间隙之中,其形态常呈条索状、团块状,亦可见呈网状分布,大小不规则。在光镜下观察,上皮剩余的细胞呈立方状或卵圆形,胞质少,嗜碱性染色。电镜下观察,上皮剩余细胞有基膜将细胞与牙周膜的基质分离,相邻上皮细胞有桥粒相连,胞浆内含有张力微丝和大量的核糖体。平时上皮剩余处于相对静止状态,当受到炎症刺激时,它可以增殖成为颌骨囊肿和牙源性肿瘤的上皮来源。

(5)未分化间充质细胞:未分化间充质细胞体积较小,胞浆少,胞核致密,细胞多位于血管附近。此种细胞具有多向分化潜能,在牙周膜中,它可分化为成牙骨质细胞、成骨细胞和成纤维细胞。未分化间充质细胞在牙周膜的修复过程中起着十分重要的作用。

(6)巨噬细胞:巨噬细胞在不活动时,形态与成纤维细胞很相似。一旦它吞噬了物质后,胞质内则可见被吞噬的碎片。胞核呈马蹄铁形,染色质分布不均匀,很少能见到核仁。电镜下观察,细胞表面有微绒毛,胞质内有游离核糖体,粗面内质网较少,高尔基复合体发育不良,但溶酶体很多。

4.血管、淋巴管和神经

牙周膜内含有丰富的血管,血管来自牙槽动脉的分支,主要有三方面来源:①来自牙龈的血管;②来自上下牙槽动脉的分支进入牙槽骨,继而再通过筛状骨板进入牙周膜;③来自上下牙槽动脉在进入根尖孔前的分支。以上多方面来源的血管在牙周膜中相互吻合,形成树枝状的血管丛。因此,在根尖切除或牙龈切除术后不会影响到牙周膜的血液供给。

牙周膜中的淋巴管呈网状分布,与血管伴行,注入牙槽骨内的淋巴管。根尖区淋巴管与来自牙髓、牙龈的淋巴管吻合,最终注入颌下和颏下淋巴结内,当牙周膜内发生炎症时均可引起上述各组淋巴结的肿大。

牙周膜内含有丰富的神经,神经与血管伴行。它们来自牙间神经和根尖神经。多数是有髓神经,神经末梢多样,可呈环状、棒状或梭形,也有游离的神经末梢。因此,牙周膜的感觉敏感。加于牙冠的轻微压力后,牙周膜均能感觉到其强度和方向,并能明确指出患牙的部位。

5.牙骨质小体

在牙周膜内有时可见到一些圆形的钙化小体,称为牙骨质小体。它可以单个存在,亦可多个存在于牙周膜中。它可游离在牙周膜内,也可附着在牙骨质的表面,或包埋在牙骨质内。关于牙骨质小体的来源,多数学者认为牙骨质小体是以退化变性的上皮细胞为核心,继而发生钙盐沉积,成层矿化形成的。也有学者认为是在牙周膜内静脉血管发生栓塞的基础上,加上钙盐沉积矿化而成的。在创伤区的牙周膜内,牙骨质小体较为多见。牙骨质小体存在于牙周膜内无不良影响。

(二)牙周膜的功能

牙周膜具有支持、营养、感觉及形成等方面的功能。

1.支持功能

牙周膜的主纤维一端包埋入牙骨质中,一端包埋入牙槽骨内,将牙齿固定在牙槽窝中。牙齿在咀嚼或在矫治力作用下,在牙槽窝内移动时,部分牙周膜受挤压,变窄,在相对应的牙周膜部分受到牵引,变宽。牙周膜一旦受到损害,无论牙体如何完整,牙齿因失去附丽而松动,甚至脱落。

2.营养功能

牙周膜内含有丰富的血液供应,它不仅营养牙周膜本身,同时也营养牙骨质和牙槽骨。如果牙周膜内血管被破坏,就会严重地干扰牙周膜的新陈代谢,甚至导致牙周组织的坏死。

3.感觉功能

牙周膜内含有丰富的神经和末梢感受器,它的本体感觉极为敏感,对痛觉和压力均有很敏锐的感觉。通过神经系统的传导和反射,支配着颌骨、肌肉和关节的运动,因此,牙周膜有调节和缓冲咀嚼力的功能。

4.形成功能

牙周膜在一生中不断地进行着更新和改建,成纤维细胞不仅有合成胶原、基质、弹力纤维和糖蛋白的功能,还有吸收胶原吞噬异物的能力,来控制牙周膜在体内的平衡和牙周膜的结构,使其处于良好的功能状态。成骨细胞和成牙骨质细胞可不断地形成新的牙槽骨和牙骨质,新生成的牙周膜纤维被包埋在其中,从而确保牙体和牙周膜的正常附着联系。

5.稳定功能

牙周膜内的合成细胞和吸收细胞在某种机制的控制下协调地活动,使牙周膜处于一种相对稳定的状态,能有效地确保各部分行使各自的功能。

(三)牙周膜的增龄变化

随着年龄的增长,牙周膜内胶原纤维逐渐增多,直径增大,细胞成分逐渐减少。基质中硫酸软骨素亦逐渐减少。此外,牙周膜厚度的改变是重要的增龄变化。牙周膜的厚度通常平均为0.15~0.38 nm,但随着年龄的增长,牙周膜的厚度逐渐变薄,青年人中牙周膜的厚度约为0.21 nm,到成年人时其厚度为0.18 mm,到老年以后厚度减少到0.15 mm,此变化可能是由于人类咀嚼功能逐渐降低所致。在同一人的不同牙齿,同一牙齿的不同部位,牙周膜的厚度亦是不一样的。牙根中部的牙周膜较窄。该处是牙齿生理性移动的支点。牙周膜的结构与其功能大小有着密切关系。埋伏牙和经久不使用的无功能性牙齿,其牙周膜较窄,且牙周膜主纤维失去有规律的功能性排列,在牙槽骨和牙骨质中缺乏穿通纤维。当牙齿功能增大时,主纤维束粗大,并呈良好的功能性排列,且牙周膜宽度增大。

三、牙槽骨

牙槽骨是指上下颌骨包围和支持牙根的突起部分,又称它为牙槽突。容纳牙根的窝称为牙槽窝,牙槽窝在冠方的游离端称为牙槽嵴,两邻牙之间的牙槽骨部分称为牙槽中隔。上下颌骨体与牙槽骨之间没有明确的分界线。牙槽骨的组织结构与身体其他的骨组织相似,其生长发育依赖于牙齿的发育而发育,牙槽骨只是在牙齿萌出时才形成的,当牙齿获得咬合功能后,牙槽骨发育也已成熟,如果牙齿脱落牙槽骨也随之被逐渐吸收萎缩最终消失了。牙槽嵴的形态在前牙区呈圆柱状,在磨牙区呈扁平状。但在牙齿的颊或舌侧,牙槽嵴则变薄或消失。

(一)牙槽骨的物理化学特性

牙槽骨的组成与身体其他骨骼组织相似,按其重量计算,矿物质占55%~60%,有机物约占25%,水分占15%~20%。牙槽骨是一种矿物化的结缔组织。一生中它都在不断地进行着改建,所以其成分亦在不断发生着变化,不同部位的牙槽骨组织内骨髓量不同,因而,其组成也有所不同。实际上,皮质骨在牙槽骨中所占的比例较大,松质骨只是在颌骨较厚的部分才较为明显。

牙槽骨内的矿物质主要仍是羟基磷灰石,此外,还含有一些不定形的矿物盐类,在刚形成的牙槽骨内更是如此。每个晶体均由众多分子组成,晶体的大小形状与牙本质和牙骨质内的晶体相似。骨内还有一些碳酸钙和其他钙盐成分,及一些微量元素,例如氟等。牙槽骨内有机物成分主要是胶原,约占90%以上,其余部分均为基质,后者由非胶原蛋白、多糖等组成的复合物构成。

（二）牙槽骨的组织学结构

牙槽骨的基本结构与机体其他骨组织一样,它是由基质、纤维和细胞组成。基质呈凝胶状,由蛋白葡聚糖、糖蛋白、磷酸蛋白等组成,具有黏合胶原的作用。纤维主要是胶原纤维,由成骨细胞分泌形成,在骨内呈层状排列,与表面平行,但在同一层内的分布则呈网状,具有强大的支持作用,又能承受多方面的压力。此外,牙槽骨内还有与表面垂直的穿通纤维。牙槽骨有关的细胞有成骨细胞、骨细胞和破骨细胞。成骨细胞由牙周膜的结缔组织细胞分化而来,细胞呈柱状或椭圆形,排列在类骨质形成活跃的骨组织表面。成骨细胞有众多细长的突起。电镜下观察,成骨细胞具有一切合成细胞共有的特点,即细胞内含有丰富的线粒体,发达的粗面内质网和高尔基复合体。成骨细胞不断合成和分泌胶原纤维和基质,即类骨质。在此过程中,成骨细胞逐渐被包埋于类骨质之中,进而类骨质逐渐矿化,此时成骨细胞就变成骨细胞了。

牙槽骨由外侧的皮质骨板,中央的松质骨和衬着牙槽窝的固有牙槽骨组成。后二者又统称为支持牙槽骨。

1.皮质骨板

皮质骨板亦称为密质骨,它形成牙槽骨的内外板,与上下颌骨体的皮质骨板相延续,二者并无明显的分界。一般而言,前牙的前庭侧皮质骨板较薄,上颌前庭侧骨板比腭侧薄;下颌皮质骨板比上颌皮质骨板厚得多;下颌前牙和尖牙的前庭侧皮质骨板比舌侧薄;下颌前磨牙和磨牙区的皮质骨板最厚,尤以颊侧显著。上颌的前庭侧皮质骨板上有众多的滋养管,血管、淋巴管和神经穿过其中,下颌皮质骨板较为致密。

皮质骨板属于密质骨。骨质内的胶原纤维平行成层排列,相邻两层的胶原相交成90°,钙盐沉积在胶原纤维之间,由基质结合在一起,形成胶合板,称为骨板。骨板由于排列方式的不同,可分为外骨板、哈弗系统和间骨板。外骨板较厚,由骨外膜内层的成骨细胞向骨面不断添加新骨而成。骨膜内的血管和神经可穿过骨外板,与牙槽骨内的血管神经相连。哈弗系统又称为骨单位,由多层同心圆状的哈弗骨板围成,呈长筒状,每一个哈弗系统的骨板间有若干个陷窝,陷窝内含骨细胞,以骨陷窝为中心向周围放射状分布着一些小管。哈弗系统的中央含有血管、神经。骨间板是形状不规则的骨板,其中无管道,仅见一些骨陷窝和小管。

2.松质骨

松质骨又称海绵状骨,由大量针状或片状的骨小梁相互连接,形成多孔状的网架,骨小梁的孔隙内充满骨髓。松质骨位于皮质骨板和固有牙槽骨之间。但在前牙的皮质骨板和固有牙槽骨之间常常缺乏松质骨。在X线照片上,牙槽突的骨小梁呈水平状排列。骨小梁的粗细、数量和排列方向与所承受的咀嚼力密切相关。承受较大咀嚼力的区域支持骨量增多,骨小梁粗大而致密,骨髓间隙小,而无功能的牙或咀嚼力小的牙,则骨小梁细小,骨髓间隙大。骨小梁的排列方向一般与咬合力相适应,以最有效的排列方向来抵抗外来的压力。两牙之间的骨小梁呈水平排列,而在根尖区周围的骨小梁则呈放射状排列,故能从各个方向支持牙齿。而无功能牙的周围,骨小梁除细小外,其排列亦无规律。松质骨中的骨髓在幼年时有造血功能,称为红骨髓,成年时则含脂肪组织多,称为黄骨髓。

3.固有牙槽骨

固有牙槽骨位于牙槽窝的内壁,包绕牙根,与牙周膜相邻。它是一层多孔状的骨板,又称筛状板。牙周膜的血管和神经纤维穿过筛状小孔进入骨髓腔中,由于固有牙槽骨致密,在 X 线片上表现为围绕牙周膜外侧的一条白色阻射线,称为硬骨板,它是检查牙周组织的重要标志。牙周膜一旦发生炎症或外伤性变化时,硬骨板首先消失。固有牙槽骨组织学上属密质骨,它是由粗大的、波浪起伏的纤维组成,纤维与牙槽窝内壁平行。在靠近牙周膜的表面,它由平行骨板和来自牙周膜的穿通纤维构成。骨板的排列方向与牙槽骨内壁平行,而与穿通纤维垂直,这种骨板称为束状骨,束状骨内的原纤维较少在苏木素-伊红(HE)染色的切片上颜色较深,但银染色时较浅。束状骨的钙盐含量较高。在邻近骨髓侧,骨板由哈弗系统所构成,其外周有几层骨板呈同心圆排列,内有神经和血管通过。

(三)牙槽骨的生物学特性

牙槽骨是一种高度可塑性组织,亦是人体骨骼中最为活跃的部分。它不但随着牙齿的生长发育、脱落替换和咀嚼压力而变动,而且也随着牙齿的移动而发生着不断的改建。牙槽骨具有受压力吸收,受牵引力增生的特性。一般情况下牙槽骨的吸收与新生保持着动态平衡,在牙齿萌出和移动时,受压力侧的牙槽骨发生吸收,而在牵引侧骨质新生。临床上正畸医师正是利用此生物学特性原理,使错畸形的牙列得到正畸治疗。在牙槽骨新生时,镜下可见成骨细胞排列在新骨的周围,新骨的表面有一层刚形成而尚未矿化的骨基质,称为类骨质。在骨吸收区,骨表面有蚕食状凹陷,凹陷处可见多核巨细胞即破骨细胞。

牙齿生理移动中固有牙槽骨的改建,牙齿生理性移动主要有二:一是由于补偿牙齿面磨损而不断向面方向移动;另一是补偿牙冠邻面磨损的近中方向移动。由于这两种方向的移动与调整,可以维持上下牙列以及相邻牙齿间的正常邻接关系和颌间距离。当牙齿在生理移动时,牙槽骨不断进行着吸收和增生的改建。

牙齿在近中移动过程中,就其固有牙槽骨的变异来讲,牙根的远中侧与近中侧是明显不同的,远中侧面的固有牙槽骨,因受牙周膜传递的牵引力而刺激骨质增生,光镜下可见到束状骨成层的与牙根面平行的沉积,骨面有成骨细胞。与此同时,近中侧的固有牙槽骨因受到压力有蚕食状吸收的陷窝与破骨细胞。近中侧牙槽骨多为板状骨。这样,牙齿就连同牙槽窝一起,逐渐地向近中侧移动。

咬合移动是一种随着年龄增长而进行的正常生理现象。此种移动是周期性的,进行缓慢且移动得很少,但有的牙齿在失去对牙时,常发生显著的咬合运动,待若干时日后,该牙伸长,牙槽突亦同时发生废用萎缩,甚至成为诱发牙周病的因素。所以,为了防止邻牙倾斜和对牙伸长,缺失的牙齿均应及时修复。

(四)牙槽骨的增龄变化

随着年龄的增长,牙槽骨的高度逐渐减少,可出现一种生理性的骨质疏松,骨密度减低,骨的吸收活动大于骨的形成,骨髓往往被脂肪组织所代替,由具有造血功能的红骨髓逐步转变成无造血功能的黄骨髓。光镜下观察牙槽窝骨壁由光滑面富含细胞变为锯齿状,细胞数量减少。成骨能力明显降低,埋入的穿通纤维不均匀。

第二章 口腔解剖生理学

第一节 口腔解剖

口腔前壁为唇,经口裂通向外界,后方为口咽。牙槽骨及上下牙列将口腔分为两部分:牙列与唇、颊之间为口腔前庭,牙列以内为固有口腔。

一、口腔前庭

口腔前庭为位于唇、颊与牙列、牙龈及牙槽骨、牙弓之间的蹄铁形潜在腔隙,在张口时与固有口腔相通;在上下牙咬紧时,通过在其后部经翼下颌皱襞和最后磨牙远中面之间的空隙与固有口腔相通。口唇与颊部内面都衬有黏膜,中间为肌肉,外面为皮肤。口唇与颊黏膜移行于上下颌骨的牙槽突上,形成牙龈。

二、固有口腔

固有口腔亦称口腔本部,上方以软、硬腭为界,下方以口底为界,前方和两侧以上下牙齿和牙龈为界,后方与口咽相邻。固有口腔内大部分空间为舌所占据。

三、口腔的主要组织器官

(一)唇

唇构成口腔的前壁,分为上唇和下唇。上、下唇脱离接触时构成的通道称口裂,两侧联合处形成口角。唇组织结构由皮肤(外层)、肌层(中层)和黏膜(内层)组成。

1.皮肤

唇部皮肤较厚,与肌层附着紧密。唇部皮肤有丰富的汗腺、皮脂腺及毛囊,为疖、痈好发部位。

2.肌层

肌层主要为扁平成环状或椭圆状的口轮匝肌。手术或外伤时应将其对位缝合,以免形成较宽的瘢痕或隐裂。

3.黏膜下层和唇腺

黏膜下层主要由疏松结缔组织和较多纤细的弹力纤维组成。上、下唇动脉在平唇红缘处形成冠状的动脉环,距黏膜近而隔皮肤较远,以手指可触及搏动。唇部手术时可以夹住此处暂时止血。此外还有许多小黏液腺,导管阻塞时容易形成黏液囊肿。

4.黏膜

上皮层较厚,略呈透明,有黏液腺开口,排出黏液。

(二)颊

颊位于面部两侧,形成口腔前庭的外侧壁。上界颧骨下缘,下界下颌骨下缘,后界咬肌前缘,前界唇面沟。颊的全层厚度为 1～3 cm,其厚度的大小直接影响面容丰满与否。颊的组织结构由外向内如下所述。

1.皮肤

颊部皮肤较薄。

2.皮下组织

皮下组织为疏松的结缔组织,其内含有数目不等的脂肪。在颊肌表面和颊、咬二肌之间有一团菲薄筋膜包裹的脂肪,称颊脂垫。其尖称颊脂垫尖,为下牙槽神经阻滞麻醉的重要标志。

3.颊筋膜

颊筋膜位于皮下组织的深面,覆盖于颊肌表面,在颊肌和向后的咽肌之间形成了翼下颌韧带。

4.颊肌

颊肌起自翼下颌韧带及其上下颌骨的比邻部分,腮腺导管穿过该肌。

5.黏膜下层

黏膜下层含有黏液腺。

6.黏膜

在上颌第二磨牙所对应的颊黏膜上有腮腺导管的开口。在颊黏膜偏后的区域,有时可见黏膜下有颗粒状黄色斑点,称为皮脂腺迷路或皮脂腺异位症。

(三)腭

腭分为前 2/3 的硬腭及后 1/3 的软腭两部分:硬腭在腭前部有骨质部分;软腭在腭后部有肌肉可活动部分。软腭后缘正中突出部为悬雍垂。腭参与发音、言语及吞咽等活动。腭表面有如下标志。

1.腭中缝

腭黏膜的正中线上有一很明显的黏膜缝,叫腭中缝。

2.切牙乳头

切牙乳头为位于两中切牙后面、腭中缝上的黏膜突起,其内为切牙孔,鼻腭神经、血管由此穿出向两侧分布于硬腭前 1/3。切牙乳头是鼻腭神经局部麻醉的表面标志。

3.硬腭皱襞

硬腭皱襞位于切牙乳头两旁,为多条不规则的波浪形软组织横嵴。儿童或者青壮年时期比较明显,随着年龄增长而逐渐平缓。硬腭皱襞有辅助发音的功能。

4.腭大孔

腭大孔位于硬腭后缘前方约 0.5 cm 处,上颌第三磨牙腭侧,约相当于腭中缝至龈缘之外、中 1/3 处。此处黏膜稍凹陷,其深面为腭大孔,腭前神经及腭大血管经此孔向前分布于硬腭后 2/3。此凹陷为腭大孔麻醉的表面标志。

5.上颌硬区

上颌硬区在上颌硬腭中央部分,黏膜薄且缺乏弹性。在硬区前部有时可出现不同程度的骨质隆起,称上颌隆突。

6.腭小凹

腭小凹为位于软、硬腭交界处腭中缝两旁的小孔,是腭部许多小唾液腺的开口。有些人没有腭小凹。

（四）舌

舌分为舌体和舌根两部分。前 2/3 为舌体，活动度大；后 1/3 为舌根，活动度小，参与咽前壁的构成。其前端为舌尖，上面为舌背，下面为舌腹。舌背黏膜粗糙，与舌肌紧密相连。舌体和舌根之间以人字形沟为界。界沟的中点后面有一凹陷，为甲状舌管遗留下来的残迹，称为舌盲孔。

舌是由横纹肌组成的肌性器官。肌纤维呈纵横、上下等方向排列，因此舌能进行前伸、后缩、卷曲等多方向运动。舌前 2/3 遍布乳头，分下列四种：丝状乳头数目最多，但体积甚小，呈天鹅绒状，布于舌体上面，司一般感觉。菌状乳头数目较少，色红，分散于丝状乳头之间而稍大，有味蕾，司味觉。轮廓乳头一般为 7～9 个，体积最大，排列于界沟前方，乳头周围有深沟环绕，沟内有味蕾，司味觉。叶状乳头为 5～8 条并列皱襞，位于舌侧缘后部，含味蕾，司味觉。舌的感觉神经：舌体部为舌神经，舌根部为舌咽神经。舌的运动为舌下神经所支配。舌的味觉神经为面神经的鼓索交通支，该支加入到舌神经，分布于舌背黏膜。

（五）口底

口底又称舌腹面或舌下面。黏膜薄而光滑，在中线处形成舌系带。舌系带过短或附丽过前时，常造成语言、咀嚼障碍，需手术治疗。舌系带两侧各有一条黏膜皱襞，称舌下肉阜，为颌下腺导管和部分舌下腺导管的开口。

（六）牙列或牙弓

上、下颌牙分别在上、下颌牙槽骨上排列成连续的弓形，构成上、下牙列或牙弓。按照构成牙列的牙齿不同，分为恒牙列、乳牙列和混合牙列三种。恒牙列全部由恒牙组成，一般为尖圆形、椭圆形或方圆形。乳牙列全部由乳牙组成，形态近似半圆形。混合牙列中既有恒牙也有乳牙。

四、牙体解剖生理

牙齿是咀嚼器官的主要组织部分，同时也与发音和面貌外形有密切的关系。

（一）牙的分类、牙列及咬合关系

牙根据功能及形态分为切牙、尖牙、前磨牙和磨牙。根据牙齿所在部位可把牙分为前牙和后牙，前牙包括切牙和尖牙，后牙包括前磨牙和磨牙。上、下颌牙分别在上、下颌牙槽骨上排列成连续的弓形，构成上、下颌牙弓或牙列。上、下牙齿互相接触关系，称为咬合关系。

（二）牙的类别

人一生中有两副牙齿，幼儿时期长出的一副称乳牙，6～18 岁先后长出的一副称恒牙。乳牙 20 个，恒牙 28～32 个（图 2-1）。根据牙的形态特点和功能特性，恒牙分为中切牙、侧切牙、尖牙、第一前磨牙、第二前磨牙、第一磨牙、第二磨牙、第三磨牙，乳牙分为乳中切牙、乳侧切牙、乳尖牙、第一乳磨牙、第二乳磨牙。

幼儿 6 个月左右开始萌出乳牙，2～3 岁时，乳牙全部萌出。6 岁前后开始长出恒牙，逐渐替换乳牙，12～13 岁时，乳牙替换完毕，恒牙共长出 28 个。一般 17 岁后开始长出第三磨牙（又称智齿）。由于人类第三磨牙有退化趋势，所以，也有的人终生不长智齿，或萌出数目不全，因此成人恒牙数目可以是 28～32 个。乳牙一般比恒牙小，形态上乳磨牙颈部宽而咬合面略小,恒磨牙咬合面宽而颈部略小,乳切牙冠部一般比恒切牙冠部短小且窄。在乳恒牙交换时期,应注意两者的鉴别,避免误诊。

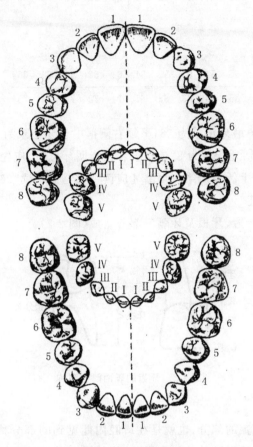

图 2-1 乳牙和恒牙

(三)牙位记录方法

1.常用部位记录法(或称坐标法)

以"+"符号将上下牙弓分为四区,符号的水平线用以区分上下,垂直线用以区分左右,即 $\frac{A|B}{C|D}$。以阿拉伯数字1至8分别代表恒牙的中切牙至第三磨牙,以罗马数字Ⅰ至Ⅴ分别代表乳牙的中切牙至第二磨牙。如右上颌第一恒磨牙书写为⌐6或6A,左上颌第一乳磨牙书写为Ⅳ⌐或ⅣB。

2.国际牙科联合会(FDI)记录法(即FDI法)

每一个牙齿都用两位数字来表示,第一位数字代表象限,第二位数字代表牙齿的名称。恒牙的象限编号为1到4,从右上象限为1开始,顺时针依次为2,3,4象限。而乳牙的象限编号为5到8,顺时针依次为5,6,7,8象限。1代表恒牙右上区,2代表恒牙左上区,3代表恒牙左下区,4代表恒牙右下区;5代表乳牙右上区,6代表乳牙左上区,7代表乳牙左下区,8代表乳牙右下区。恒牙的编号为1到8,乳牙的编号为1到5,以从中线向后为序。

恒牙牙式:

18	17	16	15	14	13	12	11	21	22	23	24	25	26	27	28
48	47	46	45	44	43	42	41	31	32	33	34	35	36	37	38

乳牙牙式:

55	54	53	52	51	61	62	63	64	65
85	84	83	82	81	71	72	73	74	75

例如:上颌左侧第一恒磨牙记录为 26,下颌右侧恒中切牙记录为 41;上颌左侧第一乳磨牙记录为 64,下颌右侧乳侧切牙记录为 82。检查者在指明牙位时,应先读出代表象限的数字,然后读出代表牙位的数字。上颌左侧第一恒磨牙应读"2,6",而不读"26"。

(四)牙齿的表面特征

从外部观察,牙体由牙冠、牙根及牙颈三部分组成(图 2-2)。

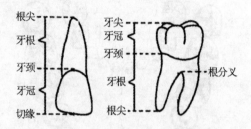

图 2-2 牙齿的表面解剖名称

1.牙冠

牙体外层由牙釉质覆盖的部分,也就是在口腔内能见到的部分称牙冠。牙冠是发挥咀嚼功能的主要部分。牙冠的外形随其功能而异,功能较弱而单纯的牙,其牙冠外形也比较简单;功能较强而复杂的牙,其牙冠外形也比较复杂。

临床上为了实际工作需要,有临床牙冠和解剖牙冠的叫法。以牙颈为界、表面覆盖釉质的部分称为解剖牙冠;而临床牙冠是指显露于口腔内的牙体部分。青少年牙龈未萎缩,牙颈部未暴露,其临床牙冠小于解剖牙冠;中老年人牙龈萎缩,牙颈部暴露,其临床牙冠大于解剖牙冠。

牙冠有五个面,还有窝、沟、点隙等标志。各个面都有一定名称。

近中面和远中面:以正中线为准,每个牙冠靠近中线的一面称近中面,远离中线的一面称远中面。每个牙均有一个近中面和一个远中面。近、远中面统称为邻接面。

颊面和唇面:后牙靠近颊部的一面称颊面,前牙靠近唇部的一面称唇面。

舌面和腭面:前牙或后牙靠近舌侧的一面称舌面,上颌牙的舌面接近腭,故亦称腭面。

咬合面或切缘:上、下后牙相对咬合的一面称为咬合面,前牙没有咬合面但有切缘。

牙尖:牙冠上突出成尖的部分称牙尖。

窝:牙冠上不规则的凹陷称为窝。前牙舌面有舌窝,后牙舌面有三角窝和中央窝。

沟:牙面上细长的线形凹陷部称为沟,如颊沟、舌沟等。发育沟的汇合处如釉质钙化不全则成为沟裂,为龋病的好发部位。

点隙：为沟末端的凹陷或发育沟的汇合处。有时此处釉质钙化不全，则成为点隙裂，为龋病的好发部位。

每个后牙的牙冠都有五个面：即近中面、远中面、颊面、舌(腭)面和咬合面。每个前牙的牙冠都有四个面(近中面、远中面、唇面、舌或腭面)和一个切缘。

2.牙颈

牙冠和牙根交界处叫牙颈部。因其呈弧形曲线，故又称颈线或颈缘。

3.牙根

在牙体外层由牙骨质覆盖的部分称牙根，是牙体的支持部分。其形态与数目随功能而有所不同：前牙用于切割和撕裂食物，功能较弱而单纯，故为单根；前磨牙用于捣碎食物，功能较为复杂，故为1～2根；磨牙用于磨细食物，功能强大而复杂，多为2～3个根。每一牙根的尖端称为根尖，每个根尖都有通过牙髓血管、神经的小孔，称为根尖孔。在正常情况下，牙根整个包埋于牙槽骨中。

(五)牙齿组织结构

牙齿由牙釉质、牙本质、牙骨质和牙髓四部分组成(图 2-3)。

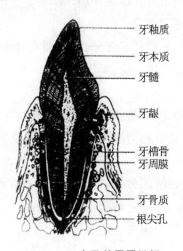

图 2-3　牙齿及其周围组织

1.牙釉质

牙釉质覆盖在牙冠表面，是人体中最硬的组织，硬度达 340 KHN(洛氏硬度值)。呈乳白色或淡黄色，半透明，有光泽，能耐受强大的咀嚼力。牙釉质是一种钙化组织，其中无机盐约占96％，主要是含钙、磷离子的磷灰石晶体，还有少量其他磷酸盐晶体；有机物和水共占 4％左右。在组织学上牙釉质是由无数密集的釉柱和少量柱间质组合而成。

2.牙本质

牙本质是构成牙齿的主体部分。牙本质钙化程度和硬度比牙釉质低，比骨组织稍高，平均为 68 KHN(洛氏硬度值)。色淡黄，不透明。含无机盐类约 70％，主要为羟磷灰石、磷酸钙等；有机物约占 30％，主要是胶原蛋白。

在组织学上牙本质是由矿化的基质和牙本质小管组成，牙本质小管中有来自造牙本质细胞的细胞突，借此进行营养代谢。牙本质小管中有神经末梢，是痛觉感受器，对各种理化刺激的反应都表现为痛觉。

3.牙骨质

牙骨质是包绕在牙根表面的一薄层骨样组织。色淡黄,含无机盐 55% 左右,构成和硬度与骨组织相似,但无哈弗氏管。其营养主要来自牙周膜,并借牙周膜纤维与牙槽骨紧密相接。受牙根部炎症的激发,牙骨质可以发生吸收或增生,甚或与周围骨组织呈骨性粘连。

4.牙髓

牙髓是位于牙髓腔内部的疏松结缔组织,其四周被牙本质所包围。牙髓腔的外形与牙体形态大致相似,牙冠部髓腔较大,称髓室;牙根部髓腔较细小,称根管;根尖部有小孔,称根尖孔。

牙髓组织主要包含成牙本质细胞、牙髓细胞、神经、血管、淋巴和结缔组织。成牙本质细胞排列在牙髓外周,其作用是形成牙本质。当牙冠某一部位有龋或其他病损时,可在相应的髓腔内壁形成一层牙本质,称为修复性牙本质,以补偿该部的牙冠厚度,此为牙髓的保护性反应。

近代观点认为,从胚胎学、组织学及生理学等方面考虑,牙本质和牙髓之间有着极为密切的关系,可将其视为一个组织或器官,合称为牙髓牙本质复合体。

五、牙周组织的解剖结构

牙周组织包括牙龈、牙周膜、牙槽骨三部分,是牙的支持组织。其主要功能是保护和支持牙齿,使其固定于牙槽窝内,承受咀嚼力量。

(一)牙龈

牙龈是包围和覆盖在牙颈和牙槽嵴的黏膜组织,呈粉红色,坚韧而有弹性。牙龈未与牙颈部附着的部分称游离龈,游离龈边缘称为龈缘,龈缘正常情况下呈月牙形。龈缘与牙颈之间的空隙称龈沟。正常龈沟深度为 0.5～3 mm,平均 1.8 mm,龈沟超过 3 mm 时则被认为是病理性的,称牙周袋。两邻牙之间突起的牙龈称龈乳头,在炎症或食物嵌塞时,龈乳头可发生肿胀或破坏消失。附着龈在游离龈的根方,紧密贴附在牙槽骨表面。其表面有橘皮状的凹陷小点,称为点彩,当牙龈有炎症水肿时点彩可消失。

(二)牙周膜

牙周膜由致密结缔组织构成,环绕牙根,位于牙根和牙槽骨之间。其宽度为 0.15～0.387 mm,在根中 1/3 最薄。牙周膜由纤维、细胞、基质、神经、血管、淋巴等组成,大量纤维排列成束,一端埋于牙骨质内,另一端则埋于牙槽窝骨壁里,使牙齿固定于牙槽窝内,并能抵抗和调节牙所承受的咀嚼压力,具有悬韧带的作用,又称牙周韧带。

(三)牙槽骨

牙槽骨是上下颌骨包绕和支持牙根的部分,又称牙槽突。骨质较疏松且富于弹性。牙根所在的骨窝称牙槽窝,牙槽窝在冠方的游离端称牙槽嵴,牙根和牙根之间的骨板称牙槽间隔。牙槽骨和牙周膜都有支持和固定牙齿的作用。牙槽骨的生长发育有赖于牙的功能性刺激,如果牙齿脱落,牙槽骨也就随之萎缩。

六、口腔的功能

口腔主要具有咀嚼、吞咽、语言和感觉的功能。

(一)咀嚼功能

咀嚼是在神经系统的支配下,通过咀嚼肌的收缩,使颞下颌关节、下颌骨、牙齿及牙周组织产生节律性运动。由于上述各部关系极为密切,因此近 30 余年来,已将咀嚼肌、颞下颌关节、颌骨、牙齿、牙周组织及与其有关的神经、血管视为发挥咀嚼功能的统一整体,简称咀嚼系统。

(二)吞咽功能

吞咽为复杂的反射活动,它将食物团从口腔经咽、食管输入胃内。吞咽包括一连串按顺序发生的环节,每一环节由一系列的活动过程组成,前一环节的活动又可引起后一环节的活动。吞咽过程极为迅速,从吞咽开始到食物到达贲门所需的时间与食物的性状、人体的体位有关:液体食物需 3～4 秒;糊状食物约需 5 秒;固体食物较慢,需 6～8 秒,通常不超过 15 秒。身体倒立时,固体食物从口腔到胃的时间较正常者长,而正常范围内的体位改变对吞咽时间无明显的影响。

吞咽过程分为三期:第一期为食物团块由口腔至咽,第二期为食物团块由咽至食管上段,第三期为食物团块由食管下行至胃。

(三)语言功能

语言是人与人之间用来交流信息的一种符号化工具,而语言功能必须通过口腔及口腔内的组织器官参与才能实现。口腔的部分残缺或畸形必然导致语言功能的障碍,如牙列缺损、牙列缺失、唇腭裂等均会造成不同程度的语言困难。

(四)感觉功能

口腔是人体多种感觉较为集中的部位,除具有痛觉、温度觉、触觉、压觉外,还有特殊的酸、甜、苦、咸等味觉功能。味觉是由味觉感受器——味蕾实现的。味蕾主要分布在轮廓乳头、菌状乳头和叶状乳头内,软腭、咽和会厌等黏膜上也有少量分布。舌不同部位对各种味觉的反应不同,舌尖对甜味敏感,舌侧对酸味敏感,舌根对苦味敏感,全舌均对咸味敏感。

(五)唾液的功能

唾液是三对大的唾液腺(腮腺、颌下腺、舌下腺)和众多的小唾液腺(唇腺、舌腺、腭腺、颊腺等)所分泌的混合液的总称,具有以下功能:

1.消化作用

唾液内含有淀粉酶,能将食物中的淀粉分解成糊精,进而水解成麦芽糖。

2.溶酶作用

唾液将固体食物溶解,使味蕾能感觉到食物的味道。

3.保护和润滑作用

唾液的黏蛋白吸附在口腔黏膜表面,形成一层薄膜,这层薄膜既可以保护黏膜组织对抗脱水,阻止外源性刺激物进入黏膜;又可以使口腔黏膜保持润滑,使唇、颊、舌能自由活动,有助于咀嚼、吞咽等活动顺利进行。

4.清洁作用

唾液能机械性地冲洗口腔黏膜和牙齿,将附着在其上的食物碎屑及细菌冲掉,从而起到清洁作用。患有口干症的患者由于唾液分泌量减少,会在短时间内出现多颗牙同时龋坏。

5.杀菌和抗菌作用

唾液中含有多种物质,如溶菌酶、乳铁蛋白、分泌型免疫球蛋白 A 等,能对口腔中的多种细菌起到杀菌和抗菌作用,增强抗龋能力。

6.稀释和缓冲作用

当刺激性强的物质进入口腔时,唾液分泌立即增加,以稀释其浓度;对过冷过热的刺激也可以借此实现缓冲,保护黏膜。唾液中还含有较高浓度的碳酸氢盐,起中和酸的作用。

7.黏附与固位作用

唾液本身具有黏着力,可以将食物黏成团便于吞咽;唾液在义齿基托和黏膜之间形成一层薄膜,对全口义齿的固位起到非常重要的作用,口干症的患者全口义齿固位力往往很差。

8.缩短凝血时间

血液与唾液混合后,凝血时间缩短。混合的比例与缩短的时间有关,血液与唾液之比为 1：2 时,凝血时间缩短最多。

9.排泄作用

血液中的异常或过量成分可以通过唾液排出,如汞、铅等重金属和病毒等。

10.再矿化作用

唾液中的无机盐可以促使牙齿表面重新矿化。

第二节 口腔颌面部的解剖特点及临床意义

口腔颌面部的特殊性及其解剖特点赋予其特别的临床意义。

一、位置显露

口腔颌面部位置外露,容易受外伤,这是其缺点;但罹患疾病后,容易早期发现,获得及时治疗,则是其优点。

二、血供丰富

口腔颌面部血管丰富,使其组织器官具有较强的抗感染能力,外伤或手术后伤口愈合也较快;但因其血供丰富,组织疏松,受伤后出血多,局部组织肿胀明显。

三、解剖结构复杂

口腔颌面部解剖结构复杂,有面神经、三叉神经、唾液腺及其导管等组织和器官,这些组织和器官损伤后可能导致面瘫、麻木及涎瘘等并发症的发生。

四、自然皮肤皮纹

颌面部皮肤向不同方向形成自然的皮肤皱纹,简称皮纹(图 2-4)。皮纹的方向随年龄增加而有所变化。颌面部手术的切口设计应沿皮纹方向,并选择较隐蔽的区域做切口,使术后伤口愈合瘢痕相对不明显。

五、颌面部疾患影响形态及功能

口腔颌面部常因先天性或后天性的疾患,如唇、腭裂或烧伤后瘢痕,导致颌面部形态异常,乃至颜面畸形和功能障碍。

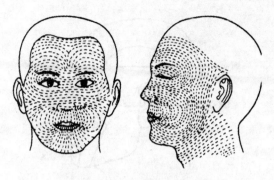

图 2-4　颌面部皮肤皱纹

六、疾患易波及毗邻部位

口腔颌面部与颅脑及咽喉毗邻,当发生炎症、外伤、肿瘤等疾患时,容易波及颅内和咽喉部,以及相邻的眼、耳、鼻等器官。

七、结构

由于颌面部结构复杂,面积相对小,又直接影响美观,所以,颌面部手术难度相对大。

第三节　口腔及颌面部的区域划分

口腔颌面部是口腔与颌面部的统称。上起发际,下至下颌骨下缘或达舌骨水平,两侧至下颌支后缘或颞骨乳突之间的区域通常称为颜面部。以经过眉间点、鼻下点的两个水平线为界,可将颜面部分为三等分(图 2-5),即上 1/3、中 1/3 和下 1/3。颜面部的中 1/3 和下 1/3 两部分组成颌面部,上 1/3 区域称为颅面部,即颌面部是以颌骨为主要骨性支撑的区域,而颅面部则是以颅骨(额骨)为主要骨性支撑的区域。现代口腔医学,尤其是口腔颌面外科学的研究已扩展到上至颅底、下至颈部的区域,但不涉及此区域内的眼、耳、鼻、咽等组织器官。

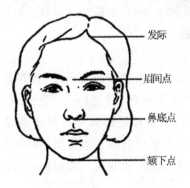

发际

眉间点

鼻底点

颏下点

图 2-5　面部三等分

口腔颌面部的解剖区域可分为颌面区、眶区、眶下区、颞面区、鼻区、唇区、颏区、颊区、腮腺咬肌区、颧区(图 2-6)。

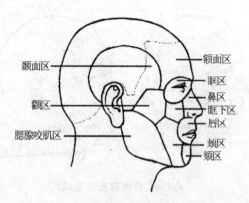

图 2-6　口腔颌面部解剖分区

　　口腔位于颌面部区域内,是指由牙齿、颌骨及唇、颊、腭、舌、口底、唾液腺等组织器官组成的多功能性器官。口腔为上消化道的起始端,其内牙齿的主要功能为咀嚼食物;唇的主要功能为吮吸;舌的主要功能为运送食物及辅助食物吞咽;唾液腺的功能则是分泌大量唾液,以润滑口腔黏膜和食物,并通过其中的淀粉酶对食物进行初步糖化作用。进食时,舌、颊、唇协调运动,将食物与唾液充分拌匀,送入上下牙间便于咀嚼,并通过咀嚼把食物研细、拌匀以利于吞咽。舌体上有多种感受器,其中味觉感受器可感受酸、甜、苦、辣、咸等味觉,其他感受器可分辨冷热、机械刺激等。唇、舌、牙、腭、颊的协调运动对完成发音和提高语言的清晰度起到很大作用;在鼻腔堵塞时,可通过口腔经咽喉进行呼吸。

第四节　殆与颌位

　　上下颌牙发生咬合接触的现象称为殆。颌位指下颌骨相对上颌骨或颅骨的位置,由于下颌骨可以运动,可产生不同的颌位,其中容易重复又有临床意义的颌位有 3 种:正中殆位(牙尖交错位)、正中关系(下颌后退接触位)和息止颌位(下颌姿势位)。

一、殆的发育和发育阶段

(一)殆的发育

咬合正常不仅有赖于牙齿正常的发育和萌出到位,还有赖于颌骨及其牙槽骨以及整个面颅的正常发育,且与机体的整个发育状况密切相关,受遗传、先天、代谢、营养、内分泌以及局部环境等诸多因素的影响。所以殆的发育是机体及其与外界诸多因素共同作用的一个复杂过程。正常殆的发育有赖于面部各组肌肉间的动力平衡,即作用于牙弓的向前与向后、向内与向外的力相互平衡。正常的动力平衡是建立正常殆关系的基础。

1.前后向动力平衡

(1)使下颌向前的动力。

使下颌向前的动力主要来自颞肌、咬肌和翼内肌等升颌肌提下颌向前上的作用,从而对牙列产生向前的推动力,其作用主要可通过以下两种机制实现:①闭口咬合时,下颌从后下向前上运动,咬合力给上牙弓施加一个向前上的作用力。②上、下颌牙牙冠略向近中倾斜,咬合时牙的远中受力大于近中,这种咬合力对牙体有推向近中的作用,因而正常时牙齿基本上是向近中倾斜的。

舌肌的作用,上、下颌骨后部生长较前部旺盛的颌骨生长特点,也对牙列产生向前的推动力。

(2)使下颌向后、向内的动力。

使下颌向后、向内的动力主要来自唇、颊肌,其力量加载在上、下颌前牙,通过邻接点而传至牙弓内各牙,一方面抵抗牙弓向前的推力,使牙弓不至于过度向前发育,形成上颌或(和)下颌前突,另一方面也促进了同颌的牙齿保持紧密接触、相互支持。

前后向动力平衡具有重要意义,如果牙齿缺失,动力平衡被破坏,位于缺牙远中的邻牙因近中支持丧失,在向前的推动力作用下将向近中移动或倾斜,而位于缺牙近中的邻牙也会因缺少远中支持,在向后方向的动力作用下向远中移动或倾斜。

2.内外的动力平衡

上、下牙弓内侧有舌体,外侧有颊肌,内外方向的动力相平衡。另外,前、后向的动力平衡,一方面可促进上、下颌骨适当向前发育;另一方面亦可促使牙弓向侧方发育。在正常的内、外向动力作用下,牙弓得以正常发育,不至于过宽或过狭。

3.上下的动力平衡

上、下牙弓密切而稳定的咬合接触关系,使得牙齿在各种生长发育动力作用下,得以保持正常的萌出高度,如果缺少对颌牙,则牙齿将过度萌出,直至遇到萌出阻力为止;如果因间隙过小,牙萌出受阻,萌出时阻力大于萌出力,则该牙将低位萌出或阻生。

(二)殆的发育阶段

殆的发育大致经历从无牙殆、乳牙殆、替牙殆到恒牙殆四个阶段。①无牙殆:新生儿至生后约半年内口腔内没有牙,因而也没有殆关系。②乳牙殆:从生后6个月到2岁半期间,乳牙陆续萌出后便逐渐建立了乳牙咬合关系,完整地乳牙殆约存在于2岁半至6岁期间。③替牙殆:从6岁之后,恒牙开始萌出,至12岁左右,乳牙相继被恒牙替换,因此在大约6岁到12岁前后,口腔内同时有乳牙和恒牙存在,为混合牙列期。④12岁开始,口腔内乳牙全部被恒牙所替换,恒牙殆基本建成,直到第三磨牙萌出,完成建殆过程。现代人第三磨牙先天缺失、萌出障碍等异常地发生率也很高,因此一般第二磨牙萌出并建立了咬合关系后,即可认为恒牙殆建殆完成。

1.乳牙殆特征

完整的乳牙殆约存在于2岁半至6岁左右第一颗恒牙萌出之前。乳牙殆在口腔内存留的时期,正是儿童生长发育非常旺盛的时期。一方面,摄取、粉碎食物,满足生长发育的营养需要;另一方面,在咀嚼食物过程中,咀嚼力对颌骨的生长发育也构成一种重要的生理刺激,因此保护乳牙、保持乳牙列的健康非常重要。

乳牙在颌骨上的位置较垂直,无明显近远中及颊舌向倾斜度,无明显殆曲线。由于4岁以后颌骨发育速度明显加快,牙槽骨迅速增大,乳牙殆4岁前后特征略有不同。

(1)4岁以前乳牙殆特征:①乳牙在颌骨上的位置较正,没有明显的近远中向或唇(颊)舌向倾斜。②殆曲线不明显。③上下颌第二乳磨牙的远中面彼此相齐,成一垂直平面,称为齐平末端。④由于乳切牙的牙长轴接近垂直，无明显唇舌向倾斜，使乳牙骀的覆骀较深，覆盖较小。

（2）4～6岁期间乳牙骀特征：①随着颌骨的长大，牙排列逐渐不紧密，切牙区及尖牙区出现间隙，其中上颌尖牙近中和下颌尖牙远中的间隙称为灵长类间隙。②牙的切缘及骀面产生显著的磨耗。③上下颌第二乳磨牙的远中面不在同一个平面，下颌第二乳磨牙移至上颌第二乳磨牙的近中。④随着下颌支的发育，暂时性深覆骀可有所减小。

2.替牙骀特征

此期口腔内既有乳牙又有恒牙，咬合关系变化较大。在替牙骀期间，常有暂时性错骀表现，此类错骀在骀的发育过程中，常可自行调整为正常骀，因此无需矫正。这些暂时性错骀主要表现为以下几种类型。

（1）上唇系带位置过低：在乳牙初萌时，上唇系带常位于两中切牙之间，此为暂时现象，随着面部和颌骨的发育，牙根的生长，上唇系带可逐渐退缩到正常位置。

（2）上中切牙间隙：上颌的左右中切牙牙冠偏向远中，在两者之间形成一明显的间隙。这多是因为尚未萌出的上颌侧切牙在牙槽骨内挤压了中切牙的牙根，迫使之向近中移动所造成的。待侧切牙萌出后，一方面其对中切牙牙根的挤压作用减弱或消失；另一方面侧切牙萌出过程中对中切牙的牙冠产生挤压作用，迫使之向近中移动，这样上中切牙间隙便会逐渐消失，中切牙位置转为正常。

（3）上切牙牙冠偏远中：因颌弓暂时增长不足，上颌中切牙、侧切牙的牙根分别受到来自未萌出的侧切牙、尖牙牙冠向近中的挤压力，使得牙冠向远中偏斜。待侧切牙、尖牙相继萌出，同时牙槽骨又有所增长之后，各切牙的牙体长轴可恢复正常。

（4）暂时性远中骀：上下颌第一恒磨牙在建骀的初期阶段，为偏远中关系。由于下颌乳切牙、乳尖牙的近远中总宽度小于下颌恒切牙、恒尖牙的近远中总宽度，而其差数较上颌乳切牙、乳尖牙与上颌恒切牙、恒尖牙的差数小。下颌乳磨牙的近远中总宽度大于下颌前磨牙的近远中总宽度，而其差数比上颌乳磨牙与上颌前磨牙的差数大。因此，在替牙期间，下颌第一恒磨牙向近中移动的距离较上颌第一恒磨牙多。这样，便能使上、下颌第一恒磨牙建立中性骀关系。

（5）暂时性拥挤：恒切牙初萌时，可能呈一定的拥挤状态。以后随着颌骨的发育、替换乳牙的恒牙比例差异以及牙齿的倾斜等因素作用的结果，恒牙弓增大，为恒牙调整位置、建立良好咬合对应关系，提供了有利的条件。

（6）暂时性深覆骀：有时上颌恒切牙较先萌出，以后与下颌恒切牙形成深覆骀关系。这种现象可能是暂时性的，待后牙咬合高度增长了，切牙的深覆骀现象可以自行消失。

总之，替牙骀期骀的变化很大，需细心观察，慎重诊断，对于能够自行调整的暂时性错骀，不需要治疗。

3.恒牙期间的骀特征

所有替换乳牙的恒牙以及第一磨牙都在替牙期间建立咬合接触关系。第二恒磨牙约在12岁左右萌出，其所占位置间隙大部分由面前2/3向前方增长、小部分由面后1/3向后方增长而获得。第三恒磨牙多在17岁以后萌出，其萌出位置的获得与第二恒磨牙相同。但是现代人第三磨牙常常因萌出空间不足而阻生。

二、正中殆与正中殆位

又名牙尖交错殆,是指上下牙颌牙尖相互交错,殆面最广泛密切的咬合接触关系,属于牙对牙的关系。

(一)正中殆的特点

1.中线对正

上下牙列的中线相一致,并与面部的中线、上唇唇系带和人中一致。

2.一牙对二牙

除了下颌中切牙及上颌第三磨牙外,每个牙均与对颌的两个牙形成咬合接触。上下牙的这种对位关系的意义在于:可使殆面广泛地接触而有利于咀嚼功能,又因为是一牙对二牙的牙交错咬合接触,可以分散殆力,又可以避免个别牙负担过重;不会因为个别牙的缺失,而导致无对颌牙咬合接触的现象发生,并在短时间内不至于发生牙齿移位现象。

3.上下颌第一磨牙的对位关系

第一磨牙的殆关系是牙尖交错殆的重要标志。临床上根据上下颌第一磨牙的对位关系分为三种关系。

(1)中性殆:上颌第一磨牙的近中颊尖对着下颌第一磨牙的颊沟。

(2)远中殆:上颌第一磨牙的近中颊尖对着下颌第一磨牙颊沟的近中,也称为安氏Ⅱ类错殆。

(3)近中殆:上颌第一磨牙的近中颊尖对着下颌第一磨牙颊沟的远中,也称为安氏Ⅲ类错殆。

4.上下颌尖牙的对位关系

在正中殆时,上颌尖牙牙尖的近中舌斜面与下颌尖牙牙尖的远中唇斜面相对。

5.上下牙列间存在覆殆覆盖关系

由于上牙列比下牙列宽大,因而在牙尖交错殆时上牙列盖过下牙列。上颌牙列盖过下颌牙列的水平距离,称为覆盖;上颌牙列盖过下颌牙列的垂直距离,称为覆殆。在临床上,不特别说明的话,覆殆、覆盖一般指前牙。

(1)覆盖及分度:在正中殆时,以上颌切牙切缘到下颌切牙切缘水平距离来分度,水平距离在 3 mm 以内为正常覆盖,大于 3 mm 则为深覆盖。①Ⅰ度深覆盖:水平距离在 3~5 mm。②Ⅱ度深覆盖:水平距离在 5~7 mm。③Ⅲ度深覆盖:水平距离大于 7 mm。覆盖过大影响下颌功能运动的范围,可造成前牙的切咬困难,过小可阻碍下颌的前仲运动及限制下颌的左右侧方运动。

(2)覆殆及分度:在正中殆时,以上颌前牙盖过下颌前牙唇面多少来分度,取决于下前牙咬在上前牙舌面部位而定,下前牙咬在上前牙舌面切 1/3 以内为正常覆殆,超过者为深覆殆。①Ⅰ度深覆殆:下前牙咬在上前牙舌面中 1/3 以内。②Ⅱ度深覆殆:下前牙咬在上前牙舌面颈 1/3 以内。③Ⅲ度深覆殆:下前牙咬在上前牙舌面颈 1/3 以上达牙龈者。

发育异常或其他原因,可以形成不同的覆殆覆盖类型:①反殆:在正中殆时,下颌前牙切缘突于上颌前牙的唇面,或下颌后牙的颊尖突于上颌后牙的颊侧。②对刃殆:在正中殆时,上下颌前牙彼此以切嵴相对或下颌后牙以颊尖相对。③另外还有浅覆殆、深覆殆、锁殆上颌前突、下颌后缩等类型。

正常的覆𬌗和覆盖,不仅与唇、颊及面部相协调,使容貌和谐美观,并且与发音、呼吸、咀嚼功能都有关系。其主要生理意义有:一是上牙列大于下牙列,便于下颌进行咀嚼运动时,保持𬌗接触关系,从而有利于提高咀嚼效能。二是由于上牙列的切缘与颊尖覆盖着下牙列的切缘与颊尖,使唇、颊侧软组织得到保护,不致被咬伤,同时,由于下颌牙列的舌尖反覆盖着上颌牙的舌尖,这样又可保护舌的边缘,不被咬伤。

(3)切道和切道斜道与覆𬌗覆盖关系:切道是指在咀嚼运动过程中,下颌前伸到上下颌切牙切缘相对后返回到牙尖交错𬌗的过程中,下颌切牙切缘所运行的轨迹;切道斜度是指切道与𬌗平面相交所成的角度。切道斜度的大小受上下颌切牙间存在的覆𬌗、覆盖程度的影响。一般来说,覆盖越大切道斜度反而变小,覆𬌗越深则切道斜度越大。所以,切道斜度与覆盖呈反变关系,与覆𬌗呈正变关系。

(二)正中𬌗位

1.定义

正中𬌗位又名牙尖交错位,系指上下颌牙列最广泛密切接触,牙尖相互交错接触时下颌骨的位置,即牙尖交错𬌗时的下颌骨位置,属于牙对牙关系,因此它又名牙位。由于它是依牙尖交错𬌗而存在,因此该颌位不稳定,随牙尖交错𬌗的变化而改变。

2.正常尖牙交错位的特点

(1)牙尖交错位时,上下颌牙列的中线与颌面部中线一致,与上下唇系带一致。

(2)颞下颌关节的对称性运动(张、闭口运动)表现为下颌运动在正中不偏左不偏右髁突的位置位于关节凹的中部,前后间隙大致相等,左右两侧髁突相互平衡。

(3)达到正常的牙尖交错位,要求两侧咀嚼肌的张力均等。

(4)牙尖交错位时𬌗面接触广泛。

牙尖交错位依据牙尖交错𬌗而定位,并随着牙尖交错𬌗的变化而变化,随牙尖交错𬌗的丧失而丧失。

三、正中关系

1.定义

正中关系又名下颌后退接触位、韧带位,是指在适当的垂直距离,下颌骨不偏左、不偏右,适居正中,髁状突位于下颌窝的最后位,附着于下颌骨的肌肉和韧带均处于自然状态。它是一种既稳定又可重复的位置,是一种功能性的最后位,如果迫使下颌再后退则会感到颞下颌关节紧张而不适。

从牙尖交错位开始,在保持牙接触的情况下,下颌还可对称性向后下移动约 1 mm 左右,此时后牙牙尖斜面部分接触,前牙不接触,髁突位于下颌窝的最后位,此时的位置即为下颌后退接触位。获得和维持该位置的动力通过颞肌和舌骨上肌群收缩实现;向后移动的幅度由颞下颌韧带决定。

2.下颌后退接触位的意义

(1)下颌后退接触位是生理位,人在吞咽和咀嚼硬物时下颌常到达此位。

(2)人群中绝大多数为"二位",即大多数人下颌后退接触位能自如地直向前行 1 mm 至正中𬌗位,在滑动的过程中无𬌗障碍,称为长正中,该特点为正中𬌗位功能位留有缓冲的余地,是口颌系统生物力学的优越之处。

(3)下颌后退接触位属于韧带位,为物理性定位,重复性好,不依牙的存在而存在。当依牙尖交错𬌗而存在的牙尖交错位丧失或失去明确定位标志,可以利用下颌后退接触位作为获得牙尖交错位的参考位。

四、下𬌗息止位

1.定义

下𬌗息止位又名下𬌗姿势位、息止𬌗位,是指当人直立或坐正时,两眼平视前方,口腔在不咀嚼、不说话、不吞咽时,下颌处于休息状态时的位置,下颌姿势位时升颌肌仍在发挥作用,以维持下颌姿势位的平衡,故这一位置又称为肌位。

2.息止𬌗间隙

下颌姿势位时,头部直立,上下牙列自然分开,无任何𬌗接触关系。从后向前保持一个由小到大的楔形间隙,称为息止𬌗间隙,在前牙上下切牙切缘间的𬌗间隙为1~4 mm。

3.垂直距离

垂直距离通常指在下颌姿势位时面下1/3 的高度,临床以鼻底到颏下点的距离表示。垂直距离在恢复咬合的治疗中十分重要,临床上常以面中1/3 距离或眼外眦到口角的距离作参考,以恢复正常的垂直距离。在正常的垂直距离情况下,颌面部诸肌张力适度、表情自然,可发挥最大的咀嚼功能。

4.下颌姿势位的意义

(1)下颌在此位置时,无牙齿接触,避免非咀嚼性牙磨耗,减轻牙周及颞下颌关节的负荷,口颌肌比较放松,这对维持口颌系统的健康十分重要。

(2)下颌姿势位主要靠升颌肌与下颌骨重力平衡来维持,在正常条件下,该位置相对稳定,且不以牙的存在为先决条件。因此可通过此位置作为恢复牙尖交错位的重要参考颌位。下颌从此位置自然上咬到咬合接触位置,正常情况下,下颌骨位置即为牙尖交错位。

第三章　口腔种植学

第一节　牙种植体植入术

一、牙种植一期手术

(一)适应证

(1)牙列缺损或缺失的患者。

(2)口腔颌面部软硬组织缺损患者,具备适合种植体植入的局部及全身条件,可通过种植体提供赝复体修复的固位或支持者。

(3)全身健康状况能承受种植体植入手术;骨的代谢状况可满足种植体植入后完成骨结合进程;牙种植修复完成并承受功能性负荷后骨组织的新陈代谢能维持骨的生理性改建及更新者。

(二)禁忌证

(1)如采用种植治疗有可能危及全身健康和生命者。

(2)骨代谢方面的障碍影响种植体的骨性整合进程或者在种植修复承受功能性负荷后不能继续完成骨的生理性改建及更新者。

(3)影响创区愈合、种植体骨结合进程及种植体周围骨改建更新的局部因素如急性炎症、骨量不足等。

(三)操作程序及方法

1.术前饮食

如采用局麻的话,术前可进适量的饮食。如果要使用全麻的话,要求病员术前 12 小时禁食禁饮。

2.术前用药

(1)预防性抗感染:根据患者的全身及局部状况,预计手术创伤大小及持续时间决定是否需预防性抗感染处理。如有必要时可使用青霉素类及其他抗菌药物,预防性用药时间为术前30～60 分钟;口腔内的处理可于术前应用口腔抗菌含漱液漱口。

(2)镇静及镇痛药:术前 30～60 分钟通过一些镇静剂的应用可使患者能较放松和配合,提高痛阈。如口服镇静剂地西泮 2.5～5 mg,或肌注苯巴比妥钠 100 mg。对敏感的患者,术前 30 分钟使用 300 mg 布洛芬也可提高痛阈。

3.消毒铺巾

(1)口周皮肤消毒:调节椅位的高低及患者头位,用手术帽将患者头发包好,用眼罩遮盖保护眼睛。用 75%乙醇或 0.5%碘伏消毒口腔周围皮肤,从唇部向四周消毒,上至眶下,下至上颈部,两侧至耳前。用 75%乙醇或 0.5%碘伏消毒口腔内剩余牙列及口腔黏膜。

(2)铺无菌孔巾：孔巾仅显露口腔、鼻孔及口鼻周围的部分皮肤。无菌巾应覆盖至患者腰部以下，上方应越过头部。

4.局部麻醉

种植手术可采用口腔内局部浸润麻醉，必要附加神经阻滞麻醉。首选酰胺类麻醉药，如盐酸阿替卡因和盐酸甲哌卡因等。浸润麻醉时，麻醉药物的用量一般每个位点 0.8～1.2 mL。根据手术计划范围将药物缓慢注射于唇(颊)侧、舌腭侧及牙槽嵴顶黏膜下方。根据手术需要，必要时可附加神经阻滞麻醉，其操作要点与常规拔牙的麻醉操作相同。

5.切口与翻瓣

于牙槽嵴顶作切口，根据手术计划及显露的需要可于唇(颊)侧作辅助松弛切口，用骨膜分离器于骨膜下分离翻起黏骨膜瓣显露术区，清理骨面至种植区无软组织或肉芽组织等存留。有需要时用咬骨钳、骨锉或大球钻对牙槽嵴顶作必要的修整。

6.种植窝预备

(1)种植点定位：于计划植入部位用球钻或枪钻定位，并使之有利于后续的先锋钻进入，可利用一些辅助工具如外科模板、种植体间距尺等辅助定位。

(2)预备种植窝至预定深度：用先锋钻于定点部位在 4℃生理盐水冲淋冷却下钻磨进入。插入方向杆，利用方向杆观测种植窝三维空间上的方向和位置，与对颌牙的关系等。多牙种植时，在第一个种植窝制备至预定的深度并且方向杆确认其三维位置及角度正确后，将此方向杆保留于种植孔中，参照其进行后续的种植窝预备。如术前准备有外科模板者可利用其确认每个孔的位置及角度。

(3)扩孔钻逐级扩大种植窝：每个种植系统皆提供有直径逐渐增大的扩孔钻，按顺序逐级扩大种植窝，扩孔过程中注意调整钻速、钻磨时施加的压力等，并在持续 4℃生理盐水冲淋冷却下操作，避免种植窝的热灼伤。

(4)种植窝嵴顶部成形(可选)：需要这一操作步骤的种植系统有两类，一类是植体外形设计为柱形，但其颈部有扩大，其种植窝预备工具中设计有与此颈部相对应的扩孔钻，其扩入深度与该类型种植体的颈部扩大相对应，最终形成与种植体外形设计相一致的种植窝外形；另一类是种植体本身设计是根形，但扩孔钻为柱形，最终利用嵴顶部成形钻将接近种植窝嵴顶部制备成上大下小，与根形种植体外形接近的形状。

7.植入种植体

根据种植体外形设计及外科操作程序的要求，将种植体植入种植窝。

8.安装覆盖螺帽或愈合基台

种植体植入就位后可选择埋入式愈合或穿龈愈合方式。种植体植入时初期稳定性不足，旋入就位所需的扭力＜15N·cm，或同期进行了骨增量操作者可选择埋入式愈合方式；种植体植入时初期稳定性较为理想，种植体旋入就位所需的扭力＞15N·cm，未进行骨增量手术者可选择穿龈愈合方式。埋入式愈合或穿龈愈合方式分别选择安装覆盖螺帽或愈合基台(又称牙龈成形器)。可采用手动或机动螺丝批将其安装于种植体上。

9.软组织瓣的复位及缝合

复位黏骨膜瓣，缝合关闭创口。

10.种植体植入后即刻修复

除了埋入式愈合及穿龈愈合方式外,如果骨的质和量较理想,植入后能达到足够的初期稳定性者,可在植入种植体后,立即放置临时基台,于此临时基台上完成临时修复体。种植体完成骨结合的同时,软组织围绕此临时修复体形成牙的穿龈轮廓。

11.术后医嘱及饮食建议

根据患者的全身健康状态,手术创伤大小、手术持续时间选择是否使用预防性抗感染治疗。如有必要时使用青霉素类及其他抗菌药物,用药3～5天。口腔抗菌含漱液如0.12％氯己定含漱液含漱,每日2～3次,用药7～10天。

根据手术创伤的大小和患者耐受疼痛情况,给予口服镇痛剂如布洛芬缓释胶囊300 mg,每日2次;疼痛较严重者可采用盐酸曲马多片50～100 mg,必要时可重复,但每日不超过400 mg。

术后48小时进流质。食物搭配以不干扰创口的愈合为原则。

(四)注意事项

(1)种植窝预备操作需在4℃生理盐水冲淋冷却下钻磨进入,逐级扩大,避免产热导致骨灼伤。

(2)整个操作过程应避免器械脱落后误吞或误吸,必要时可通过调整合适的体位、纱布保护咽喉部位、器械预先带线等方式避免。

(3)骨结合期应维持种植区无干扰健康环境,让种植体在无干扰下完成骨结合进程。

二、牙种植二期手术

对选择了埋入式愈合者,患者在完成骨结合进程后,需要进行二期手术显露种植体,接入后续的上部修复结构以及进行必要的软组织成形或修复术;另外,选择了穿龈愈合方式者在完成骨结合后,如果存在有软组织方面的缺陷时,也需在此时进行二期手术,对软组织进行必要的修复或成形。二期手术包括暴露种植体,诱导形成种植体袖口以及对软组织进行必要的修复前处理。

二期手术通常是在种植体已完成骨结合后进行。

(一)适应证

同"牙种植一期手术"。

(二)禁忌证

同"牙种植一期手术"。

(三)操作程序及方法

1.术前准备

(1)阅读病历,了解一期手术时的种植体类型、数量和位置,植入时扭力,愈合帽的种类,骨替代材料和屏障膜的应用情况,植入术时的并发症等。摄X线片,与一期手术后的X线片对照分析骨的愈合情况。并根据X线片了解种植体的位置。

(2)重温修复计划,确定二期手术后牙龈的处理方式,决定术后安装牙龈成形器、临时基台或最终的修复基台等。有时可在暴露时就将最终的修复基台安上,然而,常规的做法是术后先用暂时性牙龈成形器,让软组织围绕其形成种植体穿龈部分的袖口外形,且在此愈合过程中软组织有一定程度的退缩并在完成愈合后形成稳定的软组织外形。

2.手术方法

二期手术显露种植体可采用环切刀环切法或直接切开显露法。环切刀环切法适用于附着龈较为丰富,能够确定种植体位置者。可通过 X 线片、一期手术所用的外科模板等确定位置。操作是在局部浸润麻醉下,将略大于种植体直径的环切刀按压通过软组织,用力旋转 1～2 圈达所需深度后,取走环切刀,有时一圈软组织会跟随环切刀带出。如未随环切刀完全脱位,可用蚊式钳夹持后,用 11 号手术刀片游离取出。检查术区,确认能完全显露种植体顶端。必要时需要用尖刀去除更多软组织,如有骨质生长超过种植体边缘,可用小的锐利的骨凿或者用球钻在 4℃生理盐水冷却下小心钻磨去除。多余骨去除后的牙槽嵴外形应与愈合基台或永久修复基台的穿龈外形一致。最后用专用螺丝批旋出覆盖螺帽,将牙龈成形器就位后缝合。

切开显露法适用于无法确定种植体确切的位置,或希望保留更多附着龈的患者。于局部浸润麻醉后用手术刀作嵴顶切口,在预计位置的近远中各延长约 3 mm,接着小心翻起颊舌侧全厚黏骨膜瓣,直至完全显露种植体上端。用止血钳清理种植体周围,取出愈合螺丝。如有骨质生长越过种植体上方,影响牙龈成形器就位时应先将其去除。用带刻度的牙周探针或其他测量器具测量软组织厚度,选择合适高度的牙龈成形器。其高度高出牙龈 1.5～2 mm 的高度,确保软组织在术后围绕其愈合而不会越过其上部平面而影响穿龈轮廓的形成。选择后将牙龈成形器旋入,旋入时应注意其方向与种植体方向一致以免损坏种植体内部螺纹。旋入后确认其完全就位,如临床不能确认是否就位,可拍 X 线片证实。复位软组织使其贴合于牙龈成形器颈部,有需要时间断或褥式缝合。

安装牙龈成形器后,种植体周围的软组织围绕其完成愈合并形成种植体袖口。一般来说,应用预成的牙龈成形器即能满足大部分需求,但由于袖口的形态和位置就是种植牙穿龈部位的形状,在美学上如需要达到与天然牙相似的穿龈形态时,可制作个性化的牙龈成形器,诱导牙龈按要求的位置和形态生长。有的病例在二期时还需同时做作必要的软组织成形术,修除过厚的牙龈组织或修复附着龈等。

(四)注意事项

(1)整个操作过程应避免器械脱落后误吞或误吸,必要时可通过调整合适的体位、纱布保护咽喉部位、器械预先带线等方式避免。

(2)二期手术去除过多的覆盖于种植体上端的骨质时,应注意避免刮伤种植体表面;在将牙龈成形器或基台固定在种植体上时,应注意两者之间不可卡住或滞留任何组织成分。

第二节 即刻种植术

一、适应证

除了与常规的牙种植相同的适应证以外,以下情况可选择即刻种植。

(1)牙体牙髓病治疗失败需拔牙者。

(2)牙周病患牙,无法通过牙周治疗保存者。

（3）外伤性牙脱位。

（4）根折或冠根折，已不能通过传统的方式进行治疗修复者。

（5）以上患牙局部无明显污染及急性炎症，牙槽嵴骨量无大的缺失者。

二、禁忌证

除了与常规的牙种植相同的禁忌证外，以下情况不适宜即刻种植。

（1）拔牙前或后有严重的骨缺损。

（2）牙根尖周围骨量不足，种植体难以获得足够的初期稳定性。

（3）拔牙或外伤脱落牙槽窝有严重污染或急性炎症者。

（4）邻近牙病变（未经治疗控制的牙周病、根尖周炎等）可能污染种植区者。

三、操作程序及方法

（一）术前用药、麻醉及消毒铺巾等

与"牙种植一期手术"程序相同。

（二）拔除患牙

微创拔牙技术拔除患牙，尽量减少根周牙槽骨的损伤。

（三）牙种植技术的选择

可选择翻瓣或不翻瓣技术进行牙种植操作。

（四）种植窝预备并植入种植体

（1）定点：虽然拔牙窝对种植的方向和位置有一定的参考意义，但通常不能完全按照原拔牙窝的位置和方向植入种植体，需要根据修复的需求重新于牙槽窝内定位。由于牙槽窝内壁通常为斜面，定点时需用球钻在牙槽窝腭侧骨壁斜面上形成一小的平台，以利先锋钻按需要的方向和位置钻磨进入。

（2）先锋钻制备至预定深度：根据手术设计将先锋钻于定点部位钻磨进入至预定深度，注意在整个过程中观察其进入的三维位置和角度上符合最终修复的需求，可利用术前准备的外科模板、邻牙的位置和方向等协助判定。

（3）扩孔钻逐级扩大种植窝及植入种植体：操作方式与前述牙种植一期术相同。

植入种植体后，未愈合的拔牙窝通常在牙槽嵴顶部大于种植体直径，这样在种植体牙槽窝骨壁间有一间隙，如果＜2 mm者可不用植入骨替代材料，＞2 mm时需植入人工骨替代材料；另外，为避免骨结合进程中牙槽骨的过度吸收或有部分种植体暴露者，需要采用GBR技术进行骨替代材料植入及覆盖屏障膜，这时通常需进行翻瓣操作。

（五）封闭牙槽窝

由于即刻种植者，术前拟拔除的牙或牙根所占据的部位没有软组织，在即刻种植牙种植体后，如果简单地复位黏骨膜瓣通常无法关闭创口，可采用以下方式之一进行创口的关闭，封闭牙槽窝。

1.愈合基台或过渡性修复体关闭法

完成前述的操作后，上入愈合基台或过渡性修复体，复位黏骨瓣使其紧贴愈合基台或过渡性修复体，缝合创口。这种方法适用于单根牙即刻种植，并且在种植体植入时有足够的初期稳定性者。

2.游离角化黏膜瓣移植关闭法

游离角化黏膜瓣移植关闭法是将口腔内其他部位的黏膜游离移植,关闭创口。操作方法是:完成前述的植牙以及可能的骨替代材料植入操作后,将唇颊腭侧软组织复位,修整牙槽窝周围的软组织边缘,去除上皮并修剪整齐,测量此时牙槽窝黏膜缺损区域的形状和大小,于口腔其他部位切取类似形状和同样大小的角化黏膜瓣,覆盖于牙槽窝表面,进行必要的修剪,使其边缘的结缔组织面与牙槽窝边缘的结缔组织面紧密贴合,十字交错缝合固定。供区通过简单缝合(不要求完全关闭创口)止血,也可采用碘仿纱条反包扎止血。常用的供区是上颌第一、第二前磨牙腭侧 5 mm 处的角化腭黏膜;也可从腭部其他部位、无牙牙槽嵴顶处、上颌结节处等部位切取角化黏膜瓣。

3.移行瓣关闭法

移行瓣关闭法是通过松解唇(颊)侧黏骨膜瓣,将其向牙槽嵴顶方向推移关闭创口。这种方法由于破坏了原附着龈的附着位置,在种植体完成骨结合,二期手术时还需对附着龈进行修复处理。另外也可采用颊舌龈乳头交错缝合法关闭伤口。

4.生物胶原材料封闭伤口法

生物胶原材料封闭伤口法是利用生物胶原材料如胶原膜、胶原塞等经缝合固定于创口处关闭创口。由于这些胶原材料暴露于口腔内后短期内溶解消失,所以这种方法仅仅用于植入区软硬组织较为充足,种植体植入时有较好的初期稳定性及植入的深度部位较为理想者。

四、注意事项

(1)拔牙时应注意微创操作,尽量避免破坏牙槽窝骨壁。

(2)由于失牙后,不管是否即刻植入种植体,牙槽窝唇侧骨板高度和宽度皆有一定程度的吸收退缩,种植体植入位点应略偏向腭(舌)侧。

(3)术后保证创区清洁,有必要时使用青霉素类或其他抗菌药物预防性抗感染治疗,用药3~5 天。

(4)种植体在无干扰下愈合,如安装了愈合基台或临时修复体者,应注意日常功能性活动不对种植体产生过度负荷。

第三节 牙槽嵴保存术

一、适应证

(1)非急性炎症期的拔牙或其他原因导致的失牙位点。

(2)为达到最佳的预期美学效果者。

(3)失牙位点存在骨缺损,经牙槽嵴保存术后二期种植有更好的预期效果者。

二、禁忌证

(1)拔牙或其他原因失牙部位局部有严重污染或急性炎症者。

(2)邻近牙病变(未经治疗控制的牙周病、根尖周炎等)可能影响到术区者。

三、操作程序及方法

(一)微创拔牙

常规局部麻醉下,分离牙龈后,遵循微创拔牙的原则拔除患牙,拔除过程中尽量保护患牙周围骨壁,避免发生不必要的骨折及骨壁的破坏。

(二)拔牙窝清创

选用锐利刮匙和小弯蚊式止血钳彻底清除软组织、肉芽及其他病变组织,生理盐水冲洗后,进一步搔刮拔牙槽窝骨壁形成新鲜出血。

(三)植入骨替代材料

在拔牙窝内植入骨替代材料,填塞使之与拔牙窝牙槽嵴顶平齐,不必过度挤压,确保骨代用品之间有足够的间隙允许血液充分润湿材料。植入骨替代材料后,表面覆盖屏障膜会有更好的预期效果,尤其是牙槽窝有明显骨缺损时,更有必要覆盖屏障膜。必要时可翻瓣,过量植入骨替代材料及覆盖屏障膜。

(四)封闭牙槽窝

封闭牙槽窝可以选择多种方法,其目的是包埋固定植入的骨替代材料,并尽可能地将牙槽窝内的骨再生环境与外界环境相隔离。

除了可选用前述即刻种植中提到的封闭牙槽窝方法之一以外,有的病例其牙槽窝骨壁因慢性炎症形成一较为厚实的增生结缔组织,可将其从牙槽窝内剥离,冠向翻转形成带蒂的局部结缔组织瓣,在牙槽窝内填入骨替代材料后,将此结缔组织瓣覆盖于其上,并与牙槽窝边缘缝合关闭创口。

四、注意事项

(1)操作中应确保骨替代材料被血液充分润湿,血凝块可有助于稳定骨替代材料并有利于成骨细胞、成血管细胞等生长进入。

(2)术后注意局部维护,避免污物滞留。确保骨替代材在无干扰状态下愈合。

(3)根据创区是否有污染、手术创伤大小等,可选择必要的术前及术后预防性抗感染治疗。

第四节　牙槽突骨劈开种植术

牙槽突骨劈开是针对牙槽突宽度不足所采用的一种水平骨增量方法,通常与牙种植体植入术联合应用。根据牙槽突水平骨缺损程度,该方法可分为牙槽突单纯骨劈开种植术和牙槽突骨劈开联合引导骨再生植骨同期种植术两种术式。

一、牙槽突单纯骨劈开种植术

(一)适应证

缺牙区牙槽突唇(颊)侧凹陷,牙槽骨宽度>5 mm,牙槽嵴劈开后唇(颊)侧骨板厚度应>2～3mm。

(二)禁忌证

(1)术区局部存在急性炎症。

(2)牙种植体无法获得初期稳定性。

(3)牙槽突唇(颊)侧根方伴有明显倒凹。

(4)牙槽突以骨皮质为主,中央无明显骨松质。

(5)全身禁忌证同本章"牙种植体植入术"。

(三)操作程序与方法

1.麻醉

术区局部麻醉[浸润和(或)阻滞麻醉]。

2.手术切口设计

通常采用牙槽嵴顶横向或联合唇(颊)侧纵向切口设计。

3.翻瓣

沿骨膜上向唇(颊)侧翻起黏膜瓣,显露牙槽嵴顶和唇(颊)侧牙槽突。

4.种植窝定位

按牙种植体的设计位置,略偏舌/腭侧定位。

5.牙槽嵴水平骨劈开

采用薄骨刀或超声骨刀,水平向劈开牙槽嵴,方向保持与牙槽突唇(颊)侧骨面平行或略呈唇颊向倾斜。

6.牙槽嵴唇(颊)侧纵向骨劈开

采用薄骨刀或超声骨刀,在唇(颊)侧劈开骨板的近中和远中纵向劈开,呈梯形切口设计。深度不超过水平劈开深度。

7.牙槽嵴扩张

采用专用扩张器或薄骨刀,向唇颊向缓慢扩张骨板。

8.牙种植窝制备

按牙种植体植入术外科操作方法和程序,逐级制备牙种植窝,深度应超过骨劈开深度。

9.牙种植体植入

以手动或机动植入牙种植体。

10.骨间隙植骨

在扩张的骨间隙内植入骨充填材料。如间隙<2 mm,可不植骨。

11.伤口缝合

严密缝合,关闭黏膜伤口。

(四)注意事项

(1)黏膜翻瓣应保留牙槽突唇(颊)侧骨膜。

(2)水平骨劈开长度应超过牙种植体边缘,保证种植体被唇(颊)侧骨板完全覆盖。

(3)骨劈开深度应避开重要解剖结构。种植体的植入深度应超过骨劈开深度2 mm以上。

(4)唇(颊)侧骨板厚度应>2～3mm。

(5)骨劈开与扩张操作中应保持骨板的完整性,避免造成骨板折裂。

(6)牙种植体应具有良好初期稳定性。

(7)黏骨膜瓣应充分减张,确保伤口无张力缝合。

(8)术后 1 小时内术区适度压迫止血,防止黏膜瓣下积血或积液。

(9)术后预防性使用抗生素,防止出现感染并发症。

(10)术后加强口腔护理,保持术区清洁。

二、牙槽突骨劈开联合引导骨再生植骨同期种植术

(一)适应证

缺牙区牙槽突唇(颊)侧凹陷,牙槽骨宽度 3~5 mm,牙槽嵴劈开后唇(颊)侧骨板厚度<2~3mm。

(二)禁忌证

(1)术区局部存在急性炎症。

(2)牙种植体无法获得初期稳定性。

(3)牙槽突唇(颊)侧根方伴有明显倒凹。

(4)牙槽突以骨皮质为主,中央无明显骨松质。

(5)全身禁忌证同本章"牙种植体植入术"。

(三)操作程序与方法

1.麻醉

术区局部麻醉[浸润和(或)阻滞麻醉]。

2.手术切口设计

通常采用牙槽嵴顶联合唇(颊)侧纵向切口设计。

3.翻瓣

沿骨面向唇(颊)侧翻起黏骨膜瓣,显露牙槽嵴顶和唇(颊)侧牙槽突。

4.种植窝定位

按牙种植体的设计位置,略偏舌腭侧定位。

5.牙槽嵴水平骨劈开

采用薄骨刀或超声骨刀,水平向劈开牙槽嵴,方向保持与牙槽突唇(颊)侧骨面平行或略呈唇颊向倾斜。

6.牙槽嵴唇(颊)侧纵向骨劈开

采用薄骨刀或超声骨刀,在唇(颊)侧劈开骨板的近中和远中纵向劈开,呈梯形切口设计。深度不超过水平劈开深度。

7.牙槽嵴扩张

采用专用扩张器或薄骨刀,向唇颊向缓慢扩张骨板。

8.牙种植窝制备

按牙种植体植入术外科操作方法和程序,逐级制备牙种植窝,深度应超过骨劈开深度。

9.牙种植体植入

以手动或机动植入牙种植体。

10.唇(颊)侧植骨

在唇(颊)侧植骨,并覆盖生物屏障膜。

11.伤口缝合

严密缝合,关闭黏膜伤口。

(四)注意事项

(1)水平骨劈开长度应超过牙种植体边缘,保证种植体被骨板完全覆盖。

(2)骨劈开深度应避开重要解剖结构。种植体的植入深度应超过骨劈开深度2 mm以上。

(3)唇(颊)侧骨板厚度应>1 mm。

(4)骨劈开与扩张操作中应保持骨板的完整性,避免造成骨板折裂。

(5)牙种植体应具有良好初期稳定性。

(6)黏骨膜瓣应充分减张,确保伤口无张力缝合。

(7)术后1小时内术区适度压迫止血,防止黏膜瓣下积血或积液。

(8)术后预防性使用抗生素,防止出现感染并发症。

(9)术后加强口腔护理,保持术区清洁。

第五节　牙槽突外置式植骨术

一、适应证

(1)剩余牙槽骨高度和宽度不能满足种植体植入要求。

(2)供区及受区局部软组织健康,无炎症。

二、禁忌证

供区及受区软组织存在急慢性炎症。

三、操作程序及方法

(1)局部浸润麻醉,牙槽嵴顶切口,加双侧松弛切口(梯形软组织瓣)。切口位置应该超过植骨区域2 mm以上。

(2)骨膜下剥离黏骨膜,保证软组织瓣的完整性。剥离范围应该覆盖整个植骨区域。

(3)刮净植骨床残余软组织,适当修整。可在骨皮质上打孔。

(4)按取骨术操作规范要求于供区取得合适骨块。

(5)修整植骨块,使之与受区解剖形态吻合,与植骨床尽可能贴合。

(6)制备固定螺丝进入的孔洞,并且以钛钉将植骨快稳定固定在受区骨床上。

(7)自体骨屑或者骨替代品填塞植骨块与受区之间遗留的缝隙。

(8)必要时可在植骨块上加盖引导性组织再生屏障膜。

(9)复位软组织瓣,无张力严密缝合。

四、注意事项

(1)术中尽量减少骨块离体时间,保证植骨块的牢固固定及稳定性,以利移植骨存活和充分再血管化。

(2)创口关闭前需充分减张,妥善关闭伤口。

(3)术后口服抗生素3～7天,含漱漱口液2周。

（4）向患者交代手术后注意事项，避免剧烈运动等。

（5）根据患者情况，嘱其2～4周进软食，避免术区受到外力干扰。

第六节　引导骨再生植骨种植术

一、适应证

牙种植体植入后周围存在骨缺损或骨量不足，主要用于解决种植体唇（颊）侧颈部裂开型和根方旁穿型骨缺损，牙种植体需有良好的初期稳定性。

二、禁忌证

（1）术区局部存在急性炎症。

（2）牙种植体无法获得初期稳定性。

（3）全身禁忌证同本章"牙种植体植入术"。

三、操作程序与方法

（一）术区局部麻醉

浸润和（或）阻滞麻醉。

（二）手术切口设计

通常采用牙槽嵴顶横向联合唇（颊）侧纵向切口设计。

（三）翻瓣

沿骨面向唇（颊）侧翻起黏骨膜瓣，显露牙槽嵴顶和唇（颊）侧牙槽突。

（四）清除骨面软组织

采用刮匙或机用磨头彻底清除种植区和植骨区表面的肉芽组织和纤维组织。

（五）制备种植窝并植入牙种植体

按照牙种植体植入术的技术操作规范制备种植窝，并植入牙种植体，建议采用埋入式牙种植体植入方法。

（六）处理植骨床

在骨缺损区周围骨面，用小球钻钻孔，穿破骨面骨皮质，使骨髓腔开放，有利于血管和新骨的生长。

（七）植骨

采用颗粒状植骨材料充填骨缺损区，植骨量要充足。

（八）覆盖生物屏障膜

剪裁合适大小与形状的生物屏障膜，完全覆盖植骨区表面。根据材料的特性，屏障膜可以采用固定钉固定或无需固定。

（九）黏骨膜瓣减张处理

根据黏膜伤口张力大小，采用黏骨膜瓣根方切开骨膜的方法进行减张，确保黏膜伤口无张力缝合。

(十)严密缝合伤口

通常采用间断缝合的方法关闭伤口,必要时联合采用褥式缝合法,防止伤口裂开。

四、注意事项

(1)同期植入的牙种植体需要有良好的初期稳定性。

(2)生物屏障膜覆盖植骨区要完全,通常边缘需超出植骨区 2 mm 以上。

(3)生物屏障膜边缘应与黏膜伤口、牙齿保持一定距离,防止干扰伤口愈合。

(4)黏膜瓣应减张充分,保证伤口无张力缝合。

(5)术后 1 小时内术区适度压迫止血,防止黏膜瓣下积血或积液。

(6)术后预防性使用抗生素,防止出现感染并发症。

(7)术后加强口腔护理,保持术区清洁。

第七节　上颌窦提升术

一、经牙槽嵴入路上颌窦底提升术

(一)适应证

(1)上颌窦缺牙区牙槽骨剩余高度不足,一般应≥4 mm。

(2)牙槽骨宽度正常。

(二)禁忌证

上颌窦区域解剖结构异常,伴有急性上颌窦炎等病理改变。

(三)操作程序及方法

(1)局部浸润麻醉:牙槽嵴顶切口,翻起黏骨膜瓣,暴露牙槽嵴顶。

(2)球钻定点:先锋钻确定种植方向。采用不同直径的钻序列制备窝洞,深度距上颌窦底约1~2 mm。

(3)选用专用上颌窦底内提升骨冲击器,逐级预备,轻轻敲击,逐级扩大到种植体植入所需相应直径。

(4)检查上颌窦底黏膜是否完整,根据情况经种植体窝洞植入骨充填材料。

(5)能获得初期稳定性的情况下,植入相应长度的种植体。若初期稳定性良好,直接安装愈合基台。若初期稳定性较差,安装覆盖螺丝,软组织瓣对位缝合。种植体无法获得初期稳定性,关闭伤口,延期种植。

(四)注意事项

(1)临床上常采用捏住患者鼻翼,并让患者鼓气检查上颌窦底黏膜是否完整。如发生穿孔一般需中止手术,愈合 3 个月后再行外侧壁开窗植骨种植手术。

(2)提升幅度根据解剖情况,避免裂开,不宜过高。种植体应获得良好的初期稳定性。

(3)术后口服抗生素 7 天,漱口液漱口 2 周。

(4)交待术后注意事项,避免剧烈运动等。

二、经外侧壁入路上颌窦底提升术

(一)适应证

上颌窦缺牙区牙槽骨剩余高度不足,不能满足种植体植入及功能修复。

(二)禁忌证

伴有急性上颌窦炎、恶性肿瘤等病理改变。

(三)操作程序及方法

(1)局部浸润麻醉:从牙槽嵴顶正中或偏腭侧切口,并在颊侧缺牙区两侧作2个松弛切口。向上翻起黏骨膜瓣,充分暴露拟上颌窦开窗区。

(2)用直径约2 mm球钻在上颌窦外侧骨壁上开窗,其窗口下缘应高于上颌窦底约3~5 mm,窗口上缘距牙槽嵴大于拟植入种植体长度2 mm。在接近上颌窦黏膜时,改用超声骨刀去除剩余骨组织达上颌窦黏膜层。

(3)细心向上方分离抬起上颌窦腔黏膜,并使开窗后的薄骨片向内旋转形成植骨区域的顶。

(4)在牙槽嵴顶球钻定点,行常规种植术的逐级备洞。

(5)经上颌窦外侧壁预备的窗口,在抬起的上颌窦黏膜下方腔内先植入骨替代品或混入少量自体骨,经牙槽嵴顶备洞植入种植体。种植体必须有良好的初期稳定性。然后再经开窗口在植入的种植体颊侧再次植入骨替代品。

(6)复位黏骨膜瓣,严密缝合。

(四)注意事项

(1)黏膜穿孔:若出现上颌窦黏膜穿孔<5 mm时,建议首先充分抬起穿孔周围黏膜,使穿孔周围黏膜无张力后自然重叠,然后用可吸收胶原膜盖住穿孔区域,再行植骨术。当穿孔>5 mm时,建议中止手术。

(2)术中明显出血:多发生于骨壁开窗过程中,器械损伤上颌骨外侧壁上的血管束时,出血会使术野看不清楚,建议使用少量骨蜡准确封闭位于骨壁中的小血管束后继续抬起上颌窦黏骨膜。

(3)术后口服抗生素7天,漱口液漱口2周。

第八节　软组织游离移植术

种植区软组织游离移植术是矫正牙种植体周围角化黏膜缺损或黏膜过薄的一类外科技术。根据治疗目的,该类手术可分为全层黏膜游离移植术和结缔组织游离移植术两种术式。

一、全层黏膜游离移植术

(一)适应证

种植区角化黏膜缺损或宽度不足2 mm,导致牙种植美学欠佳或种植体周围黏膜封闭不良。

（二）操作程序及方法

1.麻醉

术区局部浸润麻醉。

2.黏膜切口

在角化黏膜缺损区边缘，沿牙槽嵴顶水平、并向唇（颊）侧做梯形切开黏膜。

3.黏膜移植床制备

沿骨膜上向唇（颊）侧翻起黏膜瓣，并向根方滑行、缝合固定，制备黏膜移植床。

4.全层黏膜瓣切取

硬腭黏膜是黏膜移植的临床常用供区，具体部位通常选择在上颌前磨牙腭侧硬腭黏膜部位。根据黏膜缺损大小，切取全层腭黏膜，修除黏膜下脂肪和腺体组织。供区创面可用纱布压迫止血或采用碘仿纱布缝合保护。

5.黏膜瓣缝合固定

将全层黏膜瓣缝合固定在移植区，并与黏膜创面边缘对位缝合。

（三）注意事项

（1）黏膜瓣应充分伸展，并牢固固定在移植床表面。

（2）黏膜瓣与移植床之间应紧密贴合，避免黏膜瓣下积血或积液。

二、结缔组织游离移植术

（一）适应证

牙种植体周围黏膜薄，影响黏膜健康或种植美学效果。在特殊情况下该术式可以与植骨手术同期进行。

（二）操作程序及方法

1.麻醉

术区局部浸润麻醉。

2.切开与翻瓣

沿牙槽嵴顶向唇（颊）侧做梯形切开黏膜，于骨膜上向唇（颊）侧翻起黏膜瓣。在同期植骨情况下，也可以从骨面翻起黏骨膜瓣。

3.结缔组织瓣切取

硬腭黏膜是黏膜移植的临床常用供区，具体部位通常选择在上颌前磨牙腭侧硬腭部位。根据黏膜缺损大小，翻起腭黏膜表皮层，切取黏膜下结缔组织，修除黏膜下脂肪和腺体组织。供区创面可用纱布压迫止血或采用碘仿纱布缝合保护。

4.黏膜瓣缝合固定

将结缔组织瓣缝合固定在移植区，黏膜伤口对位缝合。

（三）注意事项

（1）结缔组织瓣应充分伸展，并牢固固定在移植区。

（2）结缔组织瓣与黏膜瓣之间应紧密贴合，避免黏膜瓣下积血或积液。

第九节　自体骨切取术

一、下颌骨颏部取骨术

(一)适应证

(1)取骨区域位于下颌前牙根方区域。

(2)需要较大量的骨皮质和骨松质。

(二)操作程序及方法

(1)双侧颏孔或下齿槽神经孔阻滞麻醉和前庭沟局部浸润麻醉。

(2)下颌 33-43 前庭沟内切口＋远中松弛切口。骨膜下剥离黏骨膜瓣,暴露颏部取骨区域。

(3)取骨范围位于双侧颏孔前 5 mm,下前牙根尖下 5 mm,下颌骨下缘以上 5 mm 的范围内,通常保留中线颏隆突处的唇侧骨板。

(4)在中线两侧使用裂钻、来复锯或者超声骨刀制备两个长方形截骨线,仅切透骨皮质。

(5)用单面凿沿着骨截开线轻轻敲击,将骨块从舌侧骨板表面折断撬起。也可将块状骨分割,分段获取。

(6)骨块取出后,可使用刮匙等工具再获取一定骨松质颗粒。

(7)骨面止血,取骨量较大时填入骨替代材料以恢复颏部外形。

(8)缝合软组织。

(三)注意事项

(1)术中严格避免损伤邻近重要解剖结构,如颏神经、下前牙根尖。

(2)颏部取骨术后有可能出现下唇部或者下前牙感觉异常等并发症,需要术前向患者详细交待,避免纠纷。

二、下颌骨外斜线取骨术

(一)适应证

外斜线取骨常用于牙槽突块状植骨供骨区。

(二)操作程序及方法

(1)下颌骨外斜线区域、升支前缘行局部浸润麻醉。

(2)外斜线偏舌侧前庭沟切口,向后沿升支前缘向上,一般不高于𬌗平面 1 cm,切开软组织直达骨面,向前延伸至下颌第一磨牙颊侧。

(3)使用骨膜分离器从下颌体翻起软组织瓣,骨面上沿下颌升支的方向上下滑动将黏骨膜瓣翻起,显露升支的外侧面。

(4)供骨区域可包括下颌升支及下颌体部的颊侧骨皮质部位,可根据所需骨量大小设计截骨线。常用的截骨线包括上、下、前、后 4 条。

(5)上截骨线:第一磨牙远中根的颊侧开始向后达下颌升支与下颌体交界稍后。截骨线需要位于外斜线内侧 2 mm 以上,使用裂钻或者超声骨刀与牙长轴平行、垂直骨面进行截骨。

（6）前、后截骨线：前截骨线通常设计在下颌第一磨牙远中根的颊侧，后截骨线设计在下颌升支与下颌体交界稍后，与上截骨线相连。

（7）下截骨线：下截骨线与上截骨线平行，与前后截骨线相连。

（8）完成各截骨线切口操作后，先用一薄的骨凿通过敲击楔入骨内，轻轻敲击将骨块分离后取出，用吸收性明胶海绵填塞取骨区。

（9）复位软组织瓣，严密缝合。

（三）注意事项

（1）外斜线取骨以骨皮质为主，先用钻或者骨锯截开骨皮质，然后用超声骨刀紧贴骨皮质继续完成取骨。操作过程避免损伤下牙槽神经。

（2）软组织切口不应过高，不要超过颊脂垫尖的位置，以免切开后导致颊脂垫脱出干扰术野。

三、髂骨取骨术

（一）适应证

需要较大移植骨量时选择髂骨作为供区。

（二）操作程序及方法

（1）全身麻醉，仰卧位，用沙袋将术侧臀部垫高以使髂嵴突出。

（2）将髂嵴内侧皮肤向中线方向推压，使髂嵴表面皮肤移向嵴的内侧，然后平行于髂嵴切开皮肤、皮下组织和及覆盖在髂嵴上的肌层及骨膜，切口向后的长度根据需要采取的骨量而定。

（3）向内翻开骨膜至髂嵴下达切口下 3 cm 以上，外侧翻开至髂嵴边缘。

（4）使用骨凿或者骨锯截取髂骨内侧单层骨皮质联合骨松质骨块，最少应距离髂前棘 1 cm 处的顶部开始行截骨术。

（5）取骨创面生理盐水冲洗，充分止血。

（6）分层缝合骨膜、肌层、皮下及皮肤，保证解剖复位。渗出较多可放置引流条。

（三）注意事项

（1）皮肤切口应该起于髂前上棘后方 1~1.5 cm 处，避免损伤肋下神经，以及股外侧皮神经。

（2）术后 6 周内应避免剧烈运动。

第十节　牙种植体生物并发症治疗

一、牙种植体周围黏膜炎治疗

（一）适应证

牙种植体周围黏膜炎患者。

（二）操作程序及方法

1.治疗前阶段

在进行牙种植体周围黏膜炎的治疗前，首先应当进入治疗前阶段，其内容包括：①进行详细的牙周探诊(PPD、BOP、mPI)。②采用平行投照技术拍摄根尖片。③去除可能造成种植体周围感染的风险因素,如不良的口腔卫生习惯,吸烟和不良的修复体边缘等。

2.非手术治疗阶段

非手术治疗是牙种植体周围黏膜炎的首选方案,其目的在于去除牙龈以上和部分能够达到的种植体表面上的菌斑和牙石,一般来说牙种植体周围黏膜炎是可逆的,其常用的治疗程序如下。

(1)机械刮治清创:①尽可能取下上部修复体。②选择合适材料的刮治器,推荐采用碳纤维材料刮治器。③使用合适型号的器械去除龈上菌斑和牙石。④使用合适型号的器械,紧贴种植体探入龈袋,以70°角行龈下牙石的去除,注意力度控制,避免损伤种植体表面。

(2)局部抗菌漱口水的使用:选择合适的抗菌漱口水,推荐使用0.2%的氯己定溶液漱口,每日4次。

(3)全身抗生素的使用:仍没有明确证据显示全身应用抗生素的剂量及何种抗生素更为有效,可根据炎症程度和临床经验全身应用抗生素。

(4)选用其他辅助方法:①超声器械。②龈下喷砂系统(推荐使用氨基乙酸粉或者碳酸氢钠粉)。③Er:YAD或者CO_2激光系统。④光动力系统。

3.再评估阶段

在非手术治疗1~2个月后,应当进行再评估,以确定进行维护治疗或者再次进入非手术治疗阶段,评估内容包括:①牙龈质地、颜色等的评估。②详细的牙周探诊,注意与治疗前对比。③口腔卫生习惯及相关风险因素改变(如戒烟)的评估。

4.维护治疗阶段

当再评估阶段牙周探诊深度减少或者维持稳定,牙龈健康状况改善,患者相关风险因素控制良好时,可进入维护治疗阶段。根据每个患者的感染程度,制订个性化的维护方案,随访期由3个月1次至1年1次不等。不推荐随访间隔超过1年。

二、牙种植体周围炎治疗

种植体周围炎的治疗是一项系统治疗,分为以下几个阶段:系统疾病控制、非手术治疗、手术治疗和支持维护。

(一)适应证

牙种植体周围炎患者。

(二)操作程序及方法

1.系统疾病控制阶段

口腔疾患多为全身系统因素和局部因素共同作用,因此在开始种植周围炎局部治疗前,应首先详细询问患者的系统病史,包括糖尿病、高血压、心脏病、自身免疫性疾病等。并与相关医师共同开展治疗,控制全身疾患。

2.非手术治疗阶段

排除或控制影响种植体周围炎的系统疾患的同时,改善和控制口腔局部卫生环境是治疗种植体周围炎的关键。常用治疗程序如下。

(1)评估种植体保留价值:具保留价值植体开展周围炎治疗,种植体周围骨组织发生严重吸收导致种植体松动是拔除种植体的唯一绝对指征。相对指征包括：①骨吸收达植体长度2/3以上。②难治性种植体周围感染。③合并其他疾患的种植体（如肿瘤、双膦酸盐相关的骨坏死）。

（2）手工洁治器（碳纤维洁治器、钛质洁治器、树脂洁治器）洁治清除种植周围龈上和龈下菌斑结石。

（3）超声波洁治辅助开展全口牙周治疗。

（4）光动力和激光（CO_2激光、diode激光、Er：YAG激光）处理彻底种植体表面及牙周袋，控制菌斑附着。

（5）龈下喷砂及氯己定冲洗。

（6）向患者示范针对性的口腔清洁技术和清洁工具，如牙刷、牙线、邻间隙刷等。

（7）局部和全身抗生素应用。

3.手术治疗阶段

非手术治疗方法无法实现暴露的种植体形成再生性骨结合，常需进行手术治疗以降低再感染风险。手术方法包括切除性手术（清理病变周围袋并结合种植体表面成形）和骨增量术。手术要点如下。

（1）完善基础治疗，出血指数显著减少，无溢脓或脓肿形成。

（2）应综合考虑患者既往治疗病史、影像学表现、美学表现及相关临床参数，与患者充分沟通后确定手术方案。

（3）种植体表面去污化：由于种植体为粗糙表面，要清除表面细菌和内外毒素可行的表面处理剂选择包括枸橼酸、盐酸四环素、氯己定、过氧化氢、氯胺-T、无菌盐水、改良超声洁治（喷砂）。

（4）切除性手术：减少或去除基础治疗不良和（或）难以去除的增生或病变的种植体周围袋。影像学检查骨吸收为水平型或碟形吸收。

（5）再生性手术：应在基础治疗控制炎症后进行。在选择再生性手术治疗和拔除植体后重新种植两种方案进行认真比较。植骨材料可选择自体骨和多种生物材料。

4.支持维护阶段

完善种植体周围炎治疗后，完善的健康卫生宣教和定期口腔卫生维护是保证治疗效果的必要内容。每半年或一年复诊1次，复诊时间应根据患者口腔菌斑控制状况相应调整，依从性差及口腔卫生不良者应增加复诊次数。复诊内容：①口腔卫生状况检查。②种植体周围牙龈状态检查。③种植体稳定情况。④影像学检查。⑤必要的口腔卫生维护。

第四章　口腔常见症状

第一节　口　干

正常人一昼夜的唾液分泌量为 600～1 500 mL,使口腔黏膜保持湿润而不感口干。口干可由于各种原因所致的唾液分泌量减少而引起,但也有唾液分泌正常而自觉口干者。

一、唾液腺疾患

由于各种原因造成唾液腺破坏或萎缩均可引起口干症,如鼻咽部肿瘤经放射治疗后两侧腮腺萎缩,唾液分泌减少。干燥综合征是一种自身免疫性疾病,以眼干、口干为主,还伴有肝脾大、多发性关节炎、吞咽困难等症状。患者常有一项或多项自身抗体水平增高以及丙种球蛋白增高等。本病患者在无刺激时或用酸性药物、咀嚼石蜡等刺激时,均可见唾液分泌量明显减少。

二、神经、精神因素

由于情绪、精神因素的影响,有些神经衰弱患者常自觉口干,但多为暂时性的。检查患者口腔黏膜无明显的干燥,无刺激时唾液量减少,但用石蜡等刺激后唾液量并不减少。

三、更年期综合征

更年期综合征发生在女性更年期。除有一般症状外,常伴有口干、萎缩性舌炎,口腔黏膜糜烂、灼痛和刺痛等症状。

四、营养障碍

核黄素缺乏可出现口干、唇炎、口角炎、舌炎和阴囊炎等症状,有的还可出现咽部、鼻腔干燥,咽下困难等。

五、局部因素

由于腺样体增殖或前牙严重开颌等造成习惯性口呼吸者常有口干症状,尤以晨起时明显。检查唾液,无刺激时以及用酸性药物刺激后分泌量均正常。此外,口干症也可由其他系统病引起,如糖尿病、脱水、高热后,以及使用阿托品类药物后等。

第二节　口　臭

口臭是指口腔呼出气体中的令人不快的气味,是某些口腔、鼻咽部和全身性疾病的一个较常见症状,可以由多方面因素引起。

一、生理因素

晨起时常出现短时的口臭,刷牙后即可消除。可由某些食物(蒜、洋葱等)和饮料(乙醇性)

经过代谢后产生一些臭味物质经肺从口腔呼出所引起。某些全身应用的药物也可引起口臭，如亚硝酸戊脂、硝酸异山梨酯等。

二、病理因素

(一) 口腔疾病

口腔呼出气体中的挥发性硫化物可导致口臭，其中 90％的成分为甲基硫醇和硫化氢。临床上最常见的口臭原因是舌苔和牙周病变处的主要致病菌，如牙龈卟啉单胞菌、齿垢密螺旋体、福赛坦菌和中间普氏菌等的代谢产物。此外，牙周袋内的脓液和坏死组织、舌苔内潴留的食物残屑、脱落上皮细胞等也可引起口臭。在没有牙周炎的患者，舌苔则是口臭的主要来源，尤其与舌背的后 1/3 处舌苔的厚度和面积有关。用牙刷刷舌背或用刮舌板清除舌苔可显著减轻或消除口臭。

软垢、嵌塞于牙间隙和龋洞内的食物发酵腐败，也会引起口臭。有些坏死性病变，如坏死性溃疡性龈（口）炎、嗜伊红肉芽肿、恶性肉芽肿和癌瘤等，拔牙创伤的感染（干槽症）等，都有极显著的腐败性臭味。如果经过治疗彻底消除了口腔局部因素，口臭仍不消失，则应寻找其他部位的疾病。

(二) 鼻咽部疾病

慢性咽（喉）炎、化脓性上颌窦炎、萎缩性鼻炎、小儿鼻内异物、滤泡性扁桃体炎等均能发出臭味。

(三) 消化道、呼吸道及其他全身性疾病

如消化不良、肝硬化、支气管扩张继发肺部感染、肺脓肿、先天性气管食管瘘等。糖尿病患者口中可有烂苹果气味，严重肾衰竭者口中可有氨味或尿味。此外，某些金属（如铅、汞）和有机物中毒时，可有异常气味。

(四) 神经和精神异常

有些患者自觉口臭而实际并没有口臭，是存在心理性疾患，如口臭恐惧症等，或者由于某些神经疾患导致嗅觉或味觉障碍而产生。用鼻闻法、仪器测量法（气相色谱仪等）可直接检测口臭程度和挥发性硫化物的水平。

第三节　牙　痛

牙痛是口腔科临床上最常见的症状，也是患者就医的主要原因。可由牙齿本身的疾病、牙周组织及颌骨的某些疾病，甚至神经疾患和某些全身疾病所引起。对以牙痛为主诉的患者，必须先仔细询问病史，如疼痛起始时间及可能的原因、病程长短及变化情况、既往治疗史及疗效等。必要时还应询问工作性质、饮食习惯、有无不良习惯（如夜磨牙和咬硬物等）、全身健康状况及家族史等。关于牙痛本身，应询问牙痛的部位、性质、程度和发作时间。疼痛是尖锐剧烈的还是钝痛、酸痛；是自发痛还是激发痛、咬合时痛，自发痛是阵发的或是持续不断；有无夜间痛；疼痛部位是局限的或放散的，能否明确指出痛牙等。根据症状可得出一至数种初步印象，便于做进一步检查。应记住，疼痛是一种主观症状，由于不同个体对疼痛的敏感性和耐受性有

所不同,而且有些其他部位的疾病也可表现为牵涉性牙痛。因此,对患者的主观症状应与客观检查所见、全身情况及实验室和放射学检查等结果结合起来分析,以作出正确的诊断。

一、引起牙痛的原因

(1)牙齿本身的疾病,如深龋、牙髓充血、各型急性牙髓炎、慢性牙髓炎、逆行性牙髓炎,由龋齿、外伤、化学药品等引起的急性根尖周炎、牙槽脓肿,微裂,牙根折裂,髓石,牙本质过敏,流电作用等。

(2)牙周组织的疾病,如牙周脓肿、急性龈乳头炎、冠周炎、坏死性溃疡性龈炎、干槽症等。

(3)牙齿附近组织的疾病所引起的牵涉痛,急性化脓性上颌窦炎和急性化脓性颌骨骨髓炎时,由于神经末梢受到炎症的侵犯,使该神经所支配的牙齿发生牵涉性痛。颌骨内或上颌窦内的肿物、埋伏牙等可压迫附近的牙根发生吸收,如有继发感染,可出现牙髓炎导致疼痛。急性化脓性中耳炎、咀嚼肌群的痉挛等均可出现牵涉性牙痛。

(4)神经系统疾病,如三叉神经痛患者常以牙痛为主诉。颞下窝肿物在早期可出现三叉神经第三支分布区的疼痛,翼腭窝肿物的早期由于压迫蝶腭神经节,可出现三叉神经第二支分布区的疼痛。

(5)全身疾患,有些全身疾患,如流感、癔症、神经衰弱、月经期和绝经期等可诉有牙痛。高空飞行时,牙髓内压力增高,可引起航空性牙痛。有的心绞痛患者可反射性地引起牙痛。

二、诊断步骤

(一)问清病史及症状特点

1.尖锐自发痛

最常见的为急性牙髓炎(浆液性、化脓性、坏疽性)、急性根尖周炎(浆液性、化脓性)。其他,如急性牙周脓肿、髓石、冠周炎、急性龈乳头炎、三叉神经痛、急性上颌窦炎等。

2.自发钝痛

自发钝痛常见为慢性龈乳头炎,创伤殆等。在机体抵抗力降低时,如疲劳、感冒、月经期等,可有轻度自发钝痛、胀痛。坏死性龈炎时牙齿可有撑离感和咬合痛。

3.激发痛

牙本质过敏和Ⅱ～Ⅲ龋齿或楔状缺损等,牙髓尚未受侵犯或仅有牙髓充血时,无自发痛,仅在敏感处或病损处遇到物理、化学刺激时才发生疼痛,刺激去除后疼痛即消失。慢性牙髓炎一般无自发痛而主要表现为激发痛,但当刺激去除后疼痛仍持续一至数分钟。咬合创伤引起牙髓充血时也可有对冷、热刺激敏感。

4.咬合痛

牙隐裂和牙根纵裂时,常表现为某一牙尖受力而产生水平分力时引起尖锐的疼痛。牙外伤、急性根尖周炎、急性牙周脓肿等均有明显的咬合痛和叩痛、牙齿挺出感。口腔内不同金属修复体之间产生的流电作用也可使患牙在轻咬时疼痛或与金属器械相接触时发生短暂的电击样刺痛。

以上疼痛除急性牙髓炎患者常不能自行明确定位外,一般都能明确指出痛牙。急性牙髓炎的疼痛常沿三叉神经向同侧对颌或同颌其他牙齿放散,但不会越过中线放散到对侧牙。

(二)根据问诊所得的初步印象,做进一步检查,以确定患牙

1.牙体疾病

最常见为龋齿。应注意邻面龋、潜在龋、隐蔽部位的龋齿、充填物下方的继发龋等。此外,如牙隐裂、牙根纵裂、畸形中央尖、楔状缺损、重度磨损、未垫底的深龋充填体、外伤露髓牙、牙冠变色或陈旧的牙冠折断等,均可为病源牙。

叩诊对识别患牙有一定帮助。急性根尖周炎和急性牙周脓肿时有明显叩痛,患牙松动。慢性牙髓炎、急性全部性牙髓炎和慢性根尖周炎、边缘性牙周膜炎、创伤性根周膜炎等,均可有轻至中度叩痛。存在多个可疑病源牙时,叩诊反应常能有助于确定患牙。

2.牙周及附近组织疾病

急性龈乳头炎时可见牙间乳头红肿、触痛,多有食物嵌塞、异物刺激等局部因素。冠周炎多见于下颌第三磨牙阻生,远中及颊舌侧龈瓣红肿,可溢脓。牙周脓肿和逆行性牙髓炎时可探到深牙周袋,后者袋深接近根尖,牙齿大多松动。干槽症可见拔牙窝内有污秽坏死物,骨面暴露,腐臭,触之疼痛。反复急性发作的慢性根尖周炎可在牙龈或面部发现窦道。

急性牙槽脓肿、牙周脓肿、冠周炎等,炎症范围扩大时,牙龈及龈颊沟处肿胀变平,可有波动。面部可出现副性水肿,局部淋巴结肿大、压痛。若治疗不及时,可发展为蜂窝织炎、颌骨骨髓炎等。上颌窦炎引起的牙痛,常伴有前壁的压痛和脓性鼻涕、头痛等。上颌窦肿瘤局部多有膨隆,可有血性鼻涕、多个牙齿松动等。

(三)辅助检查

1.牙髓活力测验

根据对冷、热温度的反应,以及刺激除去后疼痛持续的时间,可以帮助诊断和确定患牙。也可用电流强度测试来判断牙髓的活力和反应性。

2.X 线检查

X 线检查可帮助发现隐蔽部位的龋齿。髓石在没有揭开髓室顶之前,只能凭 X 线片发现。慢性根尖周炎可见根尖周围有不同类型和大小的透射区。颌骨内或上颌窦内肿物、埋伏牙、牙根纵裂等也需靠X 线检查来确诊。

第四节　牙本质过敏

牙本质过敏又称牙齿敏感或牙齿感觉过敏。其症状为牙齿受到外界各种刺激时,如机械性刺激(摩擦、咬硬物等)、温度刺激(冷、热)、化学刺激(酸、甜),所产生的尖锐的异常酸痛感觉。除去刺激物,酸痛感即消失。许多牙体病都可产生此症状,有时牙体组织无病变,全身状态异常时,牙齿也会出现敏感状。

一、病史要点

(1)牙齿敏感症发生的部位。

(2)引起牙齿敏感的刺激因素。

(3)有无外伤史,咬硬物史。

(4)有无牙体病治疗史和修复前的牙体预备史。

(5)全身情况,是否在产褥期、月经期,头颈部是否做过放射治疗。

二、检查要点

(1)患牙殆面、切端、牙颈部是否有牙本质暴露。

(2)在牙本质暴露的部位或牙体硬组织被调磨处,以探针探划牙面是否可找到敏感点。

(3)患牙有无咬颌创伤。

(4)牙髓活力测验反应是否正常。

三、鉴别诊断

凡使牙本质暴露的各种牙体病、牙周病或牙体牙周病治疗术后,均可产生牙本质过敏症。有些患者,牙本质未暴露,但全身处于应激性增高状态,神经末梢敏感性增强,如头颈部大剂量放疗后、产褥期等也可能出现牙齿敏感症。

(一)牙颈部楔状缺损、磨损(包括殆面或切端)

此两种牙体病,当硬组织丢失速度快于修复性牙本质形成速度时,则出现牙齿敏感症状。可采用脱敏治疗,暂时缓解症状,或避免冷热刺激,待修复性牙本质形成后,自行恢复。有些楔状缺损或磨损很深已近髓,有可能牙髓已有慢性炎症,应检测牙髓活力,注意与慢性牙髓炎鉴别。牙齿敏感症患牙牙髓活力正常,如活力异常,则为慢性牙髓炎,应进行相应的治疗。

(二)外伤牙折

当牙本质暴露时,即刻出现牙齿敏感症状,应仔细检查有无牙髓暴露,若无,先行护髓治疗,待修复性牙本质形成后,过敏症状消失。若护髓后出现自发痛,则已是牙髓炎,应行相应治疗。

(三)中龋

当龋坏达牙本质浅层即可出现牙齿敏感症。

(四)酸蚀症

发生在从事酸作业的人或长期反酸的胃病患者。由于酸的作用,牙面脱矿呈白垩状,或有黄褐色斑块,或有实质缺损,均产生牙齿敏感症状。

(五)牙隐裂

当隐裂的裂纹深达牙本质时,即可出现牙齿敏感症状。由于隐裂不易被察觉,常贻误治疗时机,发展成牙髓炎。故当牙面无明显磨耗,探划无过敏点时,应注意与早期隐裂鉴别。

(六)牙龈退缩,牙颈部暴露

各种原因所致牙龈退缩,只要使颈部牙本质暴露,均可产生牙齿敏感症状。应注意诊断导致牙龈退缩的疾病,并进行相应治疗。

(七)全身情况处于异常状态时

头颈部放疗患者,妇女月经期、产褥期等,亦会出现牙齿敏感症,均有相应的病史,不难诊断。

第五节　牙龈出血

牙龈出血是口腔中常见的症状,出血部位可以是全口牙龈或局限于部分牙齿。多数患者是在牙龈受到机械刺激(如刷牙、剔牙、食物嵌塞、进食硬物、吮吸等)时流血,一般能自行停止;另有一些情况,在无刺激时即自动流血,出血量多,且无自限性。

一、牙龈的慢性炎症和炎症性增生

这是牙龈出血的最常见原因,如慢性龈缘炎、牙周炎、牙间乳头炎和牙龈增生等。牙龈缘及龈乳头红肿、松软,甚至增生。一般在受局部机械刺激时引起出血,量不多,能自行停止。将局部刺激物(如牙石、牙垢、嵌塞的食物、不良修复体等)除去后,炎症很快消退,出血亦即停止。

二、妊娠期龈炎和妊娠瘤

妊娠期龈炎和妊娠瘤常开始于妊娠的第3~4个月。牙龈红肿、松软、极易出血。分娩后,妊娠期龈炎多能消退到妊娠前水平,而妊娠瘤常需手术切除。有的人在慢性牙龈炎的基础上,于月经前或月经期可有牙龈出血,可能与牙龈毛细血管受性激素影响而扩张、脆性改变等有关。长期口服激素性避孕药者,也容易有牙龈出血和慢性炎症。

三、坏死性溃疡性牙龈炎

坏死性溃疡性牙龈炎为梭形杆菌、口腔螺旋体和中间普氏菌等的混合感染。主要特征为牙间乳头顶端的坏死性溃疡,腐臭,牙龈流血和疼痛,夜间睡眠时亦可有牙龈流血,就诊时亦可见牙间隙处或口角处有少量血迹。本病的发生常与口腔卫生不良、精神紧张或过度疲劳、吸烟等因素有关。

四、血液病

在遇到牙龈有广泛的自动出血,量多或不易止住时,应考虑有无全身因素,并及时做血液学检查和到内科诊治。较常见引起牙龈和口腔黏膜出血的血液病,有急性白血病、血友病、血小板减少性紫癜、再生障碍性贫血、粒细胞减少症等。

五、肿瘤

有些生长在牙龈上的肿瘤,如血管瘤、血管瘤型牙龈瘤、早期牙龈癌等也较易出血。其他较少见的,如发生在牙龈上的网织细胞肉瘤,早期常以牙龈出血为主诉,临床上很容易误诊为牙龈炎。有些转移瘤,如绒毛膜上皮癌等,也可引起牙龈大出血。

六、某些全身疾病

如肝硬化、脾功能亢进、肾炎后期、系统性红斑狼疮等,由于凝血功能低下或严重贫血,均可能出现牙龈出血症状。伤寒的前驱症状有时有鼻出血和牙龈出血。在应用某些抗凝血药物或非甾体类抗炎药,如水杨酸、肝素等治疗冠心病和血栓时,易有出血倾向。苯中毒时也可有牙龈被动出血或自动出血。

第六节 牙龈肿大

牙龈肿大是诸多牙龈病的一个常见临床表现。

一、病史要点

(1)牙龈肿胀的病程,是突发还是逐渐发展。

(2)有无刷牙出血、食物嵌塞及口呼吸习惯。

(3)是否服用苯妥英钠、硝苯地平、环孢素等药物。

(4)家族中有无牙龈肿大者。

(5)已婚妇女的妊娠情况。

二、检查要点

(1)牙龈肿胀的范围,牙龈质地、颜色。

(2)有无牙列不齐、开唇露齿及口呼吸、舔龈等不良习惯。

(3)详细检查牙周情况。

(4)必要时做组织病理检查。

三、鉴别诊断

(一)慢性炎症性肿大

因长期局部刺激引起,如牙石、牙列拥挤、冠修复体边缘过长、口呼吸及舔龈习惯等。本型病程缓慢,无症状,开始龈乳头和(或)龈缘轻度隆起,逐步地增生似救生圈套在牙齿周围。口呼吸引起的牙龈肿大与邻近未暴露的正常牙龈有明显的分界线。

(二)急性炎症性肿大

急性炎症性肿大常见于急性牙龈脓肿、急性牙周脓肿及急性龈乳头炎。

(三)药物性牙龈肿大

该类患者有明显的服药史,如苯妥英钠、环孢素、硝苯地平均可引起牙龈增生。增生的牙龈呈实质性,质地坚实,淡粉红色,仅发生于有牙区,停药后增生的龈组织可逐步消退。

(四)遗传性牙龈纤维瘤病

遗传性牙龈纤维瘤病是一种原因不明的少发病,多有家族史。病变波及牙龈、龈乳头及附着龈,且上、下颌的颊舌面都可广泛受侵,与苯妥英钠引起的牙龈增生不同。肿大的牙龈颜色正常,质地硬似皮革。重者可将牙齿完全盖住,牙齿移位,颌骨变形。表面光滑或呈小结节样。

(五)青春期牙龈肿大

青春期牙龈肿大见于青春期患者,发病部位有局部刺激因素,但炎症和增生反应较明显,虽经治疗不易痊愈,而且易复发。青春期过后经治疗能较快缓解。临床表现同一般慢性炎症性肿大,即牙龈充血水肿,松软光亮,牙间乳头呈球状突起。

(六)妊娠期牙龈肿大

正处于妊娠期的妇女,牙龈鲜红色或暗紫色,松软光亮,极易出血。单个或多个牙间乳头肥大增生,重者形成有蒂或无蒂的瘤状物,应诊断为妊娠期牙龈肿大。

(七)白血病牙龈肿大

牙龈色暗紫或苍白,表面光亮,外形呈不规则的结节状,龈缘处可有坏死的假膜。牙龈自动出血或激惹出血,不易止住。常伴有牙齿松动,全身乏力,低热及相应部位的淋巴结肿大。血象检查有助诊断。

(八)化脓性肉芽肿牙龈肿大

化脓性肉芽肿牙龈肿大可以呈扁平无蒂的肿大或有蒂的瘤状物,色鲜红或暗红,质地柔软。病损表面有溃疡和脓性分泌物,如果病损时间长可转变为较硬的纤维上皮性乳头状瘤。组织病理检查为慢性炎症细胞浸润的肉芽组织。

(九)浆细胞肉芽肿

牙龈肿大,鲜红色,且松软易碎,极易出血,表面呈分叶状,质地如同肉芽组织。应结合组织病理检查,主要在结缔组织内有大量浸润的浆细胞,或表现为有大量血管和炎症细胞浸润的肉芽肿。

(十)牙龈良性及恶性肿瘤

牙龈良性及恶性肿瘤包括血管瘤、乳头状瘤、牙龈癌等,可结合组织病理检查加以区别。

第七节　牙齿松动

正常情况下,牙齿只有极轻微的生理性动度。这种动度几乎不可觉察,且随不同牙位和一天内的不同时间而变动。一般在晨起时动度最大,这是因为夜间睡眠时,牙齿无颌接触,略从牙槽窝内挺出所致。醒后,由于咀嚼和吞咽时的𬌗接触将牙齿略压入牙槽窝内,致使牙齿的动度渐减小。这种 24 小时内动度的变化,在牙周健康的牙齿不甚明显,而在有𬌗习惯,如磨牙症、紧咬牙者较明显。妇女在月经期和妊娠期内牙齿的生理动度也增加。牙根吸收接近替牙期的乳牙也表现牙齿松动。引起牙齿病理性松动的主要原因如下。

一、牙周炎

牙周炎是使牙齿松动乃至脱落的最主要疾病。牙周袋的形成以及长期存在的慢性炎症,使牙槽骨吸收,结缔组织附着不断丧失,继而使牙齿逐渐松动、移位,终致脱落。

二、𬌗创伤

牙周炎导致支持组织的破坏和牙齿移位,形成继发性𬌗创伤,使牙齿更加松动。单纯的(原发性)𬌗创伤,也可引起牙槽嵴顶的垂直吸收和牙周膜增宽,临床上出现牙齿松动。这种松动在𬌗创伤除去后,可以恢复正常。正畸治疗过程中,受力的牙槽骨发生吸收和改建,此时牙齿松动度明显增大,并发生移位;停止加力后,牙齿即可恢复稳固。

三、牙外伤

牙外伤最多见于前牙。根据撞击力的大小,使牙齿发生松动或折断。折断发生在牙冠时,牙齿一般不松动;根部折断时,常出现松动,折断部位越近牙颈部,则牙齿松动越重,预后也差。有的医师企图用橡皮圈不恰当地消除初萌的上颌恒中切牙之间的间隙,常使橡皮圈渐渐滑入龈缘以下,造成深牙周袋和牙槽骨吸收,牙齿极度松动和疼痛。患儿和家长常误以为橡皮圈已脱落,实际它已深陷入牙龈内,应仔细搜寻并取出橡皮圈。此种病例疗效一般均差,常导致拔牙。

四、根尖周炎

急性根尖周炎时,牙齿突然松动,有伸长感,不敢对咬合,叩痛(＋＋)～(＋＋＋)。至牙槽脓肿阶段,根尖部和龈颊沟红肿、波动。这种主要由龋齿等引起的牙髓和根尖感染,在急性期过后,牙多能恢复稳固。

慢性根尖周炎,在根尖病变范围较小时,一般牙不太松动。当根尖病变较大或向根侧发展,破坏较多的牙周膜时,牙可出现松动。一般无明显自觉症状,仅有咬合不适感或反复肿胀史,有的根尖部可有瘘管。牙髓无活力。根尖病变的范围和性质可用 X 线检查来确诊。

五、颌骨骨髓炎

成人的颌骨骨髓炎多是继牙源性感染而发生,多见于下颌骨。急性期全身中毒症状明显,如高热、寒战、头痛,白细胞增至$(10～20)×10^3/L$ 等。局部表现为广泛的蜂窝织炎。患侧下唇麻木,多个牙齿迅速松动,且有叩痛。这是由于牙周膜及周围骨髓腔内的炎症浸润。一旦颌骨内的化脓病变经口腔黏膜或面部皮肤破溃,或经手术切开、拔牙而得到引流,则病程转入亚急性或慢性期。除病源牙必须拔除外,邻近的松动牙常能恢复稳固。

六、颌骨内肿物

颌骨内的良性肿物或囊肿由于缓慢生长,压迫牙齿移位或牙根吸收,致使牙齿逐渐松动。恶性肿瘤则使颌骨广泛破坏,在短时间内即可使多个牙齿松动、移位。较常见的,如上颌窦癌,多在早期出现上颌数个磨牙松动和疼痛。若此时轻易拔牙,则可见拔牙窝内有多量软组织,短期内肿瘤即由拔牙窝中长出,似菜花状。所以,在无牙周病且无明显炎症的情况下,若有一或数个牙齿异常松动者,应提高警惕,进行 X 线检查,以便早期发现颌骨中的肿物。

七、其他

有些牙龈疾病伴有轻度的边缘性牙周膜炎时,也可出现轻度的牙齿松动,如坏死性龈炎、维生素 C 缺乏、龈乳头炎等。但松动程度较轻,治愈后牙齿多能恢复稳固。发生于颌骨的组织细胞增生症,为原因不明的、累及单核-吞噬细胞系统的、以组织细胞增生为主要病理学表现的疾病。当发生于颌骨时,可沿牙槽突破坏骨质,牙龈呈不规则的肉芽样增生,牙齿松动并疼痛;拔牙后伤口往往愈合不良。X 线表现为溶骨性病变,牙槽骨破坏,病变区牙齿呈现"漂浮征"。本病多见于 10 岁以内的男童,好发于下颌骨。其他一些全身疾患,如 Down 综合征等的患儿,常有严重的牙周炎症和破坏,造成牙齿松动、脱落。牙周手术后的短期内,术区牙齿也会松动,数周内会恢复原来动度。

第八节　开口困难

开口困难是指由于各种原因造成根本不能开口或开口甚小者。造成开口困难的原因很多,可分为感染性、瘢痕性、关节性、外伤性、肿瘤源性和精神、神经性等。

一、感染所致的开口困难

(一)下颌智齿冠周炎

下颌智齿冠周炎可以直接累及咬肌和翼内肌,引起肌肉痉挛,造成开口困难。

(二)颌面部深在间隙感染

颞下窝和翼下颌间隙感染刺激翼肌群痉挛造成开口困难。感染的来源常常是上、下磨牙感染扩散或在注射上颌结节、翼下颌传导麻醉时将感染带入。因感染在深部,早期在颜面部无明显红肿症状,不易发现。所以在有上、下磨牙感染或拔牙史,低热,开口困难,并在该间隙的相应部位(如上颌结节后方、翼下颌韧带处)有明显红肿和压痛者应考虑本病。

(三)化脓性下颌关节炎

化脓性下颌关节炎多数在下颌关节附近有化脓性病灶,如中耳炎、外耳道炎等,继之引起下颌关节疼痛,开口困难。检查时可见关节区有红肿,压痛明显,尤其不能上、下牙对殆,稍用力即可引起关节区剧痛。颞下颌关节侧位 X 线片可见关节间隙增宽。

(四)破伤风

由破伤风杆菌引起的一种以肌肉阵发性痉挛和紧张性收缩为特征的急性特异性感染,由于初期症状可表现为开口困难而来口腔科就诊。一般有外伤史。痉挛通常从咀嚼肌开始,先是咀嚼肌少许紧张,继之出现强直性痉挛呈开口困难状,同时还因表情肌的紧缩使面部表情很特殊,形成"苦笑面容"。当颈部、背部肌肉收缩,则形成背弓反张。其他,如:咬肌下、下颌下、颊部蜂窝织炎,急性化脓性腮腺炎等,均可发生开口困难,体征表浅,容易诊断。

二、瘢痕所致的开口困难

(一)颌间瘢痕挛缩

常常由坏疽性口炎后在上、下颌间形成大量瘢痕,将上、下颌紧拉在一起而不能开口。一般有口腔颌面部溃烂史,颊侧口腔前庭处能触到索条状瘢痕区,有时还伴有唇颊组织的缺损。

(二)放射性瘢痕

鼻咽部、腮腺区、颞下窝等恶性肿物经大量放射治疗后,在关节周围有大量放射性瘢痕造成开口困难。开口困难的症状是逐渐发展起来的,以致到几乎完全不能开口。照射区皮肤均有慢性放射反应,如皮肤薄而透明,毛细血管扩张,并可见到深棕色的斑点状色素沉着。

(三)烧伤后瘢痕

由各种物理、化学因素所致口颊部深部烧伤后,逐渐形成大量增生的挛缩瘢痕造成开口困难。

三、颞下颌关节疾患所致的开口困难

(一)关节强直

一般由关节区化脓感染或外伤后关节腔内血肿机化逐渐形成关节融合。关节强直常发病于儿童,逐渐出现开口困难以致最后完全不能开口呈开口困难状。关节强直侧下颌骨发育短小,面部丰满呈圆形;而健侧下颌骨发育较长,面部反而显塌陷狭长。颞下颌关节侧位 X 线片可见患侧关节间隙消失,髁突和关节凹融合成致密团块。少数可由类风湿颞下颌关节炎造成,其特点为常累及两侧并伴有指关节或脊柱关节的类风湿关节炎,因此,同时可查到手指成梭形强直畸形或脊柱呈竹节样强直畸形。

（二）颞下颌关节盘脱出

急性脱臼后或长期颞下颌关节紊乱病后可使关节盘脱出，脱出的关节盘在髁突运动中成为机械障碍物，甚至可嵌顿在髁突和关节结节之间致不能开口，呈开口困难状。

四、外伤所致的开口困难

（一）颧弓、颧骨骨折

颧弓、颧骨为面侧部突出处，容易被伤及。最常见为呈 M 形颧弓双骨折，骨折片下陷妨碍喙突活动造成开口困难；颧骨体骨折后向下向后移位可使上颌骨和颧骨之间的间隙消失妨碍下颌骨活动造成开口困难。

（二）下颌髁突骨折

下颌髁突颈部是下颌骨结构中的薄弱区，当颏部和下颌体部受到外伤后容易在髁突颈部骨折而造成开口困难。此外，由于局部创伤引起的骨化性咬肌炎也可造成开口困难。新生儿开口困难除破伤风外应考虑由于难产使用高位产钳损伤颞下颌关节所致。

五、肿瘤所致的开口困难

关节区深部肿物可以引起开口困难，因为肿物在深部不易被查出，常误诊为一般颞下颌关节紊乱病而进行理疗。因此，有开口困难而同时存在有脑神经症状者应考虑是否有以下部位的肿物。

（一）颞下窝综合征

颞下窝综合征为原发于颞下窝肿物引起的一种综合征。因肿物侵犯翼肌、颞肌，故常有开口困难。早期有三叉神经第三支分布区持续性疼痛，继之出现下唇麻木，口角皮肤、颊黏膜异常感或麻木感。肿瘤长大时可在上颌后部口腔前庭处触到。

（二）翼腭窝综合征

翼腭窝综合征为原发于翼腭窝肿瘤引起的一种综合征，因肿瘤侵犯翼肌可引起开口困难外，最早出现三叉神经第二支分布区持续性疼痛和麻木，以后可影响眼眶累及视神经。

（三）上颌窦后部癌

肿瘤破坏上颌窦后壁，侵犯翼肌群，可以出现开口困难，并有三叉神经第二支分布区的持续性疼痛和麻木，鼻腔有脓血性分泌物，上颌侧位体层 X 线片见上颌窦后壁骨质破坏。

（四）鼻咽癌

鼻咽癌侵犯咽侧壁，破坏翼板，可影响翼肌群，出现开口困难，并常伴有剧烈头痛、鼻塞、鼻出血、耳鸣、听力障碍及颈部肿块等症状。

六、肌痉挛、神经精神疾患

（一）癔症性开口困难

癔症性开口困难如与全身其他肌痉挛或抽搐症状伴发，则诊断比较容易；但如只出现开口困难症状，则诊断比较困难。此病多发生于女性青年，既往有癔症史，有独特的性格特征。一般在发病前有精神因素，然后突然发生开口困难。用语言暗示或间接暗示（用其他治疗法结合语言暗示），常能解除症状。

（二）颞下颌关节紊乱

咀嚼肌群痉挛型一般由翼外肌痉挛经不适当的治疗或在全身因素影响下（如过度疲劳，精神刺激)引起。主要临床表现为开口困难，X线片关节像正常。用肌肉松弛剂能立即开口，药物作用过后又开口困难。一般病期较长。

(三)咬肌挛缩

常因精神受刺激后突然发生开口困难，有时查不出诱因。一般发生在一侧咬肌，触时咬肌明显变硬，用钟式听诊器检查有嗡嗡的肌杂音。用2%普鲁卡因溶液封闭肌肉和咬肌神经时，变硬的肌肉可恢复正常，肌杂音可消失或减轻，开口困难症状亦缓解。咬肌挛缩有时可伴有颞肌挛缩。

第九节　口面部局部肿胀

口面部的局部肿胀是由于各种原因致毛细血管壁通透性改变、组织间隙过量积液、淋巴回流障碍及血管及淋巴管畸形的一种病理现象。

一、病史要点

(1)先天性抑或后天性有无外伤、手术、过敏及其他治疗史。

(2)肿胀出现的时间、发展过程。

(3)肿胀范围有无改变，有无全身反应。

(4)肿胀性质质地松软还是较硬，皮肤颜色有无改变等。

二、检查要点

(1)肿胀部位，皮肤色泽。

(2)肿胀质地，有无压痛、波动感、可压缩性或随体位改变其大小。

(3)穿刺液性质、色泽。

三、鉴别要点

(一)血管神经性水肿

突然发作的皮肤和黏膜局限性水肿，数小时或1~2日可自行消退。皮肤、黏膜紧张发亮，有胀感，以唇颊为好发区域，也可发生在口底、舌与颈部。如口底和舌根部的肿胀，可影响呼吸。患者体温正常，白细胞计数正常，嗜酸粒细胞计数可增高。用糖皮质激素药物治疗效果明显。如反复发作则局部组织增厚，药物治疗效果欠佳。

(二)炎性肿胀

患者有牙痛、手术、外伤及结核接触史。炎性肿胀分为副性水肿及炎性浸润肿胀。副性水肿肿胀松软、无痛、皮肤可捏起皱褶，常见于牙槽脓肿所致肿胀。炎性浸润肿胀较硬、疼痛、发红、皮肤光亮、捏不起皱褶，常见于蜂窝织炎，如进一步发展为脓肿形成时穿刺有脓。

(三)损伤性水肿或血肿

损伤部位肿胀、压痛，皮肤伴出血性淤斑，随着淤斑的分解和吸收颜色逐渐变浅。挫伤后形成的血肿，开始较软，边界不清，以后逐渐变硬，边界逐渐清楚。伴有骨折时，肿胀或触及骨摩擦音及台阶感。

(四)淋巴管瘤

先天性,呈慢性肿大,边界不清楚,皮肤颜色正常,柔软,无压痛,一般无压缩性。发生在黏膜时表现为孤立或多发性散在小的圆形、囊性结节状或点状病损,浅黄色、柔软,以舌、唇、颊部多见。

(五)血管瘤和血管畸形

发生在颌面部深在的血管瘤局部肿大,皮色正常,侵及皮肤则呈紫色斑。有压缩性,低头试验阳性,穿刺有血液。对海绵状血管瘤(低流速静脉畸形)瘤腔造影有助于诊断。动脉造影有助于诊断蔓状血管瘤(又称动静脉畸形或高流速动静脉畸形)。

(六)手术后淋巴回流不畅

手术后淋巴回流不畅多发生在面颈部手术,尤其颈淋巴结清除术后。因面、颈部静脉与淋巴回流不畅所致。半侧面部肿胀,质地柔软、皮色正常。肿胀与体位有关,平卧时加重,下床活动后减轻。

第十节　口面部麻木

口面部麻木是因口腔颌面部损伤、炎症或肿瘤等造成支配口面部的三叉神经功能障碍而出现感觉异常、迟钝,甚至痛觉丧失。

一、病史要点

(1)有无外伤、手术、感染、肿瘤史。

(2)麻木的部位,发病的经过及目前情况。

(3)麻木是否进行性加重,有无缓解期。

二、检查要点

(一)检查感觉和肌肉运动

(1)面部触觉、痛觉、温度觉、直接与间接角膜反射,以确定麻木的范围和三叉神经第几支受损。

(2)检查咀嚼肌运动,如下颌有无偏斜、两侧肌张力与收缩力是否相等,有无咀嚼肌萎缩。

(二)检查引起麻木的病因

(1)有外伤史者查上、下颌骨有无骨摩擦音、骨不连续、压痛及异常动度。

(2)有无面部肿胀、多数牙松动及有无发热乏力等症状。

(3)有无颌骨膨隆、牙齿松动、张口受限、下颌偏斜。

三、鉴别要点

(一)外伤

上颌骨、颧骨骨折损伤眶下神经出现上唇、鼻、眶下区麻木;下颌骨骨折出现下唇麻木。患者有外伤史。X线片可见骨折线。

(二)颌骨炎症

急性化脓性中央型骨髓炎因炎症沿下颌管扩散使下牙槽神经受损出现下唇麻木。可有多数牙松动、面部肿胀,并伴全身中毒症状。X 线片见骨质密度改变波及下颌管。待炎症控制后麻木可缓解或消失。

(三)手术损伤

拔阻生下颌第三磨牙时,损伤下牙槽神经或舌神经而出现下唇或舌麻木。颌下腺、舌下腺手术时损伤舌神经也引起舌麻木。

(四)肿瘤

1.下颌骨恶性肿瘤

进行性下唇麻木,病灶区牙齿松动、剧烈疼痛。X 线片示弥散溶骨性破坏,下颌管受侵。

2.颞下窝肿瘤

下颌神经分布区持续性疼痛及感觉异常,颊长神经受侵时最早出现颊部麻木。张口受限,下颌向患侧偏。耳鸣、听力下降。CT 扫描可见占位性病变。

3.翼腭窝肿瘤

可为原发或继发恶性肿瘤。眶下区麻木,张口受限。三叉神经第二支持续性疼痛,向磨牙区放射。继发于上颌窦癌者 X 线下可见骨质破坏,CT 扫描示翼腭窝有占位性病变。

(五)口面部感觉减低或消失

绝大多数是由于三叉神经周围支病变所致,但有时也可能因脑干的三叉神经中枢传导束有关通道病变引起患者三叉神经分布区痛觉、触觉等改变,此时应转神经内科进一步确诊。

第十一节　面部疼痛

面部疼痛是口腔科常见的症状,不少患者因此而就诊。有的诊断及治疗都较容易,有的相当困难。不论是何种疼痛,都必须查清引起的原因。由牙齿引起的疼痛,查出病因是较为容易的,已见前述;但牵涉性痛和投射性痛的原因,却很难发现。颞下颌关节紊乱病引起的疼痛也常导致诊断进入迷途,因为它们很类似一些其他问题引起的疼痛。

诊断困难的另一因素,是患者对疼痛的叙述。这种叙述常是不准确的,但又与诊断有关联。患者对疼痛的反应决定于两种因素,一是患者的痛阈;一是患者对疼痛的敏感性。两者在每一患者都不相同,例如后者就会因患者的全身健康状态的变化及其他暂时性因素而时时改变。

所谓的投射性痛,是指疼痛传导途径的某一部位受到刺激,疼痛可能在此神经的周缘分布区发生。颅内肿瘤引起的面部疼痛即是一例。这类病变可能压迫三叉神经传导的中枢部分而引起其周缘支分布区的疼痛。投射性痛必须与牵涉性痛鉴别。所谓的牵涉性痛是疼痛发生部位与致痛部位远离的疼痛。在口腔科领域内,牵涉性痛最常见的例子可能是下牙病变引起的上牙疼痛。疼痛的冲动发生于有病变的牙齿,如果用局部麻醉方法阻断其传导,牵涉性痛即不发生。即是说,阻断三叉神经的下颌支,可以解除三叉神经上颌支分布区的疼痛。这也是诊断疑有牵涉性痛的一种有效方法。投射性痛的发生机制是很清楚的,但牵涉性痛却仍不十分清楚。提出过从有病部位传导的冲动有"传导交叉"而引起中枢"误解"的看法,但争议仍大。

面部和口腔组织的感觉神经为三叉神经、舌咽神经和颈丛的分支。三叉神经的各分支分布明确，少有重叠现象。但三叉神经和颈丛皮肤支之间，常有重叠分布。三叉、面和舌咽神经，以及由自主神经系统而来的分支，特别是与血管有关的交感神经之间，有复杂的彼此交通。交感神经对传送深部的冲动有一定作用，并已证明刺激上颈交感神经节可以引起这一类疼痛。面深部结构的疼痛冲动也可由面神经的本体感受纤维传导。但对这些传导途径在临床上的意义，争论颇大。与口腔有关的结构非常复杂，其神经之间的联系也颇为复杂。口腔组织及其深部，绝大多数为三叉神经分布。虽然其表面分布相当明确而少重叠，但对其深部的情况了解甚少。故诊断错误是难免的。

可以把面部疼痛大致分为4种类型。

(1)由口腔、面部及紧密相关部分的可查出病变引起的疼痛：例如牙痛、上颌窦炎引起的疼痛，颞下颌关节紊乱病引起的疼痛等。

(2)原因不明的面部疼痛：包括三叉神经痛，所谓的非典型性面痛等。

(3)由于感觉传导途径中的病变投射到面部的疼痛，即投射痛：例如：肿瘤压迫三叉神经而引起的继发性神经痛是一例子，尽管罕见。偏头痛也可列为此类，因其为颅内血管变化引起。

(4)由身体其他部位引起的面部疼痛，即牵涉性痛，例如心绞痛可引起左下颌部的疼痛。

这种分类法仅是为诊断方便而作的，实际上，严格区分有时是很困难的。

对疼痛的客观诊断是极为困难的，因为疼痛本身不能产生可查出的体征，需依靠患者的描述。而患者的描述又受患者的个人因素影响，如患者对疼痛的经验、敏感性，文化程度等。疼痛的程度无法用客观的方法检测，故对疼痛的反应是"正常的"或"异常的"，也无法区别。对疼痛的诊断应分两步进行。首先应除外由于牙齿及其支持组织，以及与其紧密相关组织的病变所引起的疼痛，例如：由上颌窦或颞下颌关节紊乱病所引起的。如果全面而仔细的检查不能发现异常，才能考虑其他的可能性。诊断时，应注意仔细询问病史，包括起病快慢、发作持续时间、有无间歇期、疼痛部位、疼痛性质、疼痛发作时间、疼痛程度、伴随症状、诱发、加重及缓解因素，家族史等。应进行全面、仔细的体格检查及神经系统检查，并根据需要作实验室检查。

一、神经痛

可以将神经痛看作是局限于一个感觉神经分布区的疼痛，其性质是阵发性的和严重的。神经痛有不少分类，但最重要的是应将其分为原发性的和继发性的。原发性神经痛指的是有疼痛而查不到引起原因者，但并不意味没有病理性改变，也许是直到目前还未发现而已。这种神经痛中最常见的是三叉神经痛，舌咽神经痛也不少见。

(一)三叉神经痛

由于其疼痛的特殊性，三叉神经痛的研究已有多年历史，但至今对其本质仍不明了。虽然疼痛通常是一症状而非疾病，但由于缺乏其他有关症状及对病因的基础知识，现只能认为疼痛是疾病本身。

三叉神经痛多发生于中老年，女性较多。疼痛几乎都发生于一侧，限于三叉神经之一支，以后可能扩展至二支或全部三支。疼痛剧烈，刀刺样，开始持续时间很短，几秒钟即消失，以后逐渐增加，延续数分钟甚至数十分钟。有"扳机点"存在是此病的特点之一。在两次发作之间，可以无痛或仅有钝痛感觉。可有自然缓解期，数周或数月不等，但永久缓解极罕见。

在疾病的初发期,疼痛的特点不明显,此时患者常认为是牙痛,而所指出有疼痛的牙却为健康牙;有时常误诊而拔除该牙。拔除后疼痛依然存在,患者又指疼痛来源于邻牙而要求拔除。对此情况应加以注意,进行全面检查并考虑三叉神经痛的可能性。相反,其他问题,如未萌出的牙等,可以引起类似三叉神经痛的症状。检查如发现这一类可能性,应加以处理。此病多发生于 40 岁以后,如为 40 岁以下者,应做仔细的神经学检查,以除外其他的可能性,如多发性硬化等。有人主张,卡马西平(痛痉宁)本身不是止痛药,但对三叉神经痛有特异性疗效,可以用对此药的疗效反应作为诊断的方法之一。

(二)舌咽神经痛

舌咽神经痛的情况与三叉神经痛颇相似,但远较其少见。疼痛的性质相似,单侧,发生于口咽部,有时可放射至耳部。吞咽可引起疼痛发作。也可有"扳机点"存在。用表面麻醉喷于此区能解除疼痛发生。卡马西平亦可用以辅助诊断。

二、继发性神经痛

面部和头部疼痛可以是很多颅内和颅外病变的症状之一。面部疼痛可由于肿瘤压迫或浸润三叉神经节或其周缘支而产生。原发性或继发性颅内肿瘤、鼻咽部肿瘤、动脉瘤、脑上皮样囊肿等,是文献报道中最常引起面部疼痛的病变;颅脑损伤后所遗留的病变也是引起面部疼痛的原因之一;疼痛多不是仅有的症状,但可能最早发生。如有侵犯其他脑神经症状,以及有麻木或感觉异常的存在,应立即想到继发性神经痛的可能性。

畸形性骨炎(佩吉特病,Paget 病)如累及颅底,可使卵圆孔狭窄而压迫三叉神经,产生疼痛症状;疼痛也可由于整个颅骨的畸形,使三叉神经感觉根在越过岩部时受压而产生。疼痛常似三叉神经痛,但多有其他症状,如听神经受压而发生的耳聋、颈椎改变而引起的颈丛感觉神经分布区的疼痛等。上颌或颧骨骨折遗留的眶下孔周围的创伤后纤维化,也可压迫神经而发生疼痛。继发性神经痛在与原发性者鉴别时,关键在于可以查出引起的原因,故仔细而全面的检查是必需的。

三、带状疱疹后神经痛

面部带状疱疹发生前、中或后,均可有疼痛。开始时,可能为发病部位严重的烧灼样痛,以后出现水疱。带状疱疹的疼痛相当剧烈。病后,受累神经可出现瘢痕,引起神经痛样疼痛,持续时间长,严重,对治疗反应差。老年人患带状疱疹者特别易出现疱疹后神经痛,并有感觉过敏或感觉异常症状。

四、偏头痛

偏头痛或偏头痛样神经痛(丛集性头痛)有时也就诊于口腔门诊。偏头痛基本上发生于头部,但有时也影响面部,通常是上颌部,故在鉴别诊断时应注意其可能性。典型的偏头痛在发作前(先兆期或颅内动脉收缩期)可有幻觉(如见闪光或某种颜色)或眩晕、心烦意乱、感觉异常、颜面变色等,症状与脑缺血有关,历时 10～30 分钟或几小时。随即出现疼痛发作,由于动脉扩张引起搏动性头痛,常伴有恶心、呕吐、面色苍白、畏光等自主神经症状。疼痛持续 2～3小时,患者入睡,醒后疼痛消失,故睡眠能缓解偏头痛。麦角胺能缓解发作。

还有一种类似偏头痛的所谓急性偏头痛性神经痛,其病因似偏头痛,患者多为更年期的男性。疼痛为阵发性,通常持续 30 分钟,发作之间间歇时间不等。疼痛多位于眼后,扩延至上颌及颞部。患侧有流泪、结膜充血、鼻黏膜充血及流涕。常在夜间发作(三叉神经痛则少有在夜间发作者)。疼痛的发作为一连串的密集头痛发作,往往集中于一周内,随后有间歇期,达数周至数年,故又名丛集性头痛。少见的梅-罗综合征也可有偏头痛样疼痛。患者有唇部肿胀,有时伴有一过性或复发性面神经衰弱现象和颞部疼痛。有的患者舌有深裂,颊黏膜有肉芽肿样病变,似克罗恩病。以上诸病均对治疗偏头痛的药物反应良好。

五、非典型性面痛

非典型性面痛一词用以描述一种少见的疼痛情况,疼痛的分布无解剖规律可循,疼痛的性质不清,找不到与病理改变有关的证据。疼痛多为双侧,分布广泛,患者可描述疼痛从面部的某一部分放射至身体他部。疼痛多被描述为严重的连续性钝痛。有的患者有明显的精神性因素,对治疗的反应差,有的甚至越治情况越坏。

本病有多种类型,Mumford 将其分为 3 类。第一类为由于诊断技术问题而未完全了解的情况;第二类为将情况扩大的患者,这些患者对其面部和口腔有超过通常应有的特别注意。这些患者显得有些特殊并易被激惹,但仍属正常范围。他们常从一个医师转到另一个,以试图得到一个满意的诊断;第3类患者的症状,从生理学上或解剖学上都不能解释,但很易被认为有精神方面的因素。这类患者的疼痛部位常广泛,疼痛的主诉稀奇古怪。对这一类疾病,首先应作仔细而全面的检查,以除外可能引起疼痛的病变。

六、颞部疼痛

颞动脉炎和耳颞综合征可以引起颞部疼痛。二病虽少见,但也有就诊于口腔门诊者,应在诊断上注意。颞动脉炎属结缔组织性疾病,多见于 50 岁以上的女性。疼痛局限于颞部和额部,皆为颞浅动脉所分布的区域。早期有发热,颞动脉处红肿、热感及压痛,动脉可增厚甚至搏动消失。患者可伴有食欲不振、消化不良、体重减轻、出汗及肌痛等症状。疼痛为严重的钝痛,搏动性,偶为阵发性。平卧时增剧,头低位时更为强烈,仰头或压迫颈总动脉可缓解。在疼痛发作的间歇期,受累部对触痛非常敏感。有全身不适,弥散性肌肉和关节疼痛。也可有视力退化。基本病因为全身性动脉的炎症,早期可表现于颞浅动脉。疼痛亦可发生于牙、耳、下颌或颈部,故认为动脉炎还波及(如上颌动脉、面动脉等)其他分支。如不及时治疗,可能引起视神经的不可逆性损害。

诊断主要依靠临床检查,受累动脉扩大并疼痛。血沉明显加速。活组织检查常必要。耳颞综合征为耳颞神经因腮腺疾患受激惹而引起。腮腺疾患可为炎症、肿瘤或创伤(包括外科创伤)。疼痛发生于耳颞神经分布的部位,常为烧灼样痛。进食时伴有该部多汗及发红。间歇期受累部皮肤可有麻木或感觉异常。

七、牵涉性痛

此处所指为由远处而来在面部出现疼痛的情况,少见。冠状动脉血供不足时,疼痛可牵涉左侧下颌部,同时并有该病的其他症状。但也有报告左下颌部疼痛为患者的第一个主诉者,以后才发生了心肌梗死的其他症状。

八、由肌肉紊乱而引起的疼痛

疼痛由肌肉的病理性改变或功能紊乱引起,包括一组疾病,在文献中相当紊乱,但至少有 6 种:①肌炎;②肌痉挛;③肌筋膜疼痛综合征;④纤维肌痛;⑤肌挛缩;⑥由结缔组织病引起的肌痛。

　　肌痉挛是肌肉突然的不随意的收缩,伴随疼痛及运动障碍。疼痛常持续数分钟至数日,运动逐渐恢复,疼痛亦渐轻。引起的原因常为过去较弱的肌肉发生过度伸张或收缩或正常肌肉的急性过度使用。由于姿势关系而产生的肌疲劳或衰弱、肌筋膜疼痛综合征、保护有关的创伤、慢性(长期)使用等,均是发病的诱因。当肌肉随意收缩时,如举重、进食、拔第三磨牙、打呵欠等,肌痉挛皆可发生。如成为慢性,可能产生纤维化或瘢痕,引起肌挛缩。

　　肌炎是整个肌肉的急性炎症,症状为疼痛、对压痛极敏感、肿胀、运动障碍并疼痛。如未治疗,可使肌肉产生骨化。血沉加快。表面皮肤可肿胀及充血。引起肌炎的原因为局部感染、创伤、蜂窝织炎、对肌肉本身或其邻近的激惹等。肌肉持续过度负荷也是引起原因之一。

　　肌痉挛时,以低浓度(0.5%)普鲁卡因溶液注射于局部可以缓解;但在肌炎时,任何注射皆不能耐受,且无益,应注意。

　　纤维肌痛罕见,为一综合征,又名肌筋膜炎或肌纤维炎,特征与肌筋膜疼痛综合征基本相同。但本病可发生于身体各负重肌肉,而后者发生于局部,如颌骨、颈部或下腰部。故本病的压痛点在身体各部均有。

　　结缔组织病,如红斑狼疮、硬皮病、舍格伦(Siabgren)综合征、动脉炎、类风湿关节炎等,也可累及肌肉而产生疼痛。特征为肌肉或关节滑膜有慢性炎症、压痛及疼痛。通过临床及实验室检查,诊断应不困难。肌筋膜疼痛综合征(myofascial pain syndrome,MRS),又名肌筋膜痛、肌筋膜疼痛功能紊乱综合征等,是最常见的慢性肌痛,其诊断标准有以下几点。

　　(1)骨骼肌、肌腱或韧带有呈硬条状的压痛区,即扳机点。

　　(2)疼痛自扳机点牵涉至他处,发生牵涉痛的部位相当恒定,见表4-1。

表4-1　肌筋膜扳机点及面部疼痛部位

疼痛部位	扳机点位置	疼痛部位	扳机点位置
颞下颌关节	咬肌深部	颏部	胸锁乳突肌
	颞肌中部	牙龈	咬肌浅部
	颞肌深部		翼内肌
	颞肌外侧部	上切牙	颞肌前部
	翼内肌	上尖牙	颞肌中部
	二腹肌	上前磨牙	颞肌中部
耳部	咬肌深部		咬肌浅部
	翼外肌	上磨牙	颞肌后部
	胸锁乳突肌	下磨牙	斜方肌
颌骨部	咬肌浅部		胸锁乳突肌
	斜方肌	下切牙	咬肌浅部
	二腹肌		二腹肌前部
	翼内肌	口腔、舌、硬腭	翼内肌
颊部	胸锁乳突肌		二腹肌
	咬肌浅部	上颌窦	翼外肌

(3)刺激活动的扳机点所产生的牵涉性痛可反复引出:所谓活动的扳机点是指该区对触诊高度敏感并引起牵涉性痛。潜在性扳机点一词则用以指该区亦敏感,但刺激时不产生牵涉性痛。

九、炎症性疼痛

炎症包括窦腔炎症、牙髓炎、根尖炎、各种间隙感染等。其中上颌窦炎疼痛部位主要在上颌部。因分泌物于夜间积滞,故疼痛在晨起时较重。起床后分泌物排出,疼痛缓解。弯腰低头时由于压力改变,可加重疼痛;抬头时好转。上颌窦前壁处有压痛,有流涕、鼻塞等症状,上颌窦穿刺可吸出脓液。各种间隙感染和牙源性疼痛详见其他章节。

十、颈椎病

颈椎病可以直接引起头及面部疼痛,但更常见的是引起肌肉的紊乱而产生直接的疼痛或牵涉性痛。

颈椎病包括椎间盘、椎体骨关节及韧带等的疾患。常可产生头痛,有时为其唯一表现。头痛多在枕颈部,有时扩散至额部及颞部,或影响两侧,或在一侧,多为钝痛。疲劳、紧张、看书、颈部活动等使之加重。肩臂部疼痛、麻木、活动受限、X线片所见等有助于诊断。

十一、颌骨疼痛

骨膜有丰富的感觉神经,对压力、张力等机械性刺激敏感,可产生相当剧烈的疼痛。颌骨疼痛与面部疼痛甚易混淆,在鉴别诊断时应注意。引起颌骨疼痛的原因很多,炎症,如急性化脓性骨髓炎、骨膜炎等,炎症章中已有叙述。颌骨的一些骨病在临床上亦有骨痛表现,其较常见者有甲状旁腺功能亢进、老年性骨质疏松、骨质软化、畸形性骨炎、骨髓瘤等。其他的骨病及骨肿瘤在压迫或浸润神经,或侵及骨膜时,也可引起疼痛。

十二、灼性神经痛

头颈部的灼性神经痛少见,引起烧灼样痛并有感觉过敏。病因为创伤,包括手术创伤,可能成为非典型性面部疼痛的原因之一。曾有文献报道发生于多种面部创伤之后,包括拔除阻生第三磨牙、枪弹伤及头部创伤。临床特征为烧灼样疼痛,部位弥散而不局限;该部皮肤在压迫或轻触时发生疼痛(感觉过敏),或有感觉异常;冷、热、运动及情绪激动可使疼痛产生或加剧;皮肤可有局部发热、红肿或发冷、发绀等表现,为血管舒缩障碍引起。活动、咀嚼、咬合关系失调、打呵欠等引起及加剧疼痛;松弛可缓解疼痛。在诊断上,以局部麻醉药封闭星状神经节如能解除疼痛,则诊断可以成立。

十三、癌性疼痛

癌症疼痛的全面流行病学调查尚少报道。Foley等(1979年)报道不同部位癌痛发生率,口腔癌占80%,居全身癌痛发生率第2位。北京大学口腔医院调查了208例延误诊治的口腔癌患者,因忽视疼痛的占27%,仅次于因溃疡延误的。其原理是癌浸润增长可压迫或累及面部的血管、淋巴管和神经,造成局部缺血、缺氧,物质代谢产物积蓄,相应组织内致痛物质增加,刺激感觉神经末梢而致疼痛,尤其舌根癌常常会牵涉到半侧头部剧烈疼痛。

第五章 牙周疾病

第一节 概 述

一、概论

牙周病是一种古老而常见的疾病,自古以来牙周病就伴随着人类存在。目前在我国有 2/3 的成年人患有牙周疾病,它是 35 岁以上人群失牙的主要原因。牙周病不仅会导致牙齿的松动脱落,严重者还会影响咀嚼功能,加重胃肠道的负担;再者,牙周病患牙还可能作为感染病灶,造成或加剧某些全身疾病,如亚急性细菌性心内膜炎、风湿性关节炎、类风湿性关节炎、肾小球肾炎、虹膜炎及多形红斑等,其对人类的健康危害极大。

口腔内的环境,如温度、水分、营养、氧气和酸碱度都适合于细菌的生长、发育和繁殖。牙周组织复杂的生态环境造成牙周微生物种类繁多,数量极大,寄生期长,与宿主终生相伴的特点。近 20 年来,随着现代微生物学、免疫学、微生态学及分子生物学等学科的发展和电子显微镜、免疫荧光、免疫组化、单克隆抗体技术的应用,对牙周疾病的病因、病理、诊断、治疗和预防都有长足的认识。

二、牙周组织结构

牙周组织是指包围牙齿并支持牙齿的软硬组织,由牙周膜、牙龈、牙骨质和牙槽骨组成(图 5-1)。牙齿依靠牙周组织牢固地附着在牙槽骨内,并承担咬合功能。

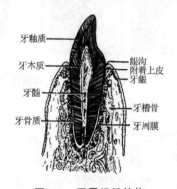

图 5-1 牙周组织结构

1.牙龈;2.牙骨质;3.牙周膜;4.牙槽骨

(一)牙龈

牙龈由覆盖于牙槽突和牙颈部的口腔黏膜上皮及其下方的结缔组织构成。按解剖部位分为游离龈、附着龈和牙间乳头三部分。游离龈也称边缘龈,宽约 1 mm,呈领圈状包绕牙颈部,正常呈淡红色,菲薄且紧贴牙面,表面覆以角化复层鳞状上皮,其与牙面之间形成的"V"形浅沟为龈沟,正常深度为 1～2 mm,平均 1.8 mm,沟底位于釉牙骨质界处。

附着龈与游离龈相连续。其复层鳞状上皮下方没有黏膜下层,故呈粉红色,坚韧而不能移动,表面有橘皮样的点状凹陷称点彩。它是由数个上皮钉突融合并向结缔组织内突起而形成的。牙间乳头呈锥形充满于相邻两牙接触区根方,其由两个乳头即唇颊侧和舌腭侧的乳头及在邻面接触区下方汇合略凹的龈谷构成。龈谷上皮无角化,无钉突。

(二)牙周膜

亦称牙周韧带,由许多成束状的胶原纤维以及束间的结缔组织构成。这些纤维一端埋入牙骨质内,另一端埋入牙槽骨,借此将牙齿悬吊固定于牙槽骨窝内。牙周膜宽度 0.15～0.38 mm,在 X 线片上呈现围绕牙根的窄黑线。正常情况下牙周膜的纤维呈波纹状,使牙齿有微小的生理性动度。牙周膜内成纤维细胞具有较强的合成胶原的能力,不断形成新的主纤维和牙骨质,并实现牙槽骨的改建。牙周膜内有丰富的血管和神经,可感受痛觉、触觉并准确判断加于牙齿上的压力大小、位置和方向。

(三)牙骨质

呈板层样被覆于牙根表面。在牙颈部的牙骨质与釉质交界处即釉牙骨质界有 3 种形式(图 5-2):①牙骨质与牙釉质不相连接,其间牙本质暴露,占 5％～10％。②两者端口相接,占 30％。③牙骨质覆盖牙釉质,占 60％～65％。第一种情况,当发生牙龈退缩而暴露牙颈部易产生牙本质过敏。牙骨质内仅有少量细胞,无血管、神经及淋巴组织,没有生理性改建。在牙周病治疗过程中,牙周膜细胞分化出牙骨质细胞,新牙骨质沉积于牙根表面,并将新形成的牙周膜纤维埋于其中,形成牙周新附着。

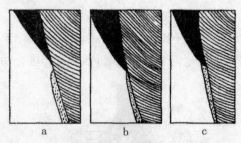

图 5-2 釉牙骨质界的 3 种形式

(四)牙槽骨

即颌骨包绕牙根周围的牙槽突起部分,由容纳牙根的凹窝(牙槽窝)和其游离端的牙槽嵴顶构成。牙槽骨的代谢和改建相当活跃,其形成、吸收及形态改变均随牙齿位置和功能状态而变化。正常情况下,𬌗力使牙槽骨吸收和新生保持平衡。X 线片上构成牙槽窝内壁的固有牙槽骨呈致密白线,称为硬骨板。当牙槽骨因炎症或𬌗创伤等发生吸收时,硬骨板模糊、中断甚至消失。正畸治疗时,牙槽骨随𬌗力发生改变。在受压力侧,牙槽骨发生吸收;牵引侧有新骨生成。

(五)龈牙结合部

指牙龈组织借结合上皮与牙齿表面连接,良好地封闭了软硬组织的交界处(图 5-3)。结合上皮为复层鳞状上皮,呈领圈状包绕牙颈部,位于龈沟内上皮根方,与牙面的附着由半桥粒体和基底板连接。结合上皮无角化层,无上皮钉突,上皮通透性较高,较易为机械力所穿透或撕裂。牙周探针易穿透结合上皮;深部刮治时,器械较易伤及结合上皮。结合上皮大约五天更新一次,表皮脱落细胞可连同入侵细菌脱落到龈沟内。如果上皮附着被手术剥离,一周左右可重建。

龈沟内上皮亦为无角化的复层鳞状上皮,具有一定的双向通透性,其下方有大量的血管丛,其中多为静脉,一些蛋白分子、抗原、抗体、酶类以及各种细胞成分经沟内上皮进入龈沟,形成龈沟液,当受到细菌、化学、机械等方面的刺激,血管丛的通透性增加,龈沟液的量增加。

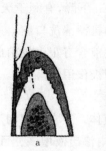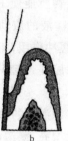

图 5-3　龈牙结合部

三、口腔生态环境

(一)口腔及牙周生态环境

口腔内有上百种微生物,包括细菌(需氧菌、兼性厌氧菌和专性厌氧菌),还有真菌、酵母菌、支原体、原虫和病毒。唾液中细菌为 1.5×10^8 个/mL,牙菌斑中细菌则更多,约为 5×10^{11}/g 湿重。从婴儿分娩后 3～4 小时始,口腔即有微生物存在,自此伴随人一生直到死亡。

寄居口腔各部位的微生物群,正常情况下,处于共生、竞争和拮抗状态,以此保持菌群间的相对平衡以及与菌群宿主之间的动态平衡。一般情况下对人体无害,不致病,这与人体其他 3 大菌库(皮肤,结肠和阴道)一样对维护人体尤其是口腔的健康极为有利,故称为正常菌群。口腔正常菌群的种类和数量随饮食、年龄、机体状态、卫生习惯不同而有所差异,在不同个体或是同一个体不同部位亦存在明显差异,故正常菌群是可变而相对的。

正常菌群之间及其与宿主之间的相互作用称为生态系。当生态系中微生物之间以及微生物与宿主之间处于平衡的状态,就能保持宿主健康。当正常菌群失去相互制约,或微生物和宿主失去平衡时都可以导致疾病。牙周组织特殊的解剖结构和理化性质各异,牙周袋形成有氧和无氧各种不同氧张力环境和许多特殊的微环境,并提供各种细菌生长的恒定温度(35℃～37℃)、湿度和营养底物,这为许多微生物的生长、繁殖和定居提供适宜的环境和条件。

(二)影响牙周生态系的因素

1.唾液的作用

唾液主要由颌下腺、腮腺、舌下腺分泌,还有许多口腔黏膜小腺体的分泌。一般 24 小时总唾液量为 0.7～1.5 L,白天活动时分泌较睡眠时为多,咀嚼时较休息时为多,唾液流量及流速因人而异。其成分为 99.5% 水分及 0.5% 固体成分。固体成分中有蛋白质、糖类、氨基酸、尿素、氨、抗体、酶类和各种无机盐类以及脱落上皮细胞、白细胞、细菌及食物残渣。唾液酸碱度范围为 5.6～7.6(平均 6.8)。这相对恒定的 pH 值主要通过唾液的缓冲来保持,还受饮食(尤其是食糖量)和唾液流率的影响,唾液 pH 值对口腔正常菌群的构成影响甚大。唾液的缓冲作用与分泌速度有直接关系,分泌快,缓冲量大。唾液 pH 值还决定于碳酸盐离子的浓度及溶解的二氧化碳的比例。口腔内各部位受进食影响,pH 值会有较大幅度波动。而在牙周袋内,受干扰少,PH 值变化不大,有利于嗜酸或嗜碱细菌的生存。

新鲜唾液的氧化还原电位(Eh)为＋240～＋400 MV,有利于需氧菌或兼性厌氧菌的生长。唾液 pH 值通过氧化还原电位间接影响微生物的生长。当 pH 降低时,Eh 为正值;pH 升高时,Eh 为负值。唾液中的还原物质能使 Eh 下降,有利于厌氧菌的生长。唾液对口腔黏膜及牙齿表面有润滑和保护作用;唾液的流动机械清洗口腔,将食物残渣和口腔细菌带到消化道;维持口腔的酸、碱平衡,发挥缓冲作用;唾液含有很多抗菌成分,可有利于抗感染并参与免疫反应;对控制菌斑活动,保持口腔健康起积极作用。

2.龈沟液的作用

龈沟液为龈沟底下方结缔组织渗出的液体。正常时龈沟液分泌很少,甚至无分泌。当炎症状态时,牙龈血管扩张,通透性增高,龈沟内渗出液增多。目前多数学者认为观察龈沟液是区别正常牙龈与炎性牙龈的重要临床方法;龈沟液量和质的变化,可用作评价牙龈或牙周炎症程度的指标之一。健康龈沟液成分与血清相似。其中含有大量嗜中性白细胞、淋巴细胞及吞噬细胞,还有脱落上皮细胞和细菌、糖类、蛋白质、酶类以及代谢产物和无机盐类。这些成分在牙龈炎症时比健康时明显增多。钙和磷高出血清 3 倍,这对龈下牙石的形成有利。

龈沟液的保护作用:①机械清洗作用:将沟内细菌和颗粒冲洗清除。②黏附作用:龈沟上皮分泌一种血清蛋白,可以增强上皮与牙面的黏附力。③防御作用:龈沟液中含的吞噬细胞、抗体、溶菌酶,可以吞噬和破坏细菌。牙龈炎症明显时,其防御反应增强。

龈沟作为一个相对隐蔽的场所,口腔一般卫生措施(含漱、刷牙等)以及唾液冲洗作用和食物的摩擦作用均难以影响到微生物的停留和繁殖。氧化还原电势可降至-300 MV 以下,富含糖、蛋白质、无机盐的龈沟液等等便利条件均为各种细菌的生长,尤其是不具备附着能力的、毒性较强的革兰氏阴性厌氧杆菌、活动菌和螺旋体等提供了一个极有利的生长场所。

四、病因

(一)细菌是主要致病因素

1.菌斑细菌是牙周病的始动因素

(1)1965 年,Loe 设计实验性龈炎,12 名牙科大学生(自愿者),停止口腔卫生措施(刷牙)。第 10 天开始,堆积于牙面的菌斑造成牙龈充血、水肿,开始早期边缘性龈炎。直到第二十一天,龈炎随时间推移而明显加重;实验结束,恢复刷牙,清除牙面菌斑,龈炎渐消,口腔恢复了健康。

(2)流行病学调查亦发现,口腔卫生差者,牙周疾病发生率高于口腔卫生好者。

(3)动物实验证实,将细钢丝或线栓结在牙颈部不会引起龈炎,加用有细菌的食物饲养,可造成动物的实验性牙周炎。

(4)甲硝唑及四环素等抗生素的应用可以减轻牙周病症状。

口腔内存在有上百种微生物,依不同的生物学特性栖息在口腔内不同部位。厌氧培养技术的不断改进和完善,专性及兼性厌氧菌的检出率大大提高,厌氧菌亦是正常菌群的主要成分。龈袋和牙周袋内氧化还原电势低,其龈下菌斑以厌氧菌占优势。革兰氏厌氧菌感染的特性与牙周病症状相符,说明两者之间存在密切关系:①革兰阴性厌氧菌属口腔正常菌群的组成部分,其感染可为内源性感染。②当机体抵抗力下降或局部血液供应障碍以及菌群比例失调时,革兰阴性厌氧菌为条件致病菌。③呈现多种厌氧菌共同造成混合感染致病。④引起的病变多呈慢性顽固性,有复发倾向,临床上常表现为炎症、脓肿或组织坏死、分泌物有臭味等。⑤大多数菌含有作用力强的内毒素。⑥用甲硝唑等抗生素可有效控制牙周病症状。从这几个方面来看,革兰阴性厌氧菌与牙周病之间存在密切的联系。

2.细菌致病机制

细菌致病性包括以下几种。

(1)在体表被膜或结构存活或穿入体表侵入宿主。

(2)在体内繁殖。

(3)抑制宿主的防御机制。

(4)对宿主起损伤作用。

(5)引起组织和宿主的特异性反应,间接造成组织损伤。

3.牙周菌斑

牙(根)面的细菌因牙周区域不同的生态环境,其细菌的组成差异很大,故分为龈上菌斑和龈下菌斑。龈上菌斑包括牙冠各部的菌斑,如𬌗面点隙沟裂菌斑、光滑面菌斑、邻面菌斑和颈缘菌斑。龈上菌斑主要由增生的微生物和基质组成,微生物以需氧菌或兼性厌氧菌为主,如革兰氏阳性丝状菌和口腔链球菌、一些脱落的上皮细胞、白细胞和巨噬细胞等成分。基质含有机质和无机质两部分,有机质为糖类、蛋白质和脂类,无机成分主要有钙和磷,还有少量的镁、钾和钠,无机成分含量高与菌斑的钙化、牙石的形成关系密切。龈下菌斑是龈上菌斑的延续。紧贴牙根面的菌斑组成主要是革兰氏阳性丝状菌,但由于牙周袋特殊的理化环境,为大量可动菌、厌氧菌的生长提供了极为有利的条件,龈下菌斑中与牙周病关系密切的细菌包括:厌氧弧菌、螺旋体、产黑色素类杆菌、伴放线杆菌、嗜二氧化碳噬纤维菌等。

通过电镜观察,牙周病患者的牙周袋内壁上皮多处溃疡,上皮下方结缔组织内有各种细菌入侵,有的细菌能达到其下方的牙槽骨和牙骨质。细菌通过自身的酶类如透明质酸酶、胶原酶、硫酸软骨素酶、蛋白酶、核酸酶等,对结缔组织产生破坏,成纤维细胞抑制因子使胶原合成减少,附着丧失。如放线共生放线杆菌的白细胞毒素、多形白细胞趋化抑制因子和淋巴因子就可以降低宿主这方面的防御机能。尤其应关注的是革兰阴性杆菌细胞壁、细胞膜或荚膜上的脂多糖内毒素、脂磷壁酸、肽聚糖、胞壁二肽等物质以及某些细菌的囊性物质,均能够直接或间接刺激破骨细胞引起骨吸收。

(二)协同因素

协同因素分为局部因素与全身因素。

1.局部因素

(1)牙石:牙石是附着于牙面上的钙化或正在钙化的以菌斑为基质的团块。牙石以牙龈边缘为界,分龈上牙石与龈下牙石。龈上牙石呈淡黄色,常发生于腮腺导管口附近的上颌后牙颊面以及舌下腺导管口的下前牙舌面。而龈下牙石附着于龈沟或牙周袋内的根面上,呈黑色,质地较硬,呈砂粒状或片状,附着很牢,不易直接观察,需用探针做检查。

牙石形成有 3 个基本步骤:获得性膜形成、菌斑成熟和矿物化。牙石由菌斑和软垢钙化而成,在菌斑形成 2～14 天中都可以进行钙化。菌斑钙化形成牙石,牙石提供菌斑继续积聚的核心,在牙石粗糙表面堆积有未钙化的菌斑。菌斑和牙石均可致病,因有牙石的存在及其表面菌斑的刺激,会产生机械压迫以及持续性刺激作用,加重了牙龈出血和牙槽骨吸收、牙周袋加深等情况,加速了牙周病的发展。通过电镜观察,牙石附着于牙面的方式有下列几种:①依靠牙菌斑附着;②渗入牙骨质或牙本质表层;③牙石无机盐结晶与牙结构结合。

(2)食物嵌塞:在咀嚼过程中,食物楔入相邻两牙的牙间隙内,称为食物嵌塞。由于塞入的食物机械压迫作用和细菌的代谢作用造成牙周炎症的发生,还可以引起和加重口臭、牙槽骨吸收、牙龈退缩及邻(根)面龋等。食物嵌塞原因复杂,可由牙齿松动或移位、咬合面异常磨耗造成牙尖陡峻、牙齿排列不整齐、接触点异常或是邻面不良修复体所致。

(3)不良修复体:义齿修复时桩冠及全冠边缘的不密合,牙体缺损的充填材料如复合树脂、银汞合金等形成的悬突,贴面时边缘粗糙以及不符合生理要求的义齿均有助于颈缘菌斑的堆积而加重牙周炎症。

(4)正畸治疗:矫治器的使用给口腔的清洁卫生带来一定困难,口腔内菌斑堆积增多,会产生暂时性的龈炎。

(5)牙列不齐:牙齿的错位、扭转、过长或萌出不足等,牙齿间接触不良,容易造成菌斑滞留,妨碍口腔清洁工作,牙龈及牙周组织的炎症易于产生和发展。

(6)不良习惯:开唇露齿,以口呼吸患者多见,上前牙牙龈通常较干燥,牙面的正常唾液清洁作用减少,易患肥大性龈炎。

(7)吸烟:吸烟时烟草燃烧产生的温度和积聚的产物是局部性刺激物,使牙龈角化增加;焦油沉积在牙面上形成烟斑,不仅使牙齿着黄色、褐色或黑色,并常与菌斑牙石结合,渗透到牙釉质甚至牙本质小管内。

2.全身性因素

研究证实没有一种全身因素可以引起牙周疾病,但可以有助于牙周疾病的发生和发展。

(1)糖尿病:患者易发生牙龈出血、牙周脓肿、牙齿移位等症状。这主要是由于糖尿病造成牙周组织内的小血管壁和基底膜增厚,管腔闭塞,牙周组织供氧不足和代谢产物堆积,这大大降低了牙周组织对感染的抵抗力。

(2)性激素水平:青春期、月经期及妊娠期的内分泌激素水平的变化,可加重牙周组织对局部刺激因素的反应性,而导致青春期龈炎、妊娠性龈炎及妊娠瘤等改变。这是由于牙龈里含有性激素的蛋白受体,如雌激素可促使牙龈上皮过度角化、刺激骨和纤维组织的形成。孕酮可造成牙龈微血管扩张、充血、循环淤滞、渗出增加,炎症加重。

(3)血液疾病:贫血、白血病及再生障碍性贫血等疾病常伴有牙龈苍白、溃疡、肿大或自发性出血,妨碍口腔卫生,易合并感染。

(4)遗传因素:一些基因异常有家庭遗传背景的疾病如青少年牙周炎、粒性白细胞减少症、Down 综合征、掌跖角化牙周破坏综合征等,常伴有多形核细胞缺陷,加重牙周疾病进程。

(5)其他因素。

药物因素:抗癫痫病药物苯妥英钠有增强牙龈成纤维细胞合成蛋白质和胶原的能力,因此半数服药者出现牙龈增生呈球状遮掩牙冠。其他还有环孢菌素 A、硝苯地平等也有类似作用。

维生素 C 缺乏症:由于维生素 C 摄入、吸收障碍,致使牙龈出血,牙齿松动等,大量补充维生素 C 可使症状有明显缓解。

3.免疫反应与牙周病

(1)体液免疫反应:牙周损害的进展期和确立期,在病损区及其下方的结缔组织内有大量的浆细胞浸润,大多数浆细胞能产生 IgG,还可产生 IgA 和 IgE。当龈下细菌受 IgG、IgA 和 IgE 包被时,龈沟中细菌的数量和种类就会发生改变,免疫球蛋白减少了抗原的数目有利于机体的保护作用。

龈沟内存在有多种杀菌或抑菌物质,如溶菌酶、补体、乳铁蛋白等。补体活化产生大量生物活性物质,后者能增强白细胞的吞噬功能,促进溶菌酶的释放。在牙周病的慢性病程中,激活的补体参与抗原-抗体复合物的形成,使肥大细胞脱颗粒引起组织胺释放,增强吞噬细胞活性导致溶菌酶释放和骨吸收。细菌刺激的多克隆活化 B 细胞能产生自身抗体以及白细胞介素-1,后者在牙槽骨的破坏方面起重要作用。

(2)细胞免疫反应:牙周袋内龈下菌斑中的抗原物质与组织中的淋巴细胞接触时,后者会合成和分泌大量的淋巴因子,淋巴因子能刺激吞噬细胞增强吞噬活性和抗菌活性,促进中性粒细胞的趋化性,抑制病毒的复制。因此,细胞免疫是牙周组织抗感染的重要部分。

大量研究表明,牙周炎症的早期,组织中渗出的细胞以 T 淋巴细胞为主,并可发现大量的迟发性超敏反应物质。活化的淋巴细胞、分泌的淋巴因子以及细胞毒反应强弱程度与牙周炎症的严重程度有密切关系。淋巴因子如巨噬细胞趋化因子、巨噬细胞移动抑制因子、巨噬细胞活化因子、破骨细胞活化因子、干扰素和淋巴毒素。这些因子具有放大效应,使吞噬细胞过度释放蛋白溶解酶、胶原酶、溶菌酶和前列腺素加重牙周病变,而破骨细胞活化因子直接造成骨吸收和脱钙等骨破坏。

4.祖国医学对牙周病的认识

祖国医学称牙龈为齿龈、牙肉,称牙槽骨组织为牙车或牙床。牙周病实为外感六淫,内伤七情所致。风、寒、暑、湿、燥、火等邪,以及饮食不节,嗜食辛辣煎炒,饮酒无度伤及脾胃。胃热挟邪化火上蒸于口,引起齿衄痈疮等证。七情伤内,脏腑功能失调,与肾气衰弱有密切关系。久病耗损,劳倦过度,生育过多,崩中漏下,先天不足,均致肾气虚损。"肾主骨,齿为骨之余","肾虚而牙病,肾衰则齿豁。"

对牙周疾病的描述包括:牙宣,牙龈宣露,牙漏,齿漏,脓漏齿,牙疳,龈衄血,髓溢,齿豁,风齿,火牙,齿挺,风热龈肿痛,齿根露,齿根欲脱,风冷痛,淤血痛,溃槽,牙槽风,牙漏吹,暴骨搜牙等。

(1)牙衄(亦名:龈烂、溃槽、齿衄):牙齿清理无方,垢积附齿,三焦之热,蕴于齿龈;手阳明经及足少阴三经行之,阳明与冲、任两脉相连附,多气多血,胃肠热邪循经上行,激血外出成衄,多属热实证。宜去垢敷药含漱。

(2)牙痈(亦名:牙疔):胃肠运化失调,太阳经湿热,胃经火毒,毒盛成疮。

（3）牙宣（亦名：齿豁、齿漏、牙龈宣露）：气血不足，措理无方，肾气虚弱，骨髓里损，风邪袭弱，骨寒血弱，龈肉缩落，渐至宣露。

（4）齿漏：初则肿痛，久呈黄泡，破溃出脓。多因心烦操劳，烟酒过度所致，时出秽脓，串至左右齿根。

五、症状体征

（一）牙龈炎症

炎症时牙龈色泽呈鲜红或暗红色，牙龈肿胀使龈缘变厚，牙间乳头圆钝，与牙面分离。组织水肿使点彩消失，表面光亮，质地松软脆弱，缺乏弹性。如是增生性炎症，上皮增殖变厚，胶原纤维增殖，牙龈变得坚硬肥厚。健康牙龈的牙龈沟深度不超过 2 mm。当患炎症时，因牙龈肿胀或增生，龈沟加深。如果上皮附着水平没有明显改变，称为龈袋。当牙周袋形成时，袋底结合上皮向根方增殖，上皮附着水平丧失。

（二）牙龈出血

牙龈出血是患者最常见的主诉症状，多在刷牙或咬硬食物时发生，严重时可有自发性出血。牙龈出血可视为牙周疾病的早期症状，探诊后出血，对判断牙周炎症的活动性极具意义。而当牙龈组织纤维增生改变时，牙龈坚实极少出血。

（三）口腔异味或口臭

牙周疾病患者常出现口腔气味异常，患者自觉口内有血腥味，严重者可从患者呼出的气味中闻到。造成口臭的原因最常见的是牙周菌斑的代谢产物和滞留的食物残渣，尤其是挥发性食物。其他由鼻道、副鼻窦、扁桃体、肺及消化道疾病也会伴有特殊的口臭。

（四）牙周袋形成

牙周袋的形成是牙周病一大特征性改变。牙龈因炎症刺激沟内上皮肿胀、溃疡，沟底结合上皮不规则向根方剥离，结缔组织水肿，慢性炎症细胞浸润，大量增生的毛细血管扩张充血。牙根面暴露于牙周袋内，有牙石、菌斑覆盖。牙周袋内牙骨质因菌斑细菌产酸及酶等化学物质的作用而发生脱矿和软化，易发生根面龋。更有甚之，细菌及内毒素可通过牙骨质深达其下方的牙本质小管，这些改变均加重牙周组织从牙根面上剥离而成深牙周袋。袋内菌斑、软垢、食物碎屑等毒性较大的内容物刺激加重了牙周组织炎症。

牙齿各根面牙周袋的深度不一，通常邻面牙周袋最深，该处最易堆积菌斑，最早受到炎症的侵袭。因此，探查牙周袋就按牙齿颊（唇）、舌（腭）侧之远、中、近三点做测量记录。牙周检查时，应采用带刻度的牙周探针，支点稳，力量适宜（20～25 g）压力，即将探针轻轻插入指甲沟而不致疼痛的力量，方向不偏，与牙齿长轴方向一致。这样才能准确反映牙周袋的真实情况。

（五）牙槽骨吸收

牙槽骨吸收是牙周病另一大特征性改变。牙槽骨是人体骨骼系统中代谢和改建最活跃的部分。在生理情况下，牙槽骨的吸收与再生是平衡的，故骨高度保持不变。当牙龈组织中的炎症向深部牙周组织扩展到牙槽骨附近，骨表面和骨髓腔内分化出破骨细胞和吞噬细胞，牙槽骨呈现水平状吸收；距炎症较远处，又有骨的修复性再生，新骨的形成可减缓牙槽骨的丧失速度。后者是牙周治疗的骨质修复的生物学基础。粭创伤是牙槽骨吸收的又一原因。由于牙周支持组织的病变，粭创伤时常发生。牙齿的压力侧牙槽骨发生明显垂直吸收。牙槽骨吸收可以用

X线片来显示。早期牙槽骨吸收,X线片上可表现为牙槽嵴顶的硬骨板消失或模糊,嵴顶的吸收使牙槽间隔由尖变平甚至呈火山状的凹陷,随之是牙槽骨高度降低。正常情况下,牙槽骨嵴顶到釉牙骨质界的距离为1~2 mm,若超过2 mm可认为是牙槽骨发生吸收。X线片仅能反映牙齿近、远中的骨质破坏情况,而颊、舌侧骨板与牙齿重叠而无法清晰显示。牙槽骨吸收的程度一般分3度:①Ⅰ°吸收:牙槽骨吸收高度≤根长1/3。②Ⅱ°吸收:牙槽骨吸收高度>根长1/3;但<根长2/3。③Ⅲ°吸收:牙槽骨吸收高度>根长2/3。

(六)牙齿松动、移位

正常情况下,牙齿有水平方向的轻微动度。引起牙齿松动移位的主要原因:①牙周组织炎症,尤其是牙槽骨吸收到一定程度(>根长1/2),冠根比例失调者。②𬌗创伤。牙齿松动还可出现于妊娠期及牙周手术时,一经控制,松动度可下降,松动度可视其程度,依方向记录3级:①一级:仅有颊(唇)舌(腭)侧向动度,其范围≤1 mm。②二级:除有颊(唇)舌(腭)侧向动度,亦有水平方向动度,其范围≤2 mm。③三级:水平向动度>2 mm或出现垂直向松动。

牙周疾病常常无明显疼痛等自觉症状,而一个或多个牙齿移位是促使患者就诊的主要原因。牙周病患牙长期受炎症侵扰,牙槽骨吸收,支持组织减少,发生继发性𬌗创伤。全口牙齿向中线方向移位,造成开唇露齿;牙周病晚期牙齿可向任何方向移位,以缓解继发性𬌗创伤。

(七)牙龈退缩

牙龈退缩和牙根暴露是牙周疾病常有的表现。炎症和𬌗创伤使牙槽骨慢慢吸收,牙齿支持组织不断降低,牙周组织附着丧失,牙龈明显退缩,牙根暴露。此时为如实反映牙周组织破坏的严重程度,附着丧失应是龈缘到釉牙骨质界的距离与牙周袋深度之和。

六、预后和治疗计划

(一)预后

预后是预测牙周组织对治疗的反映情况,对治疗效果有一个前瞻性认识。牙周病的致病因素和治疗手段是复杂多样的,必须根据患者的情况选择最适宜的治疗方案,以期得到最佳的治疗效果。因此,判断预后应着重考虑以下几个方面:

1.牙周组织病变程度

(1)牙槽骨破坏情况:依X线片判断牙槽骨的吸收破坏情况。丧失的骨量愈多,预后愈差;骨吸收不足根长1/3,预后不佳。

(2)附着水平和牙周袋深度:附着丧失发生在多侧较单侧严重;垂直型骨吸收较水平型骨吸收预后差。附着丧失近根尖,牙周袋深度>7 mm预后最差。多根牙病变波及根分叉较单根病变预后差。

(3)牙齿松动情况:如果松动度因炎症和𬌗创伤引起,预后较好;如果松动度由于牙槽骨降低所致,预后较差。

2.年龄与健康情况

一般身体健康状态良好的年轻人对疾病的抵抗力及恢复力较强,预后较好。如果特殊类型牙周炎存在免疫缺陷及糖尿病、白血病、Down综合征、粒细胞减少症等患者牙周治疗预后较差。

3.病因控制

控制菌斑工作需要患者的配合。事先应与患者讲清疾病特点、治疗方法以及保持口腔卫生清洁的意义和具体做法,这对良好的预后和疗效维持至关重要。

4.余留牙情况

余留牙分布不均匀、数量少、不能负担义齿修复的咬合力等预后不好;牙齿形态小、冠根比例异常、排列错位、咬合不正常等预后较差。

(二)治疗计划

牙周病治疗目的:①控制病因。②恢复功能,创造一个健康的牙周环境和外观功能均佳的牙列。完整牙周病的治疗是一个以年为单位较漫长的治疗过程。因此,治疗前应设计一个方案,并向患者进行全面解释,方可开始实施。

1.向患者解释

开始治疗前,应向患者将其牙周病病情、程度、病因以及治疗计划全部讲清,可根据患者的年龄、时间、经济能力等方面提供若干个治疗方案供其选择。

2.治疗前拔牙

牙槽骨吸收至根尖 1/3 应拔除;因牙周病造成牙槽骨吸收>根长 1/2 并伴严重倾斜移位造成修复困难应拔除。

3.基础治疗

(1)自我菌斑控制:培养和训练正确刷牙方法,使用牙线与牙签,保持口腔清洁,消除食物及菌斑堆积对牙周组织的不良影响。

(2)除牙石及菌斑:采用器械龈上洁治术或龈下刮治术去除牙(根)面上沉积的菌斑及牙石,彻底除去吸收细菌毒素的牙骨质表层组织,并用化学方法处理根面,以降解根面毒素,创造适宜的牙周软硬组织环境以利牙周组织的重建。

(3)咬合调整:消除咬合创伤,重建殆平衡对于牙周组织的修复、重建和功能的改善是至关重要的。调殆应在炎症控制后及手术前进行。

(4)炎症控制:牙周疾病伴发牙周脓肿或逆行牙髓感染,才会出现明显牙痛。配合抗菌药物的使用,进行牙周-牙髓联合病变的处理方可缓解炎症或疼痛。

牙周骨外科手术应视患者牙周疾病严重程度、年龄、机体状态而定,时间应在基础治疗阶段完成 2 周后进行。目的在于彻底消除牙周袋、纠正牙龈形态的异常和治疗牙槽骨的缺损。术后 2 个月即可进行永久性修复牙列工作。

4.修复重建

此期已进入牙周病稳定控制时期。可用强身健体、补肾固齿药物以增强宿主的免疫功能,巩固疗效。再就是进行牙周病的正畸治疗、永久性夹板、缺失牙修复以及食物嵌塞矫治等治疗。

5.疗效维持

每 3 个月至半年复查 1 次,检查口腔卫生情况,指导口腔保健措施,并进行必要的洁治和刮治工作。两年拍 1 次全口牙片,对患者的牙周情况进行再评价。需要强调的是疗效维持工作绝大部分取决于患者对牙周疾病的认识程度以及自我口腔卫生保健意识的建立与重视,并积极配合治疗,采取有效措施控制菌斑的形成,这样才能取得事半功倍的效果。而这一点恰恰是医务人员所不能取而代之的。如果口腔卫生差,菌斑堆积严重,会使牙周病情加重而前功尽弃。

七、疗效保持与监护

牙周病患者经系统治疗稳定后的疗效保持与维护至关重要,这需要医患双方的共同重视和努力。有资料表明,牙周病治疗后疏于牙周保健的患者失牙率是坚持牙周疗效维护者的3倍。牙周系统治疗后第一年为是否复发的关键阶段。

(一)牙周病的复发

牙周病的治疗是复杂而长期的,而其疗效却未必尽如人意。病变是随时可能再发生的,这与多种因素有关:①治疗不当或不充分,未能消除全部潜在的适于菌斑滞留的因素。常见的原因是对牙石的清除不彻底,尤其是龈下牙石的滞留,牙周袋未彻底消除。②牙周治疗完成后,牙齿修复体设计不良,制作不当,造成进一步牙周损伤。③患者放松了牙周护理或未能定期复查,使牙周病损再度出现。④系统性疾病降低了机体对细菌的抵抗力。

复发可从以下几方面加以判断:①牙龈呈炎症改变及探查龈沟时出血。②龈沟加深导致牙周袋的复发和形成。③由X线检查发现骨吸收逐渐加大。④牙齿松动度增加。

(二)疗效维护程序

随访间隔为2~3个月,复查目前的牙周健康状况,进行必要的牙周治疗,并对今后的疗效维护提出指导意见。

询问近期有何与牙周健康相关的问题。逐一检查牙龈组织,龈沟深度或牙周袋情况及其脓性分泌物、牙齿移动度、根分叉病变以及X线片复查牙槽骨高度。菌斑染色以确定滞留区位置及口腔卫生措施有效与否。有条件的可利用暗视野显微镜以及厌氧培养技术查找牙周病致病菌数量及比例,以确定病变是否处于活动期。

(三)维护措施

1.自我口腔卫生保健

有针对性的口腔卫生指导,控制菌斑,对非自洁区即滞留区彻底的清洁极为重要,并结合牙龈按摩及叩齿等措施保持牙周组织的健康。

2.根面平整

对病情有反复的牙周区段或牙位要进行龈下刮治及根面平整手术,以控制病情的发展。

3.抛光与脱敏

牙面经抛光,菌斑及牙石难以沉积。疾患及术后暴露的牙根呈现过敏表现,应用氟化物进行脱敏治疗。

牙周疾病经过系统的临床治疗后并不意味大功告成,治愈的效果并非一成不变,医患双方均应充分以动态的眼光看待疗效,随时间的推移,其疗效可呈双向发展。这就要求医患之间密切配合共同促进牙周组织健康的保持和维护,才可获得稳定的疗效。

第二节　牙周炎

一、慢性牙周炎

慢性牙周炎是最常见的一种牙周炎,各年龄均可发病,但常见于成年人,35 岁以后患病率增加,病情加重,多由龈炎发展而来,引起牙周深层组织的破坏而发展成为慢性牙周炎。

(一)致病因素

菌斑微生物是慢性牙周炎的始动因素,牙石、食物嵌塞、不良修复体、牙齿排列不齐和解剖形态异常等加重菌斑的滞留是局部促进因素。同时,宿主的防御机制也在发病机制中起着重要的作用。吸烟、糖尿病、遗传和精神紧张等是重要的全身易感因素。伴有咬合创伤时可加重牙周组织的破坏,为协同破坏。

(二)临床表现和诊断

(1)病变可累及全口牙齿或一组牙齿,病程较长,呈活动期和静止期交替出现。

(2)临床表现为牙龈充血、肿胀,探诊出血,牙周袋形成,附着丧失,牙槽骨吸收,牙齿松动。晚期牙齿可松动和移位甚至脱落。当牙龈退缩,牙根暴露时,牙齿对冷热刺激敏感。

(3)晚期可引起逆行性牙髓炎,临床表现为冷热痛、自发痛和夜间痛等急性牙髓炎症状。

(4)机体抵抗力降低时可发生牙周脓肿。

(5)根据疾病的范围和严重程度,可将慢性牙周炎分为局限型和弥漫型。受累部位 30% 及以下者为局限型,若大于 30% 的部位受累则为弥漫型。

(6)附着丧失可以用来描述整个牙列、个别牙齿或位点慢性牙周炎的严重程度。轻度:附着丧失 1~2 mm,中度:附着丧失 3~4 mm,重度:附着丧失 ≥5 mm。

(三)治疗原则

牙周炎治疗的目标是去除或改变导致牙周炎的菌斑微生物和局部促进因素及全身易感因素,从而停止疾病的发展,恢复牙周组织的形态和功能,并预防复发。另外,有条件者可促使牙周组织再生。

(1)拔除不能保留的患牙,建议戒烟、控制糖尿病等。

(2)指导患者控制菌斑,评价菌斑控制的状况。

(3)龈上洁治、龈下刮治和根面平整等基础治疗。

(4)个别重度患者可辅助全身或局部的药物治疗。

(5)去除或控制慢性牙周炎的局部致病因素(去除悬突,修改不合适义齿,治疗𬌗创伤等)。

(6)非手术治疗后,未能消除病情,应考虑牙周手术,以控制病情进展和(或)纠正解剖学上的缺陷。

(7)修复缺失牙和正畸治疗。

(8)牙周炎患者需每 3~6 个月进行复查和复治,否则影响疗效。

二、青少年牙周炎

本病是青少年特有的破坏性牙周病。该病有两种类型:一种是局限性青少年牙周炎,即本节所指类型。另一种是弥漫性青少年牙周炎,又称快速进展性牙周炎。

(一)病因

(1)主要由革兰阴性厌氧杆菌感染,特别是伴放线杆菌感染。

(2)遗传因素:有认为是隐性基因传递的遗传性疾病。

(3)细胞免疫功能缺陷。

(二)诊断要点

1.局限性牙周炎

(1)病变仅累及第一磨牙和切牙。

(2)初起无明显症状,逐渐出现牙齿松动、移位,牙周袋深而窄,但口腔内菌斑、牙石量少,牙龈外观基本正常。病程进展时可有牙龈红肿疼痛等炎症表现。

(3)X线特征:第1磨牙的近中、远中面有垂直性牙槽骨吸收。在切牙区一般为水平型骨吸收。

2.弥漫性牙周炎

(1)病变累及大部分牙齿。

(2)活动破坏期,病程进展迅速,有牙龈红肿、探诊出血等炎症表现,引起牙槽骨的严重破坏,甚至发展为脓肿形成或牙齿松动、脱落。在静止期,可存在很深的牙周袋,但外观接近正常。

(3)本病常伴有全身症状,如疲劳、体重下降、精神抑郁和纳差等。

(三)鉴别诊断

本病应与掌跖角化综合征相区别。掌跖角化综合征其特点是牙周组织严重破坏,早期炎症引起骨丧失及牙齿的脱落,同时有掌、脚底、膝及肘等部位皮肤过度角化和发生鳞癣。最早可见于4岁以前的儿童。

(四)治疗

1.局部治疗

(1)牙周袋内用过氧化氢溶液、氯己定等溶液冲洗。

(2)有菌斑、牙石者,应予清除。

2.全身治疗

(1)抗生素:四环素0.25 g,每日4次,连服2周;或螺旋霉素0.2 g,每日4次。

(2)维生素:维生素C、维生素A、D和多种维生素口服。

(3)手术治疗:包括根面平整、袋内壁刮治、牙龈翻瓣术等。

(五)护理与预防

(1)注意饮食营养,增加蛋白质。

(2)按摩牙龈,加强牙齿咀嚼活动。

三、侵袭性牙周炎

侵袭性牙周炎不仅临床和实验室检查明显不同于慢性牙周炎,而且相对少见。侵袭性牙周炎分局限型和广泛型两型。

(一)致病因素

侵袭性牙周炎病因尚未完全明了,目前认为是某些特定的微生物(如牙龈卟啉菌、中间普氏菌和放线杆菌)的感染,以及机体防御能力的缺陷(多数侵袭性牙周炎患者有中性多形核白细胞的趋化功能低下等全身因素)和(或)过度的炎症反应所致。吸烟、遗传等调节因素也起一定作用。

(二)临床表现和诊断

(1)局限型和广泛型侵袭性牙周炎的常见表现是:快速附着丧失和骨破坏,家族聚集倾向。

(2)通常的次要表现是:菌斑堆积量与牙周组织破坏的严重程度不相符;放线杆菌比例升高,有些人牙龈卟啉单胞菌比例升高;吞噬细胞异常,巨噬细胞呈过度反应型;附着丧失和牙槽骨吸收可能有自限性。

(3)发病迅速,发病率低,女性多于男性。

(4)局限型侵袭性牙周炎,青春期前后发病;对病原菌有高水平血清抗体反应;局限于切牙和第一磨牙,至少2颗恒牙有邻面附着丧失,其中1颗是第一磨牙,非第一磨牙和切牙的其他牙不超过2颗。

(5)广泛型侵袭性牙周炎,通常发生于30岁以下患者,但也可见于年龄更大者;对病原菌的血清抗体反应较弱;附着丧失和牙槽骨破坏呈明显的间歇性;广泛的邻面附着丧失,累及至少3颗非第一磨牙和切牙的恒牙。

(三)治疗原则

通常侵袭性牙周炎的治疗目标、方法与慢性牙周炎的治疗相似。

(1)强调早期诊断和彻底的龈上洁治,龈下刮治,根面平整,控制菌斑

(2)必要时调整咬合。

(3)必要时牙周手术。

(4)配合全身药物治疗,如四环素、阿莫西林和甲硝唑。服用六味地黄丸、固齿丸等以提高机体防御功能。

(5)定期复查,复查的间隔期缩短(3个月)。

(6)炎症控制,牙周袋变浅后,亦能考虑正畸,改善外观。

(7)治疗效果不佳时,要排除全身疾病和调整吸烟等危险因素。

(8)远期疗效取决于患者的依从性以及是否定期复查和复治。

(9)因发病机制复杂,对于未能完全控制的病例治疗目标是减缓疾病的进展。

第三节　牙周炎伴发病变

一、根分叉病变

根分叉病变是指任何类型的牙周炎的病变波及多根牙的根分叉区。以下颌第一磨牙的患病率最高。

（一）病因

（1）根分叉区是一个桥拱样结构，距釉牙骨质界近，一旦有牙周袋形成，病变易扩展到根分叉区；牙颈部有些发育时留下的釉珠，伸入根分叉区。

（2）菌斑仍是始动因素。根分叉处的菌斑和牙石非常难以彻底清除，这是病变持续损害、加重发展的重要环节。

（二）临床表现

根分叉病变必须依赖探诊及 X 线牙片来确定病变的范围和严重程度，可分为 4 度：①Ⅰ度：探查发现牙周袋深度已到达根分叉区，但根分叉的骨吸收不明显，X 线片上看不到骨质吸收。②Ⅱ度：根分叉区的骨吸收仅限于颊侧或舌侧或两侧均有，根分叉区的骨间隔仍存。X 线片示根分叉区牙周膜增宽或骨质密度略降低。③Ⅲ度：病变波及全部根分叉区，骨间隔已完全吸收，探针可贯通颊、舌侧，但牙龈仍覆盖根分叉区。X 线片示根分叉区牙槽骨间隔消失呈透射区。④Ⅳ度：牙龈退缩显露根分叉区，根间骨隔完全破坏。

（三）治疗原则

根分叉区的桥拱样根面与牙槽骨的凹坑状吸收均易于堆积菌斑、牙石，妨碍牙周刮除器械的工作，这给治疗带来相当的难度，对疗效有一定影响。通过一系列的治疗，能消除或改善因病变所造成的缺陷，形成一个有利于患者控制菌斑和长期保持疗效的局部形态，促进牙周组织新附着。

二、牙周-牙髓联合病变

牙周组织与牙髓组织即为近邻，在解剖结构上有许多交通，因此感染一经互相影响和扩散，导致牙周-牙髓联合病变。

（一）解剖特点

（1）侧支根管和副根管：除主根管外，有相当一部分牙齿在发育的过程中仍残存有许多侧支根管，以根尖 1/3 部为多见；在髓底附近，1/4～1/3 残余有副根管。因此，当牙周炎症进犯到根分叉或根尖 1/3 处时，牙髓受影响概率大大增加。

（2）根尖孔：是联系牙周组织与牙髓的主要通道，是炎症感染互相传播的窗口。

（3）牙本质小管：有 10% 的牙齿牙本质表面既无牙釉质又无牙骨质覆盖，牙本质小管贯穿整个牙本质区，对染料、细菌毒素、药物亦有双向渗透作用。

（二）临床类型

（1）牙髓病及治疗失误引起牙周病变：牙髓出现炎症或坏死以及根管壁侧穿，髓室或根管封入砷剂、甲酚甲醛，根尖的牙周组织亦表现为局部渗出增多，牙周膜增宽，甚至出现急性或慢性的根尖周组织脓肿，牙槽骨吸收，牙齿松动。X 线片上根尖区出现骨质吸收区即 X 线透射区。典型的呈"烧瓶形"。

（2）牙周病变引起牙髓病变：长期存在的牙周炎症，袋内细菌毒素持续地对牙髓造成的刺激和损害是不可忽视的。据报道，有半数以上的牙周病患牙的牙髓有炎症、钙化、变性或坏死。有的诱发慢性牙髓炎急性发作，表现为典型的急性牙髓炎症状。

（3）牙周病变与牙髓病变并存：指同一牙齿先前为各自独立的牙周病变与牙髓病变，严重时才互相融合。这种情况较少见。

(三)治疗原则

(1)由牙髓病变引起牙周病变,只需彻底治疗牙髓疾病,牙周疾病就能完全愈合。

(2)由牙周病变引起牙髓病变,在控制牙周菌斑感染,进行彻底的牙周综合治疗之前,应对患牙的牙髓去除并进行根管治疗。

三、牙周脓肿

牙周脓肿是牙周炎症发展到晚期经常出现的一个症状。

(一)病因

(1)牙周袋深,涉及多个根面;或袋口窄,袋内渗出物引流不畅。

(2)牙周洁治、刮治后未将刮除物冲洗去净,或操作不当,根管治疗意外穿髓底或根管侧穿。

(3)伴有机体抵抗力下降或有严重全身疾患,如糖尿病等。

(二)临床表现

急性牙周脓肿起病突然,患牙唇颊侧或舌侧牙龈形成椭圆形或半球状肿胀突起。牙龈发红、水肿,表面光亮,牙齿有"伸长感",叩痛明显。脓肿早期,搏动性跳痛明显;随着炎症的扩散,黏膜表面可扪及波动感,疼痛有所减轻。脓液流出后,肿胀减轻。期间,可伴有局部淋巴结肿大。慢性牙周脓肿一般无明显症状,患牙咀嚼有不适感,可有瘘管或长满肉芽组织的开口,挤压时有少许脓液流出。

慢性牙周脓肿与急性牙周脓肿是相互转化的。急性脓肿可由慢性牙周脓肿急性发作,而急性脓肿经自行破溃排脓或未及时治疗,可发展成为慢性牙周脓肿。

(三)治疗原则

(1)止痛、脓肿切开排脓引流。

(2)清除菌斑,刮净牙石,冲洗牙周袋,消炎抗感染。

(3)全身给予抗生素,必要时采用支持疗法。

(4)控制感染后施行牙周手术。

牙周脓肿与牙槽根尖胀肿的鉴别见表5-1。

表 5-1　牙周脓肿与牙槽根尖胀肿的鉴别

	牙周脓肿	牙槽根尖肿胀
脓肿部位	接近龈缘、局限于牙周壁	范围较弥散、中心位于颊沟附近,波及面部
疼痛及叩痛	相对较轻	相对较重
松动程度	松动明显、消肿后仍松	轻度松动
牙体损害	无/有	有
牙髓活力	有	降低/无
牙周袋	有	无
X线片检查	牙槽嵴有破坏	根尖周可有骨质破坏

四、牙周萎缩

全口或局部牙龈缘与牙槽骨同时退缩,牙根暴露,但无明显炎症和创伤者称为牙周萎缩。

牙周萎缩与年龄一致者,称为生理性萎缩、老年性萎缩。而远远早于年龄者,称早年性萎缩。因牙周组织的功能性刺激减少或缺乏造成萎缩者,称为废用性萎缩。过度的机械性刺激造成萎缩称机械性萎缩。亦可由牙周炎症治疗后以及牙周手术牙周组织炎症消退也会有牙龈退缩,牙根暴露。

(一)分类

1.老年性萎缩

是一种随着年龄增长,牙周组织随全身组织器官功能退化而发生的萎缩,属正常生理现象,并非病理状态。

2.早年性萎缩

发生于较年轻者,少见,局部无明显刺激因素,全口牙周均匀退缩,其原因不明。

3.废用性萎缩

通常因错位牙、对颌牙缺失未及时修复,严重牙体牙髓病或偏侧咀嚼等因素,患牙牙周组织的功能性刺激显著降低或缺乏。其特征为牙周膜变窄,牙周纤维数目减少,排列紊乱,牙槽骨骨质疏松,骨髓腔增大,骨小梁吸收。

4.机械性萎缩

机械性创伤:①牙刷的刷毛过粗过硬,顶端未经磨毛处理以及错误的横刷牙方式。②牙膏中摩擦剂颗粒过粗等。长期受其创伤,牙弓弯曲区,即尖牙,双尖牙部位因其牙体较突出,唇侧骨板薄,常受到机械摩擦而发生牙龈和牙槽骨的退缩。机械性压迫如不良修复体的卡环或基托边缘压迫牙龈,食物嵌塞,不良习惯等,可发生于个别牙或一侧牙齿。

(二)治疗原则

(1)注意口腔卫生,掌握正确的口腔清洁措施,正确使用牙刷、牙膏、牙线、牙签等。去除牙面菌斑、牙石,保持口腔清洁。

(2)纠正造成牙周萎缩的口腔局部原因,调磨牙齿,消除过大殆创伤力,解除食物嵌塞的原因,治疗牙体牙髓病,纠正偏侧咀嚼习惯。

(3)加强牙周组织生理刺激,坚持每天2~3次含漱,叩齿及牙龈按摩。

对于严重的牙龈退缩,牙根暴露而影响美观者,可制作义龈修复,以改善外观;对于个别牙的牙周病损,可采用牙周手术治疗。

第四节 牙龈病

一、菌斑性龈炎

菌斑性龈炎是仅与牙菌斑有关的牙龈炎,但无其他牙周组织的破坏。是牙龈病中最常见者,发病率高,几乎所有人在其一生中均可发生不同程度和不同范围的菌斑性龈炎。

(一)致病因素

龈缘处的牙菌斑是始动因子,而牙石、食物嵌塞、不良修复体等是促进菌斑滞留的因素,加重牙龈的炎症。

(二)临床表现与诊断

菌斑所致的牙龈炎一般无明显自觉症状,仅为刷牙或咬硬物时牙龈有出血,极少数有自发性出血。有些患者偶尔有牙龈局部痒、胀等不适。病损主要表现为牙龈颜色、形态、质地的改变,以及医生探查时牙龈出血等。

(1)正常牙龈色泽为粉红色,牙龈炎时牙龈呈红色或暗红,甚至可呈鲜红色或肉芽状增生。这是由于牙龈结缔组织内血管充血、增生所致。

(2)正常牙龈的外形为龈缘菲薄且紧贴牙面,附着龈表面有点彩。牙龈炎时龈缘变厚,不再紧贴牙面,龈乳头圆钝肥大,表面的点彩因组织水肿而消失。

(3)正常牙龈质地致密而坚韧,牙龈炎时牙龈变得松软脆弱,缺乏弹性。这是由于组织水肿和胶原的破坏所致。

(4)存在探诊出血(BOP)。健康的牙龈组织在刷牙和牙周探查时均不会引起牙龈出血。患龈炎时牙周探针轻触即出血,即探诊出血,这是诊断牙龈有无炎症的重要客观指标。

(5)与血液病(如白血病、血小板减少性紫癜、再生障碍性贫血等)及其他疾病(坏死性龈炎、艾滋病相关龈炎等)引起的牙龈出血不同的是,龈炎引起的牙龈出血很少为自动出血,一般也能自行止住,局部治疗效果佳。可由此进行鉴别诊断。

(三)治疗原则

(1)对患者进行口腔健康教育,包括介绍菌斑控制与龈炎的关系,龈炎的早诊断、早治疗和定期维护的重要性,并针对个人情况进行口腔卫生指导,如正确的刷牙方法、如何使用牙线控制邻面的牙菌斑。

(2)牙面的清洁,如龈上洁治清除龈上菌斑和牙石及龈下刮治和根面平整清除龈下的菌斑和牙石。

(3)龈上和龈下清除菌斑效果不佳时,可使用抗微生物和抗菌斑的制剂(如 1%～3% 的过氧化氢溶液冲洗龈沟,碘制剂龈沟内上药,氯己定含漱等),以增强口腔卫生措施的效果。

(4)改正菌斑滞留的因素,如:修改不良的修复体(充填体悬突、修复体边缘不密合、邻牙无接触关系)和不良的固定或可摘局部义齿,治疗龋坏牙和矫正错位的牙齿。

(5)疗效的维护:除了坚持不懈地进行菌斑控制外,还应定期(6～12 个月)进行复查和洁治,这样才能保持疗效,防止复发。

二、青春期龈炎

青春期龈炎是指发生于青春期少年的慢性非特异性牙龈炎,也是菌斑性牙龈病,但是受全身因素影响,与青春期内分泌变化有关。

(一)致病因素

1.口腔局部因素

菌斑和牙石仍是最主要的致病因素。青春期的少年正处于替牙期,因此替牙部位和牙齿排列不齐部位,以及口呼吸习惯和戴用各种正畸矫治器等均为菌斑的滞留提供了条件。同时,该年龄段的孩子不易坚持良好的口腔卫生习惯,也是青春期龈炎发生的重要因素。

2.全身的内分泌因素

青春期内分泌(性激素)的变化明显,牙龈是性激素的靶器官,因此随着内分泌的变化,牙龈组织对局部刺激因素产生更加明显的炎症反应。

(二)临床表现和诊断

(1)多见于青春期少年,一般无明显症状,或有刷牙、咬硬物时牙龈出血及口气加重。

(2)前牙唇侧的牙龈缘及牙龈乳头呈球状突起和肿胀,牙龈颜色暗红、光亮、质地软、探诊易出血等龈炎表现。

(3)根据患者处于青春期,局部有致病因素,且相对于致病因素而言牙龈炎症较重,从而进行诊断。

(三)治疗原则

(1)进行口腔卫生指导的同时,施行龈上洁治术,彻底清除菌斑和牙石,并可配合应用龈袋冲洗、袋内上药和含漱剂漱口,一般就可痊愈。病程长和过度肥大增生者需手术切除。

(2)若局部和全身因素依然存在,青春期龈炎虽经治疗仍可复发。因此,教会患者掌握正确的刷牙方法、养成控制菌斑的良好习惯以及定期复查,是防止复发的关键。青春期过后,去除局部因素,炎症程度可消退或缓解。

(3)特殊患者应有相应的预防措施。如正畸患者,首先正畸前应治愈龈炎,矫正器的设计应不影响牙龈且易于患者控制菌斑,同时在整个矫正过程中应定期做牙周检查和治疗。

三、妊娠期龈炎

妊娠期龈炎是指妇女妊娠期间,由于女性激素水平升高,而使原有牙龈的炎症加重或形成炎性的妊娠期龈瘤,故称为"妊娠期龈炎",而非"妊娠性龈炎"。发生率报告不一,约在38%～100%之间,口腔卫生良好者发生率低。

(一)致病因素

1.口腔局部因素

菌斑、牙石的堆积,多在妊娠前已发生,即妊娠前已有菌斑所致的龈炎。但妊娠时龈沟内细菌的成分也有变化,如牙菌斑中的中间普氏菌明显增多,成为优势菌。另外,妊娠后由于女性激素的变化使牙龈对局部刺激物更加敏感,加重了原有的病变。

2.全身的内分泌因素

如果没有局部菌斑、牙石的存在,妊娠本身并不会引起牙龈的炎症。但妊娠时由于血液中女性激素(特别是孕酮)水平的增高,牙龈作为女性激素的靶器官,牙龈的毛细血管扩张充血,血管的通透性增加,而使牙龈内炎症细胞和液体渗出量增加,从而加重了牙龈的局部炎症反应。

(二)临床表现和诊断

(1)孕妇在妊娠前患有龈炎,妊娠2～3个月后开始出现明显的牙龈炎症状,至8个月时达高峰。分娩后2个月左右,牙龈炎症可缓解,消退到妊娠前水平。

(2)妊娠期龈炎多发生于前牙区或全口牙龈,龈乳头呈鲜红或紫红色、质地松软、光亮、易出血。患者一般无明显不适,多因为牙龈出血而就诊。

(3)妊娠期龈瘤发生于牙间乳头,色鲜红光亮或呈暗紫色,瘤体常呈扁圆形,质地松软,有蒂或无蒂,有的瘤体呈小的分叶状。发生率约1.8%～5%,一般发生于妊娠第4～6个月。患者无疼痛等不适,常因牙龈出血或妨碍进食而就诊。妊娠瘤随着妊娠月份的递增而增大,分娩后能自行逐渐缩小,但多不能完全消失。仍需去除局部刺激物或进行牙周手术。

(4)诊断:育龄期妇女有牙龈鲜红、水肿、肥大且极易出血者,应注意询问月经史,以便诊断。文献报告长期服用口服避孕药的妇女也可有类似的牙龈。另有研究表明,牙周炎的女性患者(特别是重度牙周炎)发生早产和低出生体重儿的危险性增高。

(三)治疗原则

(1)去除局部刺激因素,加强口腔卫生宣教,如教会患者控制菌斑。进行龈上洁治时,应操作轻柔、仔细,尽量减少出血,可分次分区进行。

(2)对妨碍进食的妊娠瘤在妊娠4~6个月可行妊娠瘤切除术。

(3)理想的预防措施是在妊娠前治疗牙龈炎和牙周炎,并接受口腔卫生指导。

(4)对怀孕的牙周炎患者,进行牙周感染可能对妊娠结果不利的健康教育,同时根据妊娠月份,酌情进行牙周治疗和健康促进。

四、牙龈肥大

牙龈肥大是某些不同病因病理变化所致牙龈疾病的常见体征,而非独立疾病。

(一)病因

(1)炎症性肥大:主要因口腔卫生不佳、菌斑、牙石堆积等不良刺激引起。亦可见于口呼吸、牙齿错位拥挤、不良修复体、长期食物嵌塞等。

(2)药物性牙龈增生:多由于长期服用苯妥英钠。或因于环胞霉素、硝苯吡啶。

(3)全身因素:妊娠期、青春期、白血病患者、维生素C缺乏等。

(二)诊断要点

(1)龈缘及龈乳头肥厚、增大,甚则龈乳头呈球形,相邻之间出现假性龈裂。

(2)肥大的牙龈可覆盖牙冠,造成假性牙周袋。

(3)炎性肥大牙龈深红或暗红,松软光亮,易出血;妊娠性牙龈增生以牙间乳头最明显,色鲜红,极易出血。

(4)药物性牙龈增生牙龈表面呈桑葚状,质地坚实,呈淡粉红色,无出血倾向。

(三)治疗

(1)病因治疗:包括清除牙石、纠正口呼吸等不良习惯,改正不良修复体及设计不合理的矫正器。

(2)牙龈切除术:适应于牙龈纤维性增生。

(四)护理与预防

(1)保持口腔卫生。

(2)按摩牙龈。

(3)纠正局部不良因素刺激,积极治疗全身疾病。

五、坏死性龈炎

又名急性坏死溃疡性牙龈炎,奋森氏龈炎。

(一)病因

由于口腔局部或全身抵抗力下降,口腔内原有的致病菌梭状杆菌和螺旋体混合感染所致。

（二）诊断要点

（1）有特异的腐败性恶臭。龈缘被覆灰褐色假膜，易渗血，龈乳头呈刀切状。

（2）血性流涎明显，相应淋巴结肿大，有压痛，伴不同程度发热。

（3）直接涂片可见到大量梭形杆菌与奋森螺旋体。

（三）治疗

1.全身治疗

（1）抗菌消炎：口服灭滴灵 200 mg，每日 3 次。或肌内注射青霉素。

（2）补充维生素 C、复合维生素 B 等。

2.局部治疗

（1）0.1％高锰酸钾液或 3％过氧化氢溶液含漱或洗涤。

（2）口含 0.25％金霉素液，每日数次。

（四）护理与预防

（1）患者生活用具严格消毒。

（2）宜食用高蛋白、易消化食物。

（3）忌烟、酒及辛辣刺激食物。

（4）注意口腔卫生。

六、牙间乳头炎

本病指局限于牙间乳头的非特异性炎症。

（一）病因

因牙间乳头受到机械或化学性刺激所致。

（二）诊断要点

（1）龈乳头红肿、探触及吮吸时易出血，并有疼痛，可有自发胀痛。

（2）检查可见龈乳头鲜红肿胀，轻叩痛。

（三）治疗

（1）除去牙间隙异物，用 1％～3％过氧化氢溶液冲洗，涂以复方碘液。

（2）疼痛剧烈者，可用 0.5％～2％普鲁卡因液 1～2 mL 在患牙龈颊沟处局部封闭。

（3）酌情予以抗生素或磺胺药。

（4）急性炎症控制后，应予病因治疗，以消除不良刺激。

七、白血病龈病损

白血病的龈病损是白血病在口腔牙龈的表征。某些白血病患者以牙龈肿胀和牙龈出血为首发症状，因此根据口腔病损的早期诊断应引起高度重视。

（一）致病因素

白血病的确切病因至今不明，牙龈病损为病变白细胞大量浸润所致，结缔组织水肿变性，胶原纤维被幼稚白细胞所取代。毛细血管扩张，血管腔内可见白细胞形成栓塞，并可见组织坏死，并非牙龈结缔组织本身的增生。

（二）临床表现

（1）起病较急，乏力，不同程度发热，有贫血及皮下和黏膜自发性出血现象。

(2)牙龈肿大,外形不规则呈结节状,颜色暗红或苍白。

(3)牙龈可坏死、溃疡,伴自发痛,口臭,牙齿松动。

(4)牙龈和黏膜自发性出血(与牙龈炎症不同),且不易止住。

(5)菌斑大量堆积,多伴牙龈炎症。

(6)局部和全身的淋巴结可肿大。

(7)细胞分析及血涂片可见白细胞数目和形态的异常,骨髓检查可明确诊断。

(三)治疗原则

(1)内科(血液)确诊,口腔治疗是配合血液科医生治疗。

(2)切忌牙龈手术和活体组织检查。

(3)牙龈出血以保守治疗为主,压迫止血(如牙周塞治剂),局部可用止血药(如云南白药)。

(4)如全身情况允许可进行简单的口腔局部洁治。

(5)口腔卫生指导,加强口腔护理。

第五节　牙周病的治疗计划

在对牙周病明确诊断并作出相应预后判断之后,应制订出治疗计划,以便按计划有次序地进行系统性治疗。在制订治疗计划的过程中,应有明确的总体目标,即治疗后患者的牙周组织和全身状况所要达到的水平,并使之一直保持健康状态。

牙周治疗最终目标是创造一个在健康牙周组织的条件下能行使良好功能的牙列。它包含下列各个方面:①有效地清除和控制菌斑及其他局部致病因子。②消除炎症及其导致的不适、出血、疼痛等症状。③使牙周支持组织的破坏停止,促使组织不同程度的修复和再生。④恢复牙周组织的生理形态,以利于菌斑控制。⑤重建有稳定的良好功能的牙列。⑥满足美观方面的需求。为达到这些目标,需要制订一个采用多种手段、有序的治疗计划,其实施是一个比较长期的过程。

牙周病具有个体特异性和牙位特异性。每位患者的病情表现和进展情况不同,各个牙的病变程度不同,局部的条件也不同(如牙的解剖形态、𬌗关系等),所需治疗的难度和疗效也不同(如有的患者需要拔牙、修复牙列)。因此,牙周治疗计划应是针对不同患者而单独设计的个性化方案,其治疗内容和项目多少是因人而异的。

牙周病是慢性过程,如治疗不彻底或有效的治疗后不进行定期的维护治疗,牙面上很快会重新堆积菌斑,龈下菌群在数周至数月内就回到治疗前水平,病情会复发和加重。因此,治疗计划和目标应注重长期疗效,而不是短期内某些症状的消失或改善;更应注重患者整体牙列病情的稳定以及功能、美观的保持,而不是只着眼于追求个别患牙的保留和保存牙的数目。

一、牙周病治疗的总体目标

(一)控制菌斑和消除炎症

菌斑是牙周病发生的始动因子,细菌及其毒性产物可引发牙龈的炎症和肿胀,并可进一步发展成为牙周炎,使牙周组织破坏。菌斑即使被除去,也还会不断地在牙面重新形成,并且随时间而变化,逐渐成熟,甚至矿化成牙石,使得越来越难以去除。因此,牙周炎患者必须重视菌斑的控制,应当每天持之以恒地彻底地清除或减少菌斑的形成,才能消除牙周炎症及其所导致的不适、出血等症状,使牙周破坏停止,并能防止治疗后的复发,长期保持牙周的健康状态。

(二)恢复牙周组织的功能

1.恢复或提高自然牙的咀嚼效能

自然牙的炎症消除后,咀嚼功能多可恢复或有所提高。

2.修复缺牙

若牙列有缺失,不但影响咬合功能,且易加重余留牙的负担而加重咬合创伤,还可因邻牙倾斜、移位等造成新的创伤,因此缺失牙应及时修复以恢复功能。

3.调整咬合关系

正常的咬合关系是牙周健康所不可缺少的功能性生理刺激,调𬌗、正畸及松动牙固定等,有助于获得合适的咬合关系,以恢复咬合功能。

4.纠正不良咬合习惯

夜磨牙、紧咬牙等不但加重了牙周组织的负担,还可造成咬合创伤,因此必须予以纠正。

(三)恢复牙周组织的生理形态

1.牙龈和骨组织

因牙周组织的炎症和破坏所造成的病损如牙周袋、骨缺损、龈退缩、牙松动移位等,牙龈外形的不正常如附着龈过窄、牙龈退缩或系带过短等,需要通过一系列的治疗(包括牙周手术)来加以纠正,以恢复牙龈及骨的生理性外形,才有利于维持牙周组织的健康和满足美观的要求。

2.牙齿及邻接关系

如充填龋洞、纠正修复体的边缘悬突、恢复边缘嵴及邻面接触点等以消除食物嵌塞并有利于菌斑控制。

(四)维持长期疗效、防止复发

牙周治疗计划执行过程中,对患者进行反复细致的、有针对性的口腔卫生指导,坚持自我控制菌斑,并劝其戒烟、定期复查、复治等使疗效得以巩固,以求长期或终生保存牙齿。

二、治疗程序

由于牙周病(特别是牙周炎)的治疗是采用多个方面、多种方法且需要一个较长时间才能完成一个阶段的治疗,因此在安排治疗内容时应有一定的次序,在治疗开始前先制订治疗计划,按计划分先后次序进行治疗;并且,在实践中根据每次复诊的检查状况还需要进行调整。首先应消除局部刺激因素和控制菌斑,当局部炎症基本消除以后,才能进行后续的治疗。

治疗程序一般分 4 个阶段。

(一)第一阶段——基础治疗(initial therapy)

本阶段的目的在于首先帮助和指导患者建立起正确的口腔健康意识,并培养和掌握正确的口腔保健措施。运用牙周病常规的治疗方法消除致病因素,控制牙龈炎症。此阶段亦称病因治疗(cause related therapy)。

(1)教育并指导患者自我控制菌斑的方法,如建立正确的刷牙方法和习惯,使用牙线、牙签、间隙刷等辅助工具保持口腔卫生等。

（2）施行洁治术、根面平整术以消除龈上和龈下菌斑、牙石。

（3）消除菌斑滞留因素及其他局部刺激因素，如充填龋洞、改正不良修复体、治疗食物嵌塞等，还应做必要的牙髓治疗、纠正口呼吸习惯等。

（4）拔除无保留价值或预后极差的患牙，对不利于将来修复治疗的患牙也应在适当时机拔除。

（5）在炎症控制后进行必要的咬合调整，以建立平衡的咬合关系，必要时可做暂时性的松牙固定。有些牙周炎患牙在炎症消除后，牙齿位置能有轻度的自行调整，故除非很明确且严重的𬌗创伤，一般的调𬌗治疗应在炎症消退后进行。

（6）药物治疗：有明显的急性炎症以及对某些重症患者可辅佐以药物短期治疗；在经上述治疗特别是消除菌斑、牙石等局部刺激物后，如果病情仍改善不显著，还可服用补肾固齿的中成药或汤剂等。也可在刮治后进行袋内冲洗并置入抗菌药物，并给以漱口剂。临床研究显示，龈下刮治加局部使用抗菌药物可在一定程度上提高疗效、减少复发。对于侵袭性牙周炎和某些重度牙周炎患者，在基础治疗时适当使用抗生素能明显改善疗效。

（7）发现和尽可能纠正全身性或环境因素，如吸烟、用药情况、全身病的控制等。在第一阶段治疗结束后的4～6周，应复诊再评估前一阶段疗效，一是看下一步还需何种治疗；二是观察患者对治疗反应；三是了解依从性。同时，还应进一步了解患者全身情况、危险因素的改变状况，如对糖尿病等疾病的控制效果、吸烟者是否已戒烟、自我控制菌斑情况如何等；据此决定下一阶段治疗计划。因此，基础治疗阶段的时间较长，并需多次反复评估疗效。

（二）第二阶段——牙周手术治疗（periodontal surgery）

在第一阶段治疗结束后的4周内，牙龈的炎症应已基本消退。一般在基础治疗后1～3个月时对牙周情况（包括袋深度、牙石菌斑控制情况、牙槽骨形态、牙松动度等）进行全面再评估（reevaluation）。此时，如果仍有5 mm以上的牙周袋，且探诊仍有出血，或牙龈及骨形态不良、膜龈关系不正常时，则一般均须进行手术治疗。其目的是为了能在直视下进行彻底的根面平整和清除感染组织，而且可以纠正牙龈及骨的外形，植入自体骨或骨替代材料以及生物膜以期获得牙周组织的再生。手术主要包括下列内容。

1.翻瓣术（flap surgery）

翻瓣术是最常用、最基本的牙周手术，将袋内壁切除并翻开黏膜骨膜瓣，在直视下进行根面及软组织清创，然后将瓣复位缝合，以使牙周袋变浅或消除。在翻瓣术的同时还可进行牙槽骨成形或植骨，以恢复牙周组织的生理形态和功能。

2.植骨术（bone graft）

在根分叉病变或垂直型骨吸收处，通过移植自体骨、异体骨或骨替代品达到牙槽骨病损的修复（bone fill）。

3.引导性组织再生术（guided tissue regeneration，GTR）

引导性组织再生术是在常规翻瓣手术清创的基础上，通过植入生物屏障膜材料，选择性保证和促进再生性牙周细胞能优先贴附根面生长；使原已暴露在牙周袋中的病变牙根面上形成新附着，即牙周组织的再生，形成新的牙骨质、牙槽骨和牙周膜。若能同时进行植骨术，其疗效一般优于单独引导性组织再生或植骨术。

4.膜龈手术

膜龈手术是用以改正附着龈过窄、牙龈退缩及唇、颊系带附着位置不佳等的手术,以巩固牙周治疗效果和解决美观问题。

5.牙种植术

用外科手段将人工牙根植入牙槽骨内,以支持其上部结构的义齿修复体。临床研究表明,牙种植术对于缺牙患者,尤其是无牙殆者,能够解决总义齿固位不良,而且更理想地恢复功能、语言和美观。但种植术必须在全口牙周炎症得到控制的条件下施行。

(三)第三阶段——修复治疗阶段(restorative therapy)

修复治疗虽不属于牙周病学的内容,但它是牙周炎治疗程序中重要的组成部分,特别是永久性的修复治疗以及在修复缺牙的同时固定余留的松动牙。一般在牙周手术后2～3个月开始进行。此时牙龈的外形和龈缘位置已基本稳定,可进行永久性固定修复或可摘式义齿修复,必要时可同时固定松动牙。对于牙排列不齐或错殆者,也可进行正畸治疗,以建立稳定的平衡殆。

(四)第四阶段——牙周支持治疗(supportive periodontal therapy,SPT)

也称牙周维护治疗(periodontal maintenance),这是正规的牙周系统性治疗计划中不可缺少的部分,它是牙周疗效得以长期保持的先决条件。从第一阶段治疗开始,无论后续治疗内容有多少、是否需要手术和修复治疗,牙周维护治疗即应开始。其内容包括:

1.定期复查

根据患者剩余牙的病情以及菌斑控制的好坏,确定复查的间隔期,治疗刚结束时,复查应稍勤些,如1～2个月,以了解疗效保持情况。若病情稳定后,可酌情延长间隔期。复查时间应根据每位患者的情况而确定。一般每3～6个月复查一次,约一年左右摄X线片,监测和比较牙槽骨的变化。

2.复查内容

检查患者菌斑控制情况及软垢、牙石量,牙龈炎症(探诊后有无出血)及牙周袋深度、附着水平,牙槽骨高度、密度及形态,咬合情况及功能、牙松动度,危险因素(包括生物学因素和社会因素等)的控制情况等。

3.复治

根据复查发现的问题制订治疗计划并进行治疗,并针对患者在执行口腔卫生措施中存在的问题给以指导。

以上四个阶段的治疗计划视每位患者的具体情况而定,第一和第四两个阶段的内容对每位患者都是必需的,而第二和第三阶段的内容则酌情安排。

牙周病总的治疗计划由医师设计,但是能否被采纳取决于患者对疾病的认识、经济条件等诸多因素。因此,需要向患者解释病情、治疗计划的目的、意义及所做治疗的内容,并提供1～2个方案供患者选择和考虑,经医患共同讨论确定最终的治疗计划。牙周治疗所需的时间较长,一般需数月,在初期诊断、治疗中期、牙周维护期等不同阶段的具体内容可能需要进行调整,要考虑致病因素去除的程度和有效性、患者的治疗意愿和预期、牙周基础治疗后的效果等综合判断;只有双方配合、坚持治疗才能取得理想的效果。

总之,牙周炎治疗的成功与否,一方面在于有周密正确的治疗计划和医师精湛、细致的治疗技术,另一方面要求患者的认真配合和持之以恒的自我控制菌斑,两者缺一不可,否则任何治疗均不能维持长久的疗效。

三、牙周治疗中应控制医院内感染

口腔是多菌的环境,在牙周病损区更有大量具有较强致病毒力的微生物,牙周病的治疗是一种有创治疗,因此,无论是牙周基础治疗还是手术治疗过程,医师除接触患者的唾液、菌斑以外,还有血液和龈沟液。我国人群中乙型肝炎病毒的携带者约占 10%,近年来一些性传播疾病(如艾滋病、尖锐湿疣、梅毒等)也有明显增多的趋势,如果患者是携带者,则这些病原体可能传给医务人员,并通过其他途径传播给其他患者或医务人员,这种交叉感染是医院内感染中的重要内容之一,近年来已受到越来越多的重视,我国卫生部早在 1986 年已将医院内感染的控制列为医院分级管理的一个重要指标。

医院感染的传播途径有:①直接接触病损、血液、体液等;②吸入含致病菌的气雾或飞溅物(如血液、唾液等);③间接接触(污染的器械、手、综合治疗台等传染媒体);④手机供水管道中的存水反流入口中。上述途径在牙周治疗中都可能出现,医务人员应遵照临床诊疗常规要求采取严格、有效的无菌操作措施予以防范,并在一旦出现意外感染时能正确处理。

牙周诊室控制感染的特点及原则如下。

(一)病史采集及必要的检查

重视询问患者有无全身疾病,尤其是传染性疾病,如肝炎、结核等。由于有些慢性传染性疾病不可能通过问诊或口腔检查确定,因此应按"一致对待"(universal precaution)原则,即假定每位患者均有血源性传播的感染性疾病,在诊治过程中一律按严格的防交叉感染原则进行,必要时做有关的化验检查,以便决定其恰当的治疗程序、操作技术、治疗场所,并采取相应的防范措施。

(二)治疗器械的消毒

根据治疗过程中涉及牙周组织的范围及深度,可将牙周治疗器械分类并分别采用不同的消毒方法。对穿透软组织或接触骨组织的器械如注射器针头、牙周手术包内的器械、牙周洁治器、刮治器等,会接触血液,必须经灭菌处理。对口镜、镊子、探针、手机等只接触黏膜表面的器材,可采用灭菌或化学消毒等高效消毒法。对使用过的器械应及时用流动水彻底清洗,有条件的医院应当使用加酶洗液清洗,对结构复杂、缝隙多的器械,应当采用超声清洗,再用流动水冲洗干净,干燥后,再按器械的性质和要求进行高压灭菌或其他消毒方法。对某些不能用高压灭菌或气体消毒的较大型设备如综合治疗台表面等,则需用可靠的消毒剂进行表面擦拭。尽可能使用可高压消毒的治疗用手机,并严格做到一人一机使用。

(三)保护性屏障

医师在治疗过程中,尤其在使用超声波洁牙机和手机磨光牙面时,应使用防护性屏障,如口罩、帽子、防护眼镜、面罩、手套、工作服等,避免和减少接触病原菌。在治疗过程中,污染的手套不得任意触摸周围的物品,治疗结束后应清洗手套上的血污后再摘除手套,书写病历等。有条件者,应尽量使用已消毒的一次性用品(如手套、口罩、帽子等)。

尽量使用脚控开关来调节治疗椅,对于照明灯扶手、开关等则可用一次性包裹物覆盖。一次性器械及覆盖物在用毕后应妥善、单独回收,统一销毁。

(四)减少治疗椅周围空气中的细菌量

在超声波洁牙、磨光牙面、甚至在向患者示范使用牙线等过程中,都可能使细菌、血液、唾液飞溅。有人报告,在诊椅周围的 60 cm 直径范围内,器械、空气等均有明显的污染。因此,在开始治疗前应尽量减少患者口中的细菌数量,可用 1%～3% 过氧化氢、0.12% 氯己定液等消炎含漱液鼓漱 1 分钟,可大大减少超声波洁治时的气雾污染。诊室内应有良好的通风,工作人员不要在诊室内饮水和进食。

(五)治疗台水管系统的消毒

1985 年以前,所有综合治疗台的管道系统没有阻止水回流的装置,手机中残存的水和细菌可进入水管系统,形成生物膜。从这种污染的管道系统流出的冷却水中可能含有高达 100 万 CFU/mL 的致病或不致病的微生物。近年来,虽有安装防回吸阀和可高压消毒的手机问世,但在目前条件下,仍应采取必要的措施,即在每位患者治疗结束后,再空放水 30 秒,以冲净手机中残存的细菌及液体,在每天开始工作前再冲水 1 分钟至数分钟。国外建议超声波洁牙机使用单独的净水储水器,并每周用 1:10 的次氯酸钠液冲洗储水系统,随后立即用蒸馏水冲洗。总之,为了保护患者的利益和医务人员的安全,在实施牙周治疗过程中,必须严格遵守控制医院感染的原则,使病原微生物的扩散和环境的污染降低到最小的程度。

第六节　牙周病的药物治疗

牙周病是多因素疾病,其病因和发病机制十分复杂。已有的研究表明:牙菌斑中的细菌及其产物是牙周病的始动因子,其他的一些局部因素及宿主的防御反应也对牙周病的发生发展产生重要影响;对牙周病病因及发生、发展规律的深入了解,使我们有可能采用化学物质去清除致病因子或阻断牙周病的病理过程,以达到治疗牙周病的目的。

一、牙周病药物治疗的种类及目的

(一)针对病原微生物的药物治疗

牙周疾病的治疗,若能从病原因子的层面阻断疾病的发生发展,是最为理想的方法。菌斑微生物是牙周病的始动因子,清除牙菌斑,防止或减缓菌斑的再聚集是治疗牙周病、防止其复发的主要途径。机械的方法去除牙菌斑是目前应用最为广泛、最行之有效的治疗牙周病的方法。但是,由于以下原因,还需要使用抗菌药物作为洁治术和刮治术的补充治疗。

(1)全身用抗菌药物作为洁治术和刮治术的补充,可使临床附着水平得到改善。

(2)牙周病变存在一些器械不易到达的感染部位:某些重度牙周炎患者的深牙周袋、窄而深的骨下袋以及后牙根分叉区病变等,由于器械难以达到感染的最深处,不能彻底清除患处的菌斑细菌,炎症和牙槽骨的吸收仍不能控制。

(3)微生物可侵入牙周组织:炎症过程中,牙周袋内壁上皮经常会出现溃疡和糜烂,使细菌可能侵入牙周组织。单纯采用龈下刮治的方法,难以清除已侵入组织内的细菌。

(4)口腔内其他部位的微生物可再定植于牙周袋 口腔环境中存在着大量的微生物,特别

113

是定植于舌背、颊黏膜及扁桃体等处的病原菌,容易在牙周袋内再定植,导致疾病的复发。

(5)巩固疗效、防止复发:对一些牙周病的易感者,完成洁治和刮治术后,在牙周袋内施用抗菌药物,可巩固疗效,防止复发。

(6)牙周组织的急性感染:急性坏死性溃疡性龈炎、多发性龈脓肿及多发性牙周脓肿等急性感染,可在应急处理的基础上,视病情需要给予全身或局部的药物治疗,待急性炎症缓解后,再行彻底的洁刮治术。

(7)伴有某些全身性疾病的患者:如伴有糖尿病、HIV感染、风湿性心脏病等的患者,需在进行全面牙周检查和洁治、刮治术之前或同时使用抗菌药物,以控制感染和预防并发症。此类体弱的患者中,有部分经过药物辅助治疗后,可使炎症控制良好,免去了牙周手术的必要性。

(8)暂时不能行使口腔卫生措施者:对因某些原因如口腔内手术后,暂时不能行使口腔卫生措施者,可给予化学制剂含漱,预防或减少菌斑的形成,有利组织愈合。然而,牙菌斑是不断形成的,用化学药物控制菌斑只能起辅助作用,或只能在某些条件下使用,不宜长期依赖药物。

(二)调节宿主防御功能的药物治疗

牙周病的发生,不仅与致病微生物有关,也与宿主对微生物的免疫反应过程和防御功能有关。能否通过化学药物的使用,调节宿主的防御功能,阻断疾病的发展,达到治疗牙周病的目的? 这是当前牙周病学研究的热点之一,并有一些研究得出了正面的结果;但目前尚缺乏临床上有说服力的、长期疗效的证据。基于对牙周病病因及发病机制的认识水平,可以从以下一些环节对宿主的防御功能进行调节:①宿主的免疫和炎症反应。②基质金属蛋白酶的产生。③花生四烯酸的代谢产物。④牙槽骨的吸收。

二、牙周病药物治疗的原则

药物治疗是基础治疗和手术治疗的一种辅助手段,为了避免药物滥用,在牙周药物治疗过程中应遵循以下原则。

(一)遵循循证医学的原则、合理使用药物

循证医学的观点认为,临床医师对患者的治疗决策,都应该以当前最佳的科学证据为基础,根据这一原则来考虑是否使用药物治疗及选择适当的药物。一般情况下,牙龈炎和轻、中度的牙周炎不应使用抗菌药物,彻底的洁治和刮治可使牙龈炎痊愈,也可使大多数的牙周炎得到控制。

(二)用药前应清除菌斑、牙石

进行抗菌药物治疗前或治疗的同时,必须尽量彻底地清除菌斑牙石,"搅乱"生物膜的结构,使药物作用于残余的细菌,达到辅助治疗的目的。药物治疗应主要用于那些对常规牙周治疗反应不佳的患者,必要时可以选择联合用药。

(三)有针对性地用药

在使用抗菌药物治疗前,应尽量作细菌学检查及药敏试验,以便有针对性地选择窄谱的抗菌药物,以减少对口腔微生态环境的干扰。并在用药后继续进行细菌学检查,以观察细菌的变化,指导临床用药。

(四)尽量采用局部给药途径

对抗菌类药物,尽量采用局部给药方式,以避免和减少耐药菌株和毒副作用的产生。刘于

那些用于全身严重感染的强效抗菌药物,尽量不用于治疗牙周炎,以保护这些药物的有效性。

三、牙周病的全身药物治疗

治疗牙周病的全身药物主要包括抗菌类药物、非甾体类抗炎药以及中药等,口服给药是临床上常用的方法。

(一)抗菌药物的全身应用

全身应用抗菌药物作为机械性清除菌斑细菌的辅助疗法,具有明显的优点,但缺点也不可忽视。

1.优点

(1)药物作用可达深牙周袋的底部及根分叉等器械难以达到的区域,有助于清除这些部位的细菌。

(2)可杀灭侵入牙周袋壁的微生物。

(3)可清除口腔中牙周生态系以外的病原微生物,如舌背、扁桃体及颊黏膜等处的伴放线聚集杆菌和牙龈卟啉单胞菌等,防止病原菌在牙周袋内再定植。

2.缺点

(1)全身用药后,到达牙周袋内的药物浓度相对较低。

(2)易诱导耐药菌株的产生。

(3)易产生不良反应,如胃肠道反应、全身变态反应等。

(4)大剂量、长时间的全身使用抗菌药物,易引起菌群失调,造成叠加感染,如白色念珠菌感染等。

(5)有些患者不易坚持按医嘱服药,影响疗效。

3.常用的抗菌药物

(1)硝基咪唑类药物:是常用的治疗厌氧菌感染的药物。该类药物的第一代产品甲硝唑,又名灭滴灵,最初被用于治疗滴虫性阴道炎。1962 年,Shinn 首先报道在用甲硝唑治疗阴道炎时意外地发现对患者的坏死性溃疡性龈炎也有效,随后,逐渐应用于牙周病的治疗。甲硝唑能有效地杀灭牙龈卟啉单胞菌、中间普氏菌、具核梭杆菌、螺旋体及消化链球菌等,对由这些细菌引起的牙周炎和坏死性溃疡性龈炎具有良好的治疗效果,能显著减少牙菌斑中的螺旋体、梭杆菌等,改善牙龈出血、牙周袋溢脓等症状,对 HIV 相关性牙周炎急性期症状的控制有效。甲硝唑是一种高效价廉、能杀灭专性厌氧菌的药物,不易引起菌群失调,也不易产生耐药菌株,它与大多数常用的抗生素无配伍禁忌。甲硝唑对兼性厌氧菌微需氧菌感染无效,但可与其他药物如阿莫西林、螺旋霉素或四环素等联合使用,治疗由伴放线聚集杆菌(微需氧菌)感染所致的侵袭性牙周炎和难治性牙周炎等。该药无明显的毒副作用,部分患者可出现恶心、胃肠道不适等症状,偶有发生腹泻、皮疹、口内金属异味等不良反应。长期服用可能出现一过性白细胞减少、周围性神经病变等。有报道大剂量使用可能有致癌、致畸的倾向,故妊娠或哺乳期的妇女禁用;因其大部分由肾脏排出,故有血液疾病或肾功能不全者慎用。服药期间宜忌酒,因其能抑制乙醇代谢。用法:治疗牙周炎的常规用量为每次口服 200 mg,一天 3~4 次,连续服用 5~7 天为一个疗程。

替硝唑(tinidazole)也是咪唑衍生物,与甲硝唑相比,它具有疗效更高、半衰期更长、疗程更短的优点,但其不良反应的发生率也较高。主要不良反应仍是胃肠道不适、头痛等,与甲硝唑相似。用法:口服首日顿服 2 g,以后每天 2 次,每次 0.5 g,连续服用 3～4 天为一疗程。

奥硝唑(ornidazole,ONZ)是继甲硝唑、替硝唑之后的第三代硝基咪唑衍生物。其抗菌活性较强,抗菌谱与前两代产品基本相似,对于甲硝唑的耐药菌株有较好的抗菌作用;不良反应发生率低且症状轻微,一般表现为头晕和胃肠不适。由于上述优点,奥硝唑逐渐取代了前两代产品。近年来有奥硝唑诱发肝损害及生殖毒性的报道,临床应用时应注意。用法:成人 500 mg/次,每天 2 次,连服 3 天为一疗程。

(2)四环素族药物:此类药物为广谱抗生素,对 G^+ 菌、G^- 菌及螺旋体均有抑制其繁殖的作用。四环素族药物在体内分布广,可存在于多种组织、器官和体液中,尤其对骨组织亲和力强,在龈沟液中的浓度为血药浓度的 2～10 倍。牙周治疗中常用的四环素族药物为:四环素、多西环素(doxycycline,又名强力霉素)、米诺环素(minocycline,又名二甲胺四环素)。

四环素族药物对多种牙周可疑致病菌都有抑制作用,如牙龈卟啉单胞菌、具核梭杆菌、二氧化碳噬纤维菌及螺旋体等,特别是对伴放线聚集杆菌(Aa)具有较强的抑制作用。文献报告:局限性青少年牙周炎(现称侵袭性牙周炎)患者常有 Aa 侵入牙周袋壁,单靠刮治术难以完全消除;刮治后口服四环素可有效地抑制组织内的细菌,取得较好的临床疗效,并有牙槽骨修复。

近年的研究表明:四环素族药物还能抑制胶原酶及其他基质金属蛋白酶的活性,抑制结缔组织的破坏,阻断骨的吸收,促进牙周组织再生。四环素族药物通过与胶原酶活化所必需的金属阳离子 Ca^{2+}、Zn^{2+} 螯合,抑制中性粒细胞和细菌所产生的胶原酶;四环素族药物由于其本身为酸性,且具有金属螯合作用,使用这类药物处理根面还能使根面轻度脱矿,牙本质小管开放,使暴露的胶原刺激牙周膜细胞在根面上迁移,直接促进细胞附着与生长。此作用依赖于局部药物浓度和作用持续时间,过高浓度、过长时间的接触反会抑制成纤维细胞的生长。

四环素族药物抑制胶原酶的作用不依赖于其抗菌性能,去除了有效抗菌基团后的四环素,即化学改性的四环素(chemically modified tetracycline,CMT)仍能抑制胶原酶活性。

四环素族药物中,多西环素的抗胶原酶活性最强,用小剂量、长疗程的多西环素治疗牙周炎,取得良好的临床疗效。Golub 等报道使用小剂量多西环素,每次 20 mg,每天一次,3 个月为一个疗程;停药 3 个月后,继续一个疗程。或口服米诺环素每次 40～80 mg,每天一次,2 周为一疗程。糖尿病患者胶原酶活性明显增高,采用四环素与洁治术及根面平整术联合治疗伴糖尿病的牙周炎患者,疗效很好。多西环素因其抗胶原酶活性最强,且不经过肾脏代谢,更适用于糖尿病患者。

四环素族药物的广谱抗菌作用、抑制胶原酶活性及对骨组织的高亲和力等特点,非常有利于牙周病的治疗。该族药物的主要缺点是:长期服用会产生耐药菌株或导致菌群失调,造成叠加感染。在我国,由于滥用抗生素的现象较普遍,造成耐药菌株的产生,使四环素族药物的疗效受到影响。四环素族药物的不良反应有:胃肠道反应,肝、肾功能损害,牙齿着色等。孕妇及 6～7 岁以前的儿童禁用。米诺环素是半合成的四环素族药物,抑菌谱广且抑菌活性强,可抑制慢性牙周炎患者的螺旋体和能动菌,药效能保持 3 个月。多西环素的抑菌效果与米诺环素相近,其在胃肠道的吸收不受钙离子或抗酸剂的影响,优于其他四环素族药物。

用法：四环素口服剂量为每次 250 mg，每天 4 次，连续服用 2 周为一个疗程。米诺环素每天 2 次，每次 100 mg，连续服用 1 周。多西环素的服法是首日 100 mg，服用 2 次，以后每次 50 mg，每天 2 次，共服一周。若作为小剂量抗胶原酶使用则可每次口服 20 mg，每天 2 次。

（3）青霉素类药物：该类药物属于 β-内酰胺类抗生素。牙周治疗中最常用的青霉素类药物为羟氨苄青霉素（amoxicillin），又名阿莫西林、阿莫仙，是半合成的广谱青霉素，对 G^+ 菌及部分 G^- 菌有强力杀菌作用。该药与甲硝唑联合使用治疗侵袭性牙周炎，可增强疗效。阿莫西林对一些能产生 β-内酰胺酶的细菌（如中间普氏菌、具核梭杆菌等）无效，但与克拉维酸（安灭菌，Augmentin）联合使用就有效，因为克拉维酸能降解 β-内酰胺酶，使阿莫西林发挥杀菌作用。本药不良反应少，偶有胃肠道反应、皮疹和变态反应。对青霉素过敏者禁用。

用法：阿莫西林口服剂量为每次 500 mg，每天 3 次，连续服用 7 天为一疗程。阿莫西林克拉维酸钾片每次口服 750 mg，每天 3 次。

（4）大环内酯类药物：用于牙周病治疗的大环内酯类药物主要是螺旋霉素（spiromycin）。该药对 G^+ 菌抑制力强，对 G^- 菌也有一定的抑制作用，它能有效地抑制黏性放线菌、产黑色素类杆菌群以及螺旋体等。螺旋霉素进入体内后，可分布到龈沟液、唾液、牙龈和颌骨中，且在这些部位的浓度较高，龈沟液中的浓度为血清浓度的 10 倍，在唾液腺及骨组织中储存的时间长达 3～4 周，缓慢释放，非常有利于牙周病的治疗。该药毒性小，不良反应少，偶有胃肠道不适反应。

用法：每次口服 200 mg，每天 4 次，连续服用 5～7 天为一疗程。与抗厌氧菌药物联合使用，具有协同作用。红霉素、罗红霉素（roxithromycin）也是大环内酯类抗生素，其作用与螺旋霉素相似。此外，两者还对衣原体和支原体有效。

4.全身用抗菌药物的疗效

（1）近期疗效：上述各类抗菌药物，如能合理使用，并与清除菌斑的机械方法相结合，可产生良好的临床疗效，可使探诊出血的部位减少、牙周探诊深度变浅及牙周附着增加等。牙周袋内微生物的组成也发生变化，如牙龈卟啉单胞菌、伴放线聚集杆菌、螺旋体、能动菌等牙周可疑致病菌明显减少或消失，G^+ 球菌增加等，表明牙周袋内微生态环境向着健康的方向转变。值得强调的是，单纯的洁治术和根面平整术也能达到良好的治疗效果，故抗菌药物不应常规应用于牙周炎，而只是牙周系统治疗计划中必要的补充。

（2）远期疗效：合理的应用抗菌药物，可使病变区牙槽骨密度和高度增加，促进牙周组织再生；减少和延迟复发，减少需拔除的牙数或需用牙周手术治疗的牙数。远期疗效的保持主要依靠定期复查和必要的支持治疗，药物的作用基本上是短期的。

5.影响疗效的因素

抗菌药物在体内发挥效能，取决于其药代动力学和局部环境因素，体外药敏试验的结果不能完全反映体内的药物效能。影响疗效的因素包括以下几点。

（1）药物对组织的吸附：不同的药物对组织的吸附能力不同，有的药物对某些组织有较强的吸附力，如四环素可吸附于牙根面，然后缓慢释放于牙周袋内，延长药物的作用时间。

（2）感染的类型：在 G^+ 菌与 G^- 菌、兼性与专性厌氧菌混合感染的牙周袋内，微生态环境复杂，多种致病菌、非致病菌共同存在于其中，非致病菌通过结合、降解、消耗、失活抗菌药物等机制,降低龈沟液中药物的浓度,致使主要致病菌不能被消除。例如,粪链球菌通过使甲硝唑失活,保护脆弱类杆菌等。

(3)耐药菌株:多种牙周可疑致病菌对牙周治疗中常用的抗生素(四环素、阿莫西林等)都可产生耐药性。如牙龈卟啉单胞菌、中间普氏菌、具核梭杆菌、直弯曲菌、侵蚀艾肯菌、链球菌等多种细菌都可产生β-内酰胺酶而使青霉素类药物失去活性。耐药菌株的产生,使抗菌药物的效能下降。

(4)菌斑生物膜:牙菌斑生物膜是一个多种微生物聚集的生态群体,细菌凭借生物膜这一独特的结构,黏附在一起生长,细胞外基质中的多糖-蛋白质复合物及其他物质,使抗菌药物不易渗入和作用于致病微生物,生物膜内的某些细菌,可破坏抗菌药物的活性结构,为其他细菌提供保护作用。

(5)药代动力学:根据药代动力学,抗菌药物可分为三类。一类为浓度依赖性,如甲硝唑。该类药物具有首次接触效应,药物浓度是决定药效的关键,而与药物作用时间无关,故应采用大剂量、间断给药的方式,以提高药效。另一类为时间依赖性,如青霉素类药物。只要血药浓度高于最小抑菌浓度(MIC),就能有效杀菌,进一步升高浓度并不增加杀菌能力,其疗效与药物作用时间长短有关,故这类药物的使用原则是尽量长时间地维持有效的血药浓度。第三类是具有抗菌后效应的抑菌剂,如四环素等。抗菌后效应是指血药浓度降至最小抑菌浓度后的一段时间内,仍具有抑菌作用,故给药的间隔时间宜长。

(6)药物的配伍:牙周病是多种细菌的混合感染,临床上可采取两种抗菌药物的联合应用。联合用药时,应考虑药物之间的相互作用,配伍得当,可使药物间的协同作用得以发挥,有利于提高疗效。应注意避免产生药物间的拮抗作用。杀菌剂(如青霉素)与抑菌剂(如四环素)同时应用会产生拮抗作用,因为杀菌剂只能作用于分裂期细菌,而抑菌剂抑制了细菌的分裂。但如果采用序列治疗,先用多西环素抑菌,再用甲硝唑杀菌,即可避免药物拮抗作用。

(二)调节宿主防御反应的药物治疗

已有的研究表明,牙周炎症过程中,组织的破坏与宿主反应有着密切的关系,由此提出了各种调节宿主防御功能的治疗方法(host modulatory therapies,HMT),以阻断牙周组织的破坏。现有的资料主要集中于:①对宿主免疫和炎症反应的调节;②对过度产生的基质金属蛋白酶的调节;③对花生四烯酸代谢产物的调节;④对骨代谢的调节。但这些调节大都还处于体外研究或动物实验阶段,尚需严密设计的临床研究来加以验证。

1.对宿主免疫和炎症反应的调节

细胞因子受体拮抗剂能有效地减轻组织的炎症。动物实验已证实 IL-1 和 TNF 受体拮抗剂能抑制牙槽骨的吸收和牙周附着丧失,对减缓疾病的进展有一定的作用;给予一氧化氮(NO)抑制剂也能使骨吸收减少。其他一些抗炎的细胞因子用于调节宿主免疫以阻断牙周病的进展,如重组人 IL-11,能抑制TNF-α、IL-1 和 NO 产生,在牙周炎的动物实验中也显示出能减缓疾病的进展,但应用于临床尚需进一步的研究。此外,接种疫苗产生保护性的抗体,不失为一种成功地预防牙周病的方法,但由于牙周病病原因素的多样性和菌斑生物膜中微生物的复杂性,要成功地构建牙周炎的疫苗是非常困难的。

2.小剂量多西环素的全身应用

四环素族药物,因其具有抑制胶原酶和其他基质金属蛋白酶活性的作用,故作为调节宿主免疫功能的治疗方法之一,近年来受到学者们的关注。美国食品和药物管理局(FDA)的一项多中心双盲随机化同期对照研究结果表明:口服小剂量(10 mg qd,20 mg qd,20 mg bid)多西环素辅助洁治术和刮治术与根面平整术,在9～12个月的观察期中,与安慰剂对照组相比,可使慢性牙周炎患者的探诊深度减少,临床附着获得增加,这一作用与其抗菌作用无关。越来越多的资料支持使用小剂量四环素族药物,调节宿主基质金属蛋白酶的产生而治疗牙周炎,但其安全性及长期有效性尚需进一步证实。

3.非甾体类抗炎药物的全身应用

牙槽骨吸收是牙周炎的重要病理改变,前列腺素是牙槽骨吸收最有力的刺激因子,在牙周炎病变进展过程中起着重要作用。在花生四烯酸代谢为前列腺素的过程中,需要环氧化酶的催化,而此酶的活性可被消炎镇痛类药物所阻断。在此基础上,Goldhaber 等(1973)提出用非甾体类抗炎药物(NSAIDs)抑制前列腺素的合成,以阻止牙周炎时牙槽骨的吸收。后来的研究者根据这个假设进行动物实验,并有少量人类牙周炎的治疗试验,取得了一定的治疗效果。

(1)非甾体类抗炎药物治疗牙周炎可能的机制:①抑制环氧化酶和脂氧化酶的活性,降低花生四烯酸的代谢,减少前列腺素和白三烯等的产生,从而抑制炎症过程,减轻牙槽骨的吸收。②抑制炎症细胞释放前列腺素,减轻炎症反应和骨吸收。③减弱白介素-1、TNF-α 等细胞因子对前列腺素合成的诱导作用,减少前列腺素的合成,减少骨吸收。

(2)用于治疗牙周炎的非甾体类抗炎药物:近年来,国内外报告用于牙周炎治疗的NSAIDs 较多,主要有国内外报告用于牙周炎治疗的 NSAIDs 较多,主要有氟比洛芬(flurbi-profen,Flur)、吲哚美辛(indomethacin,Ind)、布洛芬(ibuprofen,Ibu)、芬必得(fenbid)等。关于 NSAIDs 用于治疗牙周病的大样本的临床对照研究尚少,这类药物的不良反应也不容忽视;尽管 NSAIDs 被认为是一类具有潜力的调节宿主反应的药物,但还应进一步进行大样本长期的临床观察,确切评估其疗效和不良反应。

4.预防骨质疏松的药物

已有的研究表明牙周炎的牙齿丧失与骨质疏松有关,预防和控制骨质疏松可能对牙周骨质丧失起到抑制作用。已有一些新的预防骨质疏松的药物主要是一些双磷酸盐类(BPS),在牙周炎动物模型上显示出具有抑制骨丧失的作用。先期的临床研究也显示阿仑磷酸盐(alen-dronate)能减缓与牙周炎相关的牙槽骨吸收,但近期有研究表明二磷酸盐产品 Zometa(zole-dronic acid)和 Aredia(pamidronate 二钠盐)可导致颌骨坏死。所以,此类药物可否应用于临床牙周炎的治疗还有待于进一步的研究证实。

5.中药的全身应用

根据中医的理论,肾虚则齿衰,肾固则齿坚。用于治疗牙周病的中药主要由补肾、滋阴、凉血等成分所组成,研究较多的中药主要有:以古方六味地黄丸为基础的固齿丸、固齿膏等。据报道,固齿丸治疗牙周炎(尤其是侵袭性牙周炎)有较好的临床疗效,可减缓牙槽骨的吸收,延迟复发;中药作为牙周病治疗中调节宿主免疫反应的一个辅助方法,有待于进一步的研究和发掘。其有效性尚需大样本、多中心的随机化对照的临床研究结果进一步证实。

四、牙周病的局部药物治疗

局部用药是牙周病药物治疗的重要方面,其主要目的有二:①作为牙周病的辅助治疗;②预防或减少菌斑的形成。局部药物治疗可避免全身用药的诸多不良反应,并具有较高浓度的药物直接作用于病变部位的优点。

牙周局部用药的方法很多,包括含漱、涂布、局部冲洗以及牙周袋内缓释和控释药物的使用等。无论采用何种方式局部用药,其疗效都取决于:①药物能否到达病变区域,尤其是器械难以到达的部位;②到达病变部位的药物浓度是否足够高;③药物在病变部位作用的时间是否足够长。

(一)含漱药物

理想的含漱剂(mouth rinse)应能减少口腔内细菌的数量,消除或减少牙面、舌背、扁桃体及颊黏膜等处的微生物,并能抑制龈上菌斑的堆积,阻止致病菌重新在牙面和牙周袋内定植,防止牙龈炎症的复发。但含漱药物在口腔内停留时间短,且药物进入龈下的深度不超过 1 mm,故对牙周袋内的菌群没有直接影响。常用的含漱药物有以下几种。

(1)0.12%~0.2%氯己定液:氯己定(chlorhexidine)又名洗必泰(hibitane),是双胍类化合物,为广谱抗菌剂,对 G^+ 及 G^- 细菌和真菌都有较强的抗菌作用,是目前已知效果最确切的抗菌斑药物。自 20 世纪 70 年代 Löe 等报道了氯己定强有力的抗菌及抑制菌斑形成的作用以来,众多学者对其作为含漱药或其他局部方式应用于口腔疾病的预防和治疗进行了广泛深入的研究,通过多中心、大样本的临床试验,充分证实了它的安全性和有效性,已普遍应用于临床。用 10 mL 的 0.2%氯己定含漱后约有 30%的药物能吸附于口腔黏膜上皮和牙面,并于 8~12 小时内以活化方式缓慢释放。该药长期使用安全,不易产生耐药菌株。不良反应小,其主要不良反应为味苦及长时间使用可使牙齿及舌背黏膜着色,有的患者含漱后有一过性的味觉改变,故宜在饭后或睡前使用,少数人可有口腔黏膜烧灼感,停药后均能自行消失。也有报道长期使用氯己定可使牙石增多。使用 0.12%的浓度 15 mL 可减少不良反应的发生,但保持同样疗效。

使用 0.2%氯己定每天含漱 2 次,每次 10 mL,含漱 1 分钟,能明显减少菌斑的形成,并能阻止实验性龈炎的发生;牙周手术后含漱可减少菌斑形成,有利于组织愈合;对因某些原因暂时不能行使口腔卫生措施者,采用氯己定含漱能有效控制菌斑。

(2)3%过氧化氢溶液:过氧化氢是一种氧化剂,对厌氧菌有良好的抑制作用,在进行超声波洁治前嘱患者先用 3%过氧化氢溶液或 0.2%氯己定鼓漱 1 分钟,可大大减少洁治时喷雾中的细菌数,减少对诊室环境的污染。

(3)西吡氯烷:又称西吡氯铵,是一种阳离子季铵化合物,可与细菌细胞壁上带负电荷的基团作用而杀灭细菌。有报道使用 0.05%的西吡氯烷(CPC)溶液含漱,可使菌斑的量减少 25%~35%。其抗菌作用不如氯己定强,而不良反应也比氯己定弱,不少市售的含漱液中均有此成分。

(4)三氯羟苯醚:是一种非离子性的广谱抗菌剂,过去数十用于肥皂、除臭剂等,近年来作为含漱剂或加入牙膏中,具有抑制菌斑形成及抗炎的双重作用。但含漱后在口腔内停留时间短,抗菌斑作用不如在牙膏中明显。有报道用含 0.15%的三氯羟苯醚(triclosan)含漱液含漱 4 周后,患者的菌斑指数较对照组明显降低。

(5)氟化亚锡液:长期以来,氟化物一直被用于龋病的防治。近年的研究表明,使用0.05％或0.1％的氟化亚锡液含漱,还可有效地抑制菌斑的聚集,起到减轻牙龈炎症的作用,可用于牙周疾病的预防和辅助治疗。但 SnF_2 不稳定,应使用新鲜配制的药液。

(二)涂布消炎收敛药物

20世纪前半期,在洁治术或刮治术和根面平整术后,常在牙周袋内涂布消炎收敛药物,如碘甘油、碘酚等。这类药物有较强的消毒防腐作用,有的可凝固蛋白质,腐蚀袋壁坏死组织,具有灭菌、除脓、止痛、收敛等作用。但其缺点是刺激性太强。大量研究已证实,彻底的洁治、刮治和根面平整术已能使炎症消退,牙周袋变浅。故目前洁治和刮治术后已不需涂药,除非炎症很重,有肉芽增生或急性脓肿等,可适当涂药。

(1)聚维酮碘:即碘伏,是一种低毒、安全、刺激性小的消毒剂,可置于脓肿引流后的牙周袋内,有较好的消炎作用。

(2)碘甘油:为刺激性较小的药物,含碘化钾、碘、甘油等,具有一定的抑菌、消炎收敛作用。复方碘甘油含碘化锌、碘片及其甘油等,其收敛和杀菌作用比碘甘油强,需由医师将药置入袋内。

(3)碘酚:含碘和酚,为腐蚀性较强的药物,有腐蚀坏死组织、消除溢脓、减少炎性渗出等作用。使用时应注意避免灼伤周围正常组织。现已少用。

(三)冲洗用药物

冲洗是使用水或抗菌药液对牙龈缘或牙周袋内进行冲洗,以清洁牙周,改善局部微生态环境的一种方法。它具有一定的机械清洁作用,但药物停留时间较短,也不容易达到较高的浓度,因而不论是龈上或龈下冲洗的疗效均是短暂的。

1.冲洗方式

(1)龈上冲洗:单纯用水进行龈上冲洗,只能去除口腔内的食物残余,对牙菌斑无影响,使用抗菌药液进行龈上冲洗,也不能去除已形成的菌斑和减轻牙龈炎症,但可抑制和减缓新的菌斑的形成。临床上,在洁治术后用药液进行龈上冲洗,具有去除已刮下的牙石碎片、稀释和减少残余细菌及毒素、清洁口腔、止血和减缓菌斑再附着的作用。总之,龈上冲洗不能替代刷牙的清除菌斑作用。

(2)龈下冲洗:使用抗菌药物进行龈下冲洗,一般用于治疗牙周急性炎症,也可作为刮治术和根面平整术后的辅助治疗,也可用于维护期患者的疗效巩固,但药物在袋内停留时间短,需反复冲洗。龈下冲洗后可使牙周袋内的螺旋体、能动菌及厌氧菌等暂时减少,牙龈炎症略减轻,但效果短暂,1～8周之内微生物又反弹。有学者报告,由于龈沟液不断渗出,使药物在牙周袋内的半衰期只有数分钟。而菌斑生物膜的结构也使得冲洗的药物难以进入生物膜而起抑杀作用。

2.常用的冲洗器具及冲洗方法

(1)注射针筒加弯曲的钝针头:冲洗时针头进入龈下 2～3mm,一般能将药物送至牙周袋深度的70％～90％及根分叉区。冲洗时应避免产生过大压力,保持针孔的通畅,应由专业人员操作。

(2)家庭用电动加压冲洗器:是近年来用于家庭个人口腔卫生保健的器具,由患者自行使用,该冲洗器工作头不能达到龈下,对龈下菌斑无影响。对口腔卫生较差者能起到清洁口腔、略减轻牙龈炎症的作用。本器具应在洁治术的基础上使用,对于菌斑指数已较低者并无辅助作用。

(3)带冲洗系统的超声洁牙机:是近年来用于临床的一种超声洁牙系统。因自身带有冲洗装置,可在超声洁治和刮治的同时,给予抗菌药物冲洗,延长了冲洗药物的作用时间,并可通过超声工作头,将药物送到牙周袋底。其优越性还有待于进一步的临床评估。

3.常用的冲洗药物

(1)3%过氧化氢溶液:过氧化氢一旦与组织、血液或脓液中的过氧化氢酶接触,立即释放出新生态氧,产生大量气泡,有清创、止血、灭菌、除臭等作用,并可改变牙周袋内的厌氧环境,抑制厌氧菌的生长。用于治疗急性牙周感染(如急性坏死性溃疡性龈炎)有较好的疗效,洁治术及刮治和根面平整术后辅助用 H_2O_2 冲洗,有助于清除袋内残余的牙石碎片及肉芽组织。

(2)0.12%~0.2%氯己定(洗必泰):氯己定是双胍类化合物,具有高效、广谱杀菌作用,它能吸附于细菌表面,改变细胞膜的结构,破坏其渗透平衡从而杀菌,是较常用的牙周冲洗药物。氯己定对 G^+ 、G^- 菌及真菌都有很强的杀菌作用,但在牙周袋内有脓血的情况下,其作用的发挥会受到一定影响。

(3)聚维酮碘:是一类碘与表面活性剂的结合物,对各种 G^+ 、G^- 菌、病毒、真菌、螺旋体等均有杀灭作用。刺激性小,着色轻。有报道 0.5%聚维酮碘用于牙周冲洗,可使龈下微生物组成向有益的方向转化,其效果与氯己定相似。聚维酮碘冲洗牙周袋,还可改善局部牙龈炎症的状况。

(四)缓释及控释抗菌药物

1.牙周缓释抗菌药物

缓释剂(slow release preparation)是指活性药物能缓慢、有控制地从制剂中释放出来,直接作用于病变组织,使病变局部能较长时间维持有效药物浓度的特定药物剂型。20 世纪 80年代以来,国内外学者对缓释抗菌药物治疗牙周炎进行了大量研究,并已研制出多种疗效较好的牙周袋内缓释制剂。

(1)缓释抗菌药物的优点:牙周袋内使用缓释抗菌药物与全身使用抗菌药物和局部使用非缓释型抗菌药物相比,具有如下优点:①牙周袋内药物浓度高;②药物作用时间延长;③显著减少用药剂量,避免或减少毒副作用;④减少给药频率,减少患者复诊次数;⑤由医师给药,依从性好。

(2)牙周缓释抗菌药物的缺点:①对已侵入牙周袋壁组织中的伴放线聚集杆菌、螺旋体等病原微生物无效;②对舌背、扁桃体及颊黏膜等处的致病菌无作用;③如有多个患牙,需逐一放置药物,较费时;④可能诱导袋内耐药菌株的产生。

(3)牙周缓释抗菌药物的适应证:①经龈下刮治后,仍有较深的牙周袋并探诊后出血的患牙。②顽固性或复发性牙周炎。③急性牙周脓肿或牙龈脓肿引流后。④牙周瘘道。⑤冠周炎。⑥不宜全身用药的牙周炎患者。

(4)牙周缓释抗菌药物的类型:①根据载体的不同可分为:可吸收型:置入牙周袋后遇龈沟液可缓慢降解,药物随之释放,被组织吸收,不需医师取出。不可吸收型:载体不能降解和吸收,在置入袋内一定时间后,需由医师取出。②根据药物在载体中的形态不同可分为:液态:如早期 Goodson 应用的纤维微管型制剂,即是将药物溶液注入空心的管内,置入牙周袋,由于药物在短时间内即释出 95%,严格地说,它不属于缓释剂型,而只是载药装置(carrier)。固态:如各种药膜、药条或实心纤维制剂,所用载体材料有羧甲基纤维素钠、乙基纤维素等。半固态:即凝胶(gel)或膏剂(ointment),也是目前使用较为广泛的剂型,其基质材料为单酸甘油酯或三酸甘油酯,遇水后变硬呈高黏度凝胶状,不易从牙周袋脱落,基质材料能被脂酶分解而逐渐排出,在此过程中,药物成分亦缓慢释放。

(5)常用的缓释抗菌制剂:①米诺环素:米诺环素的缓释剂型有可吸收的 2% 的米诺环素软膏和不可吸收的 5% 米诺环素薄片,目前国内市场已有成品销售。2% 米诺环素软膏商品名为"派丽奥"(periocline),是一种可吸收型的软膏状缓释剂,药物贮存于特制的注射器内,通过纤细的针头可将软膏导入牙周袋的深部,软膏遇水变硬形成膜状,可在牙周袋内缓慢释放其药物成分,并在较长时间内保持局部较高的药物浓度。有研究报道:在牙周袋内注入 2% 盐酸米诺环素软膏后,可维持有效抗菌浓度约 1 周,需重复放置 4 次。同时,盐酸米诺环素还有抑制胶原酶活性的作用,辅助刮治和根面平整术治疗牙周炎的临床疗效稍优于单独使用洁治和根面平整术。对急性牙周脓肿也有一定效果。②甲硝唑:25% 的甲硝唑凝胶和甲硝唑药棒是常用的甲硝唑的缓释剂型。甲硝唑药棒是国内自行研制生产的一种牙周局部缓释制剂,商品名为"牙康",其载体是淀粉和羧甲基纤维素钠,已在牙周临床应用多年,对牙周脓肿和深牙周袋的治疗效果良好,但牙周袋内有效药物浓度维持时间较短,约 2~3 天。从严格意义上讲,甲硝唑药棒能否作为缓释剂尚存有争议。③其他抗菌缓释剂:四环素药线、四环素纤维及氯己定薄片、多西环素等,均是国外常用的牙周局部缓释抗菌药物,但目前国内市场尚无销售。

2.抗菌药物的控释系统

局部缓释抗菌药物虽能大大提高牙周袋内的药物浓度,但由于缓释剂中药物释放速度不稳定,通常在缓释剂置入袋内 2~3 天内释放出 80%~90% 的药物,随后释放速度变慢,药物浓度明显下降,致使牙周袋内药物浓度波动较大,不利于感染的控制。为了使牙周袋内局部药物浓度始终稳定保持在有效浓度范围内,且维持更长的作用时间,控释给药的方式较为理想。

药物控释系统(controlled release drug delivery system,CRDDS)是指通过物理、化学等方法改变制剂结构,使药物在预定时间内自动按某一速度从剂型中恒速(零级速度)释放于特定的靶组织或器官,使药物浓度较长时间恒定地维持在有效浓度范围内,其特点是药物以恒定速度释放。

目前牙周袋内控释给药系统尚处于研制阶段,国内还未开发出理想的控释制剂,国外有一种不可降解的四环素控释系统,由 25% 的盐酸四环素和 75% 的乙烯-醋酸乙烯(ethylene：vinyl acetata,EVA)共聚物组成,呈纤维状,直径约 0.5 mm,每 1 cm 含药 0.446 mg。这种控释纤维能以相对恒定的速度释放四环素达 9 天。临床试验证明,该纤维放入牙周袋内 10 天后,龈沟液中四环素浓度仍较高。该纤维状制剂需由医师放置,从袋底至袋口呈反复折叠状紧贴牙根面,填塞于牙周袋内,操作十分费时,且由于此纤维不可吸收,10 天后再由医师取出。近年来,国外上市的 10% 多西环素凝胶则为可吸收型的控释制剂。

上述各种局部制剂已有大量的临床疗效报告,主要是作为洁治、刮治和根面平整术的辅助治疗,或在维护期复查中发现有炎症的牙周袋内施用。总的来说,局部用药比不用药的对照组能有略好的效果(牙周探诊变浅和附着增加的程度优于对照组),但差别的幅度不大(大多在 1 mm 以内)。因此,牙周局部缓释及控释制剂的应用价值还需进一步长期观察。

第六章 根尖周围组织疾病

第一节 根尖周炎

一、根尖周炎是如何发生的

根尖周组织是牙根尖周围的牙周膜和牙槽骨,都是结缔组织。牙髓组织通过一个或数个窄小的根尖孔与根尖周组织密切联系,若牙髓炎不及时治疗时,牙髓组织大部分或全部坏死,根管内的感染物质通过根尖孔作用于根尖组织,引起局部组织发炎,叫根尖周炎。感染是引起根尖周炎的最常见的原因。当患有深龋时,龋洞内的细菌可致使牙髓发炎。牙髓炎若不及时治疗,可波及根尖周围组织,引起发炎,另外,创伤、化学刺激、免疫学因素也可引起根尖周炎。

乳牙和年轻恒牙患牙髓炎时,由于患牙根尖孔粗大,牙髓组织血运丰富,感染较易扩散,所以在牙髓炎症早期,便可合并急性根尖周炎,急性根尖周炎在一定条件下可以变成慢性根尖周炎,而慢性根尖周炎在机体抵抗力减弱时,又可急性发作。

二、根尖周炎的分类及临床表现

根据根尖周病的发展进程,可将其分为急性根尖周炎、急性根尖周脓肿、慢性根尖周炎。

(一)急性根尖周炎的临床表现

多数急性根尖周炎的牙齿患有深龋,但也有无龋齿或其他牙体损害者。炎症的早期,根炎周膜充血、水肿,患牙出现咬合痛,随炎症的加剧,大量的炎症分泌物局限于牙根尖周围,患牙有浮出和伸长感,同时,由于牙周间隙内的压力增高,出现自发性、持续疼痛,疼痛是因牙周膜神经受到炎症刺激而引起,疼痛范围局限于患牙根部,也不放散到邻牙或对颌牙齿,患者能明确指出患牙,用手指扣压根尖区黏膜时,有压痛。

(二)急性根尖周脓肿的临床表现

急性根尖周炎没有得到治疗,炎症继续发展,炎症渗出物及坏死细胞液化后形成脓液,集中在根部,向骨壁薄弱的一侧穿通,形成骨膜下脓肿。脓液达到一定压力时,穿通骨膜达牙龈黏膜下,有时可自行破溃,脓液排出。

急性根尖周脓肿可引起患牙区剧烈持续性跳痛,牙齿明显浮出伸长,不能咀嚼,扣压时疼痛,邻近的牙齿也被波及引起疼痛。一般都有全身反应,如发热,白细胞计数增高等,同时炎症常波及面部的软组织,使颜面肿胀,皮肤发红、发热,开口受限,同侧颌下淋巴结肿大。当已发生骨膜下脓肿,应当在麻醉下及时切开脓肿,排出脓液,放入纱布或橡皮引流条引流。在治疗患牙的同时,也应给予全身抗感染治疗,使炎症得到及时控制和缓解。

(三)慢性根尖周炎的临床表现

慢性根尖周炎一般没有明显的自觉症状,常常因为咀嚼不适或牙龈起脓包而就诊,慢性根尖周炎系由牙髓炎或急性根尖周炎发展而来,患牙常有牙髓病史,反复肿胀史或牙髓治疗史。

患牙常存在深的龋洞或充填后或其他的牙体硬组织疾患。牙冠变色,失去光泽,深洞内探诊无反应,牙髓活力测验无反应,当根尖部炎症通过骨质扩散到牙龈时,可在患牙的牙龈处看见瘘道的开口,叩诊患牙可出现不适感或无反应,X片可见根尖部有密度减低区,这是由于根尖牙槽骨被破坏所致。

三、根尖周炎的常用治疗方法

根尖炎同牙髓治疗一样,消除炎症,尽量保存患牙,恢复其咀嚼功能,所不同的是患根尖周炎时,牙髓已坏死,同时炎症波及根尖周组织,所以治疗时不能采用保存活髓的方法或干髓术,只能采用塑化术和根管治疗的方法,必要时拔除患牙。

当急性根尖周炎发作时,要开髓治疗,开通髓腔引流通道穿通根尖孔,使根尖渗出物及脓液通过根管得以引流,以缓解根尖部的压力,使疼痛减轻,开髓后,髓腔内放入一个棉球,引流2～3天,待急性炎症消退后,再作常规治疗。

当急性根尖周炎发展至骨膜下或黏膜下脓肿时,应在局麻下切开排脓,并在切口内放入橡皮引流条一根,每天更换,直至无脓为止。对于根管外伤和化学药物刺激引起的根尖周炎,应去除刺激物,反复冲洗根管,重新封药,或封无菌棉捻。如果根管充填超充引起根尖周类,经用药治疗,观察效果不佳者,应去除充填物,封药安抚,以后重新充填。根尖周炎的治疗一般要给予抗生素或止痛药,也可以局部封闭、理疗及针灸止痛。

(一)根管治疗

根管治疗是治疗牙髓病和根尖病最常见的方法。根管治疗就是将炎症或坏死的牙髓完全除去,用根管扩大针把根管壁上的感染变软的牙本质去除干净,并扩大根管,即医学上称为根管预备。经封药消炎,使根管内无菌化后,严密充填。根管充填后,可防止根管内的感染物质继续向根尖扩散,也可使病变的根尖周组织恢复正常。根管治疗特别适用于前牙,当后牙牙冠缺损多,也应选择一个较粗大的根管作根管充填,以便桩冠修复。

当牙髓或根尖有炎症时,首先要在牙上钻洞开髓,抽出炎症牙髓,上药安抚,2～3天后,进行根管预备,封药根管消毒。当根尖无叩痛或叩诊无不适感,根管清洁无渗出物,棉尖干燥、无色无臭,自觉咀嚼功能恢复正常时,即可进行根管充填,但当根管内分泌物多时,常常需增加封药次数。

根管治疗适合于各种牙髓病、慢性根尖周炎。根管治疗操作复杂,费时费力,常常选择单根管牙和多根管的年轻恒牙。目前随着理论逐渐完善,器械、材料的改进及其他治疗方法的发展,选择做根管治疗牙病的范围越来越广,如成人后牙常规作一个根管的根管治疗,以备牙冠缺损严重时打桩做修复治疗,患者有严重的系统性疾病不能拔牙时,可将残根做根管治疗后,再做覆盖义齿,当根尖周炎伴牙周炎时,牙槽骨吸收,牙齿松动,过去须拔除,而现在通过根管治疗和牙周联合治疗仍可保存患牙,根尖周炎引起牙龈瘘管时,作根管治疗术是众所周知的,目前,对根尖周炎引起的皮肤瘘管,采取根管治疗术同样有效。

牙髓的不可逆性炎症发生时,细菌经由各种感染渠道进入牙髓系统,组织的炎症从局部的浆液性炎症发展成全部的化脓性炎症坏死,细菌通过根尖孔扩散,导致根尖周围组织的炎症渗出、水肿和破坏,这一病理过程由于根管治疗术的介入而被中断。从病因学的角度分析,造成根管治疗失败的诸多原因可归纳为两大类:第一类是微生物性病因。当根管治疗没能有效地阻止细菌的扩散,或者短期内出现了再污染。病程从中断的地方继续发展,那就标志着治疗失败了。由此也可解释为什么感染的根管治疗成功率要低于非感染根管。第二类是非微生物性病因。主要存在于高质量的根管治疗之后仍然发生失败的病例。本文的目的,是从第一类因素入手,讨论如何通过改善根管治疗的各个环节,尤其详细分析了治疗操作过程的环节,来改善治疗质量,提高根管治疗成功率。其中有一部分涉及质量评定的标准。第二类因素的分析不包括在本文论述之列。对于根管治疗术,不论是传统观念中的三大步骤:即根管预备、根管消毒和根管充填,还是现代观念中所提倡的大锥度、侧方加压或垂直加压等,单从治疗操作过程来说,实际上首先是一个外科清创的过程,因此,根管系统彻底地被清洁非常关键,应该被视为整个治疗过程的基础。在此之后的根管充填术中,在用充填材料封闭根管系统时,封闭的严密性又是一个关键。任何影响到这两个关键步骤的操作,都将很大程度地关系到根管治疗的质量。根管治疗的长期疗效同样依赖根管的非感染状态,所以某些导致根管再污染的原因会增加失败风险。每一次根管治疗都是一次临床操作的手术过程,这个过程中的每一个细节都会对手术的质量有着或大或小的影响,从而影响治疗成功率。

(1)直接影响彻底清洁的因素:清洁的目的是彻底清除根管内容物,包括残髓组织、牙本质碎屑、感染松解的牙本质表层及可能有的唾液、龋腐残渣、暂封物碎屑等。清洁最主要是依靠化学药物的荡洗,此外,器械的进出、切割和提拉也起到一定的机械辅助作用。在这一过程中,直接影响彻底清洁的因素有以下一些:①工作长度不准确。很显然一个短于实际长度的工作长度必定会导致根管不能被完全清洁。对于怎样确定工作长度,传统的方法是通过测量 X 线片显示的根尖段长度减去 1 mm 来得到,现代的手段是借助根管长度电测仪来寻找和确认牙本质——骨质界。在实际操作中,不能仅仅依靠某一种方法,而是主张将 X 线片和电测仪结合起来,以得到最准确的数值。②器械预备根管成形不到位。根管的形状对清洁的效率和效果有着关键的作用。成形的目的是去除髓腔侧壁和根管口的阻力,建立到达根管的直通道;将根管冠中 2/3 部分扩锉增粗到足够锥度,并且锥度变化均匀一致,建立进入根尖部位的直通道。显然,一个有着粗大开口并且直线进出的根管,比一个细小弯曲的根管更利于冲洗液的分布和回流。从理论上讲,根管越粗,开口越大。锥度越大,越能达到我们希望的目的,但是无限制的过渡扩大增粗是十分错误和危险的,会损害根壁的抗折断力和牙根强度。保持平衡才是成功之道。对于在器械预备成形中发生的一些不测,例如:断针、穿孔、台阶和根尖拉开等等,如果没有影响原始根管系统的清洁和成形,就不会直接导致治疗失败;如果妨碍了对原始根管的清洁和成形,甚至使之变成不可能,尤其是发生在一个牙髓坏死的感染根管内,就会大大增加失败的概率。③选择的冲洗药物未能达到预期效果。冲洗的药物应有较强消毒杀菌功能且流动性较好。3%~5%的次氯酸钠有很强的溶解有机物的能力,是很好的选择。有实验证明:5.25%的次氯酸钠溶液,能在 20~30 分钟内完全溶解一个完整的新鲜牙髓,加温到 60 ℃时,溶解力显著增强。但是次氯酸钠溶液因为缺少抑制根管内厌氧菌的作用,所以建议要配合使用 5%的盐酸洗必泰溶液交替冲洗,作为弥补。此外,氯亚明和 3%过氧化氢溶液都是不错的选择,若选用生理盐水则无法达预期的目的。④冲洗的方法和工具不利。对于冲洗的工具,除了常用的冲洗器之外,超声根管锉的效果非常好。超声根管锉最开始是作为根管预备的工具被广泛推广使用。但根据笔者的使用经验,此器械不宜用于根管预备,倒是其独特的机械震荡清洁功能,在临床使用中效果显著。实际工作中,如果受条件所限,则应尽量选择较细针头的冲洗器,反复大量冲洗。通过增加冲洗量和冲洗次数,并辅助以手用根管锉或棉捻纸捻进行根管荡洗,以期做到尽可能彻底的清洁。

(2)直接影响严密充填的因素:①根管预备的好坏决定了根充的好坏。在影响根充质量的因素中,首当其冲是根管预备的质量。如果根管成形不到位,器械预备后根管没有具备良好的形态,会直接妨碍充填材料被加压致密,根管清洁不到位,尤其是根充前若未能有效地去除根管壁上的牙本质玷污层,会大大影响根充材料与根管壁的密切结合,直接减弱根充的封闭性。②选择合适的根充材料。选择适宜的材料也是个重要的因素。国内已经有条件使用进口成品糊剂的,使用前要根据说明一幅,充分了解产品主要成分、添加成分、性能、硬固时间、允许工作时间。以及与刺激性、安全性有关的信息。有些仍然在使用传统的氧化锌糊剂的,则应当注意糊剂不要过于稀薄,那样会强度不够,体积收缩过大,并且充填时容易卷入空气形成空隙。此外,碘仿糊剂已经被证明其中的碘会被吸收留下空隙,影响封闭,建议不要再继续使用了。③准确的工作长度。准确的工作长度对完善的根管预备必不可少,同样对高质量根管充填也有着至关重要的作用。因为欠填和超充都会大大降低根管治疗的成功率。欠填的发生主要是由于工作长度不够,或者由于根管预备的成形和清洁不良,根尖区牙本质泥未被完全清除所导致。造成超充最直接的原因是,预备根尖区时过渡切割,根尖狭窄部被破坏,失去了足够的根尖抵抗,这使得超充的发生不可避免。④选择适宜的根充方法。关于选择哪一种根充方法,理论上讲,没有单纯的侧方加压或垂直加压,根充时施加的任何一次压力都被分解为垂直向分力和水平向分力,同时起到垂直加压和侧方加压的效果,所以无论选择哪一种方法都能够完成一例完美的高质量的根管充填。术者需要熟知每种方法的适应证,熟练掌握操作技术,明白何种情况下应该选择何种相应的根充方法。

(3)根管再感染问题:在导致根管治疗失败的诸多因素中,根管再感染是一项很重要的因素,并且容易被临床医生所忽视。从打开牙髓,开始髓腔预备到完成根管充填,再进行牙体修复,术者应该始终具备防止根管感染和再感染的意识以及相应的措施。

首先,使用橡皮障是很重要的手段。它能有效地避免在手术过程中,口腔环境对根管系统的再污染。当然,使用橡皮障的好处远远不止这一点还可预防器械落入口腔甚至误吞误吸,保护邻近软组织,避免被不慎划伤或被药物灼伤等,在此不做赘述。如果受条件所限,不能做到每一次根管治疗都在橡皮障的保护下进行。那么也许把注意力放在力所能及的事情上会更有实际意义。在开始根管治疗时,前期要做的是彻底去除所有龋腐质。这样的要求有两个含义:第一,在接触到根管口之前,牙冠上的任何地方都不能还有龋腐质存在,哪怕是与开髓孔没有直接关系,很远的地方;第二,做根管治疗,同时保留原有的充填体或全冠修复体,这种做法不应当受到鼓励。

其次,通常认为根尖4毫米的充填封闭是根管充填术的关键。但这并不是说可以忽略对根管上段的严密充填。根管上段充填物内部有空隙,或根充物与根管壁不密和,或由于根管桩修复体破坏了封闭,很容易发生根管再污染。从而增加了根管同时,牙冠充填物或暂封物的封闭性不佳也会导致根管的再污染。牙齿长期处于口腔唾液环境中,目前任何材料任何技术都不可能从根本上避免修复体微渗漏问题,根管时刻受着再污染的威胁。术者在根管治疗后牙体修复设计时,必须充分考虑选择适宜的修复时机、修复材料和修复技术,有效地防范,减少发生根管再感染的概率。

(4)影响根管治疗成功率的其他间接因素:根管治疗术可以说是一次手工操作过程,手术实施者和接受者的心理状态、情绪和精神状态无疑是影响技术发挥的关键。手术不是由一个人单独完成,从术前准备到术中的配合,以及相关的医辅条件,其中的任何一个细节都能通过对医者心智形成干扰,从而影响治疗水平。这些细节包括医护配合的协调性,四手操作能达到何种程度,X线根尖片技术水平,患者做拍片检查是否便捷,患者术前是否有足够的心理准备,时间和经济方面能不能全力配合,甚至诊室的布局格调,设备器械的摆放是不是方便取用等等。这类细节若处理不好,造成的后果可能会很严重,在决策的时候,都不要认为是无关紧要的,往往大的失误就来自于看似无关紧要的细节。

长期以来我们在评估根管治疗术的质量时,主要取决于最后根管充填的结果。就是说,根据对根充恰填、欠填或超填的判断,来确定根管治疗的质量。现在看来,这种评估的标准和方法过于片面和简单。首先,恰填、欠填或超填的描述反映的是根充的深度,根管充填的质量除了对根充深度的评估;还应包括极其重要的对根管粗度、锥度、预备后形态等方面的评估;再者,根管充填术只是根管治疗术中的一个小环节,除此之外的每一个环节和细节都会对治疗的结果产生影响,对根管治疗的质量评估,应该着眼于对整个治疗过程作全面地衡量。对此我们已经在3年前,总结出一套比较全面科学的而且是非常实用的根充术后即刻评估标准,不仅作为专业评估标准应用于临床,并且成为医院医疗质量监控的一部分。用科学的评估标准判定根管充填的质量是第一步,更多的是要注意治疗过程中所应用的器械、设备、材料和药物是否科学有效,所选择的术式、方法是否恰当,以及所有与临床操作有关系的各个细节的设置,至少不要有碍于医者医疗水平的发挥,这样才能对一次根管治疗的质量做全面、科学而准确地评价。

在长期的临床实践中,我们切身体会到,要想提高根管治疗成功率,应该把握以下一些要点:①得到准确的工作长度。②根管预备达到一定的形态标准。③使用有效的工具和方法,选择适当的药物,彻底清洁根管系统。④选择适当的根充方法和材料,达到尽可能严密的封闭。⑤根管治疗之后及时制作优良修复体进行牙体修复。⑥使用橡皮障有助于提高治疗成功率。⑦注意与诊疗工作相关的一切细节,涉及医生和患者、设备和材料等各方面,这些都会直接或间接地影响到临床治疗的质量。

(二)寻找根管口的方法

临床上,多根管牙若因某些原因,寻找根管口有困难时,除了应用牙齿髓腔解剖形态的知识外,还可结合使用下列方法来帮助寻找根管口。

(1)多根管牙常因增龄性变化或修复性牙本质的沉积,或髓石,或髓腔钙化,或根管形态变异等情况,而使根管口不易查找时,可借助于牙齿的三维立体解剖形态,从各个方向和位置来理解和看牙髓腔的解剖形态;并采用多种角度投照法所拍摄的X线片来了解和指出牙根和根管的数目、形状、位置、方向和弯曲情况;牙根对牙冠的关系;牙根及根管解剖形态的各种可能的变异情况等。

(2)除去磨牙髓腔内牙颈部位的遮拦根管口的牙本质领圈,以便充分暴露髓室底的根管口。

（3）采用能溶解和除去髓腔内坏死组织的根管冲洗剂，以彻底清理髓室后，根管口就很可能被察觉出来。

（4）探测根管口时，应注意选择髓室底较暗处的覆盖在牙骨质上方的牙本质和修复性牙本质上作彻底地探查。并且还应注意按照根管的方向进行探查。

（5）髓室底有几条发育沟，都与根管的开口方向有关，即沿髓室底的发育沟移行到根管口。所以应用非常锐利的根管探针沿着发育沟搔刮，可望打开较紧的根管口。

（6）当已经指出一个根管时，可估计其余根管的可能位置，必要时可用小球钻在其根管可能或预期所在的发育沟部位除去少量牙本质，然后使用锐利探针试图刺穿任何钙化区，以指出根管口除去牙颈部的牙本质领圈以暴露根管口的位置。注意钻磨发育沟时不要过分地加深或磨平发育沟，以免失去这些自然标志而向侧方磨削或穿刺根分叉区。

（7）在髓室底涂碘酊，然后用稍干的酒精棉球擦过髓底以去碘，着色较深的地方常为根管口或发育沟。

（8）透照法：使用光导纤维诊断仪的光源透照颊舌侧牙冠部之硬组织，光线通过牙釉质和牙本质进入髓腔，可以看到根管口是个黑点；而将光源从软组织靠近牙根突出处进行透照，光线通过软组织、牙骨质和牙本质进入髓腔，则显示出根管口比附近之髓底部要亮些。

（三）塑化治疗

牙髓塑化治疗是指将根管内部分牙髓抽出，不必进行扩大根管等复杂的操作步骤，将配制好的塑化液注入根管内，与牙髓组织聚合一体，达到消除病源刺激物的作用。

牙髓塑化是利用处于液态尚未聚合的塑料，将其注入根管内，当其聚合前，可渗透到残存的牙髓组织及根管的感染物质中，和这些物质一起聚合。残存的牙髓组及感染物质塑化后，在一定时间内，成为对人体无害的物质，对防止和治疗根尖周病起了一定的作用。它与传统的根管治疗不同点在于根管治疗是采用彻底取出病原刺激物的方式，塑化治疗则不需彻底取出，而将这些有害物质固定，包埋于根管中而达到消除病原刺激的目的。

牙髓塑化治疗不需作根管预备及根管换药，复诊次数要比根管治疗少得多。一般情况下，牙髓炎患者初诊时封入"杀神经"药物，再次复诊就可揭髓顶，拔除部分根髓后，向根管内导入塑化液，完成塑化治疗。根尖周炎患者首诊时，一般就可揭髓顶，拔除部分根髓，窝洞内放入药物棉球开放2～3天后，冲洗根管，封入另一种根管消毒的药物，再次复诊时即可做塑化治疗。

塑化治疗同根管治疗一样，是用于治疗牙髓病和根尖病的重要方法，便由于使用的塑化剂的理化性能，使其选择原适应证有自己的范围。成年人根尖孔已完全形成的恒磨牙，若患有牙髓病和根尖病时，可考虑塑化治疗。尤其是根管细小弯曲的患牙及根管器械意外折断于根管内时，采用塑化治疗可以显示出根管治疗所不及优势。但有些牙病，如根尖狭窄部已破坏的牙，完全钙化不通的根管，准备进行桩冠修复的患牙或根管就不能做塑化治疗。

塑化治疗术成功条件：①塑化液应具有强大的杀菌作用。②塑化液能够渗透到感染的根管组织中。③塑化液与感染组织共聚形成无害物质。④固化后的塑化剂封闭根管系统。

教科书上介绍的塑化液处方中主要成分包括甲醛和间苯二酚。鉴于这两种成分的强蛋白凝固作用和半抗原性，对正常组织的刺激作用显而易见。笔者认为下述可能产生负面作用的问题也有必要弄清：①塑化的聚合反应严格局限于根管内。②塑化反应应该是完全的，即聚合后根管系统不应有剩余单体(甲醛或酚)或剩余单体在已知的安全范围。③塑化物质对任何细胞、组织和器官无害，且无潜在的免疫原性和致癌、致畸作用。

四、牙髓外科包括哪些内容

当前，根管治疗的适应证逐渐扩大，许多过去不能治疗的患牙，现在大部分可以保留了。但还有一部分病例仅用根管治疗术难以治愈，必须辅以外科手术，这种由两种方法结合起来的保存患牙的治疗技术，就是牙髓外科。通过牙髓外科手术，大大提高了保存患牙的成功率，缩短了疗程。主要包括以下方面。

(1)建立外科引流通道。如根尖周开窗术和切开引流术。

(2)根尖手术。如根尖刮治术、根尖切除术、根尖倒充术。

(3)牙根外科手术，如截根术、牙根刮治术、牙半切术等。

(4)根管内折断器械取出术。

(5)髓腔修补术。

(6)根管内、骨内植桩术。

(7)牙再植术。

(8)根尖外露修补术。

五、牙瘘的形成与治疗

有的人牙龈上有一个小瘘管，经常溢脓，我们把它叫牙龈瘘管，俗称牙瘘。一般是由根尖周炎引起的，患根尖周炎时，牙髓坏死，根尖周组织化脓，牙槽骨破坏，脓液沿破坏牙槽骨流至牙龈处，使牙龈破坏即成瘘管，有的牙瘘是由牙周脓肿发展来的，它多在靠近牙颈部的牙龈上。有的是由颌创伤性根尖周炎和医源性牙病引起的。

由慢性根尖周炎引起的牙瘘，可只做牙髓治疗，有效去除病因，牙瘘即可痊愈，而牙髓牙周联合病的患牙，因病因复杂，除进行牙髓治疗外，还要进行牙周治疗，对牙周袋及瘘管进行搔制、冲洗、上药，必要时可进行手术治疗，切除患病根尖及所形成的瘘管，去除病因，促进愈合，由颌创伤引起的要进行适当调颌消除致病因子。

六、抗生素在治疗根尖周炎中的应用

根尖周炎大多是由龋洞发展成牙髓炎，继而牙髓坏死，炎症波及根尖周组织，产生剧烈疼痛。在治疗过程中，使用抗生素是非常必要的，但仅使用抗生素是不行的，抗生素只消除炎症而不能去除髓腔内的病灶，且疗效缓慢。牙根位于牙槽骨中，当根尖有炎症时，炎性分泌物不易排出，刺激牙周膜神经产生剧烈疼痛。只有开髓后去除坏死的牙髓，通畅根管，建立引流，才能缓解症状，同时全身应用抗生素，根管内局部换药，才能达到消除根尖周炎症的目的。

根管治疗时要经过根管预备、消毒、充填等许多步骤。炎症坏死的牙髓有大量细菌，而医生的操作有时不能达到完全无菌，所以当进行根管预备时，器械不慎超出根尖孔或根管冲洗时将坏死物质推出根尖孔，可造成根尖的炎症反应及牙龈肿胀，在根管预备及充填后应口服抗生素，以预防和控制炎症。

在根管换药过程中，常用的药物有醛、酚和抗生素，用于根管消毒的抗生素有金霉素、强力霉素、土霉素、甲硝唑等，用盐水、丁香油酚等调料拌成糊剂应用，可有效杀灭根管内细菌，达到

消炎消毒的作用。

七、牙髓炎与根尖周炎的区别

牙髓炎大多由龋病引起,发展到一定程度时,可变为根尖周炎,二者有密切的联系。一般来说,牙髓炎疼痛发作时为自发性、阵发性疼痛,并且疼痛常常向头部放射,患者常不能指明患牙。根尖周炎则表现为持续性痛,以咬合痛为主,牙齿有明显的浮出和伸长感,能指明患牙,牙髓炎时牙髓有活力,冷、热刺激能引起疼痛或疼痛加重,而患根尖周炎时牙髓神经大多已坏死,对冷、热刺激无反应。医生做检查时,用探针探入患牙髓炎的龋洞时,一般会感到疼痛或敏感,而根尖周炎的患牙探诊时常无感觉。当叩击患牙时,牙髓炎的患牙出现轻度叩痛或无反应,而根尖周炎叩痛明显。X片上,根尖周炎的根尖周围有密度减低区,而牙髓炎的根尖周围无明显异常表现。

八、有效清除和控制感染是治愈牙髓及根尖周病的关键

有效清除与控制根管系统的感染物质是牙髓与根尖周病得以治愈的关键,不同的时期,不同的地区,人们曾尝试过多种不同的治疗方法,但所遵循的原则都基于上述认识,即清除感染物质或使感染物质无害化。

(一)微生物是牙髓与根尖周病的病原

牙髓的原发性感染物质主要来自龋损中的微生物感染,牙周组织的感染也可以通过根尖孔或其他牙髓牙周交通支感染牙髓,但所占比例很小。口腔中的微生物还可以通过其他途径如外伤导致的牙龈组织破损、裂纹感染牙髓,或通过各种原因暴露的牙本质小管感染牙髓。另外,微生物也可能通过血运感染牙髓。

(二)清除感染源

由于根管系统的复杂性和同时要考虑对机体的保护,清理根管系统感染的工作是一项十分细致和复杂的工作,在根管治疗过程中占有举足轻重的位置。清除感染亦即清创,在根管治疗的步骤中又称为根管预备。根管预备实际上是包括根管清洗和根管成形两部分。两个部分的核心是最大限度的有效去除感染物质,为有效的封闭根管系统做准备,同时要最大限度的限制感染物质的扩散、保护正常的组织。

(三)无害化的理念

牙髓治疗中考虑对感染物质的无害化处理时,不能忽略的是对无害化处理的效果和可能持续的时间进行评价,尤其不能忽略对残留物质和药物可能的远期危害进行评价。在理论上,利用药物在体内达到长期控制感染物质的目的是不可取的。一种药物很难同时具备有效的抗感染作用和机体生物相容性,完全不对机体产生负面影响。由此看来,有效的最大限度的清除感染物质加上有效的封闭根管系统的死腔,是目前理想的治疗牙髓及根尖周病的方法。

达到完好的根管充填,需要使材料进入所有的根管空隙。良好的根管预备是完善根管充填的前提。同时,根充材料的流动性、稳定性、生物相容性必须符合相关的要求。目前最常用的根充材料仍然是牙胶。如果采用加温加压的方法,会使材料更容易进入根管空隙,更好地与根管组织贴合,达到更好的封闭效果。

(四)牙髓治疗过程中的感染控制

鉴于牙髓根尖周病的病原学特征,在牙髓治疗中,应该尽可能做到以下几点。

131

（1）不使根管系统现有的微生物感染扩散，包括不将感染物质推出根尖狭窄部。

（2）不增加新的感染，包括不增加根管内细菌感染的类型。

（3）清理和消除已有的感染物质。

（4）封闭清理过的根管系统，防止再感染或感染复发。

（5）及时有效的修复已经进行了牙髓治疗的患牙，防止冠部微生物的渗漏。

对上述五条的全面理解是决定治疗成功的重要方面。目前存在于我国牙髓病临床实践中的许多问题均来自于对这些问题理解或重视的不够。

九、细而弯曲根管预备技巧

（一）术前术中术后拍摄清晰不同角度的牙片（推荐数字化牙片）

根尖片可观察堵塞部位，深度，可能的根管弯曲方向等。术中术后的根尖片可以检查是否侧穿或可能形成侧穿，可以不断调整预备的方向。当然，数字化牙片主要是方便，可以进行一些调整图像明暗等的操作，普通的胶片大多数情况还是比数字片清晰的。胶片多次拍片成本比较高，而且洗片花时间（即使现在自动洗片系统也要 5 分钟以上）。由于 X 线片仅能反映二维重叠图像，当切削方向向颊侧或舌侧偏移时则不易判断，以不同角度的拍片可以帮助解决此类问题。有报道说手术显微镜可以解决这个问题，本人可能马上有机会用了。

（二）根管口预备要充分

用 15#、20# 锉，对于钙化细小堵塞根管，用 08#、10# 锉，还有根管探针，在 15# 找不到或者不确定的时候是有帮助的。

开髓孔预备要充分，开髓之前一定去净龋坏组织、无基釉和松动的充填体等，尽可能形成根尖 1/3 的直线通路，避免器械进入根管时的冠部障碍，这点非常重要。可先采用逐步深入根管锉预备法进行根管上端的预备，使 K 锉能尽可能直的进入到堵塞部位。另外，G.G.钻对拉开根管口和髓腔侧壁以形成"直线通路"是很好的办法。这样向下预备的时候就 K 锉的工作部分就不是堵塞部上方的根管侧壁或者开髓孔侧壁。对于细小的弯曲根管"直线通路"是很有意义的（另外"直线通路"发现下切牙的唇舌向双根管，以及根管充填都是也很有帮助的）。

（三）好的完备的扩大器械

一定要有好的手用扩大锉，"好的"，简单说就是质量好，比较新的，设计的合理，适合自己手感，号码要齐全，对于细小弯曲或者堵塞根管，小号器械特别重要，要备有 15# 以下器械。最好从 6#、8#、10#～140# 都有。还要注意器械会折旧，金属疲劳，要检查器械有无折断、解螺纹等，损了旧了，不好用了就扔了，不要到器械断根管里了才后悔。

堵塞细小的根管，可以反复使用小号的锉通畅根管。15# 无法扩通的根管，试着使用 10# 或者 8# 的扩大锉，你会发现其中相当一部分可以扩通，如果你之前只用 15# 以上的话。好的完备的器械对细小弯曲根管的预备作用太大了。在使用根管锉的时候，了解各种根管锉正确的使用方法也时很重要的，哪些器械用作提拉，哪些用作旋转，限制旋转多少度，根管锉上蘸根管润滑剂……另外，注意使用中的一些问题，如：根管锉再次进入根管应清洁；根管锉不可跳号；反复使用小号的锉通畅根管，根管锉不可过度旋转或用力；预备根管一定要在湿润的条件下进行等。

(四)扩大锉的预弯

小号扩大锉＋尖端 3～4 mm 一定的预弯,这点对预备弯曲根管很有帮助,预弯 10$^\#$ 或 8$^\#$ 锉或扩大器通过堵塞处,K 锉尖端 3～4 mm 弯成 30°～45°角的样子,直的扩大锉可能与根管的解剖方向不一致,或者较大号(15$^\#$,或者更大号)的器械已经在侧壁预备出一个小台阶,有时会发现有卡住的感觉,这样一般是很有希望的。预弯小号器械能通过堵塞部,可以以 2～3 mm 小距离提拉把弯曲(可能是肩台)处扩顺畅,然后就采用逐步深入根管锉预备法,15$^\#$ 能进去一般就没问题了。锉的尖端蘸上含 EDTA 的根管润滑剂有明显帮助。镍钛锉弹性很好,就不用预弯了。

(五)关于镍钛器械

镍钛锉对细小(非堵塞)根管的预备也是比较有用的,某种意义上讲,镍钛器械最大的贡献是:用于后牙弯曲根管的预备和提高根管预备的效率,以及更好的根管成型(ProTaper 成型好,配合 06 锥度的非标准牙胶尖存填,效率高)。通常使用的机用的有 ProFile、ProTaper、Hero642 镍钛机动根管锉等。ProTaper应该可以算是 ProFile 的升级产品。另外手用 ProTaper 也很好用,值得推广。Profile 尖端圆钝,无切削力,能引导器械进入根管,能有效防止侧穿和根管偏移,ProTaper 尖端做了改良,具有一定的切削力,应该算是在两方面都有帮助。另外 Hero642 是设计最简单的一种镍钛机动根管锉,一般根管仅需要 3 根车针。

第二节　牙痛的原因及治疗

牙齿是受感觉非常灵敏的三叉神经支配的,牙体组织和牙周组织的任何部分发生损伤或炎症,都可能引起疼痛。牙痛是口腔科疾病最常见的症状,是诊断许多口腔疾病的重要依据。

一、牙本质过敏症

牙本质过敏症即俗称的“倒牙”。由于牙齿过度磨耗或者龋坏(蛀牙)等原因,牙齿最外层坚硬的牙釉质(珐琅质)被破坏,内层敏感的牙本质外露,当用冷水漱口或进食冷、热、酸、甜等食物时,就会因牙髓神经受到刺激而产生难受的酸痛感。久而久之,则会出现牙髓充血,并进而发展为牙髓炎、牙髓坏死、根尖周炎等病症,给患者带来极大的痛苦。

治疗:对牙本质过敏症应进行积极的治疗。首先,可采用专用药物或激光进行脱敏。如果牙齿有龋坏或其他缺损,还需及时加以修补。如果缺损范围较大,修补效果不佳,则可采用全冠进行保护。如果所有这些方法都无法解决问题,最后可将部分或全部牙髓失活,进行牙髓治疗或根管治疗。

二、牙髓炎

牙髓炎多由牙齿龋坏发展而来。由于牙髓处于硬组织包围之中,有了炎症后,牙髓充血、渗出,压力明显增高,又无处扩散,因而患牙出现一阵阵剧烈难忍的疼痛,晚上平卧时更痛得厉害,常常导致彻夜难眠。进冷热食物可使疼痛加剧。牙髓炎疼痛常常放散到其他部位,患者有时不能指明患者,需要医生借助各种手段才能准确定位。

治疗:急性期的治疗原则是迅速止痛,方法是在局部麻醉下,开放髓腔,引流减压,疼痛可立即缓解。由于牙髓腔的特殊解剖结构,牙髓炎一般是不可逆的,待症状明显减轻后,应进行彻底的牙髓治疗或根管治疗。对于损坏范围过大,无保留价值的患牙,应尽早拔除。总之,不仅要治牙痛,而且要治牙病。

三、牙根尖周围炎

牙髓炎为及时治疗,继续发展,蔓延到牙根尖周围的组织,便可在此发生较严重的炎症。开始时牙齿有胀痛、伸长的感觉,逐渐发展到不敢触碰,持续跳痛,有时牙齿附近的牙龈与面部还会肿胀、出脓。

治疗:急性期的治疗一是要止痛,行根管开放排脓或软组织切开引流处理,可同时应用止痛药物。二是要消炎,口服或注射抗生素。急性期过后,应及时进行彻底的根管治疗,以防止炎症再度急性发作并消除病灶。

四、牙周炎

即牙周组织发生的炎症,其特征是牙龈经常出血,反复肿痛、流脓,还有口味腥臭,牙面污垢与结石存留等。牙周炎晚期,由于牙槽骨广泛吸收,导致牙齿松动,咀嚼无力,使患者无法正常进食。牙周炎是造成牙齿脱落的主要原因。患有牙周炎的牙齿还可成为慢性感染病灶,有时会导致心内膜炎、风湿热、肾炎等全身性疾病的发生。

治疗:牙周炎属口腔难治疾病之一,有时甚至无法控制其发展,不可避免地导致牙齿脱落。关键是要早发现、早诊断、早治疗。治疗大都是综合性的,包括牙周洁治、药物应用、牙周手术、夹板暂时或永久固定等。对于松动度过大的晚期牙周炎患牙,已无保留价值,应及时拔除,以免形成病灶,祸及全身。

五、智齿冠周炎

即下颌最后一颗大牙(第三磨牙,俗称智齿)在长出过程中受阻时,其周围软组织发生的炎症。初发时仅感下颌后牙局部肿胀、疼痛,不敢咀嚼。严重时疼痛剧烈并可向耳颞部放散,甚至出现张口和吞咽困难,同时伴有发热、无力、食欲减退等全身症状。

治疗:急性期以抗感染和对症治疗为主,如止痛、局部冲洗上药、全身应用抗生素等。如果智齿冠周形成脓肿,应及时切开引流。对反复发作且无保留价值的智齿应予拔除。

六、其他原因所致的牙痛

牙痛不一定表明牙齿有病,一些其他疾病也可表现出牙痛。

(1)三叉神经痛。其特点为锐痛,突然发作,程度剧烈并沿三叉神经分布放散,与急性牙髓炎类似,易误诊。但三叉神经痛有疼痛触发点即"扳机点",疼痛时间较短暂,每次持续数秒至1～2分钟,一般不超过5分钟,而且很少在夜间发作。

(2)急性上颌窦炎。上颌后牙的根尖邻近上颌窦底,分布于上颌后牙牙髓的神经在进入根尖孔前要经过上颌窦侧壁和窦底。因此,上颌窦内的感染常引起上颌后牙的牙髓神经痛,还可放射到头面部,易被误诊为牙髓炎。

(3)某些全身性疾病。可能引起牙痛的全身性疾病有关节炎、疟疾、流感、伤寒、糖尿病、月经痛、妊娠期、绝经期、子宫或卵巢摘除后、心脏功能亢进或减退、神经官能症、癔病等。另外,心绞痛可反射至颌骨或牙齿,患者往往先到口腔科就诊。

(4)某些特殊环境引起的牙痛。常见的有两种,一是航空性牙痛,二是潜水性牙痛。这类患者牙髓往往处于充血状态或慢性炎症,在平常生活环境中不出现症状,但在特殊环境中,由于气压的改变而引起牙痛。所以说,牙痛的原因很多,大部分是由牙病引起的,还有一部分是牙齿以外的原因造成的。我们不能轻易下结论,要仔细区分以免误诊,查明原因,有针对性地进行治疗。

第三节 现代根管治疗概念

根管治疗术是治疗口腔科常见疾病"牙髓和根尖周病"的最根本和最有效的方法。20世纪80年代以来,根管治疗术已逐步发展为理论系统完善、操作步骤规范、器械设备标准化及疗效恒定的一种保存患牙的治疗方法。近20多年来,根管治疗术的医学科学基础研究、根管预备器械和预备方法、根管充填材料和方法,以及显微根管治疗技术等均有明显进步,根管治疗的成功率可达95%左右,而且明显扩大了牙齿保存的范围,也为修复技术的进步奠定了基础。近十几年来,现代根管治疗在国内的研究和应用逐步推广,但在临床应用、根管治疗的完善程度和长期疗效方面仍有许多问题值得商讨。

一、根管治疗术的发展过程

尽管牙髓根尖周病的治疗历史悠久,但根管治疗学是近代牙科保存治疗学中最为年轻的专业学科之一。被誉为"牙髓病学之父"的 Louis Grossman 将 1776－1976 年的 200 年根管治疗史分为 4 个阶段:1776－1826 年:水蛭治疗脓肿牙齿,用烧红的金属丝烫死牙髓,用金箔充填根管;1826－1876 年:全麻,橡皮障,牙胶尖的出现,原始的拔髓针和根管锉的产生,砷剂用于杀死牙髓;1876－1926 年:X 线的发明,局麻的应用,根管内消毒(cmCP)的应用;1926－1976 年:X 线根尖片的应用,局麻和根管治疗方法的逐步提高,根管预备器械的标准化。牙髓病学的先驱 Edgar Coolidge 提出了大量的实例证明原来认为必须拔除的患牙可以用根管治疗得以保存。1945 年后,根管治疗逐渐在保存牙医学的领域中占有重要的地位。Grossman 编著的《Endodontic practice》奠定了根管治疗术的实践基础。

近 20 多年的发展,根管治疗技术有了明显的进步。经过许多学者和临床专家的实践和研究,根管治疗学已发展为一门独立的治疗学科,成为牙髓病学中的重要部分。详细阐述根管治疗术的牙髓病学专著也在不断更新。如 Lngel 和 Bakland 编著的《Endodonties》、Cohen 和 Burns 编著的《Pathway of the pulp》、Wine 编著的《Endodontic therapy》等较全面地介绍了根管治疗学的理论和实践;Seltzer 编著的《Endodontology biologic considerations in endodontics procedures》强调了根管治疗学的生物学基础,Gutmann 等编著的 Problem solving in endodonties 主要阐述了临床根管治疗中的难题及解决方法等。

国内作为口腔医学本科生教材用的口腔内科学、牙体牙髓病学和口腔医学实验教程中讲述根管治疗术的篇幅逐渐增多,内容逐渐丰富,并有相应的专著出版,如王晓仪的现代根管治疗学、张光诚的实用根管治疗学等。随着根管治疗器械、设备和技术的引进,国内牙体牙髓科和口腔科应用根管治疗术的比例迅速增高,一些口腔医学院和口腔专科医院还设立了解决根管治疗中疑难问题的专家诊室,并不断举办国内、外专家的继续教育讲座。根管治疗学中的问题已成为许多口腔临床研究生的研究课题,研究根管治疗学的论文也日益增多,上述情况表明现代根管治疗术已在国内得到应用,并正在逐步推广。

现代根管治疗学不仅有了完整的理论系统,而且根管治疗技术有了明显的进步,具体内容将陆续在以后的讲座中介绍。

二、现代根管治疗的原理及其医学科学基础

根管治疗术的原理是通过清创、化学和机械预备彻底除去根管内感染源,并严密充填根管以促进根尖周病变的愈合或防止发生根尖周病变。

为了能达到"彻底消灭根管内感染源"和"严密充填根管,防止再感染"的目的,许多学者进行大量的医学科学的基础研究,与根管治疗技术有关的研究简要归纳如下。

(一)根管内微生物学研究

随着厌氧培养和厌氧菌分析鉴定技术的进步,已确定厌氧菌是感染根管内的优势菌,约占2/3以上;厌氧菌中以革兰氏阴性菌最多,如产黑色素类杆菌群、不产黑色素类杆菌群和梭杆菌属等。根管治疗的主要任务就是去除根管内的感染源。虽然根管内细菌培养阴性已不作为根管充填前的常规检查。但从根管治疗效果来看,根管预备后细菌培养阴性者的成功率高于阳性者。当患根尖炎的感染根管经过化学和机械预备后,根管内残留的细菌85%是革兰氏阳性菌,偶见革兰氏阴性厌氧菌。根管治疗期间急症的发生率为1.5%~22.0%,原因包括不完善的根管预备、感染物挤出根尖孔及根管内氧化还原电位的变化致使兼性厌氧菌数量的急剧增多。有研究表明,根管治疗失败伴有根尖透射区的患牙,根管内细菌培养分离最多的是专性厌氧菌(42.6%)。与根管内微生物相关的研究还包括根管内冲洗剂和消毒剂的大量研究。上述研究结果均表明,根管内感染源的控制是根管治疗成功的首要条件。

(二)根管系统类型的研究

Vertucci 根据根管和根尖孔的分布将根管类型分为Ⅲ类 8 分类;岳保利和吴友农根据中国人 1769 个透明恒牙标本描述了各牙位错综复杂的根管解剖形态,并按根管口和根尖孔的分布将根管系统分为 7 型;上颌磨牙近中颊第二根管自 1925 年首次报道以来有关文献颇多,由于研究方法不同,近中颊根第二根管(MB2)的检出率为 38.0%~95.2%。下颌第二磨牙"C"型根管的发生率文献报道不一,国内报道为 15.8%~45.5%,并有详细的分型。不同根管类型的预备和充填方法均有其特殊性,因此上述研究资料对提高根管治疗的质量起了重要作用。

(三)有关根管壁玷污层的研究

玷污层是指根管预备时压贴在根管壁上的由细菌、坏死组织及扩锉下来的牙本质碎屑组成的混合物。玷污层厚度约 $2\sim5~\mu m$,可贴附在牙本质表面,也可能深入到牙本质小管内。玷污层的存在可以阻止或延迟消毒剂对牙本质小管中细菌的作用,妨碍根充材料与根管壁的渗透和紧密贴合;玷污层可以是根管治疗过程中或充填后微生物生长和定植的底物,也可以是微渗漏的通道。因此,关于去除玷污层的化学制剂、根管预备方法和充填技术有大量的研究报道。现代根管治疗术中,根管预备后根管壁玷污层的情况已成为评定根管预备器械、冲洗液和预备方法优劣的重要指标之一。

(四)根管充填后微渗漏的研究

现代根管治疗学认为,根管系统的三维严密充填是根管治疗成功与否的关键因素。根管

充填后存在的微渗漏使微生物及其代谢产物再次进入根尖周组织,约 60％的失败病例是由于根尖区不完全封闭所致。因此,研究微渗漏方法与根管充填质量的研究密切相关。体外研究微渗漏的方法很多,包括示踪剂浸润法、示踪剂透过法、电化学技术、电镜观察和液压技术。与其他研究方法比较,由 Pashley 等提出,经Wu 等改进的流体输送模型可以对根管微渗漏进行连续和动态的观察,定量准确,但需要一定的设备。国外学者推荐的葡萄糖定量分析模型方法简便,定量灵敏,已引起了许多学者的重视。目前,根管充填后微渗漏的检测是评定各类根管充填材料、器械和充填技术对根管封闭效果优劣的重要指标。

(五)毒理学、组织学和分子生物学等方面的研究

当研究新的药物和材料是否可以用于根管治疗术时,根尖周组织的生物相容性是最基本的一个评价指标。有关口腔根管治疗生物材料鉴定的国际标准规定在用于人体之前,必须通过严格的毒性测验和动物实验鉴定,以保证根管治疗所用的药物和材料具有良好的生物相容性。分子生物学的研究又进一步为根管治疗材料的优良生物性能提供了科学依据。近 20 年来对氢氧化钙制剂的大量研究结果奠定了其在根管治疗术中应用的重要地位。

三、根管治疗适应证范围的扩大

随着根管治疗技术和器械的进步,只要患牙有保留的价值,患者同意选择,根管治疗无牙位的限制,全口牙齿均可进行完善的根管治疗;也没有年龄的限制,只要患者有适当的开口度。机用旋转 NiTi 预备器械的广泛应用,使磨牙的根管预备变得相对容易,对患者开口度的要求有所降低。弯曲钙化根管治疗的成功率与正常根管治疗成功率相近,90％以上的钙化根管能够成功扩通和预备,由于显微根管治疗技术和超声根管治疗技术的应用与推广,根管内折断器械及堵塞物的取出率明显提高,使得非手术根管再治疗成为可能。

四、无菌观念的加强

(一)橡皮障的应用

根管治疗要求手术区域和周围均处在无菌环境中。口腔内和周围环境微生物对根管的污染会影响根管治疗的效果,导致根管治疗的最终失败。橡皮障的使用是标准根管治疗的必要步骤,不可缺少。橡皮障具有以下作用:隔离治疗牙齿,获得干燥、清洁和无菌的治疗区;预防患者的误吸;避免软组织受伤;有效隔湿防止唾液进入术区。

(二)约诊间严密封药的意义

开髓孔的严密暂封是防止微生物再次污染根管系统的关键步骤之一,它的重要性一直未受到临床医生的足够重视。根管治疗约诊之间和根管充填后都应进行严密的暂封,而且暂封的时间不宜过长,一般不应超过 4 周。体外研究表明,根充后髓腔暴露于唾液中几天,唾液能渗入到根管全长的 33％～85％。这种微渗漏可能是根管治疗失败的重要原因之一。暂封材料至少应具备良好的严密的边缘封闭作用;能阻止细菌和液体的通透,能在数分钟内硬固;能形成良好的固位,具有一定的抗压强度,承受咀嚼压力;操作方便。临床应用的暂封材料种类较多。最常用氧化锌丁香油水门汀,暂封厚度应不少于 3.5 mm。双封技术是 Grossman 建议采用的方法,内层放入牙胶,外层放上水门汀。由于 ZOE 的抗压强度较差,牙胶能增加 ZOE 的抗压强度;在去除 ZOE 时,牙胶的存在也能防止水门汀碎屑进入根管。

(三)冠部封闭的重要性

冠部修复体或充填体是完善的根管治疗的必要步骤。如果没有良好的冠部修复体将影响根管治疗的远期疗效。一些研究证实,X线上可见修复体(充填体)边缘不密合或继发龋的病例,其根尖病变明显高于修复体完好组;充填物下有垫底层比无垫底层根尖病变率低;银汞充填比树脂充填的根尖病变率低。而且,全冠修复能显著延长根管治疗后牙齿的寿命。

五、根管治疗方法的进步

(一)根管预备方法的进步

(1)根管预备的时机。应该在急性炎症控制后进行。

(2)开髓孔和髓腔预备的要求。去除全部髓顶;开髓孔的壁应与根管的根尖1/3成直线,器械与冠部根管壁无阻力;使暂封药固位良好;提供冲洗液存流的空间,获得良好的寻找根管口的视线和细小器械进入的通道。对于弯曲钙化根管开髓孔应尽可能取得便利型,有时甚至需要牺牲更多的牙体组织。

(3)根管工作长度的确定。临床上,医生不能看到牙齿的根尖部,不能直接确定根管长度,需要采用各种不同的手段或几种手段相结合的方法,确定临床工作长度。理想的工作长度测量方法应具备下列条件:适应于不同的牙髓状况和根管内容物;能快速准确地确定根尖狭窄处;能不停地监测和确定工作长度的变化;医生和患者舒适;放射量小;费用较低。目前为止,没有任何一种方法能完全达到理想方法的要求。要获得高度准确的工作长度,应将几种不同的方法结合起来,特别是在测定根管工作长度有困难或有疑问的病例。最常用的方法为:X线法,电测法和手感法。纸捻法和根尖牙周膜敏感法也有人采用。将X线诊断丝照相与电测法结合是临床上最常用和相对准确的方法。

(4)根管预备的基本原则。根尖1/3预备之前一定要有准确的工作长度;根管预备时一定保持根管湿润,保证足够的冲洗;根管锉不可跳号1根管锉应做适当的预弯;预备后的根管为连续锥状;保持根管原始的解剖形态;根尖孔位置不变;根尖狭窄处直径越小越好,避免在急性炎症期做根管预备。

(5)根管预备器械的进步。根管治疗的进步很大一方面受到材料和器械发展的影响。近年来,根管预备器械在材料、锥度、手用器械与旋转器械等方面有很大的进步。

1958年以前,根管预备器械分为1~6号,没有统一的规则和规格,多采用碳钢材料。1976年确定了根管预备器械的国际标准,锥度为0.02 mm/mm。2002年根管预备器械最新修订标准为:器械从6~160号,以尖端的直径确定号数,锥度为0.02 mm/mm,材料多为不锈钢。最近,大锥度根管预备器械的出现,0.04、0.06及0.08锥度能形成更好的根管冠部的扩展,材料多为NiTi合金。与大锥度相反,0.02锥度的半号锉用于极细小根管的预备。机用根管预备系统能明显提高临床工作效率并减低医生的疲劳程度。M4手机使用不锈钢根管锉在较直的根管内效果良好,但在弯曲根管内会造成肩台、根管拉直、侧穿或人造根管。NiTi机用预备系统由于NiTi合金的超弹性和记忆性,有利于沿根管原始形态预备;但应避免NiTi合金的疲劳或使用方法不当,防止器械折断,并及时更换器械。

(二)根管冲洗的原则

根管荡洗是根管预备过程的重要环节之一,对根管治疗成败起关键作用。根管荡洗主要目的:去除根管内容物,溶解组织,破坏和杀灭病原微生物,润滑作用,去除玷污层,避免被推向深部或出根尖孔。根管冲洗的三重含义:根管冲洗液量要足够,每次冲洗液量应在 $1\sim2$ mL 以上;次数要足够,每次换锉均应冲洗;冲洗的深度要足够,冲洗器应能疏松地进入根管的 2/3 或离根尖狭窄处 $4\sim6$ mm。

玷污层去除及乙二胺四乙酸的使用:超声根管预备成型效果不十分明显,但超声根管荡洗去除根管壁玷污层的作用非常显著。超声根管荡洗与 NaOCl 结合效果更好。螯合剂如 ED-TA、REDTA、EDTAC 等,其中的活性成分是 15%EDTA,研究已证实 15%EDTA 与 5.25% 次氯酸钠交替冲洗根管能有效去除根管壁的玷污层。此外,含 EDTA 和过氧化脲的糊状混合物,如:RC-Prep、Glyoxide、Glyde 等是良好的根管润滑剂,在预备钙化和弯曲根管的初始阶段有明显的辅助作用。

(三)根管内封药的意义

根管内封药消毒曾被认为是根管治疗的重要步骤。很长一段时间,许多学者强调两次复诊之间,根管内封药消毒是根管治疗成功的重要因素。现在的研究证实,目前根管消毒药物难以使根管内达到完全无菌;而且,根管内完全无菌也不是根管充填的必要前提。因此,根管消毒不能忽视,但也不能过分强调完全无菌。药物性能应具备持久的、较强的杀菌作用,对根尖周无刺激,无全身性的毒副作用,无耐药性,使用方便等。根管消毒药物如酚类(cmCP)、醛类(FC)在杀菌的同时,都有一定的不良反应。氢氧化钙的强 pH 值具有很好的抑菌性,能够降解细菌的内毒素,同时能降低根尖周的炎症,诱导根尖周组织的愈合,使得氢氧化钙类根管内封药临床应用更广泛。根管预备时,荡洗的液体也具有一定的杀菌作用。

氢氧化钙制剂是目前根管内封药的最常用药物,有糊状或与牙胶混合做成牙胶尖状。氢氧化钙糊剂的表面最好放一小棉球,然后再放暂封材,以便于氢氧化钙的取出。封药时间为 1 周。对于活髓牙,在充分的根管预备和荡洗后也可不封药,只封干棉球。FC、CP 应用于根管内封药逐渐减少。

(四)根管充填方法的进步

严密的根管系统的三维充填是根管治疗成功的关键。不论根尖状况如何,超填和差填都是不适当的,恰填是良好根管充填的标准。认为超填比差填好缺乏科学根据。根充物应以牙胶为主,根充糊剂为辅,采用相应的侧压法或垂直加压法,使根充物致密。单纯用糊剂,特别是可吸收的碘仿类糊剂治疗恒牙是错误的,银尖法也已被淘汰。单牙胶根管充填也难以获得良好的三维封闭,已少用。在良好的根管预备的基础上,目前最常用的方法为:侧压法包括冷侧压和热侧压、垂直加压法;热牙胶技术如 Obtura 2、Uitrafil 3D、Thermafil 等。

(五)显微镜的应用

显微镜能够提供良好的视野,放大倍数为 $3\sim26$ 倍,便于精细操作,扩大了根管治疗的范围,并提高了疑难根管的治疗成功率,显微镜在根管治疗中的主要应用有寻找钙化根管、打通钙化桥、寻找和去除再治疗根管的内容物、修补各种穿孔、取出根管内异物及显微根尖手术等。

六、根管治疗与知情同意

随着人们生活水平的提高,患者在要求获得高质量的口腔科服务的同时,也更加关注自己的权利。由于根管治疗的复杂性,出现意外的可能性较大,术前详细的临床检查和 X 线分析,将可能发生的问题及预后告之患者,并要求患者在知情同意书上签字是十分必要的。患者的投诉主要包括:诊断错误、检查不完善(如无术前 X 线片)、病历记录不全面、开髓牙位错误、使用材料不当(如可吸收糊剂用于恒牙)、根管穿孔、器械折断、误吞(未用橡皮障)、过度超填或欠填、下唇麻木等。对于复杂和特殊病例如复杂的多根管、根管分叉、细小钙化根管、堵塞根管(根管内异物)、弯曲根管、牙齿错位、畸形牙、有严重全身疾病的患者和智力障碍的患者,有条件应转诊给根管专家治疗。知情同意书至少应包括治疗的方法、步骤、术中术后反应、预后、可能出现的意外、其他可选择的治疗方法、不治疗的后果以及治疗所需的时间和费用等。由于医疗纠纷和诉讼逐年增加,医生应该在更加谨慎和认真地提供医疗服务的同时,有义务让患者对自己的患病情况和治疗效果充分理解,有思想准备与医务人员共同面对治疗过程中出现的并发症及其他问题。

七、现代根管充填技术

(一)冷牙胶侧向加压充填技术

(1)选择侧向加压器:侧向加压器应能无阻力地插入至距工作长度 1~2 mm。

(2)试尖:根管充填前需进行试尖,并拍 X 线片确认。

(3)涂根管封闭剂:将封闭剂均匀地涂布到根管壁上。

(4)放置主尖:将选定的主牙胶尖蘸取根管封闭剂缓慢插至工作长度。

(5)侧向加压:将选定的侧向加压器紧贴主尖缓慢旋转插入至距工作长度 1~2 mm 处,放置 15 秒以上,旋转 180°后退出侧向加压器;沿形成的空隙插入副牙胶尖,如此反复操作直至整个根管充填紧密。

(6)垂直加压:用烧热的挖匙将多余的牙胶从根管口切断去除,选用合适的垂直加压器对根管口软化牙胶垂直加压。

(二)热牙胶垂直加压充填技术

1967 年,Schilder 提出热牙胶垂直充填技术,他的观点主要是以最少的封闭剂和最大量的牙胶三维充填根管,包括侧支根管和副根管。

将根管预备成连续的锥形并彻底清理后进行试主牙胶尖,这是根管治疗成功与否的关键步骤。首先通过 X 线片确定根尖终点的位置,主牙胶尖在根管内达到这个长度,并在根尖区应当有"紧缩感",使主牙胶尖与根管尽可能密贴,然后切除牙胶尖端 0.5~1.0 mm。对于初学者而言,通常切除的太多了。有学者报道,热牙胶垂直充填技术的应用,有超过 40%的牙根表现出不止一个根尖孔,只要时间准确、正确,很少会发生欠填或超填的现象,当然如果发生上述现象最好重新预备根管。

根充前要选择好垂直加压器,大号垂直加压器用于根上 1/3 充填,中号垂直加压器用于根中 1/3 充填,小号垂直加压器用于根尖 1/3 充填,根管充填一般用 3/4 个加压器,加压器上每隔五毫米有一个凹槽标记,有利于操作过程中,控制好加压深度。

使用这项技术时,需要有器械对牙胶进行加热,现在应用的是一种电加热器,其特点是可以自助加热。作者推荐使用 kerr 公司的根管封闭剂,它的特点是凝固时间短,收缩小,最近经过改进后的商品名叫作 EWT。下面详细介绍热牙胶垂直充填技术的详细步骤。

(1)干燥根管,确定根尖位置。

(2)通过 X 线片试主牙胶尖,并去除冠方多余的牙胶尖。

(3)主尖根尖去除 0.5～1.0 mm,取出后备用。

(4)选择垂直加压器。

(5)清洗干燥根管。

(6)根管内用螺旋充填器倒入少量根管封闭剂。

(7)主牙胶尖尖端蘸少量根管封闭剂并置入根管。

(8)去除主牙胶尖根管口或冠方的牙胶。

(9)加热根管上 1/3 的牙胶,用垂直加压器加压充填,使半流体状的牙胶能充填入侧副根管内。

(10)然后取出经过垂直加压过的根上 1/3 牙胶,通常情况下,每次操作的深度为 3～4 mm。

(11)用同样的方法充填根中 1/3 部分,充填至根尖 4～5 mm 时,顺向充填就结束了。

(12)如果不做桩冠,就向根管内加入少量牙胶,经过加热后垂直加压,每次充填深度也为 3～4 mm,直至充填到根管口。

热牙胶垂直充填技术适用于极度弯曲的根管,多根尖孔的根管,能够很好地充填侧副根管,充分的反映根管的形态,和各种解剖学变异,与其他充填方法比较,有极少的微渗漏。热牙胶垂直充填技术应用过程中,要注意根管内的温度不可过高,否则容易损伤牙周组织。热牙胶充填技术还包括很多种,例如热塑牙胶充填、热牙胶机械式充填、热注牙胶充填等,各种技术都有其独特的优点,但也都有很多缺点有待进一步改进。

(三)热牙胶连续波充填技术

(1)选择携热加压器头:携热加压器头能自由达到距工作长度 5～7 mm。

(2)试尖:同上。

(3)放置主尖:同上。

(4)去除上端牙胶尖:用已加热携热加压器头平根管口去除上端牙胶尖,用冷的垂直加压器向下轻轻加压。

(5)热加压:开启加热器,携热加压器头向根方进入牙胶,直到距参照点 2～3 mm,关闭加热器。

(6)连续加压:继续向下加压直到参照点,保持加压状态 10 秒。

(7)退出热压器头:开启加热器 1 秒,迅速退出热压器头,再用冷的垂直加压器向下加压。

(8)充填根管上部:用 Obtura 注射式充填方法完成。

八、现代根管治疗技术的新进展

(1)传统根管治疗术(简称传统)的治疗一般有三部曲:预备、消毒、充填。而现代根管治疗术(简称现代)的治疗三部曲:清理,成形,充填。强调的是根管的清理和成形,而不强调消毒的必要性,对于活髓牙不强调封药消毒,可以即可充填;对于感染的根管才强调根管消毒的必要性。根管预备的侧重点不同,传统的根管预备强调的是根管工作长度,而现代在重视根管工作长度的同时,还强调根管直径的大小,根管横截面的形态并不是标准的圆形,而是椭圆形或扁圆形,采用标准器械来成型根管时,必然有一部分根管壁没有得到彻底的清理,从而使感染物质残留，导致根管治疗失败，目前越来越广泛的运用镍钛根管预备器械，采用的是大锥度设计，提高了切削力能更好地进行根管清创，尤其是 Lightspeed 器械，它可以在根管成形前快速测出根尖部的直径大小。

（2）预备的方法不同，传统的是传统手用器械采用逐步后退法，而现代的预备方法是机用镍钛器械采用冠根向的逐步深入法。根管的消毒药物不同，传统的是用酚醛类，这些物质有潜在的组织刺激性等，目前已经不提倡用了，现代根管治疗术首选氢氧化钙糊剂，因为它无毒安全，刺激性小，如果能用超声波根管清洗的话可以起到事半功倍的效果，主要因为有它的声流作用和空穴作用，不仅能有效的杀灭细菌，而且对根管的清洁程度是非常干净的，一般情况下我选择超声波来清理根管。如果加上 Lightspeed 器械就更好了。

（3）根管充填的侧重点不同，传统的强调严密封闭根尖孔，其技术主要是糊剂牙胶侧压充填术，而现代认为严密封闭根管口及根管壁同等重要，可以达到三维充填效果，其技术主要是牙胶尖热加压技术，热熔牙胶充填术等。其中热熔牙胶充填术密封效果最好，简单规范的特点，我个人认为不管是什么技术做到简单、有效、患者满意就是最好的技术。要不就是做的再漂亮，如果繁琐无果都是空谈，就像 Stranger 说的一样"确实 crown-down 不是适合所有的根管，并且根据病例不同，根管开阔的程度应该有所选择。如果考虑到牙齿较小，牙根较细，绝对不可以粗暴的追求扩大，对某些根管我甚至不反对塑化。"

（4）显微根管治疗术的出现使牙髓治疗由宏观趋向微观，是牙髓治疗史上的一次意义深远的变革。在牙隐裂根折，寻找根管口，根管预备等等有很大的帮助。不过这个技术还需要一段时间"上市"（对于我们基层的来说更是）。

（5）弯曲根管预备的方法与技巧大致有以下几种：①逐步后退法。注意问题：弯度偏大的根管少用旋转力，多用提拉力，少用扩大针，多用根管锉，过弯过曲的根管先预弯器械再进入，小弯码的根管器械易变形扭曲，其使用次数应受限制；可使用含 EDTA 或次氯酸钠的液体或凝胶。②平衡力法。方法：顺转90°～180°，进入根管，逆转180°～360°，下压器械，再顺转180°～360°提拉退出根管外；注意：过细过弯根管使用此法慎重，旋转角度应减少（其断针率＜STEPBACK）。③逐步深入法。可简单归纳为：3 个锥度。0.02、0.04、0.06（手用 0.02，镍钛机扩0.04～0.06或更大）；3 个号码。25#、30#、35#（常用）；3 个阶段。第一次达根管 1/2 或 2/3，第二次距工作长度 2 MM，第三次达工作长度；机动器械和手动器械联合使用，机动-根管口，手动-根尖。

（6）器械折断与根管中的处理方法。在根管治疗中，拔髓针、扩大器均有可能折断与根管中。使用前应检查器械是否生锈、弯曲。器械进入根管后，不要在插紧的情况下用力旋转。折断器械的断端完全在根管中则不易拔出，可试用棉捻放进根管中将其带出.若不能取出时，则改用塑化治疗，但要确认器械断端未刺出根尖孔时，才能用塑化治疗。若器械断端已刺出根尖孔时，则考虑拔除患牙或做根尖切除术。术中将器械断端取出，并将根尖填充完整。

第四节 根管治疗技术规范和质量控制标准

一、适应证和禁忌证

(一)适应证

各种类型的牙髓病和根尖周病;牙髓牙周综合征;选择性根管治疗如需行桩冠修复的患牙,修复前有可疑牙髓病变的牙,修复错位牙及行根切术等可能导致的牙髓暴露等。

(二)禁忌证

无功能或无修复价值的牙;无足够牙周支持的患牙;患牙预后不良或患者不能合作或患者有严重的全身系统性疾病不能耐受治疗。

二、术前准备

根据患者主诉、病史、临床检查及 X 线片检查明确诊断。诊断明确后,制定根管治疗计划,并向患者讲明治疗方案及可能出现的问题,经患者知情同意后再进行治疗。器械准备:包括感染控制,高压消毒所有金属器械等(推荐使用橡皮障)。

三、髓腔入口的制备(开髓)

(一)开髓

髓腔入口是进入髓腔的通道,其形状、大小、方向取决于髓腔的解剖形态,制备髓腔入口时,首先用金刚砂钻或裂钻去除所有龋坏组织和,并穿入髓腔;然后换球钻从髓室顶到洞口上下提拉,去除全部髓顶,使髓室充分暴露;后用金刚砂钻修整洞形。

质控标准:髓室壁与根管壁连续流畅,并且不对器械产生阻力,保证器械可循直线进入根管弯曲处。髓腔入口的制备既要使髓腔充分暴露,又要尽量少破坏健康牙体组织,并应避免发生牙颈部台阶、穿孔及髓室底的过度切削和穿孔等。

(二)髓腔初步清理

开髓后,先用锋利的挖器去除髓室内容物,用尖探针探查根管口,使根管口充分暴露,再用倒钩髓针去除根髓,如果牙髓已坏死可配合冲洗进行清理;对于细小的根管,不要用拔髓针拔髓,以免发生折断;可用 10# K 锉做初始预备,残留根髓及根管壁上残留的感染牙本质可在根管预备过程中用根管扩大器械去除。

四、工作长度测定

确定工作长度是为了根管预备尽可能地止于根尖最狭窄处(牙本质牙骨质界)。常规应用根尖定位仪 ROOTZX 测定工作长度(禁用于戴心脏起搏器患者;推荐插锉拍 X 线片确认)。质控标准:将距根尖0.5~1 mm处作为根管预备的工作长度。

五、根管预备

常用的根管预备方法主要为不锈钢 K 锉、镍钛 K 锉联合应用 G 钻的逐步深入技术及逐步后退技术,以逐步深入技术最常用,其预备原则:根尖1/3预备之前一定要有准确的工作长度;根管预备时一定保持根管湿润;预备过程中每退出或换用一次器械需用根管冲洗液冲洗根管,防止碎屑阻塞;根管锉不可跳号;对弯曲根管,根管锉应预弯;为便于根管充填,根尖最小扩

大为 $25^\#$,根据初尖锉的不同,主尖锉一般比初尖锉大 2~3 号。

(一)逐步后退技术程序

(1)确定工作长度:方法同前。

(2)根尖预备:将初尖锉预弯成与根管弯曲度一致的形状,轻轻插入根管,转动器械进行根管扩大。顺时针方向旋转 30°~60°,然后轻轻向下加压逆时针方向旋转 30°~60°,最后向外提拉退出器械,这种切削模式类似于上手表发条的方法。预备过程中每退出或更换一次器械,应用生理盐水和 3% 过氧化氢溶液交替冲洗根管(推荐使用 2.5% 次氯酸钠和 17% EDTA 溶液)。根尖预备的最大号器械应比初尖锉大2~3个号码。为防止在预备过程中发生根管阻塞,在换用大号器械之前,可先用小一号器械插入根管内,去除根管内的牙本质碎屑,并用冲洗液冲洗并润滑根管壁。以根管工作长度 20 mm、初尖锉 $15^\#$ 的根管为例,根尖预备时器械进入根管内的顺序依次为:$15^\# \sim 20^\# \sim 15^\# \sim 25^\# \sim 20^\#$。每个器械的操作长度均为 20 mm。

(3)逐步后退预备:根尖预备完成后,根管尖部和中部通过器械每增加一号、工作长度减少 1 mm(0.5 mm)的方法敞开,即逐步后退。在逐步后退预备时,每更换大一号器械前,应将主尖锉插入至操作长度,去除根管内的牙本质碎屑,并用冲洗液冲洗,防止根管阻塞。以工作长度为20 mm、主尖锉为 $25^\#$ 的根管为例,逐步后退时器械进入根管内的顺序及相应操作长度依次为:$25^\#$(20 mm)~$30^\#$(19 mm)~$25^\#$(20 mm)~$35^\#$(18 mm)~$25^\#$(20 mm)~$40^\#$(17 mm)~$25^\#$(19 mm)~$45^\#$(16 mm)。

(4)根管中上部的预备:根管中上部用 G 钻进行预备,顺序使用 $1^\#$、$2^\#$、$3^\#$ 或 $4^\#$ G 钻;每换用大一号 G 钻时,操作长度减少 2 mm,并将主尖锉器械插入至工作长度,去除根管内的牙本质碎屑,并用冲洗液冲洗。

(5)根管壁的修整:使用主尖锉将根管壁修整成为连续的锥形,方法是将主尖锉插入根管至工作长度,使用锉法消除阶梯,并用冲洗液洁净根管。

(二)逐步深入技术程序

(1)根管中上部的预备:参考术前 X 线片,用 $10^\#$ 和 $15^\#$ K 锉疏通根管后,再用 $20^\#$ 和 $25^\#$ K 锉扩大根管的冠 2/3(16 mm);然后使用 $2^\#$ 和 $3^\#$ G 钻进一步敞开根管的中上部(14 mm 和 12 mm);G 钻通过具有恒定速度的慢速手机驱动,并轻轻向下加压进行切削。更换器械时使用 3% 过氧化氢溶液和生理盐水冲洗根管。

(2)确定工作长度:方法同前。

(3)根尖预备:根尖预备的方法与逐步后退技术使用的方法相同,根尖预备的最大号器械应比初尖锉大 2 个或 3 个顺序号。

(4)逐步后退预备:这一阶段根管的预备方法与逐步后退法中的逐步后退预备相同,一般制备 3~4 个阶梯。

(5)根管壁的修整:使用主尖锉进行根管壁的修整,使根管形成连续的锥形。使用逐步深入技术扩大根管时应注意:由于工作长度的测量是在根尖预备时进行的,因此在预备根管中上部之前,应能根据术前 X 线片较为准确地推测根管的工作长度或用根尖定位仪测定初步工作长度。

对于弯曲根管,可选用机用镍钛器械或机用镍钛器械联合应用手用器械,常用的机用镍钛器械主要有 ProFile 及 ProTaper 器械,推荐使用根向预备技术。

(三)ProFile 机用镍钛器械预备程序

(1)X 线片粗估工作长度,用 10#、15# K 锉疏通根管,再用 20# K 锉扩大根管口。

(2)OS 器械 3# 及 2# 预备扩大根管冠部,然后用 ProFile.06 25# 及 20# 预备根管中部,预备至短于粗估长度 3 mm 处。

(3)确定精确工作长度。

(4)再用 ProFile.04 25# 及 20# 预备根管尖部,由最小号逐步扩大至主尖锉,每一号均达正确的工作长度。

(5)最后用 ProFile.0620# 器械最后成形。

(四)ProTaper 机用镍钛器械预备程序

(1)X 线片粗估工作长度,用 10#、15# K 锉疏通根管,再用 20# K 锉扩大根管口。

(2)S1、S2 敞开冠 2/3(根管直线部分),遇阻力时退出;以上下轻轻提拉的动作切削根管冠部牙本质。

(3)测定工作长度。

(4)S1、S2 依次到达工作长度,进行根尖预备。

(5)用 F1～F3 完成根管预备;对于细小弯曲根管,一般预备至 F1 即可。

机用镍钛器械操作过程中不要用力推进;遇阻力时,退出然后继续下一步;每换一根器械,应使用冲洗液冲洗根管并维持根管在预备过程中的湿润状态,并用 15# K 锉疏通根管以防堵塞;器械所需转速为150～350 rpm;每根器械在根管内的停留时间不超过 4～6 秒;根管尖部重度弯曲时,推荐使用手用器械预备。

(五)根管预备的质控标准

根管经预备后,选择的侧压器应能自如地到距工作长度 12 mm 处;主牙胶尖可以较容易地进入到根管的尖部;尽可能保持根尖狭窄区的原始位置和大小;根尖狭窄区明显,有明显的停顿;根管壁光滑无台阶;预备后的根管形态为冠方大根端小的连续锥形、无偏移。

六、根管消毒

两次治疗间期,经预备的根管需进行根管封药消毒以防止残留于根管内的细菌生长繁殖。对于活髓牙如冠折露髓及因修复要求需行根管治疗的牙可在局部麻醉下行一次根管治疗,不需根管封药。

常规采用氢氧化钙糊剂行根管封药,具体操作如下:用适量生理盐水将氢氧化钙粉调制成糊剂状,将其导入已预备好的根管,用氧化锌丁香油粘固剂暂封。

七、根管充填

根管经预备、消毒后,应进行严密的根管充填,有效消灭死腔,阻断来自根尖及冠方的各种微漏,阻止外界细菌和污染物的渗入,防止再感染,创造一个有利于根尖愈合的良好生态环境。通常情况下,只要患牙无疼痛或其他不适,根管无臭味,无渗出液,窦道完全闭合即可进行根管充填。

常规使用侧向加压根管充填技术,材料主要选用标准牙胶尖和根管封闭剂(常规应用AHPlus 根管封闭剂)。对于解剖形态复杂的根管,如根管峡部、根管间交通支、侧支根管以及

C形根管等可采用热牙胶垂直加压充填技术和连续波充填技术,所需器械材料主要有非标准牙胶尖、根管封闭剂、垂直加压器和携热器等。

(一)侧向加压充填技术

(1)选择侧向加压器。侧向加压器应能无阻力地插入至距工作长度1~2 mm。

(2)试尖。根管充填前需进行试尖,主尖(主牙胶尖)的大小通常与主尖锉一致。选择相应大小的标准牙胶尖作为主尖,根据操作长度用镊子在主尖相应部位夹一压痕,将其插入根管内至正好到达做好标记的工作长度处,插至工作长度处应有摩擦感,如不能到达工作长度则应换小一号牙胶尖,如果无摩擦感则需剪除牙胶尖尖端后再试直至有摩擦感为止。拍插有主尖的X线片确定主尖在根管内的具体位置。如X片显示主尖位于距根尖1~2 mm,可行根管充填;如果主尖位于距根尖2~3 mm或超出根尖,则需重新试尖;如果距根尖3 mm以上,则需重新行根尖预备和试尖。

(3)涂根管封闭剂。选用与主尖锉相当的锉或小一号的锉,在尖端沾适量根管封闭剂,插入至工作长度,反时针方向旋转退出,将封闭剂均匀地涂布到根管壁上。

(4)放置主尖:将选定的主牙胶尖蘸取根管封闭剂缓慢插至工作长度。

(5)侧向加压:将选定的侧向加压器紧贴主尖缓慢旋转插入至距工作长度1~2 mm处,放置15秒以上,旋转180°后退出侧向加压器;沿形成的空隙插入副牙胶尖,如此反复操作直至整个根管充填紧密,加压器只能进入根管口2~3 mm为止。

(6)垂直加压:用烧热的挖匙将多余的牙胶从根管口切断去除,选用合适的垂直加压器对根管口软化牙胶垂直加压,使牙胶紧密充填根管颈1/3区。

(二)热牙胶垂直加压充填技术

(1)选择加压器:选3根垂直加压器,最小一根能自由到达距工作长度3~4 mm。

(2)试尖:选择非标准牙胶尖作为主尖,距工作长度0.5 mm,根尖部有摩擦感,拍插有主尖的X线片确认。

(3)放置主尖:根管干燥后涂少量封闭剂于根管壁上,主尖涂根管封闭剂后插入根管。

(4)充填根管上部侧支根管:用携热器齐根管口切除多余主尖,并将根管上段牙胶软化。用最粗的垂直加压器对根管上段进行垂直加压,此时根管上部的侧支根管得到充填。

(5)充填根管中部侧支根管:将加热后的携热器插入牙胶中并保持2~3秒,取出携热器同时带走部分牙胶,迅速将中号垂直加压器放入根管内加压,此时根管中部的侧支根管得到充填。

(6)充填根尖部主根管及侧支根管:将加热后的携热器插至根尖部分,并带走部分牙胶。迅速用最小号垂直加压器加压,将根尖分歧主副根管充填,如作桩冠修复则可结束充填过程。

(7)充填中上段主根管:用Obtura Ⅱ注射式充填方法完成,注射2~3次,每次用合适的垂直加压器压紧。

(三)热牙胶连续波充填技术

(1)选择携热加压器头:携热加压器头能自由达到距工作长度5 mm,用橡皮片作参照点。

(2)试尖:选择非标准牙胶尖作为主尖,距工作长度0.5 mm,根尖部有摩擦感,拍插有主尖的X线片确认。

(3)放置主尖:根管干燥后涂少量封闭剂于根管壁上,主尖涂根管封闭剂后插入根管。

(4)去除上端牙胶尖:用已加热携热加压器头平根管口去除上端牙胶尖,用冷的垂直加压器向下轻轻加压。

(5)热加压:开启加热器,携热加压器头向根方进入牙胶,直到距参照点 2～3 mm,关闭加热器。

(6)连续加压:继续向下加压直到参照点,保持加压状态 10 秒。

(7)退出热压器头:开启加热器 1 秒,迅速退出热压器头,再用冷的垂直加压器向下加压。

(8)充填根管上部:用 Obtura Ⅱ 注射式充填方法完成,注射 2～3 次,每次用合适的垂直加压器压紧密。

(四)根管充填质控标准

完成根管充填后均需拍 X 线片检查充填效果:①适充:根充材料距根尖≤2 mm,根管充填致密;②欠充:根充材料距根尖 2 mm 以上或根管充填不致密;③超充:根充材料超出根尖。

第七章 龋 病

第一节 病 因

龋病是以细菌为主的多因素综合作用的结果,主要致病因素包括细菌和牙菌斑生物膜、食物和蔗糖、宿主对龋病的敏感性等。

1890 年著名的口腔微生物学家 W.D.Miller 第一次提出龋病与细菌有关,即著名的化学细菌学说。该学说认为龋病发生是口腔细菌产酸引起牙体组织脱矿的结果。口腔微生物通过合成代谢酶,分解口腔中碳水化合物,形成有机酸,造成牙体硬组织脱钙。在蛋白水解酶的作用下,牙齿中的有机质分解,牙体组织崩解,形成龋洞。化学细菌学说的基本观点认为,龋病发生首先是牙体硬组织的脱矿溶解,再出现有机质的破坏崩解。Miller 学说是现代龋病病因学研究的基础,阐明了口腔细菌利用碳水化合物产酸、溶解矿物质、分解蛋白质的生物化学过程。

Miller 实验:

牙齿 + 面包(碳水化合物)+ 唾液——脱矿

牙齿 + 脂肪(肉类)+ 唾液——无脱矿

牙齿 + 面包(碳水化合物)+ 煮热唾液——无脱矿

Miller 实验第一次清楚地说明,细菌是龋病发生的根本原因,细菌、食物、牙齿是龋病发生的共同因素。对细菌在口腔的存在形式没有说明,也未能分离出致龋菌。

1947 年,Gottlieb 提出蛋白溶解学说。认为龋病的早期损害首先发生在有机物较多的牙体组织部位,如釉板、釉柱鞘、釉丛和牙本质小管,这些部位含有大量的有机物质。牙齿表面微生物产生的蛋白水解酶使有机质分解和液化,晶体分离,结构崩解,形成细菌侵入的通道。细菌再利用环境中的碳水化合物产生有机酸,溶解牙体硬组织。龋病是牙组织中有机质先发生溶解性破坏,再出现细菌产酸溶解无机物脱矿的结果。该学说未证实哪些细菌能产生蛋白水解酶,动物实验未能证明蛋白水解酶的致龋作用。

1955 年,Schatz 提出了蛋白溶解螯合学说。认为龋病的早期是从牙面上的细菌和酶对釉质基质的蛋白溶解作用开始,通过蛋白溶解释放出各种螯合物质包括酸根阴离子、氨基、氨基酸、肽和有机酸等,这些螯合剂通过配位键作用与牙体中的钙形成具有环状结构的可溶性螯合物,溶解牙体硬组织的羟磷灰石,形成龋样损害。螯合过程在酸性、中性及碱性环境下都可以发生,该学说未证实引起病变的螯合物和蛋白水解酶。蛋白溶解学说和蛋白溶解螯合学说的一个共同问题是在自然情况下,釉质的有机质含量低于 1%,如此少的有机质要使 90% 以上的矿物质溶解而引起龋病,该学说缺乏实验性证据。

Miller 化学细菌学说和 Schatz 蛋白溶解螯合学说的支持者们在随后的几十年里展开了激烈的争论,化学细菌学说在很长一段时间占据了主流地位。近六十年来在龋病研究领域的相关基础和临床研究均主要围绕细菌产酸导致牙体硬组织脱矿而展开,龋病病因研究进入了"酸幕时代"时期。

随着近年来对牙菌斑生物膜致病机制的研究进展,特别是对牙周生物膜细菌引起的宿主固有免疫系统失衡进而引起牙周病发生的分子机制的深入研究,人们重新认识到蛋白溶解过程在龋病的发生发展过程中的重要作用。目前认为,细菌酸性代谢产物或环境其他酸性物质引起釉质的溶解后,通过刺激牙本质小管,在牙本质层引起类似炎症的宿主反应过程,继而引起牙本质崩解。值得注意的是,牙本质蛋白的溶解和牙本质结构的崩解并不是由"蛋白溶解学说"或"蛋白溶解螯合学说"中所提到的细菌蛋白酶所造成,而是由宿主自身的内源性金属基质蛋白酶(MMPs),如胶原酶所引起。这种观点认为龋病是"系统炎症性疾病,龋病和机体其他部位的慢性感染性疾病具有一定的相似性,即龋病是由外源性刺激因素,如细菌的各种致龋毒力因子诱导宿主固有免疫系统失衡,造成组织破坏,牙体硬组织崩解。

随着现代科学技术的发展,大量的新研究方法、新技术和新设备用于口腔医学基础研究,证实龋病确是一种慢性细菌性疾病,在龋病的发生过程中,细菌、牙菌斑生物膜、食物、宿主及时间都起了十分重要的作用,即四联因素学说(图 7-1)。该学说认为,龋病的发生必须是细菌、食物、宿主三因素在一定的时间和适当的空间、部位内共同作用的结果,龋病的发生要求有敏感的宿主、致病的细菌、适宜的食物及足够的时间。由于龋病是发生在牙体硬组织上,从细菌在牙齿表面的黏附,形成牙菌斑,到出现临床可见的龋齿,一般需要 6～12 个月的时间。特殊龋除外,如放射治疗后的猛性龋。因此,时间因素在龋病病因中有着十分重要的意义,有足够的时间开展龋病的早期发现、早期治疗。四联因素学说对龋病的发生机制作了较全面的解释,被认为是龋病病因的现代学说,被全世界所公认。

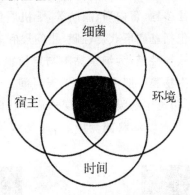

图 7-1　龋病发生的四联因素

一、细菌因素

龋病是一种细菌性疾病,细菌是龋病发生的最关键因素,大量的研究证明没有细菌就没有龋病。无菌动物实验发现,在无菌条件下饲养的动物不产生龋,使用抗生素能减少龋的发生。由龋损部位分离出的致病菌接种于动物,能引起动物龋或离体牙人工龋损。临床上也发现未萌出的牙不发生龋,一旦暴露在口腔中与细菌接触就可能发生龋。

口腔中的细菌约 500 余种,与龋病发生关系密切的细菌必须具备较强的产酸力、耐酸力;能利用糖类产生细胞内外多糖;对牙齿表面有强的黏附能力;合成蛋白溶解酶等生物学特性,目前认为变异链球菌、乳酸杆菌、放线菌等与人龋病发生有着密切的关系。

细菌致龋的首要条件是必须定植在牙齿表面,克服机械、化学、物理、免疫的排异作用,细菌产生的有机酸需对抗口腔中强大的缓冲系统,常难以使牙体组织脱矿。只有在牙菌斑生物膜特定微环境条件下,细菌产生有机酸聚积,造成牙齿表面 pH 下降,矿物质重新分布,出现牙体硬组织脱矿产生龋。因此,牙菌斑生物膜是龋病发生的重要因素。

二、牙菌斑生物膜

20 世纪 70 年代以后,随着科学技术的发展,对细菌致病有了新的认识。1978 年美国学者 Bill Costerton 率先进行了细菌生物膜的研究,并提出了生物膜理论。随后细菌生物膜真正作为一门独立学科而发展起来,其研究涉及微生物学、免疫学、分子生物学、材料学和数学等多学科。90 年代后,美国微生物学者们确立了"细菌生物膜"这个名词,将其定义为附着于有生命和无生命物体表面被细菌胞外大分子包裹的有组织的细菌群体。这一概念认为在自然界、工业生产环境(如发酵工业和废水处理)以及人和动物体内外,绝大多数细菌是附着在有生命或无生命的表面,以细菌生物膜的方式生长,而不是以浮游(planktonic)方式生长。细菌生物膜是细菌在各种物体表面形成的高度组织化的多细胞结构,细菌在生物膜状态下的生物表型与其在浮游状态下具有显著差异。

人类第一次借助显微镜观察到的细菌生物膜就是人牙菌斑生物膜。通过激光共聚焦显微镜(CSLM)结合各种荧光染色技术对牙菌斑生物膜进行了深入研究,证明牙菌斑生物膜是口腔微生物的天然物膜。口腔为其提供营养、氧、适宜的温度、湿度和 pH。牙菌斑生物膜是黏附在牙齿表面以微生物为主体的微生态环境,微生物在其中生长代谢、繁殖衰亡,细菌的代谢产物,如酸和脂多糖等,对牙齿和牙周组织产生破坏。牙菌斑生物膜主要由细菌和基质组成,基质中的有机质主要有不可溶性多糖、蛋白质、脂肪等,无机质包含钙、磷、氟等。

牙菌斑生物膜的基本结构包括基底层获得性膜,中间层和表层(图 7-2)。唾液中的糖蛋白选择性地吸附在牙齿表面形成获得性膜,为细菌黏附与定植提供结合位点。细菌黏附定植到牙菌斑生物膜表面形成成熟的生物膜一般需要 5~7 天时间。对牙菌斑生物膜的结构研究发现,菌斑成熟的重要标志是在牙菌斑生物膜的中间层形成丝状菌成束排列,球菌和短杆菌黏附其表面的栅栏状结构,在表层形成以丝状菌为中心,球菌或短杆菌黏附表面的谷穗状结构(图 7-3)。

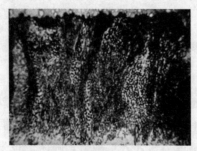

图 7-2　牙菌斑生物膜的基本结构

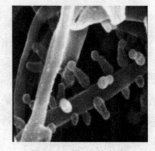

图 7-3　谷穗状结构

牙菌斑生物膜一经形成,紧密附着于牙齿表面,通过常用的口腔卫生措施如刷牙并不能有效消除。紧靠牙齿表面的牙菌斑生物膜的深层由于处于缺氧状态,非常有利于厌氧菌的生长代谢,细菌利用糖类进行无氧代谢,产生大量的有机酸,堆积在牙菌斑生物膜与牙齿表面之间的界面,使界面 pH 下降,出现脱矿导致龋病。牙菌斑生物膜是龋病发生的必要条件,没有菌斑就没有龋病。动物实验和流行病学调查研究表明控制菌斑能有效地减少龋病发生。

关于牙菌斑生物膜的致龋机制有三种主流学说。

(一)非特异性菌斑学说

龋病不是口腔或牙菌斑生物膜中特殊微生物所致,而是牙菌斑生物膜中细菌共同作用的结果,细菌所产生的致病性产物超过了机体的防卫能力,导致龋病。

(二)特异性菌斑学说

龋病是由牙菌斑生物膜中的特殊细菌引起的,这些特殊细菌就是与龋病发生关系密切的致龋菌。研究已经证实,牙菌斑生物膜中与龋病发生关系密切的致龋菌都是口腔常驻微生物群,非致龋菌在条件适宜时也可以引起龋病。

(三)生态菌斑学说

牙菌斑生物膜致龋的最新学说,认为牙菌斑生物膜内微生物之间、微生物与宿主之间处于动态的生态平衡,不发生疾病;一旦条件改变,如摄入大量的糖类食物、口腔内局部条件的改变、机体的抵抗力下降等,正常口腔微生态失调,正常口腔或牙菌斑生物膜细菌的生理性组合变为病理性组合,一些常驻菌成为条件致病菌,产生大量的致病物质,如酸性代谢产物,导致其他非耐酸细菌生长被抑制,产酸耐酸菌过度生长,最终引起牙体硬组织脱矿,发生龋病。根据生态菌斑学说的基本观点,龋病有效防治的重点应该是设法将口腔细菌的病理性组合恢复为生理性的生态平衡。

三、食物因素

食物是细菌致龋的重要物质基础。食物尤其是碳水化合物通过细菌代谢作用于牙表面,引起龋病。

碳水化合物是诱导龋病最重要的食物,尤其是蔗糖。糖进入牙菌斑生物膜后,被细菌利用产生细胞外多糖,参与牙菌斑生物膜基质的构成,介导细菌对牙齿表面的黏附、定植。合成的细胞内多糖是细菌能量的储存形式,保持牙菌斑生物膜持续代谢。糖进入牙菌斑生物膜的外层,氧含量较高,糖进行有氧氧化,产生能量供细菌生长、代谢。牙菌斑生物膜的深层紧贴牙齿表面,由于缺氧或需氧菌的耗氧,进行糖无氧酵解,产生大量的有机酸并堆积在牙齿与牙菌斑生物膜之间的界面内,不易被唾液稀释,菌斑 pH 下降,脱矿致龋。

细菌产生的有机酸有乳酸、甲酸、丁酸、琥珀酸,其中乳酸量最多。糖的致龋作用与糖的种类、糖的化学结构与黏度、进糖时间与频率等有十分密切的关系。葡萄糖、麦芽糖、果糖、蔗糖可以使菌斑 pH 下降到 4.0 或更低;乳糖、半乳糖使菌斑 pH 下降到 5.0;糖醇类,如山梨醇、甘露醇不被细菌利用代谢产酸,不降低菌斑 pH。淀粉因相对分子质量大,不易扩散入生物膜结构中,不易被细菌利用。含蔗糖的淀粉食物则使菌斑 pH 下降更低,且持续更长的时间。糖的致龋性能大致可以排列为:蔗糖＞葡萄糖＞麦芽糖、乳糖、果糖＞山梨糖醇＞木糖醇。蔗糖的致龋力与其分子结构中单糖部分共价键的高度水解性有关。

龋病"系统炎症性学说"认为,碳水化合物除了为产酸细菌提供代谢底物产酸以及介导细菌生物膜的黏附外,其致龋的另一重要机制是通过抑制下丘脑对腮腺内分泌系统的控制信号。

腮腺除了具有外分泌功能(唾液的分泌)外,还具有内分泌功能,可控制牙本质小管内液体的流动方向。正常情况下,在下丘脑-腮腺系统的精密控制下,牙本质小管内液体由髓腔向釉质表面流动,有利于牙体硬组织营养成分的供给和牙齿表面堆积的酸性物质的清除。研究发现,高浓度碳水化合物可能通过升高血液中氧自由基的量,抑制下丘脑对腮腺内分泌功能的调节。腮腺内分泌功能的抑制将导致牙本质小管内液体流动停滞甚至逆转,进而使牙体组织更容易受到细菌产酸的破坏。由于牙本质小管液体的流动还与牙本质发育密切相关,对于牙本质尚未发育完成的年轻人群,高浓度碳水化合物对牙本质小管液体流动方向的影响还可能直接影响其牙本质的发育和矿化,该理论一定程度上科学解释 10 岁以下年龄组常处于龋病高发年龄段这一流行病学调查结果。

食物中的营养成分有助于牙发育。牙齿萌出前,蛋白质能影响牙齿形态、矿化程度,提高牙齿自身的抗龋能力。纤维性食物如蔬菜、水果等不易黏附在牙齿表面,有一定的清洁作用,能减少龋病的发生。根据"系统炎症性学说",龋病的发生与细菌代谢产物刺激产生的大量氧自由基与机体内源性抗氧自由基失衡进而导致牙体组织的炎性破坏有关。因此,通过进食水果、蔬菜可获取外源性抗氧化剂中和氧自由基的促炎作用,对维持牙体硬组织的健康具有潜在作用。

四、宿主因素

不同个体对龋病的敏感性是不同的,宿主对龋的敏感性包括唾液成分、唾液流量、牙齿形态结构以及机体的全身状况等。

(一)牙齿

牙齿的形态、结构、排列和组成受到遗传、环境等因素的影响。牙体硬组织矿化程度、化学组成、微量元素等直接关系到牙齿的抗龋力。牙齿点隙窝沟是龋病的好发部位,牙齿排列不整齐、拥挤、重叠等易造成食物嵌塞,产生龋病。

(二)唾液

唾液在龋病发生中起着十分重要的作用。唾液是牙齿的外环境,影响牙发育。唾液又是口腔微生物的天然培养基,影响细菌的黏附、定植、牙菌斑生物膜的形成。唾液的质和量、缓冲能力、抗菌能力及免疫能力与龋病的发生有密切关系,唾液的物理、化学、生物特性的个体差异也是龋病发生个体差异的原因之一。

唾液钙、磷酸盐及钾、钠、氟等无机离子参与牙齿生物矿化,维持牙体硬组织的完整性,促进萌出后牙体硬组织的成熟,也可促进脱矿组织的再矿化。重碳酸盐是唾液重要的缓冲物质,能稀释和缓冲细菌产生的有机酸,有明显的抗龋效应。唾液缓冲能力的大小取决于重碳酸盐的浓度。

唾液蛋白质在龋病的发生中起重要的作用。唾液黏蛋白是特殊类型的糖蛋白,吸附在口腔黏膜表面形成一种保护膜,阻止有害物质侵入体内。黏蛋白能凝集细菌,减少对牙齿表面的黏附。唾液糖蛋白能选择性地吸附在牙齿表面形成获得性膜,为细菌黏附提供了有利条件,是牙菌斑生物膜形成的第一步,获得性膜又称为牙菌斑生物膜的基底层,也可以阻止细菌有机酸对牙齿的破坏。富脯蛋白、富酪蛋白、多肽等能与羟磷灰石结合,在维护牙完整性、获得性膜的形成、细菌的黏附定植中起重要的作用,唾液免疫球蛋白还能阻止细菌在牙齿表面的黏附。

(三)遗传因素

遗传因素对宿主龋易感性也具有一定的影响。早在 20 世纪 30 年代就有学者对龋病发生与宿主遗传因素的关联进行了调查研究分析。直到近年来随着全基因组关联分析(GWAS)在人类慢性疾病研究领域的盛行,学者们逐渐开始试图通过基因多形性分析定位与人类龋病发生相关的基因位点。已发现个别与唾液分泌、淋巴组织增生、釉质发育等相关基因位点的突变与宿主龋病易感性相关,由于龋病的发生还受到细菌生化反应及众多不可预知环境变量因素的影响,关于龋病全基因组关联分析研究的数量还较少,目前尚不能对宿主基因层面的遗传因素和龋病易感性的相关性做出明确的结论。作为困扰人类健康最重要的口腔慢性疾病,宿主与口腔微生物间的相互作用和进化关系,将导致宿主遗传因素在龋病的发生过程中起到重要的作用。

五、时间因素

龋病是发生在牙体硬组织的慢性破坏性疾病,在龋病发生的每一个阶段都需要一定的时间才能完成。从唾液糖蛋白选择性吸附在牙齿表面形成获得性膜、细菌黏附定植到牙菌斑生物膜的形成,从糖类食物进入口腔被细菌利用产生有机酸到牙齿脱矿等均需要时间。从牙菌斑生物膜的形成到龋病的发生一般需要 6～12 个月的时间。在此期间,对龋病的早期诊断、早期干预和预防能有效地降低龋病的发生。因此,时间因素在龋病发生、发展过程和龋病的预防工作领域具有十分重要的意义。

值得注意的是,四联因素必须在特定的环境中才易导致龋病,这个特定的环境往往是牙上的点隙裂沟和邻面触点龈方非自洁区。这些部位是龋病的好发区,而在光滑牙面上很难发生龋病。在龋病的好发区,牙菌斑生物膜容易长期停留,为细菌的生长繁殖、致病创造了条件。同时,这些好发区多为一个半封闭的生态环境,在这样一个环境内,营养物、细菌等容易进入,使环境内产生的有害物质不易被清除,好发区的氧化还原电势相对较低,有利于厌氧菌及兼性厌氧菌的生长和糖酵解产酸代谢的发生,细菌酸性代谢产物在牙菌斑生物膜内堆积,将抑制非耐酸细菌的生长,导致产酸耐酸菌的过度生长,最终导致牙菌斑生物膜生态失衡,形成龋病。

六、与龋病发生相关的其他环境因素

流行病学研究显示,环境因素,如宿主的行为习惯、饮食习惯等与龋病的发生显著相关。宿主的社会经济地位(SES)与龋病的发生也有密切关系。较低的社会经济地位与宿主的受教育程度,对自身健康状态的关注度和认知度,日常生活方式、饮食结构以及获取口腔医疗的难易程度密切相关。上述各种因素结合在一起,在龋病发生和发展过程中扮演了重要地位。进一步研究发现,口腔卫生习惯与社会经济地位及受教育程度也密切相关,而刷牙的频率对于龋病的发生和发展程度有显著的影响,宿主居住环境的饮用水是否含氟对龋病的发生也有一定的影响。家庭成员的多少与龋病的发生也有密切关系,流行病学调查显示,来自具有较多家庭成员家庭的宿主往往具有较高的 DMFT 指数。

第二节　临床分类

根据龋病的临床损害模式,临床上,龋病可以根据破坏进展的速度,龋损发生在牙面的解剖学部位,以及龋损破坏的深度进行分类。

一、按龋损破坏的进展速度分类

(一)急性龋

急性龋多见于儿童或青年人。病变进展速度较快,病变组织颜色较浅,呈浅棕色,质地较软而且湿润,很容易用挖器剔除,又称湿性龋。急性龋病变进展较快,修复性牙本质尚未形成,或者形成较少,容易波及牙髓组织,产生牙髓病变。

(二)猛性龋

猛性龋是一种特殊龋病,破坏速度快,多数牙在短期内同时患龋,常见于颌面部及颈部接受放射治疗的患者,又称放射性龋。Sjgren 综合征患者,一些有严重全身性疾病的患者中,由于唾液缺乏或未注意口腔卫生,亦可能发生猛性龋。

冰毒(甲基苯丙胺)吸食者口腔也常见猛性龋,俗称"冰毒嘴",可能与冰毒在体内产生大量氧自由基,破坏下丘脑细胞线粒体功能,抑制下丘脑-腮腺内分泌系统对牙本质小管液体正常流动速度和方向的调控相关。

(三)慢性龋

慢性龋临床上多见,牙体组织破坏速度慢,龋坏组织染色深,呈黑褐色,病变组织较干硬,又称干性龋。

(四)静止龋

静止龋是由于在龋病发展过程中环境发生变化,隐蔽部位变得开放,原有致病条件发生了变化,龋病不再继续进行,但损害仍保持原状,处于停止状态。邻面龋损由于相邻牙被拔除,受损的表面容易清洁,牙齿容易受到唾液缓冲作用和冲洗力的影响,龋病病变进程自行停止,咬合面的龋损害,由于咀嚼作用,可能将龋病损害部分磨平,菌斑不易堆积,病变因而停止,成为静止龋。

二、按龋损发生在牙面上的解剖部位分类

根据牙齿的解剖形态,龋病可以分为两类,一是窝沟龋,二是光滑面龋,包括邻面和近颈缘或近龈缘的牙面。

(一)窝沟龋

牙齿的咬合面窝沟是釉质的深盲道,不同个体牙面上窝沟的形态差异较大。形态学上窝沟可以分为很多类型:V 型,窝沟的顶部较宽,底部逐渐狭窄;U 型,从顶到底部窝沟的宽度相近;I 型,窝沟呈一非常狭窄的裂缝;IK 型,窝沟呈狭窄裂缝带底部宽的间隙。关于牙发育过程中窝沟的形成以及不同个体、不同牙齿,窝沟的形态差异是牙发育生物学研究的重要领域。

窝沟的形态和窝沟口牙斜面的夹角大小与龋病发病和进展速度密切相关。窝沟宽浅者较深窄者不易发生龋损,窝沟口斜面夹角小者比夹角大者易于产生龋损。在窝沟发生龋病时,损

害从窝沟基底部位窝沟侧壁产生损害,最后扩散到基底,龋损沿着釉柱方向发展而加深,达到牙本质,沿釉牙本质界扩散(图7-4)。

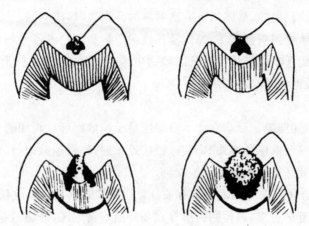

图 7-4　窝沟龋的发展过程

窝沟龋损可呈锥形破坏,锥形的底部朝牙本质,尖向釉质表面,狭而深的窝沟处损害更为严重,龋病早期釉质表面没有明显破坏,这类龋损又称潜行性龋。

(二)平滑面龋

平滑面龋是发生在点隙窝沟的龋损,分为邻面龋和颈部龋。邻面龋是发生于近远中触点处的损害,颈部龋则发生于牙颊面或舌面,靠近釉牙骨质界处。釉质平滑面龋病损害呈三角形,其底朝釉质表面,尖向牙本质。当损害达到釉牙本质界时,损害沿釉牙本质界向侧方扩散,在正常釉质下方逐渐发生潜行性破坏。

(三)牙根面龋

由于牙颈部的暴露,龋病会在牙根面发生,可以从牙骨质或直接从牙本质表面形成牙根面龋。这种类型的龋病损害主要发生于牙龈退缩、根面外露的老年人牙列。由于牙骨质和牙本质的有机成分多于釉质,龋损的破坏速度快。现代人群中的根面龋,最常发生于牙根的颊面和舌面。

(四)线形釉质龋

线形釉质龋是一种非典型性龋病损害,常见于拉丁美洲和亚洲的儿童乳牙列。这种损害主要发生于上颌前牙唇面的新生线处或更确切地说是新生带。新生带代表出生前和出生后形成的釉质的界限,是所有乳牙具有的组织学特征。乳上颌前牙釉质表面的新生带部位产生的龋病损害呈星月形,其后续牙对龋病的易感性也较强。

三、按龋损破坏的深度分类

根据病变深度龋病可以分为浅龋、中龋和深龋。这种分类方法在临床上最为常用。

(一)浅龋

浅龋指牙冠部釉质龋和牙根部牙骨质龋。龋损涉及釉质或牙骨质浅层,患者一般无症状,釉质出现黄褐色、黑棕色改变,没有形态和质地的改变。

(二)中龋

龋病从釉质发展到了牙本质浅层,称为中龋。牙本质的成分中矿物质含量明显少于釉质,结构上也因牙本质小管的存在,易于被细菌侵入,龋病横向沿牙釉本质界迅速扩展,纵向顺牙本质小管深入,脱矿的牙本质变软变色,使龋坏部位上方形成无基釉,随着龋损不断扩展,无基釉不胜咀嚼负荷而折裂、崩塌,暴露出下方已龋坏的牙本质,形成龋洞。

患中龋时,牙本质受到病损破坏,细菌及其代谢产物和口腔内各种刺激,均作用于牙本质-牙髓复合体,令暴露的牙本质部位产生死区和钙化区,相关的牙髓部位形成修复性牙本质,可起到一定减缓刺激及保护牙髓的作用。

(三)深龋

深龋系指牙本质深层龋。龋病在牙本质深层易于扩散而形成较深的开放龋洞。深龋牙本质暴露较多,深洞底仅余薄层牙本质,病变区已接近牙髓,外界刺激通过牙本质-牙髓复合体的传导和反应,可能出现牙髓组织的病变。

牙本质-牙髓复合体反应与龋病类型有关。急性深龋的修复性反应较少,脱矿性破坏区较宽,再矿化牙本质修复区很窄,微生物一般存在于外层的腐败区,牙髓组织有明显的反应,修复性牙本质缺乏。反之,慢性深龋的修复性反应强,脱矿破坏区较窄,再矿化牙本质修复区较宽,但微生物有可能存在脱矿区或再矿化区内,牙髓组织轻度病变,有修复性牙本质形成。

四、按龋损发生与牙体修复治疗的关系分类

(一)原发龋

未经治疗的龋损称为原发龋。

(二)继发龋

龋病经充填治疗后,在充填区再度发生的龋损称为继发龋。常发生于充填物边缘或窝洞周围牙体组织上,也可因备洞时龋坏组织未除净,以后发展而成。继发龋又分为洞缘继发龋和洞壁继发龋,常需重新充填。

(三)余留龋

余留龋是手术者在治疗深龋时,为防止穿通牙髓,于洞底有意保留下来的少量软龋,经过药物特殊处理,龋坏不再发展,这和继发龋有所不同。

五、其他龋病分类

临床上按照龋损破坏的牙面数可以分为单面龋;复面龋;多面龋系指一颗牙上有两个以上的牙面发生龋损,但不联结在一起;复杂龋指龋损累及 3 个及 3 个以上牙面。复面龋或复杂龋的各面损害可以相互连接,也可相互不连接。

第三节　临床表现

龋病的破坏过程是牙体组织内脱矿与再矿化交替进行的过程,当脱矿速度大于再矿化,龋病发生。随着牙体组织的无机成分溶解脱矿,有机组织崩解,病损扩大,从釉质进展到牙本质。在这个病变过程中,牙体组织出现色、质、形的改变。

一、牙齿光泽与颜色改变

龋病硬组织首先累及釉质,釉柱和柱间羟磷灰石微晶体脱矿溶解,牙体组织的折光率发生

变化。病变区失去半透明而成为无光泽的白垩色;脱矿的釉质表层孔隙增大,易于吸附外来食物色素,患区即可能呈现棕色、褐色斑。龋坏牙本质也出现颜色改变,呈现灰白、黄褐甚至棕黑色。龋洞暴露时间愈长,进展愈慢,颜色愈深。外来色素、细菌代谢色素产物,牙本质蛋白质的分解变色物质,共同造成了龋坏区的变色。

二、牙体组织缺损

龋病由于不断地脱矿和溶解而逐步发展,随时间的推移,出现由表及里的组织缺损。早期龋在釉质表现为微小表层损害,逐步沿釉柱方向推进,并在锐兹线上横向扩展,形成锥状病变区。由于釉柱排列的方向,在光滑牙面呈放射状,在点隙裂沟区呈聚合状,光滑牙面上锥形龋损的顶部位于深层,点隙裂沟内锥形龋损的顶部位于表层(图7-5)。

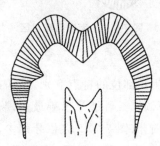

图7-5 龋损的锥形病变

牙本质内矿物质含量较少,龋病侵入牙本质后,破坏速度加快,并易沿釉牙本质界及向深层扩展,牙本质发生龋损时,由于顺着釉牙本质界扩展,可以使部分釉质失去正常牙本质支持成为无基釉。无基釉性脆,咀嚼过程中不能承受咬合力时,会碎裂、破损,最终形成龋洞。

三、牙齿光滑度和硬度改变

釉质、牙骨质或牙本质脱矿后都会出现硬度下降。临床上使用探针检查龋坏变色区有粗糙感,失去原有的光滑度。龋坏使牙体组织脱矿溶解后,硬度下降更为明显,呈质地软化的龋坏组织用手工器械即可除去。

四、进行性破坏

牙齿一旦罹患龋病,就会不断地、逐渐地被破坏,由浅入深,由小而大,牙体组织被腐蚀,成为残冠、残根。牙体组织破坏的同时,牙髓组织受到侵犯,引起牙髓炎症,甚至牙髓坏死,引起根尖周病变。这一过程可能因机体反应的不同,持续时间的长短有所差异。牙体硬组织一旦出现缺损,若不经过治疗,或龋病发生部位的环境不变,病变过程将不断发展,难以自动停止,缺失的牙体硬组织不能自行修复愈合。

五、好发部位

龋病的发生,必然首先要在坚硬的牙齿表面上出现一处因脱矿而破坏了完整性的突破点,这个突破点位于牙菌斑生物膜——牙齿表面的界面处。如果牙菌斑生物膜存在一个短时期就被清除,如咀嚼或刷洗,脱矿作用中断,已出现的脱矿区可由于口腔环境的再矿化作用得以修复。

牙齿表面一些细菌易于藏匿而不易被清除的隐蔽区就成为牙菌斑生物膜能长期存留而引起龋病的好发部位。临床上将这些部位称为牙齿表面滞留区,常见的有点隙裂沟的凹部、两牙邻接面触点的区域、颊（唇）面近牙龈的颈部（图7-6）。牙面自洁区指咀嚼运动中，借助于颊（唇）肌和舌部运动、纤维类食物的摩擦及唾液易于清洗的牙齿表面。在这些部位细菌不易定居，故不易形成牙菌斑生物膜，龋病也就不易发生。自洁区是牙尖、牙峭、牙面轴角和光滑面部位。

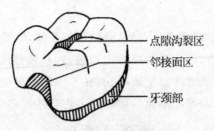

图7-6 牙齿表面滞留区

（一）好发牙

由于不同牙的解剖形态及其生长部位的特点有别，龋病在不同牙的发生率也不同。流行病学调查资料表明，乳牙列中以下颌第二乳磨牙患龋最多，顺次为上颌第二乳磨牙、第一乳磨牙、乳上前牙，患龋最少的是乳下前牙（图7-7）。在恒牙列中，患龋最多的是下颌第一磨牙，顺次为下颌第二磨牙、上颌第一磨牙、上颌第二磨牙、前磨牙、第三磨牙、上前牙，最少为下前牙（图7-8）。

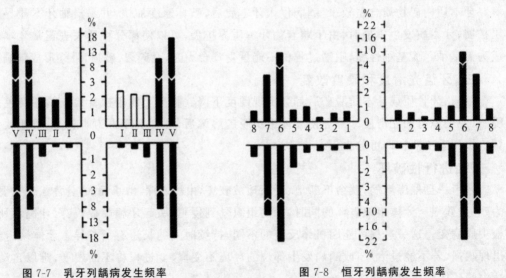

图7-7 乳牙列龋病发生频率   图7-8 恒牙列龋病发生频率

从不同牙的患龋率情况来看，牙面滞留区多的牙，如点隙沟最多的下颌第一磨牙和形态酷似它的第二乳磨牙，其患龋率最高；牙面滞留区最少的下前牙，龋病发生最少。下颌前牙舌侧因有下颌下腺和舌下腺在口底的开口，唾液的清洗作用使其不易患龋病。

（二）好发牙面

同一个牙上龋病发病最多的部位是咬合面，其次是邻面、颊（唇）面，最后是舌（腭）面。

面是点隙裂沟滞留区最多的牙面，其患龋也最多，特别是青少年中。邻面触点区在接触紧密，龈乳突正常时，龋病不易发生。但随着年龄增长，触点磨损，牙龈乳突萎缩或牙周疾患导致邻面间隙暴露,形成的滞留区中食物碎屑和细菌均易于堆积隐藏,难于自洁,也不易人工刷洗,龋病发生频率增加。

唇颊面是牙齿的光滑面,有一定的自洁作用,也易于牙刷清洁,后牙的颊沟,近牙龈的颈部是滞留区,龋病易发生。在舌腭面既有舌部的摩擦清洁,滞留区又少,很少发生龋齿。在某些特殊情况下,如牙齿错位、扭转、阻生、排列拥挤时,可以在除邻面以外的其他牙面形成滞留区,牙菌斑生物膜长期存留,发生龋病。

(三)牙面的好发部位

第一和第二恒磨牙龋病最先发生的部位以中央点隙为最多,其次为𬌗面的远中沟、近中沟、颊沟和近中点隙。在点隙裂沟内,龋损最早发生于沟底部在沟的两侧壁,随着病变扩展,才在沟裂底部融合。在牙的邻接面上,龋损最早发生的部位在触点的龈方。该部位的菌斑极易长期存留,而不易被清除(图 7-9)。

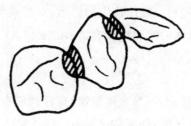

图 7-9 龋病好发部位

第四节 诊 断

龋病是一种慢性进行性、破坏性疾病。从细菌开始在牙齿表面的黏附与定植,形成牙菌斑生物膜,到引起临床上肉眼可见的龋损发生,一般需要 6～12 个月左右的时间。对龋病的早期诊断、早期治疗、早期预防有着十分重要的意义,它能有效地阻止龋病的进一步发展。一般情况下,用常规检查器械即可做出正确诊断,对某些疑难病例,可以采用 X 线照片或其他的特殊检查方法。

一、常规诊断方法

(一)视诊

对患者主诉区龋病好发部位的牙齿进行仔细检查,注意点隙裂沟区有无变色发黑,周围有无呈白垩色或灰褐色釉质,有无龋洞形成;邻面边缘嵴区有无釉质下的墨渍变色,有无可见的龋洞。对牙冠颈缘区的观察应拉开颊部,充分暴露后牙颊面,以免漏诊。视诊应对龋损是否存在,损害涉及的范围程度,得出初步印象。

(二)探诊

运用尖锐探针对龋损部位及可疑部位进行检查。检查时应注意针尖部能否插入点隙裂沟及横向加力能否钩挂在点隙中。如龋洞已经形成,则应探查洞的深度及范围,软龋质的硬度和量的多少。怀疑邻面龋洞存在又无法通过视诊发现时,主要利用探针检查邻面是否有明显的洞边缘存在,有无钩挂探针的现象。

探诊也可用作机械刺激,探查龋洞壁及釉牙本质界和洞底,观察患者有无酸痛反应。深龋时,应用探针仔细检查龋洞底、髓角部位,有无明显探痛点及有无穿通髓腔,以判断牙髓状态及龋洞底与牙髓的关系。在进行深龋探察时,为了弄清病变范围,有时还必须作诊断性备洞。

(三)叩诊

无论是浅、中、深龋,叩诊都应呈阴性反应。就龋病本身而言,并不引起牙周组织和根尖周围组织的病变,故叩诊反应为阴性。若龋病牙出现叩痛,应考虑并发症出现。

二、特殊诊断方法

(一)温度诊法

龋病的温度诊主要用冷诊检查。采用氯乙烷棉球或细冰棍置于被检牙面,反应敏锐且定位准确,效果较好;也可用酒精棉球或冷水刺激检查患牙。以刺激是否迅速引起尖锐疼痛,刺激去除后,疼痛是立即消失抑或是持续存在一段时间来判断病情。

热诊则可用烤热的牙胶条进行。温度诊应用恰当,对龋病的诊断,尤其是深龋很有帮助。采用冰水或冷水刺激时,应注意水的流动性影响龋损的定位,并与牙颈部其他原因所致牙本质暴露过敏相鉴别。

(二)牙线检查

邻面触点区的龋坏或较小龋洞,不易直接视诊,探针判定有时也有困难,可用牙线从牙相邻面间隙穿入,在横过邻面可疑区时,仔细做水平向拉锯式运动,以体会有无粗糙感,有无龋洞边缘挂线感;牙线从牙颈部间隙拉出后,观察有无发毛、断裂痕等予以判断。注意应与牙石作鉴别。

(三)X 线检查

隐蔽的龋损,在不能直接视诊,探诊也有困难时,可通过 X 线片检查辅助诊断,如邻面龋、潜行龋和充填物底壁及周缘的继发龋。龋损区因脱矿而在牙体硬组织显示出透射度增大的阴影,确定诊断。临床上,邻面龋诊断很困难,必须通过拍片检查,如根尖片和咬翼片。

邻面龋应与牙颈部正常的三角形低密度区鉴别:龋损表现为形态不一、大小不定的低密度透射区;釉质向颈部移行逐渐变薄形成的三角形密度减低区形态较规则,相邻牙颈部的近、远中面对称出现。

继发龋应与窝洞底低密度的垫底材料相区别:后者边缘锐利,与正常组织分界明显。此外,X 线片还可以判断深龋洞底与牙髓腔的关系:可根据二者是否接近、髓角是否由尖锐变得低平模糊、根尖周骨硬板是否消失及有无透射区,间接了解牙髓炎症程度,与深龋鉴别。应当注意:X 线片是立体物体的平面投影,存在影像重叠,变形失真。当早期龋损局限于釉质或范围很小时,照片难于表现,对龋髓关系的判断,必须结合临床检查。

(四)诊断性备洞

诊断性备洞是指在未麻醉的条件下,通过钻磨牙体,根据患者是否感到酸痛,来判断患牙是否有牙髓活力。诊断性备洞是判断牙髓活力最可靠的检查方法,但由于钻磨时要去除牙体组织或破坏修复体,该方法的使用只有在其他方法都不能判定牙髓状况时才考虑采用。

三、诊断新技术

龋病是牙体组织的慢性进行性细菌性疾病,可发生于牙的任何部位,主要特征是牙齿色、形、质的改变,这种典型的病理改变对龋病的临床诊断有重要参考价值。目前临床上主要靠临床检查和 X 线片检查来诊断龋病,但对隐匿区域发生的龋坏和早期龋的临床诊断比较困难,随着科学技术的高速发展,一些新的技术和方法被用于龋病的诊断,进而大大提高了龋病诊断的准确性和灵敏性。

(一)光导纤维透照技术

光导纤维透照技术(FOTI)是利用光导纤维透照系统对可疑龋坏组织进行诊断,其原理是基于龋坏组织对光的透照指数低于正常组织,因而显示为较周围正常组织色暗的影像。

FOTI 技术的具体使用方法是在检查前让患者漱口以清除牙面的食物残渣,如有大块牙石也应清除,然后将光导纤维探针放在所要检查的牙邻面触点以下,颊、舌侧均可,通过骀面利用口镜的反光作用来观察牙面的透射情况。起初,FOTI 技术诊断灵敏性不高的原因是通过光导纤维所发散出来的光束过于分散,所显示牙面的每个细节不那么清楚,而导致漏诊。新近使用的光导纤维系统是采用装有石英光圈灯的光源和一个变阻器,前者可发散出一定强度的光,后者则可使光的强度达到最大。检查时需要口镜、光导纤维探针,探针的直径在 0.5 mm左右,以便能放入内宽外窄的牙间隙中并产生一道窄的透照光。

FOTI 技术诊断邻面牙本质龋具有重复性好,使用方便,无特殊技术要求,患者无不适感,对医患均无放射线污染、无重影、无伪影等优点,使之日益成为诊断邻面龋的好方法之一。FOTI 技术作为一项新的诊断邻面龋的技术,较 X 线片更为优越,随着研究的进一步深入,通过对光导纤维系统的改进,如光束强度、发散系数以及探针的大小,一定会日臻完善。

(二)电阻抗技术

点隙裂沟是龋病最好发的部位之一,一般来说,临床上依其色、形、质的改变,凭借肉眼和探针是可以诊断的,对咬合面点隙裂沟潜行性龋,仅靠肉眼和探针易漏诊,电阻抗技术主要用于在咬合面点隙裂沟龋的诊断,方法简单、灵敏、稳定。

电阻抗技术是利用电位差测定牙的电阻来诊断龋病的一种方法。该技术通过特制的探针测量牙的电阻,探针头可发出较小的电流,通过釉质、牙本质、髓腔后由手柄返回该仪器。研究表明,釉质的电阻最高,随着龋病的发展,电阻逐渐下降。操作者将探针尖放在所检查牙的某几个部位上,仪器上便可显示出数据来说明该部位是正常的或是脱矿以及脱矿程度,同时做出永久性的数据记录。

(三)超声波技术

超声波技术是用超声波照射到牙齿表面,通过测量回音的强弱来判断是否有龋病及其损害程度的一种方法,目前常用的超声波是中心频率为 18 MHz 的超声波。

假设完整釉质的含矿率为 100%,有一恒定的超声回音,脱矿釉质或釉牙本质界处的回音率则大不相同,它们回音率的大小与龋坏组织中含矿物质量的多少有着明显的关系,只要所含矿物质量有很小的变化,超声回音将有很大的改变,进一步的研究还在进行中,超声波对龋病的诊断,特别是早期龋病的发现上将有很大的推进作用。

(四)弹性模具分离技术

弹性模具分离技术是从暂时牙分离技术发展起来的一种新的龋病诊断技术。主要原理是利用物体的楔力将紧密接触的相邻牙暂时分开,以达到诊断牙邻面龋并加以治疗的一种方法。

弹性分离模具主要由一圆形的富有弹性的橡皮圈和一带有鸟嘴的钳子组成。使用时将橡皮圈安装在钳子上,轻而缓慢地打开钳子,这时圆形的橡皮圈变成长椭圆形,将其下半部分缓缓放进牙齿之间的接触区内,然后取出钳子,让橡皮圈留在牙间隙内;一周以后,两颗原来紧密接触的牙间将出现一 0.5～1.0 mm 大小的间隙,观察者即可从口内直接观察牙接触区域内的病变情况。观察或治疗完毕,取出模具,牙之间的间隙将在 48 小时内关闭。

弹性模具分离技术可用来诊断临床检查和 X 线片不能确诊的根部邻面龋;使预防性制剂直接作用于邻面;便于观察龋坏的发展和邻面龋的充填。该技术的优点是:能明确判断邻面有无龋坏;提供一个从颊舌向进入邻面龋坏组织的新途径;无放射线污染;患者可耐受,迅速,有效,耗费低;广泛用于成人、儿童的前、后牙邻面。对于邻面中龋洞形的制备,采用该方法后可不破坏边缘嵴,可避免充填物悬突的产生。该技术存在的主要问题是增加患者就诊次数;可出现咬合不适;如果弹性模具脱落,将导致诊断和治疗的失败;可能会给牙龈组织带来不必要的损伤等。

弹性模具分离技术给邻面龋的诊断和治疗带来了方便,它不但避免了 X 线片在诊断邻面龋时的重叠、伪影现象,减少了污染,而且使邻面龋的诊断更为直接、准确。

(五)染色技术

染色技术为使用染料对可疑龋坏组织染色,通过观察正常组织与病变组织不同的着色诊断龋病。通常用 1% 的碱性品红染色,有病变的组织着色从而可助鉴别。

临床上将龋坏组织分为不可再矿化层和可再矿化层,这两层的化学组成不同,可通过它们对染料的染色特性来诊断龋病的有无及程度。

(六)定量激光荧光法

定量激光荧光法(QLF)是对釉质脱矿的定量分析,成为一种探察早期龋的非创伤性的敏感方法。其原理是运用蓝绿范围的可见激光作为光源,激发牙产生激光,根据脱矿釉质与周围健康釉质荧光强度的差异来定量诊断早期龋。由氩离子激光器发出的蓝绿光激发荧光,用高透过的滤过镜观察釉质在黄色区域发出的荧光,可滤过牙的散射蓝光,脱矿的区域呈黑色。临床研究表明 QLF 能提高平滑面龋、沟裂龋早期诊断的准确性及敏感性,还能在一定时期内对龋损的氟化物治疗进行追踪观察了解病变的再矿化情况。QLF 对龋病的早期诊断、早期预防及早期治疗都有积极的意义。随着研究的不断深入,人们在寻求便捷的光源、适合的荧光染色剂、准确可靠的数据分析方法。相关的新技术有:染色增强激光荧光(DELF)、定量光导荧光、光散射、激光共聚焦扫描微镜等。

(七)其他新兴技术

增加视野的方法,如白光内镜技术、光性龋病监测器、紫外光诱导的荧光技术、龋坏组织碳化等放大技术、不可见光影像技术、数字根尖摄影技术、数字咬翼摄影技术、放射屏幕影像技术(RVG)等。

龋病诊断方法很多,传统的口镜探针检查法,X 线片检查法及各种新技术均有一定的价值,每种方法都有其优缺点,没有任何一种方法可以对所有牙位、牙面的龋坏做出明确诊断。FOTI 技术主要用于邻面龋的诊断,电阻抗技术多用于𬌗面沟裂龋的诊断,超声波技术主要用于早期龋的诊断,而弹性模具分离技术则主要用于邻接面隐匿龋的诊断等。因此尚需研究和开发新的龋诊断技术和诊断设备,使之趋于更加准确和完善。

四、鉴别诊断

点隙裂沟浅龋因其部位独特,较易判断。光滑面浅龋,在早期牙体缺损不明显阶段,只有光泽和色斑状改变,与非龋性牙体硬组织疾病有相似之处。

(一)釉质钙化不全

牙发育期间,釉质在钙化阶段受到某些因素干扰,造成釉质钙化不全,表现为釉质局部呈现不规则的不透明、白垩色斑块,无牙体硬组织缺损。

(二)釉质发育不全

牙发育过程中,釉质基质的形成阶段受到某些因素的影响造成釉质发育不全。表现为釉质表面有点状或带条状凹陷牙质缺损区,有白垩色、黄色或褐色的改变。

(三)氟斑牙

牙发育期间,摄取过多氟,造成慢性氟中毒,引起氟斑牙又称斑釉症(mottled enamel)。依据摄氟的浓度、时间,影响釉质发育的阶段和程度,以及个体差异,而显现不同程度的釉质钙化不良,甚至合并釉质发育不全。釉质表现白垩色横线或斑状,多数显现黄褐色变,重症合并有牙体硬组织的凹陷缺损。

以上三种牙体硬组织疾病与龋病的主要鉴别诊断要点如下。

1.光泽度与光滑度

发育性釉质病虽有颜色改变,但一般仍有釉质光泽,且表面光滑坚硬。龋病系牙萌出后的脱矿病变,牙齿颜色出现白垩色、黄褐色,同时也失去釉质的光泽,探查有粗糙感。

2.病损的易发部位

发育性疾病遵循牙发育矿化规律,从牙尖开始向颈部推进,随障碍出现时间不同,病变表现在不同的平面区带。龋病则在牙面上有其典型的好发部位,如点隙裂沟内、邻面区、唇(颊)舌(腭)面牙颈部,一般不发生在牙尖、牙嵴、光滑面的自洁区。

3.病变牙对称性的差别

发育性疾病绝大多数是全身性因素的影响,在同一时期发育的牙胚,均受连累,表现出左右同名牙病变程度和部位的严格对称性。龋病有对称性发生趋势,只是基于左右同名牙解剖形态相同,好发部位近似,就个体而言,其病变程度和部位,并不同时出现严格的对称性。

4.病变进展性的差别

发育性疾病是既成的发育障碍结果,牙齿萌出于口腔后,病变呈现静止状,不再继续进展,也不会消失。龋病则可持续发展,色泽由浅变深,质地由硬变软,牙体硬组织由完整到缺失,病损由小变大,由浅变深。若菌斑被除净,早期白斑状龋损也有可能因再矿化作用而消除。

中龋一般较易做出诊断,患者有对甜、酸类及过冷过热刺激出现酸痛感,刺激去除后痛感立即消失的症状;检查时患牙有中等深度的龋洞,探针检查洞壁有探痛,冷诊有敏感反应;必要时可照 X 线片予以确诊。中龋的症状源于龋洞内牙本质的暴露,与非龋性的牙本质暴露所表现的过敏症状是类似的。

牙本质过敏症是指由非龋性原因,引起牙本质暴露于口腔环境所表现的症状和体征。多见于咬合面和牙颈部,由于咀嚼或刷牙的磨耗,失去釉质,暴露出光滑平整的牙本质。病变区的颜色、光泽和硬度,均相似于正常牙本质。用探针检查牙本质暴露区,患者有明显的酸痛感,这与中龋的缺损成洞,颜色变深,质地软化病变,易于区别。

第五节　充填修复治疗

龋病充填治疗又称手术治疗,主要步骤是制备洞形,去除病变组织,按一定要求将洞制作成合理的形状,再将修复材料填入洞内,恢复牙的功能与外形,其性质与一般外科手术相似,称为牙体外科。

一、龋洞的分类

在临床中,根据龋病发生的部位和程度,将龋洞进行分类,常用的有根据部位的简单分类和广泛使用的 Black 分类法,随着牙体修复技术和材料的发展,出现了一些新的分类方法。

(一)根据部位分类

通常也把仅包括一个牙面的窝洞称为单面洞。如窝洞位于殆面者称为 面洞,位于近中邻面者称为近中邻面洞,以此类推还有远中邻面洞、颊(舌)面洞等。若窝洞同时包括两个或两个以上牙面时,以所在牙面联合命名,如近中邻殆洞、远中邻殆洞、颊殆洞等,通常称为双面洞或复杂洞。为方便记录,通常使用英语字首简写,如 M(mesial)代表近中邻面,D(distal)代表远中邻面,O(occlusal)代表殆面,B(buccal)代表颊面,L(Lingual)代表舌面,La(Labial)代表唇面。复杂洞记录时可将颊殆洞写作 BO,近远中邻殆洞写作 MOD,依此类推。

(二)Black 分类法

Black 分类法是根据龋洞发生的部位和破坏,将制备的窝洞进行分类,这种分类法在临床上广泛使用。

Ⅰ类洞:发生在所有牙齿表面发育点隙裂沟的龋损所备成的窝洞称为Ⅰ类洞,包括磨牙和前磨牙咬合面的点隙裂沟洞,下磨牙颊面和上磨牙腭面的沟、切牙舌面窝内的洞(图 7-10)。

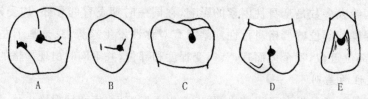

图 7-10　点隙裂沟龋洞、Ⅰ类洞形

Ⅱ类洞:发生在后牙邻面的龋损所备的窝洞称为Ⅱ类洞。包括磨牙和前磨牙的邻面洞、邻颊面洞、邻舌面洞和邻邻洞。如邻面龋损破坏到咬合面,也属于Ⅱ类洞(图 7-11)。

Ⅲ类洞:前牙邻面未累及切角的龋损所备成的窝洞。包括切牙和尖牙的邻面洞、邻舌面和邻唇面洞。如果病变扩大到舌面或唇面,也属于此类洞。

Ⅳ类洞:前牙邻面累及切角的龋损所备成的窝洞称为Ⅳ类洞。

Ⅴ类洞:所有牙的颊(唇)舌面颈 1/3 处的龋损所备成的窝洞。包括前牙和后牙颊舌面的颈 1/3 洞,但未累及该面的点隙裂沟者,统称Ⅴ类洞。

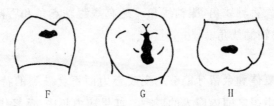

图 7-11 后牙邻面龋、Ⅱ类洞形

由于龋损部位的多样化，Black 分类法已不能满足临床的需要，有学者将前牙切嵴上或后牙牙尖上发生的龋洞制备的窝洞又列为一类，称为"Ⅵ类洞"。也有人将前磨牙和磨牙的近中面-𬌗面-远中面洞叫做"Ⅵ类洞"者。

（三）根据龋病发生的部位和程度分类

随着粘接修复技术和含氟材料再矿化应用的发展，现代龋病治疗提倡最大程度保留牙体硬组织，根据龋病发生的部位和程度，将龋洞分为以下类型。

1.龋洞发生的 3 个部位

（1）部位 1：后牙𬌗面或其他光滑牙面点隙裂沟龋洞。

（2）部位 2：邻面触点以下龋洞。

（3）部位 3：牙冠颈部 1/3 龋洞或者牙龈退缩后根面暴露发生的龋洞。

2.龋洞的 4 种程度

（1）程度 1：龋坏仅少量侵及牙本质浅层，但不可通过再矿化治疗恢复。

（2）程度 2：龋坏侵及牙本质中层，洞形预备后余留釉质完整并有牙本质支持，承受正常咬合力时不会折裂，剩余牙体硬组织有足够的强度支持充填修复体。

（3）程度 3：龋坏扩大并超过了牙本质中层，余留牙体硬组织支持力减弱，在正常𬌗力时可能导致牙尖或牙嵴折裂，洞形预备需要扩大使修复体能为余留牙体硬组织提供足够的支持和保护。

（4）程度 4：龋坏已造成大量的牙体硬组织缺损。

这种洞形分类方法弥补了 Black 分类法的不足，如发生在邻面仅侵及牙本质浅层的龋洞（部位 1，程度 1，简写为 1-1）。

二、洞形的基本结构

为了使充填修复术达到恢复牙齿外形和生理性功能，使充填修复体承受咀嚼压力并不脱落，必须将病变的龋洞制备成一定形状结构。

（1）洞壁：经过制备具特定形状的洞形，由洞内壁所构成。内壁又分为侧壁和髓壁。侧壁与牙齿表面相垂直的洞壁，平而直。在冠部由釉质壁和牙本质壁所组成，在根部由牙骨质壁和牙本质壁所组成。髓壁为位于洞底，被覆于牙髓，与侧壁相垂直的洞壁。洞壁可以按其内壁相邻近的牙面命名，如一个𬌗面洞具有 4 个侧壁：颊壁、近中壁、舌壁、远中壁，位于洞底的髓壁，位于轴面洞底的为轴壁。牙轴面洞近牙颈的侧壁称为颈壁。

（2）洞角：内壁与内壁相交处，形成洞角。两个内壁相交成为线角，三个内壁相交成为点角，线角与点角都位于牙本质。

（3）洞缘角：洞侧壁与牙齿表面的交接线为洞缘角，又称洞面角。

（4）线角：是依其相交接的 2 个内壁而定。点角依其相交接的 3 内壁而定。以邻𬌗面洞的轴面洞为例,有颊轴线角、舌轴线角、龈轴线角。还有颊龈轴点角和舌龈轴点角。在洞底轴髓壁和𬌗髓壁的交接处,称轴髓线角。

三、抗力形

抗力形是使充填修复体和余留牙能够承受咬合力而不会破裂的特定形状,充填修复体承受咬合力后与余留牙体组织之间内应力的展现。如果应力集中,反复作用而达到相当程度时,充填修复材料或者牙体组织可能破裂会导致充填失败。抗力形的设计,应使应力得以均匀地分布于充填修复体和牙体组织上,减少应力的集中。抗力形的基本结构有:

(一)洞形深度

洞形达到一定深度时,充填修复体才能获得一定的厚度和强度,使充填体稳固在洞内。洞底必须建立在牙本质上,才能保证一定的深度,同时牙本质具有弹性可更好地传递应力。若将洞底建立在釉质上,深度不够,受力后充填修复体可能脆裂。

洞的深度随充填修复材料强度的改进,已有减少,后牙洞深以达到釉牙本质界下 0.2～0.5 mm 为宜。前牙受力小,牙体组织薄,可达到釉牙本质界的牙本质面。龋坏超过上述深度,制洞后以垫底材料恢复时,至少应留出上述深度的洞形,以容纳足够厚度的充填材料。

(二)箱状结构

箱状洞形的特征是,洞底平壁直,侧壁与洞底相垂直,各侧壁之间相互平行(图7-12)。箱状洞形不产生如龋损圆弧状洞底的应力集中,平坦的洞底与𬌗力方向垂直,内应力能均匀分布。箱状洞形充填修复体的厚度基本一致,不会出现圆弧洞形逐渐减薄的边缘,薄缘常因强度不足,受力后易折断。厚度均匀一致的充填修复体,可以更好地显现材料抗压性能。箱状洞形锋锐的点、线角,受力时会出现应力集中,洞底与侧壁的交角应明确而圆钝,使应力不集中,减少破裂。

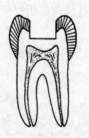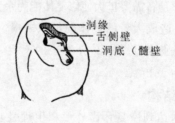

洞缘
舌侧壁
洞底(髓壁

图 7-12　箱状结构

(三)梯形结构

双面洞的洞底应形成阶梯以均匀分担咬合力,梯形结构的组成包括龈壁、轴壁、髓壁、近/远中侧壁(图7-13)。其中龈壁与髓壁平行,轴壁与近、远中侧壁平行,各壁交接呈直角,点、线角圆钝,特别是洞底轴壁与髓壁相交的轴髓线角,不应锋锐。梯形设计可均匀分布𬌗力,主要由龈壁和髓壁承担。

牙体硬组织的抗力设计:①去除无基釉:无基釉是缺乏牙本质支撑的釉质,侧壁的釉质壁,位于洞缘,如失去下方牙本质,承力后易出现崩裂,使充填修复体和牙齿的交接缘产生裂缝,导致充填失败。龋洞缘已有的无基釉应去除净,在洞形制备过程中也应避免产生新的无基釉。

应运用牙体解剖组织学的知识,掌握牙齿各部位釉柱排列的方向,制备釉质壁时,与其方向顺应。②去除脆弱牙体组织:应尽量保留承力区的牙尖和牙嵴。组织被磨除越多,余留的牙体组织越少,承担咬合力的能力越低。龋坏过大,受到损伤而变得脆弱的牙尖和牙嵴,应修整以降低高度,减轻 𬌗力负担,防止破裂和折断。③洞缘外形线要求为圆钝曲线,也含有使应力沿弧形向牙体分散均匀传递的作用。转折处若成锐角,则使向牙体的应力在锐角处集中,长期作用,牙体组织易于破裂。

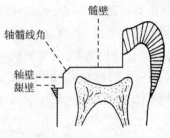

图 7-13 梯形结构

抗力形的设计应结合充填修复体是否承受𬌗力和承力的大小来考虑,如𬌗面洞、邻𬌗洞的抗力形制备应严格按要求进行,颊、唇面的 V 类洞对抗力形要求不高。

四、固位形

固位形使充填修复体能保留于洞内,承受力后不移位、不脱落的特定形状,在充填修复材料与牙体硬组织间,不具有粘接性时,充填修复体留在洞内主要靠密合的摩擦力和洞口小于洞底的机械榫合力。

(一)侧壁固位

侧壁固位是相互平行并具一定深度的侧壁,借助于洞壁和充填修复体的密合摩擦,有着固位作用。从固位的角度考虑,洞底也与抗力形一样要求建立在牙本质,其弹性有利于固着充填修复体。盒状洞形的结构,包含相互平行并具一定深度的侧壁,可以避免洞底呈弧形时充填修复体在受力后出现的滑动松脱。可见盒状洞形既满足了抗力形的要求,也为固位形所需要。

(二)倒凹固位

倒凹固位:倒凹是在侧髓线角区平洞底向侧壁做出的凹入小区,可使洞的底部有突出的部位,充填修复体获得洞底部略大于洞口部的形状而能固位。倒凹固位形可以防止充填修复体从与洞底呈垂直方向的脱出(图 7-14)。

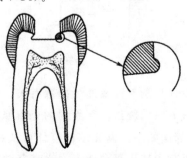

图 7-14 倒凹固位

倒凹可制备在牙尖的下方,牙尖为厚实坚固的部位,但其下方深层,正是牙髓髓角所在,故应留意洞的深度。洞底在釉牙本质界 0.5 mm 以内者,可直接制备;洞底超过规定深度后,最好先垫铺基底再制备倒凹。

(三)鸠尾固位

鸠尾固位是用于复面洞的一种固位形,形似鸠的尾部,由鸠尾峡部和鸠尾所构成(图 7-15)。借助于峡部缩窄的锁扣作用,可以防止充填修复体与洞底呈水平方向的脱出。后牙邻面龋累及咬合面边缘嵴,可在𬌗面制备鸠尾固位形,成为邻𬌗面洞。

鸠尾固位形的大小,与原发龋范围相适应,不宜过大或过小,深度应按规定要求,特别在峡部必须具有一定深度。鸠尾峡的宽度设计很重要,过宽固位不良,过窄充填修复体易在峡部折断,后牙一般为颊舌牙尖间距的 $1/3 \sim 1/2$,约有 $2 \sim 3$ mm 宽。峡部的位置应在洞底轴髓线角的靠中线侧,不应与其相重叠。鸠尾的宽度必须大于小峡部才能起到水平固位作用。

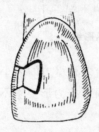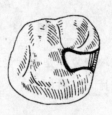

图 7-15　鸠尾固位形

(四)梯形固位

梯形固位为复面洞所采用的固位形。邻𬌗面洞的邻面洞设计为颈侧大于𬌗侧的梯形,可防止充填修复体与梯形底呈垂直方向的脱出(图 7-16)。梯形洞的大小依据龋损的范围再进行预防性扩展而确定。侧壁应扩大到接触区外的自洁区,并向中线倾斜,形成颈侧大于𬌗侧的外形。梯形洞的底为龈壁,宜平行于龈缘,龈壁与侧壁连接角处应圆钝。梯形洞的深度,居釉牙本质界下 $0.2 \sim 0.5$ mm,同常规要求,龋损过深应于轴壁垫底。梯形洞的两侧壁在𬌗面边缘嵴中间部分与洞形的𬌗面部相连接。梯形固位还可用于邻颊(唇)面洞、邻舌(腭)面洞和磨牙的颊𬌗面洞和舌𬌗面洞的轴面部分。

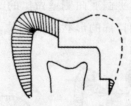

图 7-16　后牙邻

洞的梯形固位:固位形的设计与洞形涉及的牙面数有关。单面洞的充填修复体可能从一个方向脱出,即从与洞底呈垂直方向的脱出。复面洞的充填修复体则可能从洞底呈垂直向或水平向的两个方向脱出。包括邻面的三面洞充填修复体可从一个垂直方向脱出,如近中𬌗远中面洞充填修复体;也可能从垂直向或水平两个方位脱出,如越过邻颊轴角的邻𬌗颊面洞充填修复体。在设计固位形时,应针对具体情况有所选择。

五、洞形设计与制备

洞的外形设计根据病变的范围来决定,基本原则是去除龋坏组织,保留更多的健康牙体组织,洞的外形可以根据龋损的大小、累及的牙面设计,有时因预防和临床操作需要,洞的外形需扩展到健康的牙齿表面。洞的外形制备时应尽量保留牙尖、牙嵴,包括边缘嵴、横嵴、斜嵴、三角嵴等牙的自洁部位。

洞的外形线呈圆钝的曲线,圆钝的转角要尽量减少应力的集中(图 7-17)。

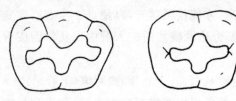

图 7-17　洞的外形曲线

(一)洞形制备的基本原则

在龋病治疗过程中,洞的制备(简称备洞)是非常重要的,直接关系到治疗的成败。洞形制备的基本原则如下。

1.局部与全身的关系

充分认识备洞是在生活的器官——牙上进行手术,与全身有密切的联系,即使无髓或死髓牙也是如此。如同外科性手术治疗,必须遵循一般的手术原则。切割或磨除牙体硬组织时,切割或磨除过程产生的机械、压力和热刺激,均可对牙体硬组织、牙髓甚至身体造成不良影响。这些影响,有的使牙或机体产生立即的反应,有的则产生延缓的反应。因此,主张在备洞时采用间断操作,必要时应用麻醉术辅助进行。

2.尽量去除病变组织

备洞时将所有病变组织去除干净,对治疗效果非常重要。如果遗留一点病变组织,将会继续发生龋病病变,而且这种继续发展的病变位于充填修复体下面,不易被察觉,危害更大。病变组织指的是坏死崩溃的和感染的牙体组织,不包括脱矿而无感染的牙本质,后者可以适当保留。

3.保护牙髓和牙周组织

备洞时术者应充分了解牙体硬组织、牙周组织的结构、性质、形态;组织的厚度、硬度、髓腔的形态、髓角的位置和高低;不同年龄时期产生的牙体生理性变化,如磨损、牙髓、继发性牙本质形成、修复性牙本质的形成、髓腔形态的变化、牙髓组织的增龄性变化等特点。注意保护牙髓和牙周组织,不能对它们造成意外的损伤。

4.尽量保留健康牙体组织

在切割磨钻病变组织时,必须尽可能保留更多的健康组织,这对维持牙齿的坚硬度,恢复牙的功能有很重要的关系。牙体组织一经破坏不易恢复原来的性能。

洞形制作时,还应该注意患者的全身健康和精神神经状态,对患某些慢性病,如结核病、心血管疾病、神经衰弱等患者或女性患者、儿童及老年患者,手术时间不宜过长,动作更要敏捷轻柔。由于备洞是一种手术,所以现代口腔医学非常重视治疗环境的优化和手术器械的改进。

(二)洞形制备

1.打开洞口查清病变

这一点非常重要,只有查清病变情况才能拟定良好的治疗方案。龋洞洞口开放者,比较容易查清;龋洞洞口小或位于较隐蔽的牙面,则必须将洞口扩开,否则无法查清病变范围、洞的深浅等情况,位于𬌗面的点隙裂沟龋就属于这种情况。

临床上经常见邻面龋洞,如靠近龋洞的邻面边缘嵴和洞的颊、舌侧均完整,就必须将𬌗面邻近龋洞的边缘嵴钻掉一部分,才能使洞敞开,以便进一步查清病变范围和深度,以及有无髓腔穿通情况。从𬌗面去除一部分边缘嵴然后进入洞内比从颊面或舌面进入的效果好,这样可以保留更多的健康牙体组织。

后牙邻面牙颈部的洞,可以从颊面(下后牙)或腭侧(上后牙)进入洞内,不从咬合面进入。

前牙邻面洞从何方进入,可以根据洞靠近何方来定,靠近颊面者从颊方进入,靠近舌面者从舌方进入。

2.去除龋坏组织

只有将龋坏的组织去除干净才能查清病变范围和深度。原则上已经龋坏软化的牙本质应彻底去除,以免引起继发龋。侧壁的龋坏,应全部切削净,直至形成由健康釉质和牙本质组成的平直侧壁。髓壁和轴壁的龋坏组织,在中龋洞内,也应彻底去净,建立健康牙本质的洞底。

深龋洞内,在不穿通牙髓的前提下应将软龋去净,但若彻底去净有可能导致牙髓暴露时,应保留极近髓角或髓室区的少许软龋,并按余留龋先进行治疗(如抗生素、非腐蚀性消毒药等)几天后再继续治疗。通常用挖器剔挖病变组织最好,在剔挖病变组织时,应当注意将着力点从洞周围往中央剔挖,不能将着力点放在洞底中央。一般情况下,洞底中央是薄弱的部分,稍不注意就会将髓腔穿破;而且这里也容易将剔挖时所施的压力传递到髓腔,刺激牙髓组织,产生疼痛。

当不易判断龋坏组织是否去除干净时,可以用1‰碱性品红染色洞底,若还留有感染的病变组织,被染成红色,再用挖器去除,不能去尽,可用大一点的球形钻针在慢速转动下将病变组织轻轻钻掉。

牙本质龋去净的临床判断,可以根据洞内牙本质的硬度和颜色变化来确定。龋坏牙本质一般呈深褐色、质软、探针易刺入,去除净后,洞内牙本质应接近正常色泽,质地坚硬。慢性龋进展慢、修复性牙本质形成作用较强,龋坏的前锋区可以因细菌代谢产物作用而脱矿变色,随着再矿化修复,牙体硬组织重新变硬,这种再矿化的牙本质通常较正常牙本质颜色深。因此,慢性龋可允许洞底牙本质颜色略深,只要硬度已近正常,牙钻磨削时,牙本质呈粉状,可不必除去。

3.制备洞的外形

查清龋洞内的病变情况和去净坏变组织,根据龋洞的形状设计制备洞的外形。将一切病变部分和可疑病变部分包括进去,一些邻近的可被探针插入的点隙沟虽未产生病变也应包括进去。保留牙体组织,特别是边缘嵴和牙尖,可保证牙的坚牢性,不致在修复后承受咀嚼压力时将牙体咬破。

外形的边缘必须建立在牙刷易清洁和唾液易于冲洗的表面。如邻面洞的颊侧和舌侧边缘必须设计在触点(面)以外的牙面上。在𬌗面,不能把洞的边缘作在点隙裂沟内。外形必须建立在有健康牙本质支撑的部位上,特别是承受咀嚼压力的部位。外形必须是圆缓的曲线,不能有狭窄的区域,否则不易充填或修复,即使充填或修复了,修复物也容易折裂。

4.制备抗力形和固位形

抗力形是指将洞形制备成可以承受咀嚼压力的形状,使充填修复材料或牙体硬组织不会在咀嚼食物时发生破裂、脱位或变形。固位形则是指这种形状可将充填修复体稳固地保留在洞内不致脱落。

制备抗力形时,应注意:洞底壁直,各壁互相平行,洞口略向外张开。箱状洞形中,洞底周围的线角要清楚,略微圆钝。洞底线角尖锐的修复物的锋锐边缘在咀嚼压力下会像刀刃一样切割洞壁,使洞壁破裂。

去尽洞口的无基釉,以免洞口的釉质在承受咀嚼压力时破裂,产生缝隙,产生继发龋。邻𬌗洞或邻舌(颊)洞,应在邻面洞与舌面洞或 面洞交界处的洞底作梯形结构,这样可以保护牙髓,也对承受咀嚼压力有帮助。制备梯形时要使梯两侧的髓壁和轴壁互相垂直,线角要圆钝。

邻𬌗洞邻面部分的龈壁,在后牙(前磨牙和磨牙)上应制备得垂直于牙的长轴,也就是与轴壁互相交成直角,切忌作成斜向龈方的斜面。

邻𬌗洞或邻舌洞的鸠尾峡应做在𬌗面洞或舌面洞的上方,不能做在邻面洞内,否则充填修复体容易崩裂。制备鸠尾固位形时鸠尾和邻面洞相连接的鸠尾峡应当比鸠尾窄一些,这样才能起到固位的作用。鸠尾峡不宜过宽也不宜过窄,对于准备用银汞合金充填的洞,应有鸠尾峡所在的颊、舌尖距离的 1/3,对于用复合树脂充填的洞则只要 1/4 就行了。

保留尽可能多的健康牙体组织,注意对𬌗牙的牙尖高度和锋锐度。如𬌗补牙的𬌗牙尖高而锋锐,则在咀嚼食物时易将修复牙上的修复体咬碎咬破。因此,在备洞时应将对 牙上过高过尖的牙尖磨短磨圆一些,但不要破坏正常咬合关系。

制备固位形时,应注意洞必须具有一定深度,浅洞的固位力很小,稍一承受咀嚼压力,充填修复体就会脱落出来,或者松动。但也不能认为洞越深越好,洞太深会破坏更多的牙体组织并刺激牙髓,同时也减弱洞的抗力形。过去主张洞的深度应在中央窝下方釉牙本质界下 1 mm 左右。临床上,洞的深度还要取决于原有病变的深度。

洞形备好后,用倒锥形钻针在近牙尖部的底端,向外轻轻钻一倒凹,将来填进去的修复物硬固后,就像倒钩一样把修复体固定在洞内,一个𬌗面洞一般只需做四个倒凹。

倒凹一般做在牙尖的下面,牙尖的硬组织较厚,应当注意越是靠髓角很近的部位,倒凹做在牙尖下釉牙本质界下面不要太深。较深的洞,可以不做倒凹,靠洞的深度来固位。采用粘接性强修复材料修复时,也可以不做倒凹固位形。此外,用暂时性修复材料封洞时,也不必制作倒凹固位形。

洞壁与充填修复材料的密合也是一种固位形。在洞形制备上必须将洞壁制备得平滑,不要有过于狭窄的部分。洞周围与牙长轴平行的壁(对Ⅰ、Ⅱ类洞而言),要互相平行,这对修复材料与洞壁的密合也有帮助,不能将洞制备成底小口大的形状。

特殊情况下,为解决预备洞形时的困难,需要将洞壁扩大,以利于工具的使用、医生技术操作上的方便,这种洞形的改变称为便利形。上下颌前磨牙及磨牙邻接面的窝洞,充填修复操作困难,为了便利操作,可将窝洞扩展至咬合面。洞形制作最初阶段首先将无基釉去除,以便于观察龋坏范围,确定洞缘最后位置等,也属于便利形范畴。

(三)清理洞形完成备洞

按照洞形设计原则,从生物学观点出发,对经过上述步骤制备的洞形,作全面复查,看洞形是否达到设计要求,有无制备的失误,以减少失败,提高成功率。

将洞清洗干净,用锐探针从洞缘到洞底作探查,检查龋坏组织是否去净;可疑深窝沟是否已扩展而消除;外形线是否位于自洁区;盒状洞形是否标准,固位形是否合理;髓壁是否完整,有无小的穿髓孔;无基釉和脆弱牙尖是否已修整。龋洞经洞形制备后成为可以修复治疗的窝洞。窝洞的基本特征是没有龋坏组织,有一定的抗力形和固位形结构,修复治疗后既恢复牙的外形又能承担一定的咬合力量。

根据患者对冷水喷洗时的敏感反应,探针检查洞壁洞底时的酸痛程度,结合制洞磨削过程的疼痛感,判断牙髓的状态,为已选定的治疗方法作最后的审定。经过洞的清洗、检查,一切合乎要求,制洞过程即告完成,进入进一步的治疗。

六、各类洞形的制备要点

(一)Ⅰ类洞

Ⅰ类洞多系单面洞,上磨牙腭沟和下磨牙颊沟内的龋洞,需备成包括𬌗面在内的双面洞。在制备后牙𬌗面的Ⅰ类洞时,如果𬌗面具有两个点隙或沟发生龋病,相距较远,中间有较厚的健康牙体硬组织,宜备成两个小洞形;如两个龋洞相距较近,可将两个洞合并制备。

颊面洞未累及𬌗面时,可以备成颊面单面洞。不承受咀嚼压力,对抗力形的要求不高,以固位形为主,应做倒凹。一般把倒凹做在𬌗壁和颈壁的中央。如果颊沟内的病变已累及咬合面,需制成双面洞𬌗补面洞做成鸠尾形,洞底髓壁和轴壁交界处,做成梯形。上颌磨牙远中舌沟内的龋洞一般多已累及𬌗面,也应将它做成双面洞,将𬌗面部分做成鸠尾形。

在制备下颌第一前磨牙𬌗面的Ⅰ类洞时,由于此牙面向舌侧倾斜。洞底不能制成水平,必须与𬌗面一致,向舌侧倾斜,否则容易钻穿髓腔。

制备上颌前牙腭面龋洞时,洞底不能做平,同时切壁和颈壁都应做成与腭面部呈垂直的形状,洞的外形呈圆形。

(二)Ⅱ类洞

Ⅱ类洞一般均备成双面洞。制备此类洞时,如靠近龋坏面上的边缘嵴尚好,则宜先用小石尖将边缘嵴磨到牙本质,用裂钻往病变区钻,向颊侧和舌侧扩大,使病变范围暴露清楚,再用挖器挖尽病变组织;再根据邻面破坏大小和范围设计𬌗面的鸠尾形使鸠尾部的大小与局部保持平衡。如果邻面病变已经累及𬌗面,则用裂钻将洞口稍加扩大,再用挖器去除病变组织。病变组织去除干净后,就着手设计洞形并制备洞。

邻面洞应当将颊侧壁和舌侧或腭侧壁做成向牙间隙开扩的形状,两壁的洞缘角应在邻面的敞开部位,但不能扩到颊面或舌面上。

𬌗面破坏的龋洞,按Ⅰ类洞制备法将𬌗面洞备好,向邻面扩展。注意不要伤害髓角,去尽病变组织,修整洞形。应特别注意邻面洞的颊、舌或腭侧壁和龈壁。

对病变位于触点龈方的邻面洞,触点未被破坏,可将鸠尾制作在颊面或腭面。鸠尾不能做得过大,以免影响固位。备洞时,若有足够的空间容纳器械进入,则可将洞做成单面洞。

当后牙的两个邻面均患龋病,牙体硬组织破坏较大,可制备邻𬌗邻洞。这一类洞也属于Ⅱ类洞。制备方法与上述双面Ⅱ类洞相似,只是要在𬌗面做一个共同的鸠尾。应特别注意保留更多的健康牙体硬组织。

Ⅱ类洞修复时多采用银汞合金,该材料抗压强度高,抗张强度低,牙体硬组织自身的抗压强度较好,抗剪切度较低。为了抗衡负荷,Ⅱ类洞设计制时必须以承受压力为主,尽量减少张力和剪切力。

(三)Ⅲ类洞

Ⅲ类洞制备时,前牙邻面洞备洞时一般都要把洞扩大到舌面,如果龋洞靠近唇面,洞舌侧的边缘嵴很厚实,则可将洞扩展到唇面,但不能太大。邻面龋未破坏接触点,不宜因备洞破坏邻面接触点的完整性。

Ⅲ类洞的修复以美观为主,洞形承受的负荷也不大,洞缘的无基釉可以适当保留。所保留的无基釉是全厚层釉质,无龋坏,未变色,无断纹隐裂,不直接承受压力,其下方的龋坏牙本质可以去除。

备洞时先将洞的舌或腭侧壁用球形钻或裂钻钻掉,然后用裂钻往切嵴和牙颈方向扩展一点,使洞充分暴露;用挖器将坏变组织去除干净,再根据龋洞大小,在舌或腭面设计与之相应的鸠尾固位形。可用倒锥钻自邻面洞的轴壁下牙釉本质界平齐往舌或腭面扩展,在舌或腭面备好鸠尾,仔细在舌或腭面与邻面之间做一梯,注意将梯的角做圆钝。可以先在舌或腭面制备鸠尾固位形,再向邻面扩展。舌或腭面鸠尾固位形备好后,用球形钻轻轻将邻面洞内的坏变组织去尽,用裂钻将唇、舌和龈壁修整好。

龋病损害在邻面完全敞开,器械容易进入,则将洞做成单面洞。

Ⅲ类洞的倒凹固位形一般做在靠近切嵴和龈壁与颊侧壁、舌或腭侧壁交界的点角底部。当洞同时涉及邻舌或腭面,应注意使鸠尾部的洞底与牙原来的舌或腭面平行。

(四)Ⅳ类洞

Ⅳ类洞系开放性的洞,不易制备固位形和抗力形,去尽坏变组织后,在近切嵴处和龈壁上制作针道,安放金属固位丝或固位钉,行高黏性复合树脂修复。

(五)Ⅴ类洞

Ⅴ类洞是牙冠颊或舌面近牙颈1/3区的洞形,多为单面洞。该类洞不直接承受咀嚼压力,对抗力形的要求不高,洞形制备以洞的外形和固位形为主。一般多将Ⅴ类洞做成肾形或半圆形,洞的龈壁凸向龈方,切壁平直,但均要做光滑,与洞底垂直,洞底略呈凸的弧面,要有一定深度,用小倒锥钻或球形钻在靠近洞底面的切壁(或𬌗壁)和龈壁上做倒凹固位形。

七、洞形隔湿、消毒、干燥

洞形制备完成,为了使修复材料与牙体组织紧密的贴合,减少继发龋的发生,需对窝洞进行隔湿、消毒、干燥处理,力求达到更好的修复效果。

(一)手术区的隔离

在备洞后,准备修复前,应当隔离手术区并消毒洞。所谓隔离手术区就是将准备修复的牙隔离起来,不要让唾液或其他液体进入洞内,以免污染洞壁和患牙,影响修复效果或修复材料的性质。最好是备洞前就隔离手术区,但应具备四手操作条件。

1.简易隔离法

用消毒棉卷放在即将修复牙齿的颊侧和舌侧,上颌牙放在唇侧、颊侧。下颌牙可以用棉卷压器将棉卷压住,以免舌或颊部肌肉活动时将棉卷挤开。用小的消毒棉球或气枪干燥洞内。在使用综合治疗台治疗时,可将吸唾管置于口底,将积于口底的唾液或冲洗药液吸走。现代治疗用手术椅上装有吸唾管,每次使用时,均应更换经过消毒的吸唾管,以免交叉感染。

2.吸唾器

利用抽气或水流产生的负压,吸出口腔内唾液。吸唾器套上吸唾弯管后放入患者下颌舌侧口底部。弯管最好采用一次性使用的塑料制品。吸唾器常配合橡皮障或棉卷隔湿使用,还可配合颊面隔湿片使用。隔湿片为医用硬泡沫塑料制成,状如圆角的三角形,患者张口时放入颊面的上下前庭穹隆,配合使用,可收到简单实用的效果。

3.橡皮障隔离法

该方法的隔湿效果较好,能有效地将手术区与口腔环境隔离起来,达到干燥、视野清晰、防止唾液侵入的目的,并能防止器械的吸入。

(二)窝洞消毒

窝洞消毒目的是去除或杀灭残留在洞壁或牙本质小管内的细菌,减少继发龋的发生,由于洞底多位于牙本质中层或深层,对消毒药物的要求较高。具有一定的消毒杀菌能力,对牙髓的刺激性要小;能渗透到牙本质小管内,不引起牙体组织着色。

在备洞时就应当把感染的牙体组织去除干净,以后再经适当的冲洗,洞内的细菌就基本上被清除干净了。许多窝洞消毒药物,如酚类、硝酸银等均对牙髓有刺激性,故不主张使用药物消毒。准备修复前,对洞进行消毒还是必要的。但是应注意选用消毒力较强而刺激性较小,且不使牙变色的药物,特别是深龋洞的消毒。

常用的洞消毒药有氢氧化钙糊剂或液,50%苯酚甘油溶液,20%麝香草酚酒精溶液,樟脑酚(含樟脑6.0 g、苯酚3.0 g、95%酒精1.0 mL),丁香酚(商品),还可用75%酒精。

(三)干燥窝洞

窝洞在充填修复前的最后一个环节是干燥洞形,这是为了使充填修复材料或其他衬底材料能充分接触牙体,不被水分隔阻而出现空隙,也避免因洞内壁的水分而影响材料性能。窝洞的干燥对充填修复的质量十分重要。使用的工具为牙科综合治疗台上接有压缩空气的气吹或是接橡皮球的手用气吹。

八、窝洞垫底

垫底是采用绝缘的无刺激性材料,铺垫于洞底,保护牙髓,避免充填材料的物理或化学因素刺激。

垫底多用于超过常规深度、近髓的窝洞。去净牙本质软龋后,洞底不平者,应用材料垫平。洞虽不深,但选用的充填修复材料对牙髓有刺激性。要求作衬底以阻隔刺激。经过牙髓治疗的无髓牙,充填修复材料前,应以垫底方法做出基底,以使洞形更符合生物力学要求,同时也可节约修复材料。

垫底所用材料要求对牙髓无刺激性,最好具有安抚镇痛、促进修复性牙本质生成的作用。

应有一定的机械强度以间接承受殆力,并具有良好的绝缘性,不传导温度和电流。

(一)单层垫底

单层垫底用于窝洞虽超过常规深度,但不太近髓时。后牙多选用磷酸锌粘固粉或聚丙烯酸锌粘固粉。前牙用复合树脂充填窝洞时,材料对牙髓有一定刺激性,多用氢氧化钙粘固粉垫底。

(二)双层垫底

双层垫底用于洞深近髓的情况,磷酸锌粘固粉本身对牙髓也有轻度刺激,在其下先铺垫薄层具护髓性的材料。氧化锌丁香油粘固粉或氢氧化钙粘固粉这类材料却又因密度偏低,不宜在后牙承力洞形单独使用。因此,采用双层垫底方式。丙烯酸锌粘固粉强度好,不刺激牙髓可用于深洞垫底而不必再做双层基,但不具促进修复性牙本质生成的性能,尚不能代替护髓剂氢氧化钙粘固粉。

垫底的部位,在殆面洞为髓壁,在轴面洞为轴壁,不应置于侧壁和龈壁的釉质壁部分,以免垫底材料溶于唾液后产生边缘缝隙,日久出现继发龋。

洞漆和洞衬剂涂布于切削后新鲜暴露的牙体组织表面,封闭牙本质小管,阻止充填修复材料中的有害物质如银汞合金中的金属离子、磷酸锌粘固粉的磷酸,向深层牙本质渗透,还可以增强充填体与洞壁间的密合性,防止两者界面因出现缝隙发生微渗漏。所有材料为溶于有机溶剂氯仿或乙醇的天然树脂如松香,或合成树脂如硝酸纤维素,呈清漆状。洞漆可涂于釉质壁和牙本质壁,厚度约 $5\sim10~\mu m$。洞衬剂加有具疗效的物质如氧化锌、氢氧化钙或单氟磷酸钠等,稠于洞漆,通常用于牙本质壁,厚度可达 $25~\mu m$。

第六节　深龋治疗

深龋的病变已到达牙本质深层并接近牙髓,牙体组织破坏较大。由于接近牙髓、细菌毒素等刺激物可通过牙本质小管渗透进入牙髓,再加上其他物理、化学刺激的结果,牙髓往往已有一定的炎症反应,属于可逆性质。如果诊断和治疗不当,会引起牙髓的反应。因此,深龋治疗中准确判断牙髓的状况,选择恰当的治疗方案尤为重要。

一、深龋诊断的要点

深龋发生在牙本质深层,患者自诉过冷过热刺激或食物嵌入患牙洞内引起明显的疼痛;检查发现龋洞洞深接近牙髓,洞壁有探痛,温度检查时冷刺激可引起激发性疼痛,但无穿髓孔和自发性疼痛。为了诊断,有时需要辅助牙髓电测试和 X 线检查。临床上,有时看似深的龋洞,可能只是中龋,或是伴有慢性牙髓炎症或已穿髓的深龋。深龋的诊断很大程度上是依靠患者对刺激出现疼痛的主观感觉,疼痛的程度与患者的年龄、性别、个体耐受力等有密切的关系。

诊断深龋最重要的是必须判明深龋底部与牙髓的关系,明确是近髓或是穿髓。如果查见穿髓孔,需要判明牙髓的状况和疼痛的性质,是明显的探痛或是深入髓腔才出现疼痛或是无探痛。

对深龋时间较长,无主观感觉,探诊无疼痛的病例诊断要格外注意,必须辅助牙髓电测试及放射诊断。做牙髓电测试时,应与邻牙或对侧同名牙作对比,若为阳性,且较对照牙敏感,一般表示为有活力,且可能伴有牙髓的急性变化。如较对照牙迟钝,则可能是有修复性牙本质形成或者是假阳性,假阳性者比如部分坏死或新近坏死的牙髓,髓腔内充满炎性渗出物与脓液,是电的良导体,就会出现假阳性。阴性结果一般为无活力,但也应防止有假阴性结果。做放射诊断时,可显示龋坏与牙髓腔的接近程度,牙本质的有效厚度。但需要注意的是,X线片上所显示的龋坏深度通常均稍小于病变实际范围;当发现髓腔内或髓腔四周有钙化影像时,表示髓腔的缩小或牙髓恢复能力的减弱,髓腔越小,恢复能力越差。

诊断时需准确判断深龋是否伴有牙髓充血,牙髓充血是可复性牙髓炎症,主要特点是激发性疼痛,温度检查产生尖锐的疼痛,去除刺激疼痛立刻消失,不再延续,临床上大多数深龋都伴有可复性牙髓炎。应注意是否伴有慢性溃疡性牙髓炎,后者属于无症状不可复性牙髓炎,刺激诱发牙髓剧烈疼痛,去除后疼痛持续一段时间,患者无自发疼痛,检查发现牙髓已穿通,穿髓孔有明显的探痛。

二、深龋洞形的制备

深龋使牙体组织破坏严重,洞口较大,器械易进入。洞形制备时,需去除洞缘的龋坏组织和无基釉,充分暴露洞内壁,在清楚的视野下进行洞形的制备。

为了保护牙髓,有时在去除大部分洞侧壁和髓壁的龋坏组织后,在髓壁或轴壁的近牙髓部位可保留部分余留龋坏牙本质,其余洞内壁为正常牙体组织。应对余留龋坏牙本质是软化牙本质或修复性牙本质进行区别,以决定其去留。软化牙本质表现为染色较浅、质软而无光泽,用牙钻去除时互相粘连呈锯末状。修复性牙本质则多系棕褐色,质地较硬而有光泽,钻出物为白色粉末,且不粘连,必要时可以通过染色法协助鉴别。对承受咬合力的牙尖、牙嵴等牙体组织脆弱部位要做修整,适当降低高度。洞形的抗力形设计要求洞底随髓室顶呈弧形或圆弧形,洞壁直为箱状,固位形设计需按洞形制备原则进行。

三、深龋治疗

深龋治疗原则是在尽可能去除龋坏组织的同时,设法消除牙髓的早期炎症,保护牙髓组织的活力,恢复牙髓功能。要求在治疗的每一步需避免物理、机械、化学等刺激,如机械损伤、温度激惹、摩擦产热、药物刺激、充填刺激等。

(一)深龋治疗前必须判明的情况

1.牙本质-牙髓复合体的反应

龋病刺激牙本质-牙髓复合体,出现明显的病理改变,口腔微生物的种类、数量、毒力强弱、牙本质的结构、矿化程度、微量元素含量等因素都会影响修复性牙本质的形成。修复性牙本质的形成与牙本质-牙髓的有效厚度有关。牙本质-牙髓有效厚度在 2 mm 以上,牙髓可产生完全正常的修复性牙本质;有效厚度为 0.8~2 mm 时,牙髓产生不完全的修复性牙本质;有效厚度为 0.3~0.8 mm 时,牙髓功能严重破坏,无或仅少量修复性牙本质形成。牙本质-牙髓复合体的反应还与患者的年龄、牙龄、髓腔及根管内牙髓组织细胞和微循环状况有关。

2.洞内龋坏组织能否去干净

循证医学研究结果提示,对于无牙髓症状的乳牙和恒牙,部分去除龋坏可降低牙髓暴露的风险,不会对患者的牙髓症状产生不利影响。在深龋治疗中,为了降低露髓的风险,最好选用部分去龋的方式,在洞底近髓处允许留少许余留龋。

3.洞底是否与牙髓腔穿通,牙髓是否暴露

穿髓孔很小时,需仔细判断,减少失误。若穿髓点较小如针尖大,周围是健康牙本质,无渗血,一般多为牙髓无炎症或仅有局限于暴露部位的轻度炎症,治疗后可恢复。若穿髓点四周有龋坏牙本质,或者探诊时有大量出血或炎性渗出物,表示牙髓已经出现一定程度的炎症或破坏,治疗已不能恢复牙髓活力。

(二)治疗方法

1.垫底充填法

当深龋不伴有上述激发病症状,牙髓活力正常时,选用双层垫底充填法,一次性完成治疗。保护牙髓可采用丁香油粘固粉均匀垫于洞底,固化后再用磷酸锌粘固粉作第二层垫底,垫平髓底,再做永久性充填修复。

2.安抚治疗

安抚治疗是一种临时性治疗方法。深龋出现明显的症状,或温度、化学刺激引起较重的激发痛,可选择安抚疗法,先用消炎镇痛药物,常用丁香油小药棉球放入洞底,丁香油粘固粉封闭窝洞,观察1～2周,临床症状消除,再作进一步治疗。

3.间接盖髓术

主要用于深龋洞为了保护牙髓,软龋不去净,髓壁留有少量的余留龋,牙本质-牙髓反应能力较好。为促进牙本质-牙髓复合体的修复反应,牙体组织的再矿化可选用此法。间接盖髓术分两次进行。洞形制备完成,第一次治疗是在髓底均匀垫置盖髓剂,常用有氢氧化钙盖髓剂,丁香油粘固粉和磷酸锌粘固粉作双层封洞。3～6个月的观察,患者无症状,牙髓活力良好,X线检查正常,第二次复诊,去除部分封洞材料,再行永久性充填修复治疗。

第七节 非手术治疗

龋病是一种进行性疾病,在一般情况下,不经过治疗不会停止其破坏过程,而治疗不当也易再次发病。龋病引起的牙体组织破坏所致组织缺损,不可能自行修复,必须用人工材料修复替代。由于牙体组织与牙髓组织关系十分密切,治疗过程中,必须尽量少损伤正常牙体组织,以保护牙髓-牙本质复合体。

龋病的治疗方法较多,不同程度的龋损,可以有所选择。早期釉质龋可采用非手术治疗以终止发展,或使龋损消失。出现牙体组织缺损的龋病,应采用手术治疗,即充填术治疗,是龋病治疗使用最多的方法。深龋近髓,应采取保护牙髓的措施,再进行牙体修复术。

龋病的非手术治疗是指用药物、渗透树脂或再矿化法进行的治疗,不采用牙钻或其他器械备洞。

一、适应证

早期釉质龋,尚未形成龋洞者,损害表面不承受咀嚼压力。邻面龋病变深度至釉质或牙本质的外1/3范围内,尚未形成龋洞者。静止龋,致龋的环境已经消失,如咬合面磨损,已将点隙磨掉；邻面龋由于邻接牙已被拔除，龋损面容易清洁，不再有菌斑堆积。

对于龋病已经造成实质性损害，且已破坏牙体形态的完整，此种牙在口腔内保留的时间不长，如将在一年内被恒牙替换的乳牙。患者同意或拔除患牙或做非手术治疗，暂留待其自然脱落。

二、常用方法

先用器械将损害面的菌斑去除，再用细砂石尖将病损牙面磨光，然后用药物处理牙齿表面。

(一)氟化物

75%氟化钠甘油、8%氟化亚锡液或单氟磷酸钠液等氟化物中的氟离子能取代羟磷灰石中的羟基形成氟磷灰石，促进釉质脱矿区再矿化，增加牙体组织的抗酸能力，阻止细菌生长、抑制细菌代谢产酸的作用，减少菌斑形成。因此，可以终止病变，恢复矿化。氟化物对软组织无腐蚀刺激，不使牙变色，使用安全有效。

(二)硝酸银

10%的硝酸银液或硝酸铵银液均有很强的腐蚀、杀菌和收敛作用。使用时用丁香油或10%甲醛溶液作还原剂，生成黑色还原银，若用2.5%碘酊则生成灰白色碘化银。两者都有凝固蛋白质、杀灭细菌、渗透沉积并堵塞釉质孔隙和牙本质小管的作用，可封闭病变区，终止龋病发展。硝酸银对软组织有腐蚀凝固作用，并使牙体组织变黑，一般只用于乳牙或恒牙后牙，不得用于牙颈部病损。

釉质发育不良继发的大面积浅碟状龋可以适当磨除边缘脆弱釉质。光滑面浅龋也可视情况稍加磨除。

(三)渗透树脂

渗透树脂是具有较高渗透系数(PC)＞100 cm/s 的低黏度光固化树脂，这种树脂在较短的作用时间内可以迅速地渗透入脱矿釉质的微孔中，经过固化以后可以阻止病变进展，并有效地抵抗口腔环境的脱矿作用，增强树脂渗透病变区的强度。

通过低黏度光固化树脂取代邻面龋白垩色病变区的脱矿物质，并在病变体部形成屏障，从而终止病变进展，主要适用于邻面龋病变深度至釉质或牙本质的外 1/3 范围内，尚未形成龋洞者。

(四)再矿化治疗

对脱矿而硬度下降的早期釉质龋，用特配的再矿化液治疗使钙盐重新沉积，进行再矿化，恢复硬度，从而消除龋病。这是近年来治疗早期龋的新疗法，有一定的临床效果。

主要适用于位于光滑面(颊、舌、腭或邻面)的白垩斑。以青少年效果更佳，对龋病活跃的患者，也可作预防用。

再矿化液有单组分和复合组分两类。近期更趋向用复合组分，主要为氟盐、钙盐和磷酸盐类，以下介绍两种。

单组分：氟化钠 0.2 g；蒸馏水 1000 mL。

复合组分：氯化钠 8.9 g；磷酸三氢钾 6.6 g；氯化钾 11.1 g；氟化钾 0.2 g；蒸馏水 1000 mL。

用作含漱剂，每日含漱。用作局部涂擦，暴露釉质白斑区，清洗刮治干净、隔湿、干燥，用小棉球饱浸药液放置白斑处。药液对组织无损伤，患者也可自行使用。

第八章　牙髓病

第一节　牙髓病的病因

　　牙髓位于牙齿内部,周围被矿化程度较高的牙本质所包围,外界刺激不易进入牙髓腔,引起牙髓病变,只有在刺激强度极大时,才可能使牙髓受到损害。牙髓组织通过一或数个窄小的根尖孔与根尖周组织密切联系,牙髓中的病变产物和细菌很容易通过根尖孔向根尖周组织扩散,使根尖周组织发生病变。

　　在大多数情况下,牙髓的病变是在牙釉质、牙骨质和牙本质被破坏后产生的。牙髓的感染多由细菌引起,这些细菌都来自口腔,多数是来自深龋洞中,深龋洞是一个相当缺氧的环境,这些地方有利于厌氧菌的生长繁殖,当龋洞接近牙髓或已经穿通牙髓时,细菌或其产生的毒素可进入髓腔引起牙髓炎。其他一些近牙髓的牙体硬组织非龋性疾病,如外伤所致的牙折,楔状缺损过深使牙髓暴露,畸形中央尖,磨损后露髓,畸形舌侧窝,隐裂,严重的磨损等也可引起牙髓炎。牙齿患牙周病时,深达根尖的牙周袋可以使感染通过根尖孔或侧支根管进入髓腔,引起逆行性牙髓炎。另外菌血症或脓血症时,细菌可随血液循环进入牙髓,引起牙髓炎。除感染外,一些不当的刺激也会引起牙髓炎,如温度骤然改变,骤冷骤热便会引起牙髓充血,甚至转化为牙髓炎;治疗龋病时,某些充填材料含刺激性物质,会引起牙髓病变;消毒窝洞的药物刺激性过强,牙髓失活剂使用不当,备洞时操作不当产热过多等。

第二节　牙髓病的分类及临床表现

　　牙髓病是临床上常见的口腔疾病,可以表现为急性或慢性的过程,也可以互相转变,牙髓炎是牙髓病中发病率最高的一种疾病。牙髓病是指牙齿受到细菌感染、创伤、温度或电流等外来物理及化学刺激作用时,牙髓组织发生一系列病变的疾病。在组织病理学上一般将牙髓分为正常牙髓和各种不同类型的病变牙髓。由于它们常存在着移行阶段和重叠现象,所以采用组织病理学的方法,有时要将牙髓状况的各段准确地分类也很困难,对于临床医生来说,重要的是需要判断患牙的牙髓是否通过实施一些临床保护措施而得以保留其生活状态且不出现临床症状。因此,根据牙髓的临床表现和治疗预后可分为:可复性牙髓炎、不可复性牙髓炎、牙髓坏死、牙髓钙化和牙内吸收。其中不可复性牙髓炎又分为急性牙髓炎、慢性牙髓炎、残髓炎、逆行性牙髓炎。现将常见的牙髓病表现介绍如下。

　　可复性牙髓炎是一种病变较轻的牙髓炎,受到温度刺激时,产生快而锐的酸痛或疼痛,但不严重,刺激去除后,疼痛立即消失,每次痛的时间短暂,不拖延。检查可见无穿髓孔。如果致病时刺激因子被消除,牙髓可恢复正常,如果刺激继续存在,炎症继续发展,成为不可复性牙髓炎。

有症状不可复性牙髓炎是有间断或持续的自发痛,骤然的温度可诱发长时间疼痛。患者身体姿势发生改变时也引起疼痛,如弯腰或躺卧,这是由于体位改变使牙髓腔内压力增加所致。疼痛可以是锐痛,也可以是钝痛,但多数人不易指出患牙的确切位置,有时疼痛呈放散性,有时呈反射性。如果炎症渗出物得到引流,炎症可以消退,疼痛缓解。如得不到引流,刺激继续存在,则炎症加重而使牙髓坏死。

逆行性牙髓炎是牙周病患牙当牙周组织破坏后,使根尖孔或侧支根尖孔外露,感染由此进入牙髓,引起牙髓炎症。表现为锐痛,近颈部牙面的破坏和根分歧处外露的孔所引起的炎症,多为局限性,疼痛不很剧烈。牙周袋深达根尖或接近根尖,冷热刺激可引起疼痛。

残髓炎是指经过牙髓治疗后,仍有残存的少量根髓,并发生炎症时。如干髓治疗的牙齿,经常发生残髓炎。常表现为自发性钝痛,放散到头面部,每日发作一二次,疼痛持续时间较短,温度刺激痛明显,有咬合不适感或有轻微咬合痛,有牙髓治疗史。

牙髓坏死是指牙髓组织因缺氧而死亡的病变,经常是由于不可复性牙髓炎继续发展的结果,也可能由于化学药物的刺激产生的,也可能由于牙齿受到外伤或牙周炎破坏达根尖区,根尖周组织和根管内组织发生栓塞而使牙髓坏死,牙冠可变为黄色或暗灰色,冷热刺激时都无反应。如不及时治疗,则病变可向根尖周组织扩展,引起根尖周炎。

第三节　牙髓病的治疗措施

一、年轻恒牙的治疗特点

乳牙脱落后新萌出的恒牙牙根未发育完成,仍处在继续生长发育阶段,此阶段的恒牙称为年轻恒牙。年轻恒牙髓腔大,根管粗,牙本质薄,牙本质小管粗大,所以外来刺激易波及牙髓;年轻恒牙的牙根在萌出3~5年才能完全形成,年轻恒牙的牙髓组织与乳牙相似,因根尖开口较大,髓腔内血液供给丰富,发生炎症时,感染容易扩散,如得到及时控制,也可能恢复。

年轻恒牙牙髓组织不仅具有对牙有营养和感觉的功能,而且与牙齿的发育有密切关系。因此,牙髓炎的治疗以保存生活牙髓为首选治疗。年轻恒牙萌出后2~3年牙根才达到应有的长度,3~5年根尖才发育完成。所以,年轻恒牙牙髓炎应尽力保存活髓组织,如不能保存全部活髓,也应保存根部活髓,如不能保存根部活髓,也应保存患牙。治疗中常常选择盖髓术和活髓切断术,对根尖敞开,牙根未发育完全的死髓牙应采用促使根尖继续形成的治疗方法,即根尖诱导形成术。

二、恒牙髓腔解剖特点及开髓方法

(一)上颌前牙

髓腔解剖特点:一般为单根管,髓室与髓腔无明显界限,根管粗大,近远中纵剖面可见近远中髓角突向切方,唇舌向纵剖面可见髓室近舌隆突部膨大,根管在牙颈部横断面呈圆三角形。

开髓方法:在舌面舌隆突上方垂直与舌面钻入,逐层深入,钻针应向四周稍微扩展,以兔折断。当有落空感时,调整车针方向与牙体长轴方向一致进入髓腔,改用提拉动作揭去髓室顶,形成一顶向根方的三角形窝洞。

(二)下颌前牙

髓腔解剖特点:与上颌前牙基本相同,只是牙体积小,髓腔细小。

开髓方法:开髓时车针一定要局限于舌隆突处,勿偏向近远中,开髓外形呈椭圆形,进入髓腔方向要与根管长轴一致,避免近远中侧穿。

(三)上颌前磨牙

髓腔解剖特点:髓室呈立方形,颊舌径大于近远中径,有 2 个细而突的髓角分别伸入颊舌尖内,分为颊舌两个根管,根分歧部比较接近根尖 1/3 部,从洞口很难看到髓室底.上颌第 1 前磨牙多为两个根管,上颌第 2 前磨牙可为一个根管,约 40% 为双根管。

开髓方法:在颌面作成颊舌向的椭圆形窝洞,先穿通颊舌两髓角,不要将刚穿通的两个髓角误认为根管口,插入裂钻向颊舌方向推磨,把颊舌两髓角连通,便可揭开髓室顶。

(四)下颌前磨牙

髓腔解剖特点:单根管,髓室和根管的颊舌径较大,髓室和根管无明显界限,牙冠向舌侧倾斜,髓腔顶偏向颊侧。

开髓方法:在颌面偏颊尖处钻入,切勿磨穿近远中壁和颊舌侧壁,始终保持车针与牙体长轴一致。

(五)上颌磨牙

髓腔解剖特点:髓腔形态与牙体外形相似,颊舌径宽,髓角突入相应牙尖内,其中近中颊髓角最高,颊侧有近远中 2 个根管,根管口距离较近,腭侧有一粗大的根管,上颌第 2 磨牙可出现 2 个颊根融合为一个较大的颊根。

开髓方法:开髓洞形要和牙根颈部横断面根管口连线一致,做成颊舌径长,近远中径短的圆三角形,三角形的顶在腭侧,底在颊侧,其中一边在斜嵴的近中侧与斜嵴平行,另一边与近中边缘嵴平行。

(六)下颌磨牙

髓腔解剖特点:髓腔呈近远中大于颊舌径的长方体。牙冠向舌侧倾斜,髓室偏向颊侧。髓室在颈缘下 2 mm,髓室顶至底的距离为 2 mm,一般有近中、远中两根,下颌第 1 磨牙有时有 3 根,近中根分为颊舌两根管,远中根可为一粗大的根管,也可分为颊舌两根管。下颌第 2 磨牙有时近远中两根在颊侧融合,根管也在颊侧融合,根管横断面呈"C"形。

开髓方法:在颌面近远中径的中 1/3 偏颊侧钻入。开髓洞形为近远中边稍长,远中边稍短,颊侧洞缘在颊尖的舌斜面上,舌侧洞缘在中央沟处.开髓洞形的位置应在颊舌向中线的颊侧,可避免造成舌侧颈部侧穿和髓底台阶。

三、髓腔和根管口的解剖规律

(1)髓室底的水平相当于釉牙骨质界的水平,继发牙本质的形成不会改变这个规律,所以,釉牙骨质界可以作为寻找和确认髓室底的固定解剖标志。

(2)在釉牙骨质界水平的牙齿横截面上,髓腔形状与牙齿断面形状相同,并且位于断面的中央,就是说,髓室底的各个边界距离牙齿外表面是等距离的。

（3）继发性牙本质形成有固定的位置和模式,在髓腔的近远中颊舌 4 个侧壁,髓室顶和髓室底表面呈球面状形成。

（4）颜色规律。①髓室底的颜色比髓腔壁的颜色深,即髓室底的颜色发黑,髓腔壁的颜色发白,黑白交界处就是髓室底的边界。②继发性牙本质比原发性牙本质颜色浅,即继发性牙本质是白色的,原发性牙本质是黑色的。

（5）沟裂标志:根管口之间有深色地沟裂相连,沟裂内有时会有牙髓组织。当根管口被重重的钙化物覆盖时,沿着沟裂的走向去除钙化物,在沟裂的尽头就能找到根管,这是相当快速而安全的技巧。

（6）根管口一定位于髓腔侧壁与髓室底交界处。

（7）根管口一定位于髓室底的拐角处。

（8）根管口分布对称性规律:除了上颌磨牙之外的多根牙,在髓室底画一条近远中方向的中央线,根管口即分布在颊舌两侧,并且对称性排列。就是说,颊舌根管口距离中央线的距离相等,如果只有一个根管口,则该根管口一定位于中线上或其附近不会偏离很大。根据这个规律可以快速的判断下磨牙是否存在远中舌根管。

四、寻找根管口的几种方法

（1）多根管牙常因增龄性变化或修复性牙本质的沉积,或髓石,或髓腔钙化,或根管形态变异等情况,而使根管口不易查找时,可借助于牙齿的三维立体解剖形态,从各个方向和位置来理解和看牙髓腔的解剖形态;并采用多种角度投照法所拍摄的 X 线片来了解和指出牙根和根管的数目、形状、位置、方向和弯曲情况;牙根对牙冠的关系;牙根及根管解剖形态的各种可能的变异情况等。

（2）除去磨牙髓腔内牙颈部位的遮拦根管口的牙本质领圈,以便充分暴露髓室底的根管口。

（3）采用能溶解和除去髓腔内坏死组织的根管冲洗剂,以彻底清理髓室后,根管口就很可能被察觉出来。

（4）探测根管口时,应注意选择髓室底较暗处的覆盖在牙骨质上方的牙本质和修复性牙本质上做彻底地探查。并且还应注意按照根管的方向进行探查。

（5）髓室底有几条发育沟,都与根管的开口方向有关,即沿髓室底的发育沟移行到根管口。所以应用非常锐利的根管探针沿着发育沟搔刮,可望打开较紧的根管口。

（6）当已经指出一个根管时,可估计其余根管的可能位置,必要时可用小球钻在其根管可能或预期所在的发育沟部位除去少量牙本质,然后使用锐利探针试图刺穿钙化区,以找出根管口,除去牙颈部的牙本质领圈以暴露根管口的位置。注意钻磨发育沟时不要过分地加深或磨平发育沟,以免失去这些自然标志而向侧方磨削或穿刺根分叉区。

（7）在髓室底涂碘酊,然后用稍干的酒精棉球擦过髓底以去碘,着色较深的地方常为根管口或发育沟。

（8）透照法:使用光导纤维诊断仪的光源透照颊舌侧牙冠部之硬组织,光线通过牙釉质和牙本质进入髓腔,可以看到根管口是个黑点;而将光源从软组织靠近牙根突出处进行透照,光线通过软组织、牙骨质和牙本质进入髓腔,则显示出根管口比附近之髓底部要亮些。

五、看牙要用橡皮障

对于大多数患者来说,橡皮障是个非常陌生的概念。其实在欧美很多发达国家橡皮障已经被广泛使用,甚至在一些口腔治疗过程中,不使用橡皮障是违反医疗相关法规的。在国内,橡皮障也正逐步被一些高档诊所以及口腔医院的特诊科采纳,使得口腔治疗更专业、更无菌、更安全、更舒适。

什么是橡皮障呢?简单地说,橡皮障是在齿科治疗中用来隔离需要治疗的牙齿的软性橡皮片。当然,橡皮障系统还需要有不同类型的夹子以及面弓来固定。橡皮障的优点在于它提供了一个干燥清洁的工作区域,即强力隔湿,同时防止口腔内细菌向牙髓扩散,避免伤害口腔内舌、黏膜等软组织。橡皮障还能减少血液、唾液的飞溅,做好艾滋病、肝炎等相关传染病的普遍防护,减少交叉感染。对于患者,橡皮障可以提供安全、舒适的保障,这样在治疗过程中就不必注意要持续张口或者担心自己的舌头,也不必担心会有碎片或者小的口腔器械掉到食管或者气管里,营造一个更轻松的术野。

从专业角度来讲,橡皮障技术的必要性更毋庸置疑。例如,目前齿科最常见的根管治疗应该像外科手术一样在无菌环境下,如果不采用橡皮障,就不能保证治疗区域处于无菌环境,这样根管感染以及再感染的可能性将会大大提高。因此,我们常说有效控制感染是根管治疗成功的关键,而使用橡皮障是最重要的手段之一,它可以有效地避免手术过程中口腔环境对根管系统的再污染。此外,橡皮障技术可以更好地配合大量的根管冲洗,避免冲洗液对口腔黏膜的刺激,节约消毒隔离时间,减少诊间疼痛和提高疗效。正是由于橡皮障在根管治疗中如此的重要性,因此在美国,口腔根管治疗中不采用橡皮障是非法的。其实,橡皮障最早使用应该是在齿科的粘连修复中。国外目前流行的观点是:如果没有橡皮障,最好就不要进行粘连修复。因为在粘连修复中,无论酸蚀前后都需要空气干燥,强力隔湿,这样才能避免水蒸气、唾液等污染。橡皮障的应用明显提高粘连的强度,减少微渗。尽管放置橡皮障不是治疗,但它却是提高治疗效果的有效手段。当然在国内,作为一个较新的技术,牙医们还需要投入一定时间来熟悉新的材料和学习新的操作要求,这样才能达到掌握必要技术来有效率地应用产品。但是,毫无疑问,一旦条件成熟,大多数患者都将享受到橡皮障技术带来的安全舒适。

六、开髓治疗

当牙病发展到牙髓炎时,治疗起来很复杂。首先要备洞开髓引流,牙髓坏死的一次即可清除冠髓和根髓,而牙髓有活力的,开髓引流后,还需牙髓失活,即人们常说的"杀神经",然后才能清除患病牙髓。经过局部清洗,暂封消炎药等步骤,牙髓炎症清除后,才能最后充填。

患者常常抱怨,治一颗牙,却需多次去医院。有些人误认为牙痛是龋洞引起的,把洞一次补上,牙就不疼了。单纯的龋病一次就可以治疗完毕,但牙髓炎就不同了,如果仅单纯将牙充填只会使牙髓炎症渗出增多,髓腔压力增高,疼痛加重。所以牙髓炎必须经过治疗后才能充填。无论是采用干髓术还是塑化术或根管治疗,都要经过牙髓失活或局麻下拔髓,局部消炎、充填等步骤。牙髓失活和消炎封药要经过一定的时间,一次不能完成,所以,发现了龋病,一定要尽早治疗,一旦发展到牙髓炎,到医院就诊的次数就多了,一次治不完。

为了减轻髓腔的压力,消除或减少牙髓组织所受到的刺激,缓解剧烈疼痛,医生常常在龋洞的底部或患牙的咬合面上,用牙钻钻开一个孔通到牙髓腔内,使髓腔内的渗出物或脓液排出,冲洗髓腔后,龋洞内放入樟脑酚棉球,它有安抚镇痛的作用。

人们经常对开髓有恐惧心理,认为开髓十分疼痛,因而牙痛也不肯去医院。开髓时的疼痛程度取决于牙髓的状态。牙髓已经坏死的,牙神经失去了活力,开髓时患者根本就没有疼痛感。当牙髓部分坏死或化脓时,在钻针穿通髓腔的瞬间,患者有疼痛感,但一般都能耐受。在牙髓活力正常而敏感时,患者会感到锐痛难忍,这种情况医生会使用局部麻醉剂,达到抑制痛觉的作用,即使出现疼痛,也很轻微且持续时间短。

开髓时,患者应尽力与医生配合。首先应张大口,按医生要求摆好头部姿势,让医生在最佳视野、体位下操作。其次,开髓时医生一般使用高速涡轮钻磨牙,钻针锋利,转速高达每分钟25万～50万转,切割力很强,患者在医生操作时,切忌随便乱动,以免损伤软组织。若想吐口水或有其他不适,可举手或出声示意,待医生把机头从口中取出后再吐口水或说话。如果在磨牙时,患者突然移动头部或推医生手臂是十分危险的。

七、常用治疗方法

(一)牙髓失活术

牙髓失活术即"杀神经"是用化学药物使发炎的牙髓组织(牙神经)失去活力,发生化学性坏死。多用于急、慢性牙髓炎牙齿的治疗。失活药物分为快失活剂和慢失活剂两种。临床上采用亚砷酸、金属砷和多聚甲醛等药物。亚砷酸为快失活剂,封药时间为24～48小时;金属砷为慢失活剂,封药时间为5～7天;多聚甲醛作用更加缓慢温和,一般封药需2周左右。

封失活剂时穿髓孔应足够大,药物应准确放在穿髓孔处,否则起不到失活效果,邻面洞的失活剂必须用暂封物将洞口严密封闭,以防失活剂损伤牙周组织。封药期间,应避免用患牙咀嚼,以防对髓腔产生过大的压力引起疼痛,由于失活剂具有毒性,因此应根据医生嘱咐的时间按时复诊,时间过短,失活不全,给复诊时治疗造成困难,时间过长,药物可能通过根尖孔损伤根尖周组织。封药后可能有暂时的疼痛,但可自行消失,如果疼痛不止且逐渐加重,应及时复诊除去失活剂,敞开窝洞,待症状有所缓解后再行失活。

(1)拔髓通常使用拔髓针。拔髓针有1个"0"、2个"0"和3个"0"之分,根管粗大时选择1个"0"的拔髓针,根管细小时,选择3个"0"的拔髓针。根据临床经验,选择拔髓针时,应细一号,也就是说,如根管直径应该使用2个"0"的拔髓针,实际上应使用3个"0"的拔髓针。这样使用,可防止拔髓针折断在根管内。特别是弯根管更要注意,以防断针。

(2)活髓牙应在局麻下或采用牙髓失活法去髓。为避免拔髓不净,原则上应术前拍片,了解根管的结构,尽量使用新的拔髓针。基本的拔髓操作步骤如下:拔髓针插入根管深约2/3处,轻轻旋转使根髓绕在拔髓针上,然后抽出。牙髓颜色和结构,因病变程度而不同,正常牙髓拔出呈条索状,有韧性,色粉红;牙髓坏色者则呈苍白色,或呈瘀血的红褐色,如为厌氧性细菌感染则有恶臭。

(3)对于患慢性炎症的牙髓,组织较糟脆,很难完整拔出,未拔净的牙髓可用拔髓针或10号K形挫插入根管内,轻轻振动,然后用3%过氧化氢溶液和生理盐水反复交替冲洗,使炎症物质与新生态氧形成的泡沫一起冲出根管。

(4)正常情况下,对于外伤露髓或意外穿髓的前牙可以将拔髓针插到牙根2/3以下,尽量接近根尖孔,旋转180°将牙髓拔出。对于根管特别粗大的前牙,还可以考虑双针术拔髓。

双针术：先用75％的乙醇消毒洞口及根管口，参照牙根实际长度，先用光滑髓针，沿远中根管侧壁，慢慢插入根尖1/3部，稍加晃动，使牙髓与根管壁稍有分离，给倒钩髓针造一通路。同法在近中制造通路，然后用两根倒钩髓针在近远中沿通路插至根尖1/3部，中途如有阻力，不可勉强深入，两针柄交叉同时旋转180°，钩住根髓拔除。操作时避免粗暴动作，以免断于根管内，不易取出。双针术在临床实践中能够较好的固定牙髓组织，完整拔除牙髓组织的成功率更高，避免将牙髓组织撕碎造成拔髓不全，不失为值得推广的一种好方法。

（5）后牙根管仅使用拔髓针很难完全拔净牙髓，尤其是后牙处在牙髓炎晚期，牙髓组织朽坏，拔髓后往往容易残留根尖部牙髓组织。这会引起术后疼痛，影响疗效。具体处理方法是：用小号挫（15到20号的，建议不要超过25号的），稍加力，反复提拉（注意是提拉）。这样反复几次，如果根管不是很弯（＜30°角），一般都能到达根尖，再用2个"0"或3个"0"的拔髓针，插到无法深入处，轻轻旋转，再拉出来，通常能看到拔髓针尖端有很小很小的牙髓组织。

（6）如根管内有残髓，可将干髓液（对苯二酚的乙醇饱和液）棉捻在根管内封5～7天（根内失活法），再行下一步处置。

（7）拔髓前在根管内滴加少许EDTA，可起到润滑作用，使牙髓更容易的从根管中完整拔出。这是一种特别有效的方法，应贯穿在所有复杂的拔髓操作中。润滑作用仅仅是EDTA的作用之一，EDTA有许多其他的作用：①与Ca螯合使根管内壁的硬组织脱钙软化，有溶解牙本质的作用。既可节省机械预备的时间，又可协助扩大狭窄和阻塞的根管，具有清洁作用，最佳效能时间15分钟。②具有明显的抗微生物性能。③对软组织中度刺激，无毒，也可用作根管冲洗。④对器械无腐蚀。⑤使牙本质小管管口开放，增加药物对牙本质的渗透。

EDTA作用广泛，是近年来比较推崇的一种口内用药。

如果临床复诊中不可避免的出现因残髓而致的根管探痛，应在髓腔内注射碧兰麻，然后将残髓彻底拔除干净。

最后补充一点就是，拔髓针拔完牙髓后很难将拔髓针清洗干净，有一种很快的方法也很简单，也许大家都会，具体操作如下：右手拿一根牙刷左手拿拔髓针，用牙刷从针尖向柄刷，同时用水冲。最多两下就可以洗干净。如果不行，左手就拿针顺时针旋转两下，不会对拔髓针有损坏。

（8）砷剂外漏导致牙龈大面积烧伤的处理方法：在局麻下切除烧伤的组织直至出现新鲜血再用碘仿加牙周塞止血，一般临床普遍用此法，使用碘仿纱条时应注意要多次换药！这样效果才会好一点。

防止封砷剂外漏的方法：止血；尽可能地去净腐质；一定要注意隔湿，吹干；丁氧膏不要太硬；棉球不要太大。注意：尽可能不用砷剂，用砷剂封药后应嘱患者，如出现牙龈瘙痒应尽快复诊以免出现不良的后果。医生应电话随访，以随时了解情况。

（二）盖髓术

盖髓术是保存活髓的方法，即在接近牙髓的牙本质表面或已经露髓的牙髓创面上，覆盖具有使牙髓病变恢复效应的制剂，隔离外界刺激，促使牙髓形成牙本质桥，以保护牙髓，消除病变。盖髓术又分为直接盖髓术和间接盖髓术。常用的盖髓剂有氢氧化钙制剂，氧化锌丁香油糊剂等。

做盖髓术时,注意要把盖髓剂放在即将暴露或已暴露的牙髓的部位,然后用氧化锌丁香油糊剂暂时充填牙洞。作间接盖髓术需要观察两周,如果两周后牙髓无异常,可将氧化锌去除部分后行永久充填;若出现牙髓症状,有加重的激发痛或出现自发痛,应进行牙髓治疗。作直接盖髓术时,术后应每半年复查1次,至少观察两年,复诊要了解有无疼痛,牙髓活动情况,叩诊是否疼痛,X线片表现,若无异常就可以认为治疗成功。

当年轻人的恒牙不慎受到外伤致使牙髓暴露,以及单纯龋洞治疗时意外穿髓(穿髓直径不超过0.5 mm)可将盖髓剂盖在牙髓暴露处再充填,这是直接盖髓术。当外伤深龋去净腐质后接近牙髓时,可将盖髓剂放至近髓处,用氧化锌丁香油黏固剂暂封,观察1～2周后若无症状再做永久性充填,这是间接盖髓术。

无明显自发痛,龋洞很深,去净腐质又未见明显穿髓点时,可采取间接盖髓术作为诊断性治疗,若充填后出现疼痛,则可诊断为慢性牙髓炎,进行牙髓治疗,盖髓术成功的病例,表现为无疼痛不适,已恢复咀嚼功能,牙髓活力正常,X线片示有钙化牙本质桥形成,根尖未完成的牙齿,根尖继续钙化。但应注意的是,老年人的患牙若出现了意外穿髓,不宜行直接盖髓术,可酌情选择塑化治疗或根管治疗。

直接盖髓术的操作步骤有以下几点。

(1)局部麻醉,用橡皮障将治疗牙齿与其他牙齿分隔,用麻醉剂或灭菌生理盐水冲洗暴露的牙髓。

(2)如有出血,用灭菌小棉球压迫,直至出血停止。

(3)用氢氧化钙覆盖暴露的牙髓,可用已经配制好的氢氧化钙,也可用当时调配的氢氧化钙(纯氢氧化钙与灭菌水、盐水或麻醉剂混合)。

(4)轻轻地冲洗。

(5)用树脂改良型玻璃离子保护氢氧化钙,进一步加强封闭作用。

(6)用牙釉质/牙本质黏结系统充填备好的窝洞。

(7)定期检查患者的牙髓活力,并拍摄X线片。

(三)活髓切断术

活髓切断术是指在局麻下将牙冠部位的牙髓切断并去除,用盖髓剂覆盖于牙髓断面,保留正常牙髓组织的方法。切除冠髓后,断髓创面覆盖盖髓剂,形成修复性牙本质,可隔绝外界刺激,根髓得以保存正常的功能。根尖尚未发育完成的牙齿,术后仍继续钙化完成根尖发育。较之全部牙髓去除疗法。疗效更为理想,也比直接盖髓术更易成功,但疗效并不持久,一般都在根尖孔形成后,再作根管治疗。

根据盖髓剂的不同,可分为氢氧化钙牙髓切断术和甲醛甲酚牙髓切断术。年轻恒牙的活髓切断术与乳牙活髓切断术有所不同,年轻恒牙是禁止用甲醛甲酚类药物的,术后要定期复查,术后3个月,半年,1年,2年复查X线片。观察牙根继续发育情况,成功标准为无自觉症状,牙髓活力正常,X线片有牙本质桥形成,根尖继续钙化,无根管内壁吸收或根尖周病变。

活髓切断术适用于感染局限于冠部牙髓,根部无感染的乳牙和年轻恒牙。深龋去腐质时意外露髓,年轻恒牙可疑为慢性牙髓炎,但无临床症状,年轻恒牙外伤露髓,但牙髓健康;畸形中央尖等适合做活髓切断术。病变发生越早,活髓切断术成功率越高。儿童的身体健康状况也影响治疗效果,所以医生选择病例时,不仅要注意患牙情况,还要观察全身状况。

1.牙髓切断术的操作步骤

牙髓切断术是指切除炎症牙髓组织,以盖髓剂覆盖于牙髓断面,保留正常牙髓组织的方法。其操作步骤为无菌操作、除去龋坏组织、揭髓室顶、髓腔入口的部位、切除冠髓、放盖髓剂、永久充填。在这里重点讲髓腔入口的部位。为了避免破坏过多的牙体组织,应注意各类牙齿进入髓腔的部位:①切牙和尖牙龋多发生于邻面,但要揭开髓顶,应先在舌面备洞。用小球钻或裂钻从舌面中央钻入,方向与舌面垂直,钻过釉质后,可以感到阻力突然减小,此时即改变牙钻方向,使之与牙长轴方向一致,以进入髓腔。用球钻在洞内提拉,扩大和修复洞口,以充分暴露近、远中髓角,使髓室顶全部揭去。②上颌前磨牙的牙冠近、远中径在颈部缩窄,备洞时可由颌面中央钻入,进入牙本质深层后,向颊、舌尖方向扩展,即可暴露颊舌髓角,揭出髓室顶。注意备洞时近远中径不能扩展过宽,以免造成髓腔侧穿。③下颌前磨牙的牙冠向舌侧倾斜,髓室不在颌面正中央下方,而是偏向颊尖处。颊尖大,颊髓线角粗而明显,钻针进入的位置应偏向颊尖。④上颌磨牙近中颊、舌牙尖较大,其下方的髓角也较为突出。牙冠的近远中径在牙颈部缩窄,牙钻在颌面备洞应形成一个颊舌径长,颊侧近、远中径短的类似三角形。揭髓室顶应从近中舌尖处髓角进入,然后扩向颊侧近远中髓角,注意颊侧两根管口位置较为接近。⑤下颌磨牙牙冠向舌侧倾斜,髓室偏向颊侧,颊髓角突出明显,备洞应在合面偏向颊侧近颊尖尖顶处,窝洞的舌侧壁略超过中央窝。揭髓室顶也应先进入近中颊侧髓角,以免造成髓腔

2.活髓切断术的应用指征和疗效

临床上根髓的状况可根据断髓面的情况来判断。如断面出血情况,出血是否在短时间内可以止住。另外从龋齿的深度,患儿有没有自发症状等情况辅助你判断。疗效方面,我个人感觉成功率比较高,对乳牙来说,因为要替换,所以效果还可以。但是恒牙治疗远期会引起根管钙化,增加日后根管治疗的难度。所以,如果根尖发育已经完成的患牙,我建议还是做根管治疗。如果根尖发育未完成,可以先做活切,待根尖发育完成后改做根管治疗,这样可以减轻钙化程度。

乳牙牙髓感染,常处于持续状态,易成为慢性牙髓炎。本来牙髓病的临床与病理诊断符合率差别较大。又因乳牙牙髓神经分布稀疏,神经纤维少,反应不如恒牙敏感,加上患儿主诉不清,使得临床上很难提出较可靠的牙髓病诊断。因此在处理乳牙牙髓病时,不宜采取过于保守的态度。临床明确诊断为深龋的乳牙,其冠髓组织病理学表现和牙髓血象表示,分别有82.4%和78.4%的冠髓已有慢性炎症表现,因此也提出采用冠髓切断术治疗乳牙近髓深龋,较有实效。

3.常用的用于活髓切断术的盖髓剂有

FC、戊二醛和氢氧化钙。①FC断髓术:FC法用于乳牙有较高的成功率,虽然与氢氧化钙断髓法的临床效果基本相似,但在X片上相比时,发现FC断髓法的成功率超过氢氧化钙断髓法。采用氢氧化钙的乳牙牙根吸收是失败的主要原因,而FC法可使牙根接近正常吸收而脱落。②戊二醛断髓术:近年来发表了一些甲醛甲酚有危害性的报道,认为FC对牙髓组织有刺激性,从生物学的观点看不太适宜。且有报道称成功率只有40%,内吸收的发生与氢氧化钙无明显差异。因此提出用戊二醛做活髓切断的盖髓药物。认为它的细胞毒性小,能固定组织

不向根尖扩散,且抗原性弱,成功率近 90%。③氢氧化钙断髓术:以往认为有根内吸收的现象,但近年来用氢氧化钙或氢氧化钙碘仿做活髓切断术的动物试验和临床观察,都取得了较好的结果,也是应用最广泛的药物。

(四)干髓术

用药物使牙髓失活后,磨掉髓腔上方的牙体组织,除去感染的冠髓,在无感染的根髓表面覆盖干髓剂,使牙髓无菌干化成为无害物质,作为天然的根充材料隔离外界的刺激,根尖孔得以闭锁,根尖周组织得以维持正常的功能,患牙得以保留。这种治疗牙髓炎的方法叫干髓术。常用的干髓剂多为含甲醛的制剂,如三聚甲醛,多聚甲醛等。

做干髓术时要注意将干髓剂放在根管口处,切勿放在髓室底处,尤其是乳磨牙,以免药物刺激根分叉的牙周组织。一般干髓术后观察 2 年,患牙症状及相关阳性体征,X 线片未见根尖病变者方可认为成功。

干髓术的远期疗较差,但是操作简便,经济,在我国尤其是在基层仍被广泛应用。干髓术适用于炎症局限于冠髓的牙齿,但临床上不易判断牙髓的病变程度,所以容易失败。成人后牙的早期牙髓炎或意外穿髓的患牙;牙根已形成,尚未发生牙根吸收的乳磨牙牙髓炎患牙;有些牙做根管治疗或塑化治疗时不易操作,如上颌第 3 磨牙,或老年人张口受限时,可考虑做干髓术。

由于各种原因引起的后牙冠髓未全部坏死的各种牙髓病可行干髓术。干髓术操作简便,便于开展,尤其是在医疗条件落后地区。随着我国口腔事业的发展,干髓术能否作为一种牙髓治疗方法而继续应用存在很大的争议。干髓术后随着时间延长疗效呈下降趋势,因我们对干髓剂严格要求,操作严格,分析原因。

(1)严格控制适应证,干髓术后易变色,仅适用于后牙且不伴尖周炎,故对严重的牙周炎、根髓已有病变的患牙、年轻恒牙根尖未发育完成者禁用。

(2)配制有效的干髓剂,用以尽可能保证治疗效果,不随意扩大治疗范围。

(3)严格操作规程,对失活剂用量、时间及干髓剂的用量、放置位置均严格要求。

(4)术后适当降𬌗,严重缺损的可行冠保护。

(五)牙髓息肉

慢性牙髓炎的患牙,穿髓孔大,血运丰富,使炎症呈息肉样增生并自髓腔突出,称之为牙髓息肉。牙髓炎息肉呈红色肉芽状,触之无痛但易出血,是慢性牙髓炎的一种表现,可将息肉切除后按治疗牙髓炎的方法保留患牙。

当查及患牙深洞有息肉时,还要与牙龈息肉和牙周膜息肉相鉴别。牙龈息肉多是牙龈乳头向龋洞增生所致。牙周膜息肉发生于多根牙的龋损发展过程中,不但髓腔被穿通,而且髓室底也遭到破坏,外界刺激使根分叉处的牙周膜反应性增生,息肉状肉芽组织穿过髓室底穿孔处进入髓腔,外观极像息肉。在临床上进行鉴别时。可用探针探察息肉的蒂部以判断息肉的来源,当怀疑是息肉时,可自蒂部将其切除,见出血部位在患牙邻面龋洞龈壁外侧的龈乳头位置即可证实判断。当怀疑是牙周膜息肉时,应仔细探察髓室底的完整性,摄 X 线片可辅助诊断,一旦诊断是牙周膜息肉,应拔除患牙。

八、C 形根管系统的形态、诊断和治疗

(一)C 形根管系统的形态与分类

C 形根管系统可出现于人类上、下颌磨牙中,但以下颌第 2 磨牙多见。下颌第 2 磨牙 C 形根管系统的发生率在不同人种之间差异较大,在混合人群中为 8%,而在中国人中则高达 31.5%。双侧下颌可能同时出现 C 形根管系统,Sabala 等对 501 例患者的全口曲面断层片进行了回顾性研究,结果显示在下颌第二磨牙出现的 C 形根管中有 73.9%呈现对称性。

C 形牙根一般表现为在锥形或方形融合牙根的颊侧或舌侧有一深度不一的冠根向纵沟,该纵沟的存在使牙根的横断面呈 C 形。一般认为,Hertwig 上皮根鞘未能在牙根舌侧融合可导致牙根舌侧冠根向纵沟的出现。从人类进化的角度讲,下颌骨的退化使牙列位置空间不足,下颌第 2 磨牙的近远中根趋于融合而形成 C 形牙根。C 形牙根中的根管系统为 C 形根管系统。C 形根管最主要的解剖学特征是存在一个连接近远中根管的峡区,该峡区很不规则,可能连续也可能断开。峡区的存在使整个根管口的形态呈现 180°弧形带状外观。

Melton 基于 C 形牙根横断面的研究,发现 C 形根管系统从根管口到根尖的形态可发生明显变化,同时提出了一种分类模式,将所有 C 形根管分为 3 型:C1 型表现为连续的 C 形,近舌和远中根管口通常为圆形,而近颊根管口呈连续的条带状连接在它们之间,呈现 180°弧形带状外观或 C 形外观;C2 型表现为分号样,近颊根管与近舌根管相连而呈扁长形,同时牙本质将近颊与远中根管分离,远中根管为独立圆形;C3 型表现为 2 个或 3 个独立的根管。范兵等对具有融合根的下颌第 2 磨牙根管系统进行研究,结果显示 C 形根管从根管口到根尖的数目和形态可发生明显变化。

(二)C 形根管系统的诊断

成功治疗 C 形根管系统的前提是正确诊断 C 形根管系统,即判断 C 形根管系统是否存在及其大致解剖形态。仅仅从临床牙冠的形态很难判断是否存在 C 形根管系统,常规开、拔髓之后可以探清根管口的形态。敞开根管口后,用小号锉进行仔细探查可更准确地了解 C 形根管口的特点。手术显微镜下,增强的光源和放大的视野使 C 形根管口的形态更清晰,诊断更容易、准确。

Cooke 和 Cox 认为通过术前 X 线片很难诊断 C 形根管,所报道的 3 例 C 形根管的 X 线片均表现为近远中独立的牙根。第 1 例 C 形根管是在根管治疗失败后进行意向再植时诊断的,第 2 和第 3 例则是因为根管预备过程中持续的出血和疼痛类似第 1 例而诊断。最近的研究表明可以通过下颌第 2 磨牙术前 X 线表现诊断 C 形根管的存在和了解整个根管系统的大致形态。具有 C 形根管系统的牙根多为从冠方向根方具有连续锥度的锥形或方形融合根。少数情况下由于连接近远中两根的牙本质峡区过于狭窄,C 形根管的 X 线影像表现为近远中分离的 2 个独立牙根。将锉置于近颊根管内所摄的 X 线片似有根分叉区的穿孔,这种 X 线特征在 C1 型 C 形根管中更多见。

(三)C 形根管系统的治疗

C 形根管系统的近舌及远中根管可以进行常规根管预备,峡区的预备则不可超过 25 号,否则会发生带状穿孔。GG 钻也不能用来预备近颊根管及峡区。由于峡区存在大量坏死组织和牙本质碎屑,单纯机械预备很难清理干净,使用小号锉及大量 5.25%的次氯酸钠结合超声冲

洗是彻底清理峡区的关键。在手术显微镜的直视下,医师可以看清根管壁及峡区内残留的软组织和异物,检查根管清理的效果。

C形根管系统中,近舌及远中根管可以进行常规充填。放置牙胶以前应在根管壁上涂布一层封闭剂,采用超声根管锉输送技术比手工输送技术使封闭剂在根管壁上的分布更均匀。为避免穿孔的发生,C形根管的峡区在预备时不可能足够敞开,侧方加压针也不易进入到峡区很深的位置,采用侧方加压充填技术往往很难致密充填根管的峡区,用热牙胶进行充填更合适。热牙胶垂直加压充填可以使大量的牙胶进入根管系统,对峡区和不规则区的充填比侧方加压和机械挤压效果好。Liewehr 等采用热侧方加压法充填 C形根管取得了较好的效果。手术显微镜下,医师可以清楚地观察到加压充填过程中牙胶与根管壁之间的密合度,有利于提高根管充填的质量。因此,要有效治疗 C形根管系统需采用热牙胶和超声封闭剂输送技术。

C形根管系统治疗后进行充填修复时,可以将根管口下方的牙胶去除 2～4 mm,将银汞充入髓室和根管形成银汞桩核;也可以在充填银汞前在根管壁上涂布黏结剂以增加固位力和减少冠面微渗漏的发生。如果要预备桩腔,最好在根管充填完成后行即刻桩腔预备,以减少根管微渗漏的发生。桩腔预备后,根管壁的厚度应不<1 mm 以防根折,根尖区至少保留 4～5 mm 的牙胶。桩钉应置入呈管状的远中根管,因为桩钉与根管壁之间的适应性以及应力的分布更合理,而在近舌或近颊根管中置入桩钉可能导致根管壁穿孔。所选用桩钉的宽度应尽可能小,以最大限度保存牙本质和增加牙根的强度。

(四)C形根管系统的治疗预后

严格按照生物机械原则进行根管预备、充填和修复,C形根管的治疗预后与一般磨牙没有差别。随访时除观察患牙的临床症状和进行局部检查外,应摄 X 线片观察根分叉区有无病变发生,因为该区很难充填,而且常常有穿孔的危险。由于 C形牙根根分叉区形态的特殊性,常规根管治疗失败后无法采用牙半切除术或截根术等外科方法进行治疗。可以视具体情况选择根管再治疗或意向再植术。

九、牙髓-牙周联合病变的治疗

(一)原发性牙髓病变继发牙周感染

由牙髓病变引起牙周病变的患牙,牙髓多已坏死或大部坏死,应尽早进行根管治疗。病程短者,单纯进行根管治疗,牙周病变即可完全愈合。若病程长久,牙周袋已存在当时,则应在根管治疗后,观察 3 个月,必要时再行常规的牙周治疗。

(二)原发性牙周病变继发牙髓感染

原发性牙周病继发牙髓感染的患牙能否保留,主要取决于该牙周病变的程度和牙周治疗的预后。如果牙周袋能消除或变浅,病变能得到控制,则可做根管治疗,同时开始牙周病的一系列治疗。如果多根牙只有一个牙根有深牙周袋而引起牙髓炎,且患牙不太松动,则可在根管治疗和牙周炎控制后,将患根截除,保留患牙。如牙周病已十分严重则可直接拔除。

(三)牙髓病变和牙周病变并存

对于根尖周病变与牙周病变并存,X 线片显示广泛病变的牙,在进行根管治疗与牙周基础治疗中,应观察半年以上,以待根尖病变修复;若半年后骨质仍未修复,或牙周炎症不能控制,则再行进一步的牙周治疗,如翻瓣术等。总之,应尽量查清病源,以确定治疗的主次。在不能确定的情况下，死髓牙先做根管治疗，配合一般的牙周治疗，活髓牙则先做牙周治疗和调颌，若疗效不佳，再视情况行根管治疗。

在牙髓-牙周联合病变的病例中，普遍存在着继发性咬合创伤，纠正咬合创伤在治疗中是一个重要环节，不能期待一个有严重骨质破坏的牙，在功能负担很重的情况下发生骨再生和再附着。

牙髓-牙周联合病变的疗效基本令人满意，尤其是第一类，具有相当高的治愈率，而第二类和第三类，其疗效则远不如前者。

十、急性牙髓炎开髓后仍然剧烈疼痛的原因

急性牙髓炎疼痛机制可分为外源性和内源性两个方面。急性牙髓炎时，由于血管通透性增加，血管内血浆蛋白和中性粒细胞渗出到组织中引起局部肿胀，从而机械压迫该处的神经纤维引起疼痛。这就是引起疼痛的外源性因素。另一方面渗出物中各种化学介质如 5-羟色胺、组织胺、缓激肽和前列腺素在发炎牙髓中都能被检出。这些炎性介质是引起疼痛的内源性因素。据报道有牙髓炎症状时其牙髓内炎性介质浓度高于无症状患者牙髓内浓度。

急性牙髓炎时行开髓引流术能降低髓腔内压力而缓解疼痛，但不能完全去除炎性介质，加上开髓时物理刺激和开放髓腔后牙髓组织受污染，有些患者术后疼痛加重。本组研究急性牙髓炎开髓引流术疼痛缓解率为 78.2%，术后疼痛加重率为 21.8%。

急性牙髓炎时采用封髓失活法，甲醛甲酚具有止痛作用，并能使血管壁麻痹，血管扩张出血形成血栓引起血运障碍而使牙髓无菌性坏死。暂封剂中丁香油也有安抚止痛作用。154 例急性牙髓炎行封髓失活疗法疼痛缓解率为 92.2%，疼痛加重率为 7.8%，与开髓引流比较有显著差异（$P < 0.01$）。剧烈疼痛患者一般服用镇静止痛药后疼痛缓解。剧痛一般在术后 24 小时内出现，持续 2 小时左右，其后疼痛逐渐消退。本组研究观察到急性牙髓炎时采用封髓疗法完成牙髓治疗总次数少于开髓引流术组（$P < 0.01$）。该结果与 Weine 结果相近。急性牙髓炎现最好治疗方法是行根管治疗术，但由于受国情所限，对部分有干髓适应证患者行干髓治疗术。

十一、牙髓炎治疗过程中可能出现的并发症

治疗牙髓炎可采用干髓术、塑化术、根管治疗等方法，治疗过程中可能出现一些并发症。

(一)封入失活剂后疼痛

封入失活剂后一般情况下可出现疼痛，但较轻可以忍受，数小时即可消失。有些患牙因牙髓急性炎症未得缓解，暂封物填压穿髓孔处太紧而出现剧烈疼痛。此时应去除暂封药物，以生理盐水或蒸溜水充分冲洗窝洞，开放安抚后再重新封入失活剂或改用麻醉方法去除牙髓。

(二)失活剂引起牙周坏死

当失活剂放于邻面龋洞时，由于封闭不严，药物渗漏，造成龈乳头及深部组织坏死。

(三)失活剂引起药物性根尖周炎

主要是由于失活剂封药时间过长造成的患牙有明显的咬合痛、伸长感、松动，应立即去除全部牙髓，用生理盐水冲洗，根管内封入碘制剂。因而使用失活剂时，应控制封药时间，交代患者按时复诊。

(四)髓腔穿孔

由于髓腔的形态有变异,术者对髓腔解剖形态不熟悉,或开髓的方向与深度掌握失误,根管扩大操作不当等原因造成的。探入穿孔时出血疼痛,新鲜穿孔可在用生理盐水冲洗、吸干后,用氢氧化钙糊剂或磷酸锌黏固粉充填。

(五)残髓炎

干髓术后数周或数年,又出现牙髓炎的症状,可诊断为残髓炎,这是由于根髓失活不全所致,是干髓术常见的并发症。塑化治疗的患牙也可出现残髓炎,是由于塑化不全,根尖部尚存残髓未被塑化或有遗漏根管未做处理。若出现残髓炎,则应重新治疗。

(六)塑化剂烧伤

牙髓塑化过程中,塑化液不慎滴到黏膜上,可烧伤黏膜,出现糜烂、溃疡,患者感觉局部灼痛。

(七)术后疼痛、肿胀

由于操作过程中器械穿出根尖孔或塑化液等药物刺激所致根尖周炎症反应所致。

(八)器械折断于根管内

在扩大根管时使用器械不当,器械原有损伤或质量不佳;或当医生进行操作时患者突然扭转头等原因,可导致器械折断于根管内。

(九)牙体折裂

经过牙髓治疗后的患牙,牙体硬组织失去了来自牙髓的营养和修复功能,牙体组织相对薄弱,开髓制洞时要磨去髓腔上方的牙齿组织,咀嚼硬物时易致牙折裂,所以在治疗时要注意调整咬合,并防止切割牙体组织过多。必要时作全冠保护,并嘱患者不要咬过硬的食物。

十二、牙体牙髓病患者的心理护理

(一)治疗前的心理护理

首先为患者提供方便、快捷、舒适的就医环境,以"一切以患者为中心,将患者的利益放在首位"为服务宗旨,热情接待患者,以简洁的语言向患者介绍诊疗环境、手术医师和护士的姓名、资历、治疗过程、术中配合及注意事项,以高度的责任心和同情心与患者交谈,耐心解答患者所担心的问题,通过交谈了解病情及病因,根据患者的病情及要求,讲明治疗的必要性,不同材料的优缺点,治疗全过程所需费用及疗效。对经济条件差的患者,尽量提供经济实用的充填材料。其次美学修复可以改变牙齿的外观,在一定程度上可以改善牙齿的颜色和形态,但无法达到与自然牙一致。因此对美学修复方面要求较高的患者,应注意调整患者对手术的期望值,治疗前向患者讲明手术的相对性、局限性,慎重选择,避免出现治疗后医生满意而患者不满意的情况,提高患者对术后效果的承受力,必要时向他们展示已治疗患者的前后照片,使其增强自信心。这样在治疗前使患者对治疗全过程及所需费用,有了充分的了解和心理准备,以最佳的心理状态接受治疗。

(二)治疗中的心理护理

临床发现80%以上的患者均有不同程度的畏惧心理,主要是害怕疼痛。对精神过于紧张,年老体弱、儿童允许家属守护在旁,对于老年人应耐心细致解释治疗中可能出现的情况,由于不同的人疼痛阈值不同,不能横向比较,说伤害患者自尊心的话、而对于儿童在治疗过程中多与儿童有身体接触,给以安全感,但不要帮助儿童下治疗椅,减少其依赖性,树立自信心,不必和儿童解释牙科治疗问题,与儿童讨论一些他们所感兴趣的问题,对患者的配合给予鼓励。无家属者护士守护在旁,减轻对"钻牙"的恐惧,医护人员操作要轻,尽量减少噪声,在钻牙、开髓术中,如患者感到疼痛难忍或有疑问,嘱其先举手示意,以免发生意外,同时应密切观察患者的脉搏、血压,轻声告知治疗进程,随时提醒放松的方法,使医、护、患、配合默契,顺利地实施治疗。根据患者治疗进程,告知患者下次复诊时间,在根备或根充后可能会出现疼痛反应,多数是正常反应。如果疼痛严重、伴有局部肿胀和全身反应,应及时复诊,酌情进一步治疗。

(三)治疗后的心理护理

患者治疗结束后,征求患者意见,交代注意事项,稳定患者情绪。牙髓治疗后的牙齿抗折断能力降低,易劈裂,治疗后嘱患者避免使用患牙咀嚼硬物或遵医嘱及时行全冠或桩核修复。美学修复可以改变牙齿的外观,但不会改变牙齿的抵抗疾病的能力,因此术后更要注重口腔保健的方法和效率。教给患者口腔保健知识,养成良好的口腔卫生习惯,有条件者应定期口腔检查、洁牙,防止龋病和牙周病的发生,以求从根本上解决问题。

第九章　牙体慢性损伤

第一节　酸蚀症

酸蚀症是牙齿受酸侵蚀,硬组织发生进行性丧失的一种疾病。20世纪,酸蚀症主要指长期与酸雾或酸酐接触的工作人员的一种职业病。随着社会进步和劳动条件的改善,这种职业病明显减少。近十几年来,饮食习惯导致的酸蚀症上升,由饮食酸引起的青少年患病率增高已引起了人们的重视。反酸的胃病患者,牙齿亦可发生类似损害。

一、病因

酸蚀症的致病因素主要是酸性物质对牙组织的脱矿作用,而宿主的因素可以影响酸性物质导致酸蚀症的作用。有发病情况的调查研究发现无论饮食结构如何,酸蚀症仅发生于易感人群。

(一)酸性物质

1.饮食酸

酸性饮料(如果汁和碳酸饮料)的频繁食用,尤其青少年饮用软饮料日趋增加。饮食酸包括果酸、柠檬酸、碳酸、乳酸、醋酸、抗坏血酸和磷酸等弱酸。酸性饮料 pH 值常低于5.5,由于饮用频繁,牙面与酸性物质直接接触时间增加导致酸蚀症。

2.职业相关酸性物质

工业性酸蚀症曾经发生在某些工厂,如化工、电池、电镀、化肥等工厂空气中的酸雾或酸酐浓度超过规定标准,致使酸与工人牙面直接接触导致职业性酸蚀症。盐酸、硫酸和硝酸是对牙齿危害最大的三类酸。其他酸,如磷酸、醋酸、柠檬酸等,酸蚀作用较弱,主要集聚在唇侧龈缘下釉牙骨质交界处或牙骨质上。接触的时间愈长,牙齿破坏愈严重。与职业相关的酸蚀症,如游泳运动员在氯气处理的游泳池中游泳,因为 Cl_2 遇水产生 $HClO$ 和 HCl;可发生牙酸蚀症,还如职业品酒员因频繁接触葡萄酒(pH:3~3.5)发生酸蚀症等。

3.酸性药物

口服药物,如补铁药、口嚼维生素 C、口嚼型阿司匹林及患胃酸缺乏症的患者用的替代性盐酸等的长期服用均可造成酸蚀症。某种防牙石的漱口液(含 EDTA)也可能使牙釉质表面发生酸蚀。

4.胃酸

消化期胃液含 0.4% 盐酸。胃病长期返酸、呕吐及慢性酒精中毒者的胃炎和反胃均可形成后牙舌面和腭面的酸蚀症,有时呈小点状凹陷。

(二)宿主因素

1.唾液因素

口腔环境中,正常分泌的唾液和流量对牙表面的酸性物质有缓冲和冲刷作用。如果这种作用能够阻止牙表面 pH 值下降到 5.5 以下,可以阻止牙酸蚀症发生。如果唾液流率和缓冲能力降低,如头颈部放疗、唾液腺功能异常或长期服用镇静药、抗组胺药等,则牙面接触酸性物质发生酸蚀症的可能性就更大。

2.生活方式的改变

酸性饮食增多的生活习惯,尤其在儿童时期就建立的习惯,或临睡前喝酸性饮料的习惯是酸蚀症发生的主要危险因素。剧烈的体育运动导致脱水和唾液流率下降,加上饮用酸性饮料可对牙造成双重损害。

3.刷牙因素

刷牙的机械摩擦作用加速了牙面因酸脱矿的牙硬组织缺损,是酸蚀症形成的因素之一。对口腔卫生的过分关注,如频繁刷牙,尤其是饭后立即刷牙,可能加速酸蚀症的进展。

4.其他因素

咬硬物习惯或夜磨牙等与酸性物质同时作用,可加重酸蚀症。

二、临床表现

前牙唇面釉质的病变缺损(以酸性饮料引起的酸蚀症为例)可分为 5 度(图 9-1)。

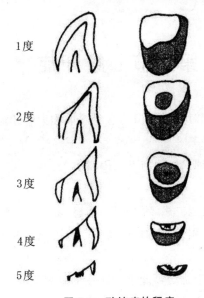

图 9-1　酸蚀症的程度

1 度:仅牙釉质受累。唇、腭面釉质表面横纹消失,牙面异样平滑、呈熔融状、吹干后色泽晦暗;切端釉质外表熔融状,咬合面牙尖圆钝、外表熔融状、无明显实质缺失。

2 度:仅牙釉质丧失。唇、腭面牙釉质丧失、牙表面凹陷、凹陷宽度明显大于深度;切端沟槽样病损;咬合面牙尖或沟窝的杯口状病损。

3 度:牙釉质和牙本质丧失,牙本质丧失面积小于牙表面积的 1/2。唇、腭面牙釉质牙本质丧失、切端沟槽样病损明显、唇面观切端透明;咬合面牙尖或沟窝的杯口状病损明显或呈弹坑状病损。

4 度:牙釉质和牙本质丧失,牙本质丧失面积大于牙表面积的 1/2。各牙面的表现同"3"度所描述,范围扩大加深,但尚未暴露继发牙本质和牙髓。

5度:①牙釉质大部丧失,牙本质丧失至继发牙本质暴露或牙髓暴露,牙髓受累。②酸蚀患牙对冷、热和酸刺激敏感。③酸蚀3～4度已近髓腔或牙髓暴露,可继发牙髓炎和根尖周病。④与职业有关的严重患者,牙感觉发木、发酸,并可伴有其他口腔症状,如牙龈出血、牙齿咀嚼无力、味觉减退,以及出现全身症状,如结膜充血、流泪、畏光、皮炎、呼吸道炎症、嗅觉减退、食欲不振、消化障碍。

三、防治原则

(一)对因治疗

改变不良的生活习惯、改善劳动条件、治疗有关的全身疾病。

(二)个人防护

与职业有关的患者使用防酸口罩,定期用3‰的碳酸氢钠溶液漱口,用防酸牙膏刷牙。

(三)对症治疗

对牙齿敏感症、牙髓炎和根尖周病的治疗。

(四)牙体缺损

可用复合树脂修复或桩冠修复。

第二节　磨牙症

睡眠时有习惯性磨牙或清醒时有无意识的磨牙习惯称为磨牙症。

一、病因

磨牙症的病因虽然至今尚未明确,但与下列因素有关。

(一)精神因素

口腔具有表示紧张情绪的功能。患者的惧怕、愤怒、敌对、抵触等情绪,若因某种原因难以表现出来,这些精神因素,特别是焦虑、压抑、情绪不稳等可能是磨牙症病因的重要因素之一。

(二)𬌗因素

神经紧张的个体中,任何𬌗干扰均可能是磨牙症的触发因素。磨牙症患者的𬌗因素多为正中𬌗早接触,即牙尖交错位𬌗干扰,以及侧方𬌗时非工作侧的早接触。临床上用调𬌗的方法也能成功地治愈部分磨牙症。𬌗因素是口腔健康的重要因素,但是否为引起磨牙症的媒介尚有争议。

(三)中枢神经机制

目前有趋势认为磨牙与梦游、遗尿、噩梦一样,是睡眠中大脑部分唤醒的症状,是一种与白天情绪有关的中枢源性的睡眠紊乱,由内部或外部的、心理或生理的睡眠干扰刺激所触发。

(四)全身其他因素

与寄生虫有关的胃肠功能紊乱、儿童营养缺乏、血糖血钙浓度、内分泌紊乱、变态反应等都可能成为磨牙症的发病因素。有些病例表现有遗传因素。

（五）职业因素

汽车驾驶员、运动员，要求精确性较高的工作，如钟表工，均有发生磨牙症的倾向。

二、临床表现

患者在睡眠时或清醒时下意识地作典型的磨牙动作，可伴有嘎嘎响声。磨牙症可引起牙齿𬌗面和邻面的严重磨损，可出现牙磨损并发的各种病症。顽固性磨牙症会导致牙周组织破坏、牙齿松动或移位、牙龈退缩、牙槽骨丧失。磨牙症还能引起颞下颌关节功能紊乱症、颌骨或咀嚼肌的疲劳或疼痛、面痛、头痛并向耳部、颈部放散。疼痛为压迫性和钝性，早晨起床时尤为显著。

三、治疗原则

（一）除去致病因素

心理治疗，调𬌗，治疗与磨牙症发病有关的全身疾病等。

（二）对症治疗

治疗因磨损引起的并发症。

（三）其他治疗

对顽固性病例应制作𬌗垫，定期复查。

第三节 牙体磨损

单纯的机械摩擦作用造成牙体硬组织缓慢、渐进性地丧失称为磨损。在正常咀嚼过程中，随年龄的增长，牙齿𬌗面和邻面由于咬合而发生的均衡的磨耗称为生理性磨损，牙齿组织磨耗的程度与年龄是相称的。临床上，常由正常咀嚼以外的某种因素引起个别牙或一组牙，甚至全口牙齿的磨损不均或过度磨损，称为病理性磨损。

一、病因

（一）牙齿硬组织结构不完善

发育和矿化不良的釉质与牙本质易出现磨损。

（二）𬌗关系不良，𬌗力负担过重

无颌关系的牙齿不发生磨损，甚至没有磨耗；深覆颌、对刃𬌗或有𬌗干扰的牙齿磨损重。缺失牙齿过多或牙齿排列紊乱可造成个别牙或一组牙负担过重而发生磨损。

（三）硬食习惯

多吃粗糙、坚硬食物的人，如古代人、一些少数民族，全口牙齿磨损较重。

（四）不良习惯

工作时咬紧牙或以牙咬物等习惯可造成局部或全口牙齿的严重磨损或牙齿特定部位的过度磨损。

（五）全身性疾病

如胃肠功能紊乱、神经官能症或内分泌紊乱等，导致的咀嚼肌功能失调而造成牙齿磨损过度；唾液内黏蛋白含量减少，降低了其对牙面的润滑作用而使牙齿磨损增加。

二、病理

因磨损而暴露的牙本质小管内成牙本质细胞突逐渐变性,形成死区或透明层,相应部位近髓端有修复性牙本质形成,牙髓发生营养不良性变化。修复性牙本质形成的量,依牙本质暴露的面积、时间和牙髓的反应而定。

三、临床表现及其并发症

(一)磨损指数

测定牙齿磨损指数已提出多种,其中较完善和适合临床应用的是 Smith BGN 和 Knight JK(1984)提出的,包括牙齿的𬌗、颊(唇)、舌面、切缘及牙颈部的磨损程度在内的牙齿磨损指数(5 度)。

0 度:釉面特点未丧失,牙颈部外形无改变。

1 度:釉面特点丧失,牙颈部外形丧失极少量。

2 度:釉质丧失,牙本质暴露少于表面积的 1/3,切缘釉质丧失,刚暴露牙本质,牙颈部缺损深度在 1 mm 以内。

3 度:釉质丧失,牙本质暴露多于牙面的 1/3,切缘釉质和牙本质丧失,但尚未暴露牙髓和继发牙本质,牙颈部缺损深达 1~2 mm。

4 度:釉质完全丧失,牙髓暴露或继发牙本质暴露,切缘的牙髓或继发牙本质暴露,牙颈部缺损深度>2 mm。

(二)临床表现和并发症

随着磨损程度的增加,可出现不同的症状。

(1)釉质部分磨损:露出黄色牙本质或出现小凹面。一些磨损快、牙本质暴露迅速的病例可出现牙本质过敏症。

(2)当釉质全部磨损后:𬌗面除了周围环以半透明的釉质外,均为黄色光亮的牙本质(图9-2)。牙髓可因长期受刺激而发生渐进性坏死或髓腔闭锁;亦可因磨损不均而形成锐利的釉质边缘和高陡牙尖,如上颌磨牙颊尖和下颌磨牙舌尖,使牙齿在咀嚼时受到过大的侧方𬌗力产生𬌗创伤;或因充填式牙尖造成食物嵌塞,发生龈乳头炎,甚至牙周炎;过锐的牙尖和边缘还可能刺激颊、舌黏膜,形成黏膜白斑或褥疮性溃疡。

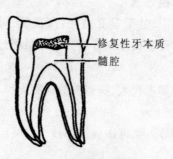

图 9-2　𬌗面釉质磨损

(3)牙本质继续迅速磨损,可使髓腔暴露,引起牙髓病和根尖周病。

(4)全口牙齿磨损严重,牙冠明显变短,颌间距离过短可导致颞下颌关节病变和关节后压迫症状。

四、防治原则

(1)去除病因:改正不良习惯、调殆、修复缺失牙,以及治疗引起磨损的全身疾病等。

(2)对症治疗:磨损引起的牙本质过敏症可行脱敏治疗。

(3)个别牙齿重度磨损与对殆牙之间有空隙的,深的小凹面用充填法治疗;牙齿组织缺损严重者可在牙髓治疗后用高嵌体或全冠修复。

(4)多个牙齿重度磨损可用殆垫适当抬高颌间距离。

第四节 牙隐裂

未经治疗的牙齿硬组织由于物理因素的长期作用而出现的临床不易发现的细微裂纹,称为牙微裂,习惯上称牙隐裂。牙隐裂是导致成年人牙齿劈裂,继而牙齿丧失的一种主要疾病。

一、病因

(一)牙齿结构的薄弱环节

正常人牙齿结构中的窝沟和釉板均为牙齿发育遗留的缺陷区,不仅本身的抗裂强度最低,而且是牙齿承受正常颌力时应力集中的部位,因此是牙隐裂发生的内在条件。

(二)牙尖斜面牙齿

在正常情况下,即使受到应力值最小的0°轴向力时,由于牙尖斜面的存在,在窝沟底部同时受到两个方向相反的水平分力作用,即劈裂力的作用。牙尖斜度愈大,所产生的水平分力愈大。因此,承受力部位的牙尖斜面是隐裂发生的易感因素。

(三)创伤性殆力

随着年龄的增长,可由于牙齿磨损不均出现高陡牙尖,正常的咀嚼力则变为创伤性殆力。原来就存在的窝沟底部劈裂力量明显增大,致使窝沟底部的釉板可向牙本质方向加深加宽,这是微裂纹的开始。在殆力的继续作用下,裂纹逐渐向牙髓方向加深。创伤性殆力是牙隐裂发生的重要致裂因素。

(四)温度作用

釉质和牙本质的膨胀系数不同,在长期的冷热温度循环下,可使釉质出现裂纹。这点可解释与咬合力关系较小的牙面上微裂的发生。

二、病理

隐裂起自窝沟底或其下方的釉板,随殆力作用逐渐加深。牙本质中微裂壁呈底朝殆面的三角形,其上牙本质小管呈多向性折断,有外来色素与荧光物质沉积。该陈旧断面在微裂牙完全劈裂后的裂面上,可与周围的新鲜断面明显区分。断面及其周边常可见牙本质暴露和并发龋损。

三、临床表现

(1)牙隐裂好发于中老年患者的磨牙殆面,以上颌第一磨牙最多见。

(2)最常见的主诉为较长时间的咀嚼不适或咬合痛,病史长达数月甚至数年。有时咬在某一特殊部位可引起剧烈疼痛。

（3）隐裂的位置磨牙和前磨牙𬌗面细微微裂与窝沟重叠，如磨牙和前磨牙的中央窝沟，上颌磨牙的舌沟，向一侧或两侧延伸，越过边缘嵴。微裂方向多为𬌗面的近远中走行，或沿一主要承受颌力的牙尖，如上颌磨牙近中舌尖附近的窝沟走行。

（4）检查所见患牙多有明显磨损和高陡牙尖，与对颌牙咬合紧密，叩诊不适，侧向叩诊反应明显。不松动但功能动度大。

（5）并发疾病微裂纹达牙本质并逐渐加深的过程，可延续数年，并出现牙本质过敏症、根周膜炎、牙髓炎和根尖周病。微裂达根分歧部或牙根尖部时，还可引起牙髓.牙周联合症，最终可导致牙齿完全劈裂。

（6）患者全口𬌗力分布不均，患牙长期𬌗力负担过重，即其他部位有缺失牙-未治疗的患牙或不良修复体等。

（7）X线片可见到某部位的牙周膜间隙增宽，相应的硬骨板增宽或牙槽骨出现 X 线透射区，也可以无任何异常表现。

四、诊断

（一）病史和早期症状

较长期的咬合不适和咬在某一特殊部位时的剧烈疼痛。

（二）叩诊

分别做各个牙尖和各个方向的叩诊可以帮助患牙定位，叩痛显著处则为微裂所在位置。

（三）温度试验

当患牙对冷敏感时，以微裂纹处最显著。

（四）裂纹的染色检查

2%～5%碘酊溶液或其他染料类药物可使已有的裂纹清晰可见。

（五）咬楔法

将韧性物，如棉签或小橡皮轮，放在可疑微裂处作咀嚼运动时，可以引起疼痛。

五、防治原则

（一）对因治疗

调整创伤性𬌗力，调磨过陡的牙尖。注意全口的𬌗力分布，要尽早治疗和处理其他部位的问题，如修复缺失牙等。

（二）早期微裂的处理

微裂仅限于釉质或继发龋齿时，如牙髓尚未波及，应作间接盖髓后复合树脂充填，调𬌗并定期观察。

（三）对症治疗

出现牙髓病、根尖周病时应作相应处理。

（四）防止劈裂

在作牙髓治疗的同时，应该大量调磨牙尖斜面，永久充填体选用复合树脂为宜。如果微裂为近远中贯通型，应同时作钢丝结扎或戴环冠，防止牙髓治疗过程中牙冠劈裂。多数微裂牙单用调𬌗不能消除劈裂性的力量，所以在对症治疗之后，必须及时作全冠保护。

第五节　牙根纵裂

牙根纵裂系指未经牙髓治疗的牙齿根部硬组织在某些因素作用下发生与牙长轴方向一致的、沟通牙髓腔和牙周膜间隙的纵向裂缝。该病首先由我国报告。

一、病因

本病病因尚不完全清楚，其发病与以下因素密切相关。

(一)创伤性𬌗力及应力疲劳

临床资料表明，患牙均有长期负担过重史，大多数根纵裂患者的牙齿磨损程度较正常人群严重，𬌗面多有深凹存在。加上邻牙或对侧牙缺失，使患牙较长时期受到创伤性𬌗力的作用；根纵裂患者光𬌗分析结果证实，患牙在正中𬌗时承受的接触𬌗力明显大于其他牙；含根管系统的下颌第一磨牙三维有限元应力分析表明，牙齿受偏离生理中心的力作用时，其近中根尖处产生较大的拉应力，且集中于近中根管壁的颊舌面中线处。长期应力集中部位的牙本质可以发生应力疲劳微裂，临床根纵裂最多发生的部位正是下颌第一磨牙拉应力集中的这个特殊部位。

(二)牙根部发育缺陷及解剖因素

临床有 25%～30% 的患者根纵裂发生在双侧同名牙的对称部位，仅有程度的不同。提示了有某种发育上的因素。上颌第一磨牙近中颊根和下颌第一磨牙近中根均为磨牙承担𬌗力较重而牙根解剖结构又相对薄弱的部位，故为根纵裂的好发牙根。

(三)牙周组织局部的慢性炎症

临床资料表明，牙根纵裂患者多患成人牙周炎，虽然患者牙周炎程度与患牙根纵裂程度无相关关系，但患牙牙周组织破坏最重处正是根纵裂所在的位点。大多数纵裂根一侧有深及根尖部的狭窄牙周袋，表明患牙牙周组织长期存在的炎症对根纵裂的发生、发展及并发牙髓和根尖周的炎症可能有关系。长期的𬌗创伤和慢性炎症均可使根尖部的牙周膜和牙髓组织变为充血的肉芽组织，使根部的硬组织——牙本质和牙骨质发生吸收。而且受损的牙根在创伤性𬌗力持续作用下，在根尖部应力集中的部位，沿结构薄弱部位可以发生微裂，产生根纵裂。

二、病理

裂隙由根尖部向冠方延伸，常通过根管。在根尖部，牙根完全裂开，近牙颈部则多为不全裂或无裂隙。根尖部裂隙附近的根管壁前期牙本质消失，牙本质和牙骨质面上均可见不规则的吸收陷窝，偶见牙骨质沉积或菌斑形成。牙髓表现为慢性炎症、有化脓灶或坏死。裂隙附近的根周膜变为炎症性肉芽组织，长入并充满裂隙内。裂隙的冠端常见到嗜伊红物质充满在裂隙内。

三、临床表现

(1)牙根纵裂多发生于中、老年人的磨牙，其中以下第一磨牙的近中根最多见。其次为上磨牙的近中颊根。可单发或双侧对称发生，少数病例有 2 个以上的患牙。

(2)患牙有较长期的咬合不适或疼痛，就诊时也可有牙髓病或(和)牙周炎的自觉症状。

（3）患牙牙冠完整，无牙体疾患，颌面磨损 3 度以上，可有高陡牙尖和𬌗面深凹，叩诊根裂侧为浊音，对温度诊的反应视并发的牙髓疾病不同而变化。

（4）患牙与根裂相应处的牙龈可有红肿扪痛，可探到深达根尖部的细窄牙周袋，早期可无深袋；常有根分歧暴露和牙龈退缩，牙齿松动度视牙周炎和𬌗创伤的程度而不同。

（5）患者全口牙𬌗力分布不均，多有磨牙缺失，长期未修复。患牙在症状发生前曾是承担𬌗力的主要牙齿。

四、X 线片表现

（一）纵裂根的根管影像

均匀增宽，增宽部分无论多长均起自根尖部。有四种表现（图 9-3）：①根管影像仅在根尖 1/3 处增宽；②根管影像近 1/2～2/3 增宽；③根管影像全长增宽；④纵裂片横断分离。

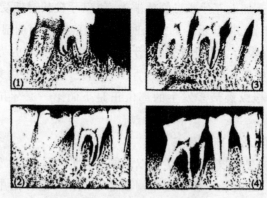

图 9-3　根纵裂的 X 线表现

（1）患根的根管影像仅在根尖 1/3 处增宽；（2）患根根管影像在 1/2～2/3 处增宽；（3）患根根管影像全长增宽；（4）患根纵裂片横断分离，增宽部分无论多长均起自根尖部。

（二）牙周组织表现

可有患根周围局部性骨质致密，牙周膜间隙增宽，根分歧部骨质丧失及患根周围的牙槽骨垂直吸收或水平吸收。

五、诊断

（1）中老年人牙冠完整的磨牙，有长期咬合痛，并出现牙髓炎、牙周炎症状，应考虑除外根纵裂。

（2）磨牙一侧有叩痛，叩诊浊音，有深及根尖的细窄牙周袋。

（3）患牙根髓腔特有的 X 线片表现是诊断牙根纵裂的主要依据。如 X 线片上根髓腔不清可改变投照角度。

（4）注意对照同名牙的检查与诊断。

六、鉴别诊断

（1）牙根纵裂发生于未经牙髓治疗的活髓牙齿，可与根管治疗后发生的牙根纵裂鉴别。

（2）牙根纵裂 X 线片显示起自根尖部的呈窄条增宽的根管影像可与因牙髓肉芽性变造成的内吸收相鉴别，后者 X 线片表现为髓室或根管某部位呈圆形、卵圆形或不规则膨大的透射区。

(3)牙根纵裂患牙牙冠完整无任何裂损,可与牙冠劈裂导致的冠根纵劈裂相区别。

七、治疗原则

(1)解除殆干扰,修复牙体形态,充填殆面深凹。

(2)对症治疗,并发牙髓根尖周病、牙周炎时,作相应的牙髓、牙周治疗。

(3)如健根牙周组织正常,可行患根的截根术或半切除术,除去纵裂患根,尽量保留部分患牙。

(4)全口牙列的检查、设计治疗,使全口殆力负担均衡。

第六节 楔状缺损

牙齿的唇、颊或舌面牙颈部的硬组织在某些因素长期作用下逐渐丧失,形成楔状缺损。

一、病因

楔状缺损的发生和发展与下列因素有关。

(一)不恰当的刷牙方法

唇(颊)侧牙面的横刷法是导致楔状缺损的主要因素之一。其根据为:①此病不见于动物;②少发生在牙的舌面;③不刷牙者很少发生楔状缺损;④离体实验横刷牙颈部可以制造典型的楔状缺损,且为旋转法刷牙所造成牙体组织磨损量的 2 倍以上。

(二)牙颈部结构

牙颈部釉牙骨质交界处是整个牙齿中釉质和牙骨质覆盖量最少或无覆盖的部位,为牙体结构的薄弱环节,加之牙龈在该处易发生炎症和萎缩,故该部位耐磨损力最低。

(三)酸的作用

龈沟内的酸性环境可使牙颈部硬组织脱矿,受摩擦后易缺损。唾液腺的酸性分泌物、喜吃酸食、唾液 pH 值的变化、胃病返酸等均与缺损的发生有关。

(四)应力疲劳

牙齿萌出至建立咬合关系后,即开始承受咀嚼压力。根据断裂力学理论,牙齿硬组织中长期应力集中的部位可以产生应力疲劳微裂,导致硬组织的损伤甚至断裂。已有生物力学研究证实,当给牙齿与牙长轴呈 45°角方向的载荷时,颊侧颈部应力集中系数最大;模拟殆力疲劳的人牙离体实验已证明在实验牙颊舌向纵剖面的颊半侧颈部牙本质中,用扫描电镜见到多条方向一致的细微裂纹,而其他处无类似发现;该实验还表明横刷牙、酸蚀和殆力疲劳三因素作用的积累与协同导致了实验性楔状缺损的发生,其中殆力因素对楔形缺损的形成和加深起了重要的作用。临床研究结果证实楔状缺损的患病与咬合力的增加和积累关系密切,与患牙承受水平殆力和创伤殆力关系密切。

二、临床表现

(1)多见于中年以上患者的前磨牙区,其次是第一磨牙和尖牙。有时范围涉及第二恒磨牙以前的全部牙齿,常见邻近数个牙齿,且缺损程度可不相同。偶见年轻患者单个牙齿的楔状缺损,均伴有该患牙的殆干扰。中老年人中,该病的发病率可达 60%～90%。

（2）缺损多发生在颊、唇侧，少见于舌侧。调查资料表明，老年人中，舌侧缺损的患病率达15.2%，好发牙位是第一、二磨牙。

（3）楔状缺损由浅凹形逐渐加深，表面光滑、边缘整齐，为牙齿本色。

（4）楔状缺损达牙本质后，可出现牙本质过敏症，深及牙髓时可引起牙髓和根尖周病。缺损过多可导致牙冠折断。

三、防治原则

（一）消除病因

检查殆干扰并进行调整，改正刷牙方法。

（二）纠正环境

纠正口腔内的酸性环境改变饮食习惯，治疗胃病，用弱碱性含漱液漱口，如2%碳酸氢钠溶液。

（三）修复缺损

患牙出现缺损必须进行修复，黏结修复效果好。

（四）对症治疗

出现其他病症应进行相应的治疗。

第七节　殆创伤性磨牙根横折

磨牙，尤其是第一、二恒磨牙是人类口腔中承担殆力的主要牙齿，其中承受应力较大的牙根在创伤性殆力作用下有可能发生折断，并导致一系列并发症。国内学者首先报道了这类殆创伤性磨牙根横折病例。

一、病因

（一）患牙长期承受过重的殆力和创伤性殆力

患者口内有多个缺失牙长期未修复，有不良修复体或其他患牙未治疗，根折患牙在出现症状前是承担咀嚼力的主要牙齿，而且侧方殆时尤其在非工作侧有明显的殆干扰。

（二）磨牙应力集中的解剖部位

生物力学实验证实多根牙因其解剖特点，在受力时各根的应力分布是不均衡的，如上第一磨牙，牙根分叉显著，在正中咬合时，腭根受力最大。当侧方殆非工作侧有殆干扰时，腭根颈1/3与中1/3交界处应力值最大，牙齿硬组织长期应力集中部位可以产生应力疲劳微裂。在牙体和牙周组织健康的磨牙，该部位是创伤性殆力导致根横折的易感区。

（三）突然的咬合外伤

如吃饭时小砂子、不慎误咬筷子等。这种外力不同于一般的外伤力量，它选择性地作用在患牙咬合时承受压力最大的牙根特定部位，造成折断。

二、临床表现

好发于中、老年人无牙体疾患的上磨牙腭根，其次是远中颊根。

（1）患牙长期咬合不适或痛，可有急性咬合外伤史。

(2)牙冠完整,叩诊不适或痛,根折侧叩诊浊音。

(3)可并发牙髓病、根尖周病及患根的牙周疾病。

(4)患牙可有 1～2 度松动,功能性动度 2～3 度。

(5)侧方𬌗干扰以非工作侧为主,全口𬌗力分布不均衡。

三、X 线片表现

患牙的某一根有 X 线透射的横折线(图 9-4),还可有牙周膜间隙增宽,偶见折断的根尖移位。

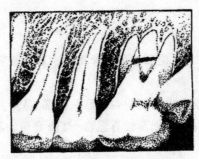

图 9-4 上磨牙腭侧根创伤性横折 X 线片

四、诊断

除考虑临床表现之外,X 线片表现是主要诊断指征。开髓后患根在折断线处的异常,探诊可协助诊断。

五、治疗原则

(一)调整咬合

去除患牙非工作侧𬌗干扰,注意均衡全口𬌗力负担。

(二)对症治疗

牙髓活力正常且患根牙周组织正常者,可不作牙髓治疗,定期观察。已并发牙髓、根尖周病者作相应治疗。

(三)折断根处理

折断的部位如不与龈袋相通,可行保守治疗(根管治疗);如果相通,则行手术治疗(根尖手术、截根术或半根切除术)。

第十章 口腔颌面部损伤

第一节 口腔颌面部软组织损伤

一、擦伤

为皮肤表皮层及真皮浅层与粗糙面的物体摩擦而引起的损害,常与挫伤合并发生。

(一)临床表现

(1)面部的擦伤多发生于较突出的部位,如颏部、颧部、鼻尖及唇部等处。

(2)创面边缘不整齐,少量渗血,创面常有泥沙、煤渣等污物附着,有时可见创面有淡黄色血浆渗出,创面有烧灼样疼痛。

(二)治疗

清洁创面,除去附着于创面的泥沙或其他异物,创面周围皮肤可用碘酒、酒精消毒,创面用生理盐水及 $3\%H_2O_2$ 清洗,任其干燥结痂,数日即可愈合。创面较大皮肤缺损较多者,可用油纱布覆盖创面,预防感染。对于创面未经清洁而有继发感染的擦伤,应行湿敷,一般1周左右也能愈合。

二、挫伤

挫伤多由于钝物直接打击或硬质物体直接撞击所致皮下组织、肌肉,甚至骨与关节的损伤,造成组织内溢血,形成淤斑或血肿,表面皮肤无开放创口。

(一)临床表现

(1)局部皮肤淤血、肿胀和疼痛。

(2)颞下颌关节发生挫伤后,可发生关节内或关节周围溢血、疼痛、张口受限或轻度错殆。血肿的纤维化可导致关节强直。

(二)治疗

治疗原则是止血、止痛、预防感染、促进血肿吸收和恢复功能。

(1)早期采取止血措施,使组织溢血局限化和停止。常用的方法是冷敷和加压包扎,如已形成血肿,在止血后可用热敷、理疗以促进血肿吸收。如血肿较大,止血后,可在无菌条件下,用粗针穿刺血肿,将血液抽出,然后加压包扎。如血肿过大,且已凝结,或压迫呼吸道,则应手术切开,将内容物放出。如果有感染,也应切开冲洗,清除坏死的血凝块及感染物,建立引流,同时用抗生素控制感染。

(2)颞下颌关节挫伤的治疗,可根据不同情况分别对待。如果关节内有大量溢血,可用无菌注射器吸出血液。对一般的挫伤,则可采取关节减压与休息的办法,即在磨牙间放置2~3mm厚的橡皮垫,左右各一块,再用弹性绷带将下颌颏部向上吊紧,使髁状突下降,松解关节内压力,减轻疼痛。伤后10~15天,即应开始作按摩、理疗、张口锻炼,以促使功能恢复,防止发生关节内强直。

三、挫裂伤

由较大力量的钝器造成的颌面部皮肤、软组织及颌骨的开放性损伤。创口的特点是裂口较深,创缘不整齐,常呈锯齿状,裂口较广伴有紫绀色坏死组织及挫伤的症状,深层可伴发开放性骨折。

清创时应充分洗刷伤口,除去坏死组织,修整边缘,彻底止血对位缝合。如伴有骨折,应同时处理好骨折,先使骨折复位固定后再缝合软组织伤口。若组织缺损,可同期或待后期整复。

四、刺伤

刺伤是由尖锐的物品如缝针、刀片、木片或牙碎片等物刺入软组织而发生。创口的特点是入口小而伤道深。可以是盲管伤或贯通伤。刺入物若折断可存留在组织内形成异物。刺入物也可将沙土和细菌带入创口深部,引起继发感染。颌面部刺伤,可刺入口腔、鼻腔、鼻窦、眼眶、甚至深达颅底等处。

清创时应彻底清除异物和止血,应用抗生素防治感染,注射破伤风抗毒素。硬腭部刺伤如未穿通骨质,清洗后可任其自愈。

五、切割伤

切割伤是由于锐利物如刀片或玻璃碎片等割裂软组织而引起的开放性损伤。其特点是边缘整齐,如伤及知名血管则有大量出血;如切断面神经,可造成面瘫。

清创缝合。遇有面神经较大分支切断时,应尽可能在清创后立即进行神经吻合术,以加速面神经功能的恢复,防止或减轻畸形。腮腺导管断裂者及早对位吻合或再造开口。颈总动脉或颈内动脉损伤时需作动脉吻合。切割伤如无感染,清创缝合后可以迅速愈合。

六、撕脱伤

为较大的机械力量将组织撕裂或撕脱。撕脱伤创口的边缘不整齐,出血多,常有肌肉、血管、神经及骨骼暴露。撕脱伤伤情较严重,疼痛剧烈,易发生休克和继发感染。

有休克者应先纠正休克,否则应及时清创,复位缝合。如为撕脱伤又有血管可行吻合者,应即吻合血管后行再植术;如无血管可供吻合,在伤后6小时内,应将撕脱的皮肤在清创后,切削成近似全厚或中厚皮片作再植。如组织不能利用,在控制感染的基础上,应及早进行断层皮肤移植,消灭创面。

七、咬伤

咬伤指由动物或人的牙齿所造成的创伤。动物咬伤可造成颌面部大块组织撕脱,使深部组织和骨面暴露,或伴开放性骨折。其创口污染较重,易于感染。人咬伤一般伤势较轻,多伴有鼻、唇、耳等器官缺损。

处理时应首先彻底清创,无组织、器官缺损者严密对位缝合。有组织、器官缺损者应视情况不同处理。如组织块或器官片段离体时间短、破坏及污染轻、体积较小,则处理后予以再植;如为大面积撕脱,部分患者可在彻底清创后即刻以皮肤移植或局部皮瓣修复,另一部分创面情况差者可经换药使创面愈合后行二期修复。颌骨骨折应尽量同期复位固定。

八、爆炸伤

爆炸伤指由爆炸所造成的颌面部严重损伤。创口极不整齐,外翻且多伴组织缺损,创面污

207

染严重,有大量坏死组织及异物,并常伴开放性粉碎骨折或骨缺损。可伴有休克或颅脑损伤。

保持呼吸道通畅,纠正休克并及时处理颅脑损伤等严重合并症。尽早彻底清创,尽量保留可存活的软组织,对位或定向拉拢缝合以消灭创面。尽量同期行颌骨骨折复位固定,如有困难可简单固定待二期处理。大面积软组织缺损留待二期修复。

第二节　牙和牙槽骨损伤

牙及牙槽骨损伤较常见,可以单独发生,也可以和颌面其他损伤同时发生。前牙及上颌牙槽骨,因位置较突出,容易受到损伤。

一、牙挫伤

(一)临床表现与诊断

牙挫伤主要是直接或间接的外力作用使牙周膜和牙髓受损伤。由于伤后可发生创伤性牙周膜炎,特别是接近根尖孔处,血管常发生破裂、出血,致使患牙有明显叩痛和不同程度的松动。自觉牙伸长,对咬合压力和冷热刺激都很敏感等。如同时有牙龈撕裂伤,则可有出血及局部肿胀。损害轻者,尤其是青少年患者,损伤多可自行恢复,若损伤较重,甚至根尖孔处主要血管撕裂,则引起牙髓坏死,在临床上表现为牙冠逐渐变色,牙髓活力由迟钝渐渐变为无活力反应。偶然也可以出现牙髓炎症状。此种坏死的牙髓有时除牙冠变色外,可以终生不出现症状,也无危害。但也可以发生继发性感染,并引起根尖周围组织的急性或慢性炎症。

(二)治疗

牙挫伤的治疗比较简单,轻者可不做特殊处理。损伤较重者应使患牙得到休息,在1～2周内避免承受压力,可调磨对𬌗牙,使其与患牙不接触,也不要用患牙咀嚼食物。如果牙松动较明显,可作简单结扎固定。创伤牙齿定期观察,每月复查1次。半年后若无自觉症状,牙冠不变色,牙髓活力正常,可不必处理;如牙冠变色,牙髓活力不正常时,应考虑做根管治疗。

二、牙脱位

较重的暴力撞击可使牙齿发生部分脱位和完全脱位。

(一)临床表现与诊断

牙在牙槽窝内的位置有明显改变或甚至脱出。牙部分脱位,一般有松动、移位和疼痛,而且常常妨碍咬合;向深部嵌入者,则牙冠暴露部分变短,位置低于咬合平面。完全脱位者牙已脱离牙槽窝,或仅有软组织粘连。牙脱位时,局部牙龈可有撕裂伤与红肿,并可伴有牙槽突骨折。

(二)治疗

牙脱位的治疗,以尽量保存牙为原则。如部分脱位,不论是移位、半脱位或嵌入深部,都应使牙恢复到正常位置,然后固定2～3周;如牙已完全脱落,而时间不长,可将脱位的牙进行处理后再植。脱位固定的牙要定期复查,当牙冠变色或牙髓活力迟钝时,应做根管治疗。

牙脱位固定的常用方法有以下几种:

1.牙弓夹板固定法

先将脱位的牙复位,再将牙弓夹板弯成与局部牙弓一致的弧度,与每个牙相紧贴。夹板的长短,根据要固定的范围而定。原则上牙弓结扎的正常的固位牙数应大于脱位牙的两倍,注意应先结扎健康牙,后结扎脱位牙。所有结扎丝的头,在扭紧后剪短,并推压在牙间隙处,以免刺激口腔黏膜。

2.金属丝结扎法

用一根长结扎丝围绕损伤牙及其两侧2~3个健康牙的唇(颊)舌侧,作一总的环绕结扎;再用短的结扎丝在每个牙间作补充垂直向结扎,使长结扎丝圈收紧,对单个牙的固定用"8"字结扎法。

三、牙折

牙折常由于外力直接撞击而产生;也可因间接的上、下牙相撞所造成。平时由于跌伤致使上前牙、特别是上中切牙的折断为最多见。

(一)临床表现与诊断

按解剖部位,牙折可分为冠折、根折和冠根联合折3类。冠折又可分为穿通牙髓与未穿通牙髓两种。冠根联合折也有斜折和纵折两类。冠折如穿通牙髓,则刺激症状明显;未穿通牙髓者,可有轻微的感觉过敏,或全无感觉异常。根折的主要特点是牙松动和触、压痛,折断线愈接近牙颈部,则松动度愈大;如折断线接近根尖区,也可无明显的松动。冠根联合折断,可见部分牙冠有折裂、活动,但与根部相连,在冠部可察见裂隙,并有明显咬合痛或触压痛。测牙髓活力、摄牙 X 线片等有助于对牙折的诊断。

(二)治疗

根据牙折的不同类型,采用不同的治疗方法。切缘折断少许只暴露牙本质者,可将锐利边缘磨去,然后脱敏治疗。切缘折断较多,但未露牙髓时,也可用上法保护断面。观察数月后如无症状,即可用套冠或光固化树脂修复缺损部分。牙冠折断已露牙髓,或在牙颈部折断但未到牙龈下时,应行根管治疗,然后用桩冠修复缺损部分。根折可用牙弓夹板或金属丝结扎固定,或用根管钉插入固定。冠根联合纵折,如有条件可行根管治疗后用套冠恢复其功能,否则可拔除。

四、乳牙损伤

乳牙损伤的处理有一定的特殊性,因保存正常的乳牙列,对今后恒牙萌出,颌面部发育及成长都很重要。因此,应当尽量设法保留受损伤的乳牙。

(一)临床表现与诊断

乳牙损伤的部位,多见于乳前牙,特别是上颌乳前牙。其损伤类型亦可分冠折、根折、嵌入、半脱位及脱位等,但以嵌入及半脱位为最多见。

(二)治疗

冠折、根折的处理与恒牙大体相同。儿童乳前牙因损伤而半脱位,若无感染,又距恒牙萌出尚有一定时间,可在局麻下用手法复位,然后用金属丝结扎固定。如有感染,则常需拔除。对向唇侧或腭侧半脱位或脱位的乳前牙,可应用牙弓夹板固定,并应调𬌗,使其暂时脱离咬合关系。

乳前牙因损伤牙冠嵌入牙槽内 1/3～2/3 者,可应用抗炎药物,预防感染,等待其再萌出;如牙冠完全嵌入,又无感染,复位后固定 6～8 周;如牙周组织破坏,并有感染者,则应拔除。损伤后经保存疗法处理的乳牙,应严密观察 3～6 个月,如发现牙髓坏死,应施行根管治疗,但一般只限于前牙;对嵌入的乳牙,应观察对恒牙的萌出有无影响。凡乳牙损伤需要拔除者,4 岁以上儿童,为了防止邻牙向近中移动致恒牙萌出错位,应该做牙列间隙保持器,以保证未来的恒牙列排列整齐,获得正常的咬合关系。

五、牙槽突骨折

牙槽突骨折常因外力直接作用于局部的牙槽突而引起。多见于上前牙,可以单独发生,也可以伴有上、下颌骨或其他部位骨折和软组织损伤。

(一)临床表现与诊断

牙槽突骨折常伴有唇组织和牙龈的肿胀及撕裂伤。骨折片有明显的移动度,摇动单个牙,可见邻近数牙随之活动。出现这一症状,即可证实该部位牙槽突已折断。骨折片移位,取决于外力作用的方向,多半是向后向内移位,从而引起咬合错乱。较少发生嵌入性骨折。牙槽突骨折多伴有牙损伤,如牙折或脱位。在检查时,要注意牙槽突骨折线平面的部位,以便能够及时地诊断出是否存在牙根和上颌窦壁的骨折。为此,可摄颌骨正位或侧位 X 线片以助诊断。

(二)治疗

牙槽突骨折的治疗,首先应将移位的牙槽骨恢复到正常的解剖位置,然后根据不同情况,选择适当的固定方法。一般牙槽突骨折,在复位后常选用金属丝牙弓夹板结扎、固定 2～3 周,如不能立即复位者,也可做牵引复位固定。

第三节　上颌骨骨折

上颌骨骨折发生率比下颌骨少。据有关资料统计,上颌骨骨折的发生率占颌面骨损伤总数的15%～27%。

一、上颌骨骨折分类

最常使用的上颌骨骨折分类是 Le Fort 分型。

(一)Le Fort Ⅰ型

又称上颌骨低位骨折。骨折线相当于下薄弱线,即从梨状孔下部开始,在牙槽突底部及上颌结节的上方,水平向后延伸至翼突。这类损伤可包括鼻中隔及上颌窦,同时可有牙槽突及牙的损伤,仅借助口腔及上颌窦等黏膜与骨折片相连。摇动骨折片上的牙,可见整个骨折块随之移动。

(二)Le Fort Ⅱ型

又称锥型或颧弓下骨折。骨折线相当于中薄弱线,横过鼻梁,沿眶内侧壁向下到眶底;然后通过颧骨下方或颧上颌缝到达到蝶骨翼突。有时可以波及筛窦而达颅前窝,出现脑脊液鼻漏。有鼻及眶下缘的变形、鼻腔侧壁及上颌窦的损伤。

(三)Le Fort Ⅲ型

又称上颌骨高位骨折或颧弓上骨折。骨折线相当于上薄弱线,横过鼻梁、眶部,再经过颧骨和颧弓上方,向后达翼突,形成完全的颅面分离。多伴有颅脑损伤、颅底骨折。面部中分凹陷并变长;眼睑结膜下出血,眼球下移;眶周皮下淤血,耳、鼻出血或出现脑脊液鼻漏等。此外,在上颌骨上尚可发生垂直骨折又称矢状骨折或正中骨折。骨折线将腭骨分成左右两半,使上颌牙弓变宽。在临床上骨折线并不一定都是如此典型。由于暴力方向和大小不同,可呈现为非典型性骨折。两侧骨折线常不在同一平面或不属同一类型,也可以发生单侧上颌骨骨折。

在各型上颌骨折中,常有各种合并伤,其中以颅脑损伤发生率最高,尤其在 LeFon Ⅱ、Ⅲ型骨折时几乎全部有合并伤。

二、临床表现

上颌骨骨折的临床表现,除具有一般骨折的共同症状和体征如肿胀、疼痛、出血、移位及畸形外,还有一些特有的表现。

(一)面形改变

上颌骨骨折后,骨折段的移位取决于外力的大小、方向和颌骨本身的重量,常向下坠,使面中 1/3 变长,翼外肌和翼内肌的牵拉,可将骨折片拉向后下,可出现面中部凹陷、后缩,称为"碟形面"。如上颌骨骨折仅仅是裂缝骨折,则不发生移位。

(二)咬合错乱

上颌骨发生横断骨折时,向后下移位,可使后牙早接触,前牙开,如一侧横断骨折下垂,患侧早接触,健侧开殆。

(三)"眼镜"状淤斑

这是上颌骨 LeFort Ⅱ、Ⅲ型骨折后,出现的一种特殊体征。由于眼睑及眶周组织疏松,伤后发生水肿,加之骨折后组织内出血淤积其间,使眼球四周的软组织呈青紫色肿胀区,好似佩戴了墨镜。虽然在单纯软组织伤或颧骨骨折时也可能出现类似体征,但结合眼其他症状和体征可以鉴别。

(四)口、鼻腔出血

上颌骨骨折常合并口、鼻腔黏膜撕裂或鼻窦黏膜损伤。有时口腔内并无破损,血仅由鼻孔流出,或同时由后鼻孔经口咽部流至口腔。

(五)眼的变化

上颌骨骨折波及眶底时,可出现一系列眼的症状和体征,如眼球结膜下出血、眼球移位和复视等。如损伤动眼神经或外展神经,可使眼球运动障碍;如伤及视神经或眼球,则引起视觉障碍或失明。

(六)脑脊液漏

上颌骨骨折时如伴发颅底骨折,骨折线经过蝶窦、额窦或筛窦时,发生硬脑膜撕裂,可出现脑脊液鼻漏。如合并有耳岩部损伤,还可发生脑脊液耳漏。

三、诊断

通过询问病史,查体,结合 X 线片观察,对上颌骨骨折的诊断并不困难。首先应问明受伤的原因,了解致伤力的性质、大小、速度、方向和受力部位等,可作为诊断的重要依据。同时要了解患者受伤后有无上颌骨骨折的相关症状,如面中部疼痛或麻木,口、鼻有无伤口和出血,牙咬合异常,鼻阻塞和呼吸困难等。

观察面中 1/3 部有无伤口、肿胀、出血或淤斑,有无"碟形面"或长面等面形改变;口、鼻有无伤口和出血;鼻、耳部有无脑脊液漏;有无张口受限及咬合关系错乱;检查上颌骨有无异常动度、摩擦音和台阶等。X 线摄片以华氏位为主,必要时加照头颅侧位片,上颌咬合片等。在 X 线片上可观察:骨折线的部位,数量、方向,骨折类型,骨折段移位情况,牙与骨折线的关系等。CT 可清晰显示上颌骨各面骨折及移位情况。

四、治疗

(一)早期处理

注意有无颅脑、胸、及腹腔等处合并伤,有严重合并伤的伤员,以处理合并伤为主。对上颌骨的创伤可先作简单应急处理,以减轻症状,稳定骨折片,待后期复位治疗。上颌骨骨折时由于骨折段向下后方移位,将软腭压接于舌根部,使口腔、咽腔缩小,同时鼻腔黏膜肿胀、出血,鼻道受阻,都可引起呼吸困难,应注意防止窒息。

(二)复位与固定

上颌骨骨折的治疗原则是使错位的骨折段复位,获得上、下颌牙的原有咬合关系后进行固定。

1.复位方法

(1)手法复位:在新鲜的单纯性骨折的早期,骨折段比较活动,用手或借助于上颌骨复位钳,易于将错位的上颌骨回复到正常位置。手法复位,方法简单,一般在局麻下即可进行,简单的骨折,也可不用麻醉。

(2)牵引复位:骨折后时间稍长,骨折处已有部分纤维性愈合,或骨折段被挤压至一侧或嵌入性内陷,或造成腭正中裂开,向外侧移位,用手法复位不能完全回复到原有位置,或一时无法用手法复位时,则采用牵引复位。

(3)手术复位:如骨折段移位时间较长,骨折处已发生纤维愈合或骨性愈合,用上述 2 种方法都难以复位时,则需采用手术复位,即重新切开错位愈合的部位,造成再次骨折,而后用合适器械撬动、推、拉,使骨折段复位到正常解剖位置。如伴有颧骨、鼻骨或额、眶区骨折时,现多采用头皮冠状切口,向下翻起额、颞部大皮瓣,可以充分显露额、鼻、眶及颧区及部分上颌骨骨面,便于在直视下进行骨折段复位和固定,容易做到解剖复位,取得较好的治疗效果。此种手术切口,隐蔽在发际线以上,术后无面部瘢痕,患者比较愿意接受。尤其适用于在额鼻眶颧区有多处骨折的病例,可以避免在面部做多处切口。

2.固定方法

上颌骨骨折的固定方法有几种类型,原则上是利用没有受伤的颅、面骨骼固定上颌骨骨折段,同时作颌向固定,以恢复咬合关系。固定方法较多,最常用以下几种:①颌间牵引固定加颅颌固定:于上下牙列上安置有挂钩的牙弓夹板,使骨折段复位后按需要的方向和力量在上、下颌之间挂若干橡皮圈进行固定,并以颅颌弹性绷带或颏兜将上、下颌骨一起固定于颅骨上。上颌骨骨折一般固定 3 周左右。②切开复位坚强内固定:在开放性上颌骨骨折,上颌骨无牙可作固定、上颌骨多发及粉碎性骨折或骨折处已发生纤维性愈合的病例,均可采用切开复位,复位后以微型或小型钛夹板行坚强内固定。在上颌骨 LeFort Ⅱ型和 LeFort Ⅲ型骨折时,由于牵涉的骨折部位较多,可选用头皮冠状切口,切开至帽状腱膜下层,将头皮及颞面部皮瓣向下翻转,可显露出额、颞、眶、鼻、颧弓、颧骨及上颌骨骨面,必要时可加做口内前庭沟切口,从口内进一步显露上颌骨骨折部位。这种切口由于可充分显露多处骨折的部位,便于探查、骨折段复位及固定的操作,尤其适用于陈旧性上颌骨骨折合并颧骨、鼻。

第四节　下颌骨骨折

下颌骨骨折的发生率占颌面骨折的 $55\%\sim72\%$,好发部位有颏部、颏孔部、下颌角部及髁状突部。其中以颏正中、颏孔部、髁状突颈部较多见,磨牙区和升支部相对较少。

一、临床表现

下颌骨骨折时除会发生一般骨折所具有的肿胀、疼痛、出血和功能障碍等症状和体征外,由于下颌骨的解剖生理特点,骨折时有一些特殊的临床表现。

(一)骨折段移位

下颌骨骨折后,有多种因素可以影响骨折段的移位,其中以咀嚼肌对颌骨的牵拉为主要原因,其他因素还有外力的方向、骨折的部位、骨折线的方向和倾斜度及骨折段上是否有牙存留等。不同部位其骨折段移位情况如下。

1.颏正中部骨折

下颌骨颏正中部骨折,可以是单发的、双发的线形骨折或粉碎性骨折。在单发的正中颏部线形骨折时,由于骨折线两侧肌的牵拉力量相等,方向相对,常无明显移位或不发生移位,如为斜行骨折,一侧骨折片有颏棘,一侧骨折片无,则可能发生移位。如为颏部双发骨折,两骨折线之间的颏骨折段可因颏舌骨肌、颏舌肌、下颌舌骨肌和二腹肌前腹的牵拉,而向后下移位。如为颏部粉碎性骨折或伴有骨质缺损,则两侧骨折段由于下颌舌骨肌的牵引,而向中线方向移位,使下颌骨前端变窄。后两种情况,都可使舌后退,有引起呼吸困难,甚至发生窒息的可能,应特别注意。

2.颏孔区骨折

单侧颏孔部骨折,多为垂直骨折或斜行骨折,常将下颌骨分成前后两段,前骨折段与健侧下颌骨保持连续性,由双侧降颌肌群的牵引,向下、后方移位并稍偏向患侧,同时因有健侧关节为支点,故稍向内转而使前牙微呈开𬌗;如果骨折断端彼此重叠,则颏部后退更显著,向患侧移位也更为明显。后骨折段因所附升颌肌群的牵引,多向前上方移位,并微偏向健侧。

3.下颌角部骨折

此类骨折也是将下颌骨分为前后两个骨折段。如果骨折线正在下颌角,两个骨折段都有嚼肌与翼内肌附丽,骨折段可不发生错位;若骨折线在这些肌肉附丽处之前方,则前骨折段因降颌肌群的牵引,向下、向后移位,与颏孔区骨折的情况相似。

下颌骨骨折的移位与骨折线方向及骨折段上有无牙存在也有一定的关系。如果上下颌都有牙,骨折线系由下颌骨下缘从后向前上斜行至牙槽突,由于升颌肌群的牵引,可将后骨折段拉向上内侧,直至上下牙接触为止。如后骨折段无牙,则向上移位更明显。如果骨折线的方向从下颌下缘自前向后上斜行至牙槽突,则这类骨折片移位可不明显。

4.髁状突骨折

髁状突骨折多发生于它的颈部。骨折后的髁状突,常因其所附着的翼外肌的牵拉而向前内方移位。同时,下颌升支部受嚼肌、翼内肌和颞肌的牵拉而向上移位,使患侧牙早接触而健侧牙及前牙形成开𬌗。双侧髁状突发生骨折时,两侧下颌升支被拉向上方,后牙早接触,前牙明显开𬌗。

5.多发骨折

下颌骨发生多发骨折时,骨折段的移位常无一定的规律。有肌肉附着的骨折段一般向肌肉牵拉方向发生移位;无肌肉附着或原附着的肌肉也损伤断裂,则骨折段常随外力方向或重力而发生移位。

(二)咬合错乱

咬合错乱是颌骨骨折中最常见和最有特点的体征。下颌骨骨折后,骨折段多有移位,有时即使只有轻度移位,也可出现咬合错乱。自觉症状是牙咬不上,咬合无力或咬合疼痛。客观检查则发现早接触、反𬌗、开𬌗,多数牙无接触关系或咬不住置于上下牙间的压舌板。

(三)骨折段异常动度

正常情况下,是全下颌骨整体协调的生理运动。当下颌骨骨折后,则可出现分段不协调的异常动度,同时可出现骨折断端间的异常摩擦感、摩擦音或骨断端形成的台阶。

(四)牙龈及黏膜撕裂

下颌体部的骨折常致骨折处的牙龈和黏膜撕裂,成为开放性骨折,并可伴发牙折、牙挫伤、牙脱位或牙缺失。

(五)骨折附近软组织出血或肿胀

骨折时均伴有局部出血,血液可从与骨折相通的面部伤口或口内牙龈撕裂处流出,也可积聚在组织内形成血肿。下牙槽血管如发生断裂,血液可渗至口底组织内,形成口底血肿。

(六)感觉异常

下颌骨骨折后,可因骨折断端活动或摩擦,发生疼痛。如伴发下牙槽神经损伤或断裂,则出现同侧下唇麻木。

(七)功能障碍

下颌骨骨折患者可由于疼痛、骨折段移位和咬合错乱,限制了正常的下颌骨运动,影响咀嚼、进食和吞咽。因局部水肿、血肿和涎液增多等,可影响正常呼吸,严重者可发生呼吸道梗阻。

二、诊断

询问病史时应了解受伤的原因、时间、部位、外力的大小及方向等。然后检查患者的全身情况和局部情况。观察颌面部有无创口、肿胀、出血和淤血的部位。检查有无牙列移位、咬合错乱、开闭口障碍、下唇麻木、牙龈撕裂、局部压痛、台阶状移位和下颌骨异常动度等。X线摄片检查可进一步明确有无骨折线及骨折线的数目、方向、类型、范围及骨折段移位情况,同时注意有无其他颅面骨损伤。应拍摄下颌曲面断层片,下颌骨侧位片等。

三、治疗

(一)下颌骨骨折的复位方法

1.手法复位

在单纯线形骨折的早期,骨折处尚未发生纤维性愈合,可用手法复位,将移位的骨折段回复至正常位置。

2.牵引复位

多应用于手法复位效果不满意,或骨折处已有纤维性愈合,不能手法复位者。可应用牙弓夹板和橡皮圈作颌间牵引。即在上、下颌牙列上结扎、安置带有挂钩的牙弓夹板,然后根据骨折段需要复位的方向,套上橡皮圈,作弹性牵引,使骨折段逐渐恢复到正常的位置。在下颌骨体部有明显移位的骨折段,可采用分段式牙弓夹板,结扎在骨折线两侧的牙列上,套上橡皮圈作牵引。在牵引过程中,应经常检查复位的效果和骨折段移动的方向,随时调整橡皮圈牵引的方向和力量。

3.切开复位

对新鲜开放性骨折,常可在软组织清创的同时,作骨折的复位和内固定。对于不能作手法复位的复杂性骨折,为了争取较好的复位、固定效果,也可采取手术切开复位的方法。对于骨折移位时间已较长,骨折处已有致密的纤维性或骨性错位愈合者,只有采用手术切开复位,才能将错位愈合中所形成的纤维组织切开,或将骨性愈合处凿开,将骨断端游离,使骨折段正确复位,并作骨断端的坚强内固定。

(二)下颌骨骨折的固定方法

1.单颌固定

单颌固定的优点是固定后仍可张口活动,对进食和语言的影响较小,便于保持口腔卫生,同时,一定的功能活动对增进局部血运和骨折愈合有利。但单颌固定法的固定力量有限,不能对抗较大的移位力量,故一般用于无明显移位或易于复位的简单骨折,如下颌骨正中颏部线形骨折、牙槽突骨折等。单颌固定的另一个缺点是,仅用于能完全复位的病例,否则就难以恢复到原有的咬合关系。

(1)邻牙结扎固定:分别利用骨折线两侧的2~3个牙,作结扎固定。在每个牙的牙间隙内各穿过一根细不锈钢丝,先将单个牙拧住,再将这两个牙的结扎丝相互拧在一起,成为一股较粗的钢丝,然后,用手法将错位的骨折段复位,再将两侧的两股钢丝互相拧结在一起,最后将钢丝端剪短,并弯至钢丝下的牙缝中,以防刺伤黏膜。此法操作简单,适用于错位不大的简单骨折。缺点是固定力量较差,邻牙负担较重,已较少使用。

(2)牙弓夹板固定:用一根粗金属丝或成品牙弓夹板,弯制成与下颌牙列唇颊面弧度一致的弓形夹板,在颌骨骨折段复位后,用细不锈钢丝将其结扎固定在骨折线两侧的数个牙上。如骨折处伴有牙缺失,为保持缺牙间隙,可在弯制牙弓夹板时,在相当于缺牙处,突向间隙内,挡住两侧的牙,以防骨折段向缺牙空隙移位。牙弓夹板固定最适用于牙折或牙槽突骨折。用以固定下颌骨骨折,有时嫌力量不足,仅用于无明显移位的单发、线型骨折的固定。

(3)骨间结扎固定:骨间结扎固定是用手术方法暴露骨折断端,在骨断端近处钻孔,然后穿过不锈钢丝,进行结扎,将骨折段固定在正确的位置上。这是一种较可靠的固定方法,对于新鲜骨折、陈旧性骨折、有牙和无牙的颌骨骨折,都可适用。尤其是小儿下颌骨骨折,常因乳牙不便于作结扎固定,或乳恒牙交错时期,也无足够牢固的牙可作结扎固定时,采用此法则固定良好。骨间结扎固定的手术进路,应根据受伤部位而定,以能显露骨断端为目的。钻孔的部位应在下颌体近下缘处,以防损伤下牙槽神经血管、牙胚或牙根,孔的位置以距骨断面 0.5~1 cm为宜,钻孔数目一般 3~4 个,结扎后即可防止其移动。

(4)坚强内固定:近年来已普遍应用钛夹板和钛钉的坚强内固定取代金属丝的结扎固定。这种坚强内固定适应证与骨间结扎固定相同。用得较多的是小型钛板和钛钉,临床上根据需要选用不同形态的小型钛板,采用口内切口或口外进路,显露骨折端,使骨折段复位后分别将钉旋入骨折线两侧的骨中,使小型钛板固定在骨折线两侧的骨面上,固定骨断端。这种小型钛板由于体积小而薄,术后如无不适,骨折愈合后可不必拆除。也可采用超高分子量聚乳酸可吸收夹板及螺钉进行坚强内固定,术后 6~12 个月固定材料自动分解吸收,不必再次手术取出。如下颌骨损伤为粉碎性骨折或有骨质缺损时,上述固定方法都不适用,则可采用桥架式钛板内固定法。根据下颌骨缺损的范围,先选好适当长度的带孔钛板,手术显露骨折区和骨断端,使骨折段复位,恢复咬合关系,然后在两侧断端的近下缘处,安置一条事先准备的钛板,每一端按钛板孔的位置,在骨上钻 2~4 个孔,然后拧入钛钉固位,如此即可保持前后骨折段的位置。

(5)颌周结扎固定:适用于无牙的下颌骨体部骨折,尤其是原来就戴有下颌全口义齿的患者,更为方便。以不锈钢丝环绕下颌骨体,钢丝两端在义齿基托上结扎固定,使骨折段获得固定。

2.颌间固定

颌间固定是颌骨骨折常用的固定方法。尤其对下颌骨骨折,可利用上颌骨来固定折断的下颌骨,并使上、下颌的牙固定在正常咬合关系的位置上,待骨折愈合后,恢复咀嚼功能,这也是颌间固定的主要优点。这种固定缺点是在固定期间不能张口活动,影响咀嚼和进食,也不易进行口腔清洁和保持口腔卫生。带钩牙弓夹板颌间固定法:就是在牙弓夹板上带有突起的挂钩,以便悬挂小橡皮圈,作颌间牵引固定。这种带钩牙弓夹板,可用铝丝弯制,也有各种成品带钩夹板可供临床选用。

安置夹板的具体步骤:根据患者上、下牙弓大小,确定所用带钩牙弓夹板的长度,剪去多余部分,将其弯曲成弓形,使能与每个牙的唇、颊侧牙面贴附,而与牙龈间保持一定距离,以免压伤牙龈。用细不锈钢丝,将夹板分别结扎、固定到上、下颌的牙上。应将每个牙上结扎丝的末端剪短,弯成环形,使其位于牙间隙或贴附于夹板下,防止刺伤唇、颊黏膜。

安置好带钩牙弓夹板后,用小橡皮圈根据需要牵引下颌的方向和力量,套在上、下颌牙弓夹板的挂钩上,即可产生牵引、复位和固定的作用,一般固定 4 周左右,双发骨折或多发骨折时可适当延长固定时间。如骨折段错位明显,一时又难于复位,无法在下颌牙列上安置一个完整的牙弓夹板时,可将牙弓夹板在相当于骨折错位处剪断,分别结扎固定在骨折线两侧的牙上,然后套上橡皮圈,行弹性牵引复位。术后应及时观察,调整橡皮圈的方向和力量,直到恢复正常的咬合关系,并继续固定一段时间。必要时可换置一个完整的牙弓夹板,完成固定。下颌骨骨折如有骨质缺损,可以采用有间隔弯曲的牙弓夹板,以保持复位后留下的缺损间隙,防止因肌牵引或瘢痕牵缩而发生移位。

(三)特殊骨折的治疗

1.髁状突骨折的治疗

下颌骨髁状突是构成颞颌关节的重要结构,具有特殊的功能,是下颌骨骨折的好发部位之一。常因下颌骨颏部受撞击而发生骨折,且多发生于髁状突颈部。髁状突颈部青枝骨折时可不发生移位,其他类型骨折则多有移位。移位多与翼外肌牵拉、升支部受力和推压有关。约有半数的髁状突骨折,髁状突头部从关节凹内移位。髁状突骨折的治疗,多年来在国内外学者中有不同的观点,有人主张用手术方法切开复位和固定;有人则主张采用非手术的保守治疗。

目前国内外多数学者的意见是:髁状突骨折有明显移位或完全脱位,或磨牙缺失,保守疗法不易复位固定者,宜做手术切开复位;骨折后移位不明显或儿童骨折病例,宜用闭合性复位的保守治疗。临床上还可根据患者的身体情况决定治疗方法。

(1)保守治疗:①关节囊内闭合性髁状突骨折或髁状突颈部骨折无明显移位者可采用简单颌间结扎法限制关节活动2~3周即可。②颌间弹性牵引法:对于髁状突移位的患者在上、下颌牙列上安置带钩牙弓夹板,然后在磨牙的咬合面放置橡皮垫,单侧骨折者放在伤侧,双侧骨折者,两侧均放。然后在正中咬合位上做颌间固定,前牙区可做垂直方向的弹性牵引,以恢复正常咬合关系。成人需固定2~3周,儿童则固定10~14天后,即可逐渐作张口练习。儿童的早期活动尤为重要,有人甚至主张,骨折后如咬合关系无明显改变,又无明显疼痛时,可以不作固定。以免因固定而发生关节强直。③口内弹性牵引法:在上、下颌牙列上安置牙弓夹板,在上颌尖牙部和下颌最后磨牙部的牙弓夹板上焊有挂钩,在上、下两钩间挂上橡皮圈,方向尽量与咬合面平行,这样可使下颌向前牵引。牵引的力量不宜过大,可允许下颌作张口、前伸和侧向运动,维持翼外肌功能,有利于关节功能的恢复。一般牵引3~4周。

(2)手术治疗:通过耳前切口显露髁状突骨折处,将骨折段复位,以微型钛板、钛钉固定两断端,以重建下颌骨正常形态与功能。近来有学者报道于耳前作小切口,以内窥镜技术行髁状突骨折复位及坚强内固定。

2.上、下颌骨联合骨折

上下颌骨联合骨折是口腔颌面部的一种严重损伤,不但多伴有软组织损伤,还常伴发颅脑损伤或其他损伤。除根据伤情采取急救及早期清创处理外,上下颌骨骨折可分情况作复位固定。由于下颌骨骨折后对位比较容易,因此,一般应先作下颌骨复位固定;然后再根据咬合关系来固定上颌骨。在固定方法上多采用颌间固定加颅颌固定。治疗过程中,还必须经常检查咬合情况。如果受伤后,用简单的方法不能达到骨折段复位的目的时,可采用牵引复位。如果骨折段已错位愈合,可采用切开复位法。在上、下颌多发或粉碎性骨折患者,如复位固定后咬合关系仍恢复不良,可待骨折愈合后根据复位愈合较好的上颌或下颌重新切开复位矫正相应的下颌或上颌,则可重建较理想殆关系。

3.无牙颌骨骨折的治疗

无牙颌骨骨折多见于老年人,常发生于下颌骨。因为牙槽骨吸收,下颌骨变得纤细、脆弱,受到外力打击时极易折断。骨折片多与软组织相连,感染机会较少,愈合亦较快。常为单发性骨折,骨折片可重叠,发生在颏孔和下颌角部者较多见。

这类骨折无牙,不能使用牙弓夹板作固定,只能用下述方法进行复位固定。

（1）塑胶托状夹板固定：本法只适用简单骨折，无骨折片重叠，或骨折片仅有轻度移位时。如果伤员原先有义齿，则可利用义齿作固定夹板，再在口外加用颅颌弹性绷带；如果伤员原无义齿可临时取印模，制作适合的塑胶托，然后仍用颅颌弹性绷带固定。

（2）颌周结扎固定：本法适用于无牙的下颌骨体部骨折，错位明显，不能利用牙作固定时，临时用印模胶制作夹板，或利用伤员原有的义齿在骨折段复位后进行颌周固定。

（3）切开复位内固定：如果骨断端重叠，不能用手法复位，或为粉碎性骨折，此时可采用切开复位内固定。从口内作切开复位，以钛板、钛钉作坚强内固定。

4.儿童颌骨骨折的治疗

儿童颌骨骨折较少见。多因跌倒、碰撞、交通事故等引起。由于儿童处于生长发育期，颌骨柔软，富于弹性，能耐受冲击力量，即使骨折亦多为"青枝"骨折。儿童期处于替牙阶段，恒牙萌出不全，牙冠又较短且不牢固，均不利于牙间或颌间固定。

（1）儿童期组织代谢旺盛，生长力强，故复位时间越早越好，一般不宜迟于5～7天，否则复位困难。儿童骨折后对𬌗关系的恢复可不必像成人那样严格，因为随以后恒牙的萌出移动，还有自行调整的机会。固定的时间也可以缩短，通常2周即可。

（2）儿童髁状突颈部骨折多为"青枝"骨折，一般能愈合而不导致关节强直。如为完全离断，可以发生关节强直并影响患侧下颌骨发育而形成畸形面容。儿童髁状突颈部骨折通常采用颅颌弹性绷带固定即可。对髁状突颈部完全离断患儿，为防止以后发育畸形，可采用切开复位固定方法以获得良好固定复位效果。对关节区受创伤的儿童应嘱其经常锻炼张口和注意追踪观察，以防继发关节强直。

（3）儿童颌骨骨折尽可能不选用切开复位法，如必要时，亦慎勿伤及恒牙胚。自凝塑胶牙弓夹板颅颌弹性绷带固定是常选用的方法。

第五节　颧骨及颧弓骨折

颧骨和颧弓是面侧部较为突出的部位，易受撞击而发生骨折。颧骨因与上颌骨相连，常与上颌骨同时发生骨折。颧弓是颧骨颞突和颞骨颧突相连接的部分，较窄细，较颧骨更易发生骨折。

一、临床表现

(一)面部塌陷畸形

当颧骨、颧弓发生骨折时，由于外力的作用，骨折片向内后方移位，由于伤时伴有面部软组织肿胀，可能暂时掩盖由于骨折片移位造成的颧面部塌陷，然而当面部肿胀消退后，局部会出现塌陷畸形。

(二)张口受限

颧骨、颧弓骨折片向内后方移位，压迫嚼肌和颞肌，妨碍喙突运动，会造成张口疼痛及张口受限。

（三）复视

颧骨构成眶腔的外侧壁和眶下缘的大部分，当颧骨骨折片发生移位时，会造成眼球移位、外展肌充血和局部水肿，从而使眼球移动受限而发生复视。复视也是诊断颧骨骨折的一项重要的临床指征。

（四）神经症状

颧骨骨折会引发眶下神经损伤，造成支配区域的感觉麻木；也可能损伤面神经的颧支，造成患侧眼睑闭合不全。

二、治疗

颧骨骨折后如出现明显面部畸形、复视、张口受限及神经压迫症状者，应做手术复位；如无上述症状发生，骨折片无明显移位者，可采取保守治疗。

（一）口内上颌前庭沟切开复位法

适用于颧弓骨折不伴有旋转移位者。自上颌磨牙区前庭沟作切口，直达骨面，沿下颌骨喙突外侧向上分离，经颞肌肌腱、颞肌达颧骨和颧弓深面，用骨膜分离器将骨折片向外上前方向提翘，将骨折片复位（图 10-1）。

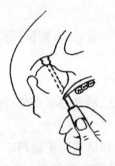

图 10-1　口内上颌前庭沟切开复位法

（二）单齿钩切开复位法

适用于颧弓骨折不伴有旋转移位者。在颧骨颧弓骨折处下方皮肤作切口，直达颧弓表面，探明骨折片位置后，将单齿钩探入骨折片深部，向上方提拉颧骨颧弓骨折片使其复位。

（三）上颌窦填塞法

适用于粉碎性颧骨骨折及上颌骨骨折。在上颌口内前庭沟作切口，在上颌骨尖牙窝处开窗，显露上颌窦，用骨膜分离器将骨折片复位后，以碘仿纱条填塞上颌窦，在下鼻道开口将纱条引出，严密关闭口腔内切口。2 周后逐渐撤出纱条。

（四）巾钳牵拉法

适用于单纯颧弓骨折。不作切口，用大号巾钳夹住骨折处皮肤、皮下直至骨折深面，向外牵拉颧弓复位，复位后应避免再次挤压。

（五）头皮冠状瓣切开复位法

适用于有旋转移位的颧骨骨折。手术切口及进路同上颌骨骨折，手术充分显露骨折断端，手术应在颧弓、颧额缝和眶下缘达到 3 点固定，一般使用小钛板或微型钛板进行固定。

第六节　全面部骨折

全面部骨折主要指面中 1/3 与面下 1/3 骨骼同时发生的骨折。多由于严重的交通事故、高空坠落和严重的暴力损伤造成。由于面骨维持着面部轮廓，一旦发生多骨骨折，面形则遭到严重破坏，且经常累及颅底和颅脑、胸腹脏器和四肢。

一、临床表现

(一)多伴有全身重要脏器伤

首诊时患者常有明显的颅脑损伤症状，如昏迷、颅内血肿以及脑脊液漏等；腹腔脏器如肝脾损伤导致的腹腔出血、休克等；颈椎、四肢和骨盆的骨折。

(二)面部严重扭曲变形

由于骨性支架破坏，面部出现塌陷、拉长和不对称等畸形；可有眼球内陷，运动障碍，眦距不等，鼻背塌陷等改变，严重时常有软组织的哆开或撕裂伤。

(三)咬合关系紊乱

全面部骨折最明显的改变是咬合错乱，患者常呈开𬌗、反𬌗、跨𬌗等状态，伴有张口受限等症状。

(四)功能障碍

患者常伴有复视甚至失明，眶下区、唇部的感觉障碍等。

二、诊断

全面部骨折在首诊时必须早期对伤情做出正确判断，应首先处理胸、腹、脑、四肢伤以及威胁生命的紧急情况，优先处理颅脑伤和重要脏器伤。昏迷的伤员要注意保持呼吸道通畅，严禁作颌间结扎固定，严密观察瞳孔、血压、脉搏和呼吸等生命体征的变化。及时处理出血，纠正休克，解除呼吸道梗阻。

全面部骨折的诊断通过详细的检查与辅助检查不难做出，但由于涉及诸多骨骼骨折，普通平片和 CT 常常容易漏诊，因此常选用更先进的三维 CT 重建，其优点是提供的信息更详细，骨折部位、数量、移位方向一目了然，结合平片可全面了解骨折的全貌。

三、治疗

此类骨折的专科手术应在伤员全身情况稳定、无手术禁忌证后进行。

(一)手术时机

应争取尽早行骨折复位固定，手术可在伤后 2～3 周内进行。可一次手术或分期手术。如伤员伤情稳定，经过充分准备，可与神经外科、骨科联合手术，处理相关骨折。需要指出的是，由于伤情涉及多个专业，所以处理这类伤员时，既要分轻重缓急，又要相互协作，避免延误治疗，给后期手术带来困难。

(二)手术原则

恢复伤员正常的咬合关系；尽量恢复面部的高度、宽度、突度、弧度和对称性；恢复骨的连续性和面部诸骨的连接，重建骨缺损。

(三)骨折复位的顺序

全面部骨折后,常使骨折的复位失去了参照基础,因此复位的顺序和步骤显得非常重要,术前要有成熟的考虑,多采用自下而上或自上而下、由外向内复位的原则,具体要考虑上、下颌骨骨折段的数量、移位的程度、牙存在与否等因素决定。对于有牙颌伤员,复位首先考虑的问题是咬合关系的恢复,先做容易复位、容易恢复牙弓形态的部位,找到参照基础后,再以其他部位的咬合对已复位的咬合关系。

如上颌骨无矢状骨折,牙列完整,而下颌骨骨折错位严重,牙丢失多,可先复位上颌骨,然后用下颌对上颌,恢复正确的咬合关系,最后复位颧骨颧弓和鼻眶骨折。下颌骨因为骨质较厚,强度大,发生粉碎性骨折的概率较上颌骨少,容易达到较精确的复位与固定,形态恢复较容易,所以也可以先行下颌骨复位后再行上颌骨复位,当上、下颌骨的咬合关系重建后,以颌间固定维持咬合关系,接下来复位颧骨颧弓骨折,恢复面中部的高度、宽度及侧面突度的对称性,最后复位鼻-眶-筛骨折、眶底骨折和内眦韧带(图10-2)。程序性复位固定在全面部骨折是很好的方法。但对无牙颌伤员则不适用,此时,可根据情况利用原来的义齿参照进行复位,或尽量进行比较接拾近关系的骨折复位。

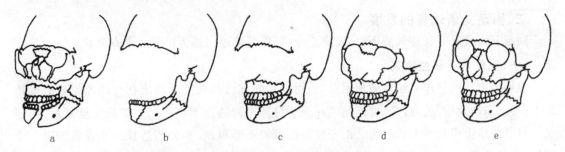

图10-2 自下而上的全面部骨折复位

a.全面部骨折;b.复位下颌骨骨折;c.复位上颌骨骨折,复位咬合关系;d.复位颧骨颧弓骨折;e.复位鼻眶筛骨折

(四)手术入路

严重的全面部骨折的手术切口应综合设计,如面部有软组织开放创口,可利用创口作骨折的复位内固定。闭合性骨折时,一般上面部和中面部骨折采用全冠状切口,可加用睑缘下切口,下颌骨根据骨折部位选择口外局部切口或口内切口。这样几乎可暴露全面部骨折线,进行复位与固定。全面部骨折常需要植骨,冠状切口可就近切取半层颅骨作为植骨材料,用以修复眶底、上颌骨缺损,可免除另开手术区的缺点。

第十一章　牙列缺损的修复治疗

第一节　概　述

一、固定义齿的概念

固定义齿是利用缺牙间隙两端或一端的天然牙或牙根作为基牙的一种常规修复体,也称为固定桥。与可摘局部义齿相比较,固定义齿在戴入口后,患者不能自行取戴。此外,由于种植技术的应用,也可利用种植体作为桥基进行固定义齿修复;种植修复技术使牙列缺失的患者也有可能采用固定义齿方法进行修复。本章主要介绍的是牙列缺损的局部固定义齿修复(FPD)。

二、固定义齿修复的发展

固定义齿修复有着悠久的历史,发展至今,可以简单地归纳为以下几个方面。

(一)修复水平日益提高

早期固定桥的制作方法较简单粗糙,采用拴结的方法将人工牙固定在与缺隙相邻的天然牙上,形态和功能均差。自 20 世纪初 Taggart 将精密铸造技术应用于口腔固定修复后,固定义齿修复的质量得到极大的提高。由于修复技术的不断革新,例如铸造技术及设备的进一步发展,焊接技术、计算机技术的引进等,使固定义齿修复从最初简单的个别牙缺失的三单位固定桥,发展到现在牙列多单位甚至是全颌弓的复杂固定义齿修复。同时修复的设计、材料、工艺等也更加丰富,口腔固定修复进入了快速发展的阶段。

(二)临床应用逐渐增多

固定义齿修复在我国临床应用日益增多,一方面是由于经济的发展,人民生活水平的提高,对修复的美观、舒适、功能等有了更高的要求,人们对牙的保护意识增强;另一方面,固定义齿修复的发展使其在更大程度上能够满足患者的高要求,因此固定修复在临床所占的比例在近 20 年已有成倍地增加。

(三)制作技术日渐精湛

近 20 年固定修复技术的发展较快。牙科合金铸造技术从铜锌金和金合金到镍铬合金、钴铬合金以及钛和钛合金铸造,为临床提供了金属固定桥和陶瓷熔附金属固定桥架;烤瓷技术为临床提供了陶瓷熔附金属固定桥,铸瓷技术和 CAD/CAM 技术为临床提供了全瓷固定桥;种植义齿上部结构制作技术带来了种植基牙固定桥;而采用激光焊接技术分段焊接的方法提高了长固定桥的精度,也使各类附着体更容易地用于固定桥修复。近年来,更多的义齿加工中心走上了更专业、更规范的道路,基层口腔医疗机构也能够更方便地开展口腔固定修复,使我国口腔修复的水平得到全面的提升。

(四)种植修复技术发展成熟并广泛应用

种植修复技术的发展使固定义齿修复的适应范围逐渐扩大。由于固定修复对基牙条件等有较高的要求,而种植技术的应用,种植基牙提供的支持,大大地拓展了固定修复的临床适用范围,使不少患者的固定义齿修复机会失而复得。

(五)固定-可摘修复联合应用

尽管固定修复已有了很大的发展,但仍不能完全取代可摘局部义齿。将固定与可摘局部义齿联合应用,集两类修复体的优点为一体,最大限度满足患者的要求,成为口腔修复的一种趋势。精密附着体义齿、套筒冠义齿、磁性附着体义齿等即是固定-活动联合修复的具体应用。

(六)口腔修复材料更加丰富

口腔修复的发展,从来就离不开修复材料的发展。目前,固定义齿修复材料已经从以前的以金属和塑料为主,发展到现在的各种陶瓷材料、高分子复合材料、优质合金材料、纳米材料等,其机械性能、美学性能、生物学性能、理化性能、工艺学性能等都更加趋于完善。牙科烧熔陶瓷、复合树脂、钛及钛合金、铸造玻璃陶瓷、热压铸陶瓷、渗透陶瓷、CAD/CAM机械加工切削陶瓷、超塑性纳米陶瓷在过去不同时期问世,极大地推动了口腔修复的发展,也使固定义齿修复推陈出新,丰富了固定义齿修复的理论和实践。

(七)相关的生物力学研究更加深入

在固定桥的设计方面,早年偏重于机械力学原理,单纯强调要提高修复体的固位力,对修复体与机体的密切关系未给予足够的重视。近年来,固定桥的生物机械原理和固定桥的生理效应得到广泛重视,通过口腔修复的生物力学研究,有助于了解口颌系统的功能,预测其变化,提高修复治疗质量。目前,围绕固定义齿修复开展的生物力学研究已逐步深入,既有模拟临床的宏观试验研究,也有深入到细胞、分子水平的微观生物力学研究。这些相关的研究成果对指导口腔固定修复临床工作,丰富口腔修复的理论基础知识都有着十分重要的意义。

随着口腔修复科学技术的发展,新技术的出现、新材料的研制和应用、新设备的更新、新观点和新理论的建立,促使固定桥修复与其他相关学科相互渗透,必将出现蓬勃发展的新局面,展示更加广阔的前景。与此同时,医师应该适应口腔修复观念的改变。用固定桥修复单个或少数牙缺失的牙列缺损,正在形成一种趋势,为医师和患者所接受;牙列缺损借助于种植技术和附着体固位技术制作固定桥和半固定桥修复,要求医师对口腔修复的发展有全面的了解,设计和制作更符合口腔生理条件的修复体;主动适应现代医学模式的变革,不仅要具备熟练的诊治能力,还应该具备心理学、社会医学和伦理学知识,帮助患者恢复口腔健康,回归于正常的社会生活中。

三、固定义齿的类型

固定桥的分类方法较多,类型亦多。

(一)按照修复体的结构分类

这是临床上最常用的分类方法,包括4种基本结构:双端固定桥、单端固定桥、半固定桥)和复合固定桥;随着科学技术的发展,除了以上4种基本类型的固定桥,还出现了一些特殊结构的固定桥,如种植固定桥、固定-可摘联合桥、黏结固定桥等。

1.双端固定桥

双端固定桥又称作完全固定桥,其两端都有固位体,固位体和桥体之间的连接形式为固定连接。当固定桥的固位体黏固于基牙后,基牙、固位体、桥体、连接体成为一个相对固定不动的整体,从而组成了一个新的咀嚼单位。双端固定桥所承受的力,几乎全部通过两端基牙传导至牙周支持组织。故双端固定桥不仅可以承受较大的力,而且两端基牙所承担的力也比较均匀。在固定桥的设计中,双端固定桥是一种最理想的结构形式,也是临床应用最为广泛的设计形式(图 11-1)。

2.单端固定桥

单端固定桥又称为悬臂固定桥。单端固定桥仅一端有固位体和基牙,桥体与固位体之间由固定连接体连接,另一端是完全游离的悬臂,无基牙支持。悬臂端如有邻牙,可与邻牙维持接触关系。单端固定桥承受力时,一端的基牙不仅要承受基牙所受的力,还要承受几乎全部桥体上的力,并以桥体为力臂、基牙为旋转中心产生杠杆作用,使基牙发生扭转和倾斜(图 11-2)。

单端固定桥制作较简单,就位容易,但是在设计中必须注意减轻对基牙不利的杠杆作用力。临床上应严格控制其适应证:缺失牙间隙小;患者的力不大;基牙牙根粗大,牙周健康,有足够的支持力;牙冠形态正常,可为固位体提供良好的固位力时,才可以采用单端固定桥的设计。

3.半固定桥

半固定桥的两端有不同的连接体,桥体的一端为固定连接体,与固位体固定连接;另一端为活动连接体,多为栓体栓道式结构,通常栓体位于桥体一侧,栓道位于固位体一侧。当半固定桥就位后,位于桥体上的栓体嵌合于固位体的栓道内,形成有一定动度的活动连接。半固定桥一般适用于一侧基牙倾斜度大,或者两侧基牙倾斜方向差异较大,设计双端固定桥很难取得共同就位道时(图 11-3)。

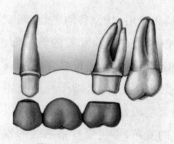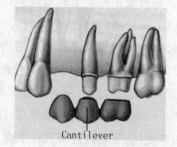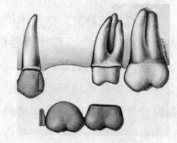

| 图 11-1　双端固定桥 | 图 11-2　单端固定桥 | 图 11-3　半固定桥 |

4.复合固定桥

复合固定桥是包含上述 3 种基本类型中的 2 种,或者同时具备 3 种的复合组成形式。比较常见的设计是 1 个双端固定桥连接 1 个单端固定桥,或者是连接 1 个半固定桥。故复合固定桥一般包含至少 2 个或 3 个至多个的间隔基牙,包含 4 个或 4 个以上的牙单位。复合固定桥的基牙可能包含前牙、后牙或者同时包含前后牙,形成一个沿牙弓弧形的长桥。在咀嚼运动中,各基牙的受力反应多数时候不一致,有时相互支持有利于固定桥的固位和支持,有时相互影响不利于固定桥的固位和支持;当复合固定桥的基牙数多,基牙离散,桥休跨度较长时,获得共同就位道是比较困难的。

5.种植固定桥

种植固定桥又称为种植基牙固定桥或者种植基固定桥。种植体由人工材料制作,经牙槽外科手术植入缺牙区的牙槽骨和颌骨内,起着人工牙根的支持作用。在种植体颈部以上的口内开放部位为基桩或基台,是供上部固定桥固位的部分。种植体和种植体支持的上部固定桥共同组成种植固定桥。种植固定桥有种植基牙支持的种植基牙固定桥;有种植基牙和相邻缺隙侧的天然牙共同支持的游离端种植基牙固定桥和中间种植基牙固定桥三类。种植基牙固定桥在缺牙间隙内至少有两枚种植体,缺牙数量增多时,要适当增加种植体数目。在牙弓的游离缺失的部位植入种植体后,用种植体和天然牙共同支持,将常规只能设计可摘局部义齿修复的病例改作游离端种植基牙固定桥,减小了义齿的体积,改善了义齿的功能,满足了患者制作固定桥的要求。在较长的缺牙间隙中植入种植体作中间基牙后,参与到缺隙两侧天然牙共做基牙,将长的固定桥改为复合固定桥,这种中间种植基牙固定桥减轻了两端基牙的负担。

6.固定-可摘联合桥

固定-可摘联合桥的力主要由基牙承担,其支持形式与复合固定桥相似,固定桥的固位主要靠摩擦力或磁力,但是患者可以将固位体从基牙上自行摘戴。常用的设计形式为磁性固位义齿、附着体固位义齿和套筒冠义齿,并各具其特色。固定-可摘联合修复体的适用范围较广,临床修复效果好,但制作的技术难度较大,精度要求高。

7.黏结固定桥

黏结固定桥通常在固位体的结构上与常规的固定桥有所不同。黏结固定桥是利用酸蚀、复合树脂黏结技术将固定桥的固位体直接黏结在缺隙两侧的基牙上,其固位主要依靠黏结材料的黏结力,而预备体上的固位只起辅助固位作用,这一点是黏结固定桥最大的特点。应用较广泛的黏结固定桥类型是金属翼板黏结桥。黏结固定桥具有磨除牙体组织少,患者易于接受;不显露金属或极少暴露金属;容易更改为其他固定桥设计等优点。不过,黏结固定桥对黏结材料的性能要求较高,对制作的精度要求亦高。

(二)按固定桥的材料分类

1.金属固定桥

目前临床应用已相对较少,主要针对咬合紧,龈高度不足的后牙修复。

2.金属烤瓷固定桥

金属烤瓷固定桥是目前临床应用较为广泛的修复体,兼有金属材料的机械强度和陶瓷材料美观效果,前后牙皆可使用。

3.金属树脂固定桥

在陶瓷材料应用于口腔修复之前,这类修复体是前牙修复的主要方式,现已很少应用。目前的金属聚合瓷修复体也可划入这类修复,因为"聚合瓷"是加有较多无机填料的高强度树脂材料。

4.全瓷固定桥

为目前倡导的无金属修复体之一,具有良好的美观性和生物相容性,临床应用正日渐增多,可以采用不同的制作工艺完成。

5.树脂固定桥

多用于临时性修复。

(三)根据桥体龈端与牙槽嵴黏膜之间的接触关系分类

1.桥体接触式固定桥

固定桥的桥体龈面与牙槽嵴黏膜接触,为临床常用类型。

2.桥体悬空式固定桥

固定桥的桥体龈面与牙槽嵴黏膜之间保留较大的间隙,主要用于后牙区牙槽嵴吸收较为严重的患者,也见于部分种植固定义齿修复的患者。

(四)按照修复体的制作工艺分类

1.整体铸造式固定桥

一般用于后牙全金属固定桥,铸造陶瓷的修复体也可采用整体铸造的工艺完成。

2.堆塑成形式固定桥

包括全瓷修复体和树脂修复体等。多数情况下,堆塑技术与其他成形技术联合应用。

3.CAD/CAM 固定桥

与其他固定桥的区别在于其特殊而先进的制作工艺,是集光电技术、微机图像处理技术、数控机械加工技术于一体的口腔修复体制作新技术,目前较多地应用于全瓷修复体,包括贴面、嵌体、冠及固定桥,也可用于其他材料的修复体。其特点是除牙体预备外,固定桥制作的自动化程度高、精度高,是近年研究和开发的热点。目前已有 Cercon 等几个商品化 CAD/CAM 固定桥加工系统,虽然设备和材料较为昂贵,但具有良好的应用前景。在实际操作中,多数修复体的制作需要运用数种成形技术才能完成。

四、固定义齿修复的特点及临床应用

固定义齿是利用缺牙间隙两端或一端的天然牙或牙根作为基牙,在其上制作固位体,并与人工牙连结成为一个整体,借黏固剂将固位体黏固于基牙上,患者不能自己取摘的修复体,也是修复牙列缺损中少数牙缺失或数个牙间隔缺失的最常使用的修复设计。固定义齿的力一般都是由各基牙分担,即牙支持式。在进行修复设计、修复方法选择时,必须充分了解其优点与不足,才能做到合理的临床应用。

(1)与活动义齿相比较,固定桥具有以下主要优点:①美观希望固定修复的患者,有很大一部分出于美观要求,他们不接受传统活动义齿修复的卡环带来的不美观影响。特别是现在应用较多的烤瓷、全瓷修复,其修复效果更加美观逼真。②舒适:固定义齿在形态结构上与天然牙更接近,没有基托卡环等带来的异物感,患者能够很快适应,对患者的语言功能影响小。③方便:固定义齿戴入口腔后,无须取戴,给患者带来便利。以上三方面的优点能被患者直接感受,也是患者选择固定修复的主要原因。④固定义齿固位作用好:固定桥通过固位体黏固在基牙上,固位力大,行使咀嚼功能时,义齿稳固而无向移位。⑤支持作用好:固定桥承担的力几乎全部由基牙及其牙周支持组织承担,支持力大,能提供较好的咀嚼功能。⑥稳定作用好:固定桥通过固位体黏固在基牙上,修复体与基牙形成一个新的功能整体,具有较强的对抗侧向移位的能力,修复体稳定作用好。

(2)另一方面,目前的固定义齿也存在一些不足:①固定义齿的适应范围相对狭窄,特别是当缺牙较多或为连续缺牙时,往往不能采用固定义齿修复。②固定义齿修复切割的基牙牙体组织相对较多,这是固定义齿修复的最大缺点,如有不慎还可造成基牙进一步的损伤,固定修复后期出现牙髓病变的情况并不少见。③由于固定义齿戴入后难以摘取,当义齿或基牙出现问题需要修理或治疗时,通常只能采取破坏的方式才能将其取下。④固定义齿的清洁不如活动义齿方便。

（3）目前,固定修复的临床应用有三个发展趋势:①固定修复的临床应用日益广泛。②种植修复的作用日益显著:种植修复技术不仅扩大了固定修复的适应证,更克服了一些常规固定修复的不足。利用种植体固位的固定修复,可以有效避免对基牙磨除造成的牙体牙髓组织损害。③固定-活动联合修复得到推广:目前,在口腔修复的临床实践中,固定修复与活动修复联合应用取得很好的修复效果,特别是复杂的牙列缺损缺失病例,采用精密附着体、磁性附着体、套筒冠、种植技术等,可以将固定修复与活动修复的优点集中起来,取得单纯固定修复或活动修复达不到的效果。

第二节　固定义齿的设计要领

一、适应证的选择与把握

固定桥修复能够最大限度地恢复患者的咀嚼功能、语音功能及缺失牙的解剖形态,基本上不改变口腔原有的环境,戴用舒适,容易适应,美观,是受患者欢迎的修复方式。与可摘局部义齿相比较,固定桥基牙的牙体磨除量较大,少数患者难以接受;固定桥制作的难度较大;固定桥修复有更为严格的适应范围,并非所有牙列缺损患者都适合固定桥修复。因此,修复前必须对牙列缺损患者的口腔局部环境进行周密的检查,并结合患者的个体特点和全身情况进行综合分析,确认能否达到固定桥修复的预期效果。为此,应该严格控制其适应证,可以从以下几方面考虑。

(一)缺牙的数目

固定桥的力主要由缺牙区两侧或一侧的基牙承担,必要时将相邻牙共同选做基牙,所有基牙共同分担桥体的力。固定桥较适合于少数牙缺失的修复,或者少数牙的间隔缺失,即1个牙或2个牙缺失,由2个基牙支持。如为间隔的少数牙缺失,可增加中间基牙作支持。对多数牙的间隔缺失,应持谨慎态度,在有条件设计中间种植基牙时,也可以设计固定桥。若前牙的咬合力不大,中切牙和侧切牙累加达到3～4个时,只要尖牙的条件好,也可以设计前牙固定桥。总之,考虑缺牙的数目是为了防止基牙超过负荷能力造成牙周损害,导致固定桥修复失败。对于口内缺失牙太多而余留牙很少的情况,在没有其他辅助固位、支持措施时,不能采用固定桥修复。

(二)缺牙的部位

牙弓内任何缺牙的部位,只要符合少数牙缺失,或者少数牙的间隔缺失,而基牙的数目和条件均能满足支持、固位者,都可以考虑固定桥修复。对缺牙的部位要求较为特殊的是末端游离缺失的病例。如第二、第三磨牙游离缺失的病例,要求单端固定桥修复,其桥体受力会对基牙产生杠杆作用,可以用第二前磨牙和第一磨牙同时做基牙,基牙支持力量足够,桥体选择减轻力设计形式,设计单端固定桥修复第二磨牙。如果只用第一磨牙做基牙,则要求基牙条件好,对颌牙为可摘局部义齿的病例,且桥体的颊舌径和面近远中径均应减小;对颌牙为天然牙或固定桥时,通常不应设计单基牙的单端固定桥。对于多个磨牙游离缺失的病例,牙槽骨条件允许种植者,可以借助种植基牙,设计种植基牙固定桥或种植基牙-天然牙联合固定桥,以解决末端游离病例固定修复的问题。

(三)基牙的条件

固定桥基牙和桥体承受的力几乎全部由基牙来承担,故基牙的条件是患者能否接受固定桥修复治疗的关键性因素,也是适应证选择中最重要的条件。

1.牙冠

理想的基牙的牙冠龈高度应适当,形态正常,牙体组织健康。临床实践中,常常遇到牙冠硬组织缺损或牙冠发育畸形者,只要不影响固位体固位形的预备,能满足固位的要求,可以作为固定桥的基牙;如果牙冠缺损面积过大、牙冠形态不良、临床牙冠过短等,均必须采取增强固位力的措施。例如牙体形态调整预备为有利于固位的形态;增加牙体的龈向垂直高度;预备辅助固位形;使用根管内桩核固位等,必要时增加基牙数目以满足固定桥的固位要求。达到上述条件的牙冠,可选做基牙。

2.牙根

基牙牙根应该粗壮并有足够的长度。多根牙的牙根有一定的分叉度最好,支持力最强。随着患者年龄的增长和牙周疾病等原因,牙根周围可能出现牙槽骨吸收,要求最多不超过根长的1/3。必须选用牙槽骨吸收较多的牙做基牙时,应该增加基牙数。对于牙根短、小、细的病例,除使用根桩固位的措施外,也应该增加基牙数。

3.牙髓

基牙最好是健康的活髓牙。如系牙髓有病变的牙,应进行完善的牙髓治疗,并经过一定时间的观察,证实病变已治愈,不影响固定桥的效果者,可以选做基牙。经牙髓治疗后,考虑到牙体组织脆性增加,应采取桩核等措施增加牙体强度。牙髓治疗不彻底或治疗导致余留牙体组织大量减少时,不宜选做基牙。

4.牙周组织

基牙要承担自身的和桥体的力,必须要求基牙牙周组织健康。最为理想的情况是牙周无进行性炎症,根尖周无病变,牙槽骨及颌骨结构正常,牙槽骨几乎无吸收。但是在临床上很难遇到理想的状况,较为常见的是牙周无不可治愈的炎症,无病理性动度,牙槽骨虽有不同程度的吸收,其吸收最多不超过根长的1/3。牙周病患者经过综合治疗后,要求用固定桥修复少数缺失牙,条件可适当放宽,增加基牙的数目,设计类似牙周夹板的多基牙固定桥。

5.基牙位置

通常要求基牙的位置基本正常,无过度的牙体扭转或倾斜移位,以便牙体预备时,易于获得基牙间的共同就位道和少磨除牙体组织。个别严重错位的牙,征得患者同意后,可以将牙髓失活后用核冠改变牙冠轴向并用做基牙,取得基牙之间的共同就位道。

（四）咬合关系

缺牙区的咬合关系要求基本正常，缺牙间隙有适当的龈高度，对颌牙无伸长，有良好的间锁结关系，缺隙侧邻牙无倾斜移位。如果邻牙倾斜，对颌牙伸长等，只要能采取措施，调磨短伸长牙，或调磨基牙倾斜面，或者改变固位体的设计，均可以制作固定桥。对于牙缺失导致咬合紊乱者，或伴有余留牙磨耗严重，垂直距离降低不能单独使用调的方法，应该在经过调、咬合板治疗后作咬合重建。对于缺牙间隙的龈高度过小的病例，一般不宜设计固定桥。患者牙列的覆关系对适应证有一定的影响，通常不适宜为重度深覆的患者设计固定桥，原因是前伸运动时，下前牙容易撞击上前牙造成创伤。对其他的深覆的病例，应结合口内情况分析，只要牙体预备能够为固位体提供足够的间隙，患者无咬合和颞下颌关节症状，就可以考虑作固定桥修复，并注意避免正中与前伸的早接触。

（五）缺牙区的牙槽嵴

缺牙区的牙槽嵴在拔牙或手术后 3 个月完全愈合，牙槽嵴的吸收趋于稳定，可以制作固定桥。缺牙区的牙槽嵴的愈合情况与拔牙时间、手术创伤范围、患者的愈合能力等有关。对缺牙区剩余牙槽嵴要求是愈合良好，形态基本正常，无骨尖、残根、增生物及黏膜疾患。临床上常有患者要求立即修复或拔牙后短期内修复，早期修复有助于患者恢复功能和美观，功能性刺激可能减缓牙槽嵴的吸收，可行暂时桥修复。随着牙槽嵴的吸收，桥体龈端与牙槽嵴黏膜之间会形成间隙，影响美观和自洁，待牙槽骨吸收稳定后，可做永久性固定桥。

不同患者牙槽嵴的吸收程度不同，不同的部位牙槽嵴的吸收程度亦不同，对适应证和设计有影响。前牙缺失牙槽嵴吸收较多时，桥体牙龈端至牙槽嵴顶通常留有间隙，或者勉强关闭间隙，但桥体牙过长，都会影响美观（图 11-4）。可用可摘式基托关闭此间隙，但是必须注意保持口腔清洁卫生；也可将过长的桥体牙颈部上牙龈色瓷，使之与邻牙的颈缘协调。后牙牙槽嵴的吸收较多时，由于对美观影响小，可以设计非接触式桥体，或者设计接触面积较小的桥体。

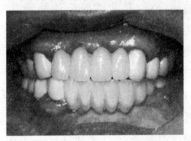

图 11-4　牙槽嵴吸收较严重，不美观的固定义齿修复

（六）患者年龄

患者的年龄对固定桥适应证的选择有一定的影响，随着临床诊疗水平的提高，年龄对适应证的影响正在逐步减小，一般说来，青年和壮年阶段是最佳年龄段，即 20～55 岁范围内。年龄过小的恒牙特点是临床牙冠短、髓腔大、髓角高，有时根尖尚未发育完全，牙的患龋率较高，在作牙体预备时容易发生意外穿髓。而老年患者经常有牙周组织退缩的情况发生，若年龄过大，牙周组织退缩明显，牙根暴露，牙周支持力下降，还可因牙的倾斜或移位较难取得共同就位道；老年患者常常伴有牙松动、颈部龋齿、重度不均匀磨耗、食物嵌塞和口腔卫生不良的不利因素，给固定桥修复带来困难和不良后果。对于老年患者个别牙缺失,牙槽骨虽有一定程度的吸收,但余留牙无或仅有轻微的动度,牙体组织健康,口腔卫生良好,也可以考虑设计固定桥。如果想要减少牙体磨除量,固位体可以设计龈上边缘形式。

(七)口腔卫生情况

固定桥是患者不能自行摘戴的修复体,虽然设计时要求固定桥能够自洁和易于清洁,但由于固定桥结构的特殊性,桥体龈端和邻间隙难于清洁。患者的口腔卫生差,牙垢沉积,菌斑集聚,容易形成龋病和牙周病,导致固定桥修复失败。为患者制作固定桥前,必须进行完善的牙体、牙周治疗。让患者认识到保持口腔清洁卫生的重要性并密切配合,形成良好的口腔卫生习惯,仍然可以进行固定桥修复。

(八)余留牙情况

在决定选择固定桥设计时,不仅要考虑基牙的健康情况,而且要考虑口内余留牙的情况,特别是在同一牙弓内。要求余留牙牙冠无伸长、下沉及过度倾斜,无重度松动,无不良修复体;牙冠无龋坏或龋坏已经治疗;无根尖周病或牙周病。对于无法保留的患牙,拔牙应纳入患者的治疗计划内并在固定桥修复前进行;一旦在固定桥修复时出现患牙去留问题,应该全盘考虑,是否继续制作固定桥还是改变设计为可摘局部义齿。

(九)患者的要求和口腔条件的一致性

在适应证的选择中,应该充分考虑患者的要求,患者在较充分知晓固定桥优缺点后,有制作固定桥的主观愿望,并能接受牙体预备的全过程,能够合作,有良好的依从性,应充分考虑这类患者的要求。患者的主观愿望常和患者的口腔医学常识有关,也和良好的医患沟通有关。口腔医师应认真负责地如实介绍固定桥的相关知识,进行口腔医学的科普宣传。

二、主观愿望与客观条件的协调

口腔的局部条件是选择固定桥的决定因素,医师必须考虑患者的要求和口腔条件的一致性,是最佳适应证还是可选择的适应证,是非适应证还是绝对的禁忌证,应该明确界定。当口腔的客观条件符合患者的主观要求时,固定修复通常能够取得较好的效果;当两者发生冲突时,医师应对患者作耐心细致的解释和引导,取得患者的理解和配合,选择适宜的修复方法,而不能无条件地满足患者的任何要求,否则可能造成事与愿违的结果。固定桥修复虽然有着显著的优点,但也不能滥用,如果选择应用不当,反而会给患者带来不必要的损害。下面一些情况不宜采用固定桥修复:①患者年龄小,临床牙冠短,髓腔较大,髓角高,根尖部未完全形成时。②缺牙较多,余留牙无法承受固定义齿力时。③缺牙区毗邻牙(基牙)牙髓、牙周已有病变未经治疗时。④缺牙区的龈距离过小者。⑤末端游离缺失的缺牙数 2 个或超过 2 个时。⑥基牙松动度超过 I°时或牙槽骨吸收超过根长 1/3 者。⑦拔牙创未愈合,牙槽嵴吸收未稳定者。

非适应证或者禁忌证并非绝对不变,经过彻底治疗的牙髓病、牙周病患牙,依然可以做基牙;经调磨伸长牙,可能解除牙间锁结;增加基牙或采用种植基牙等手段,可达到固定桥的固位的要求;牙槽嵴吸收未稳定者经过一段时间,吸收稳定后可作固定桥修复。

在临床实践中,适应证的把握是十分重要的。然而,因患者存在个体差异,口内条件各不相同,医师对适应证的掌握尺度经常有差异,通常没有一个绝对的界限,可以有最佳适应证,可接受的适应证,有一定保留条件的适应证,非适应证或者禁忌证。尽管如此,医师应站在患者的立场上,从长远考虑,掌握好适应证的尺度,而这个尺度衡量着医师的医疗技术知识和水平,甚至衡量着医师的职业道德水准。应该注意的是医师如过分放宽适应证,可能给患者带来不必要的损害与痛苦。

三、基牙的合理选择与保护

作为牙支持式的修复体,固定桥修复成功与否,在很大程度上取决于基牙的选择是否正确。基牙是固定桥的基础,基牙的健康是固定桥存在及行使功能的重要前提,不合理的固定桥设计往往首先导致基牙及其牙周组织的损伤而使修复失败。因此,保护桥基牙并维持其长期健康是固定桥设计必须遵循的原则。

保护桥基牙应从基牙的牙髓、牙体和牙周组织三方面来考虑。在基牙上设计固位体时,要根据基牙的形态及修复体所要求的固位力和支持力选择固位体的种类,尽可能少磨除牙体组织。固位体的设计应该尽可能地减少继发龋的发生,以保持其牙体组织的健康。同样,固位体的设计也应尽可能保持正常的牙髓活力,尤其是年轻患者,牙齿的髓腔较大,更应注意对牙髓的保护。桥基牙的牙周组织健康对保证修复体长期存在并行使功能是非常重要的,应该按照生物力学的原则进行设计,以保证桥基牙在功能活动中不受损害。近年来,随着理工科学的迅猛发展,各学科之间的交叉融合也日益增多,各种先进的技术和方法被引入口腔科学,不少学者进行了口腔生物力学方面的研究,并取得了大量的科学的实验结果。应用这些研究成果指导修复临床,就有可能使固定桥的设计建立在更符合生物力学原理的基础上,这对维护基牙的健康,预防疾病发生,延长固定桥的使用寿命都是十分重要的。此外,修复体的外形应该有利于自洁,对牙龈组织有功能性按摩作用,以促进基牙的牙龈和牙周健康。

基牙的主要功能是支持固定桥,负担着基牙自身和桥体额外的力,故要求基牙要有足够的支持负重能力。同时,固定桥是靠固位体固定在基牙的冠或根上才能行使功能,因此要求基牙预备体应该满足固位体的固位形要求,牙冠部或根部提供良好的固位形,所以基牙应有良好的固位作用。由于固定桥将各基牙连结成为一个整体,故要求各基牙间能够取得共同就位道。选择基牙时,应考虑以下因素。

(一)基牙的支持作用

固定桥所承受的力,几乎全部由基牙的牙周组织承担,基牙及牙周组织的健康对于固定桥的支持作用非常重要。基牙的支持能力的大小与基牙的牙周潜力有关,即与基牙牙根的数目、大小、长短、形态、牙周膜面积的大小及牙槽骨的健康密切相关。就牙根的数目而论,多根牙比单根牙支持力的能力大;牙根粗壮比牙根细小支持作用强;牙根长比牙根短的支持作用强;从牙根形态来看,分叉的多根牙比单根牙或融合牙根负重能力强,牙根横截面呈椭圆、扁圆或哑铃形时支持作用好。在具体选择时,应该考虑临床牙冠和牙根的比例,临床冠根比例若能达到 $1:2$ 或 $2:3$ 较为理想。冠根比为 $1:1$ 时,是选择基牙的最低限度,否则需要增加基牙。

通常认为,健康的牙周组织均具有一定的牙周潜力,而牙周潜力与牙周膜面积呈正比关系,故牙周膜是固定桥支持的基础,可用牙周膜面积来衡量基牙的质量及是否能选为基牙。牙周膜的面积与牙根的数目、大小、长短、形态有关。长而粗壮的多根分叉牙,牙周膜面积大,支持能力强。临床上,要求各桥基牙牙周膜的面积总和等于或大于缺失牙牙周膜面积的总和。在应用这一原则时,还应该注意下述三个问题。

（1）牙周膜面积是不断变化的，当牙周退缩，或牙周袋形成时，牙周膜面积相应减小。必须正确判断不同程度牙槽骨吸收后的剩余牙周膜面积，以便作出符合实际情况的设计。特别应该注意牙周组织有一定程度退缩或者伴有牙周损害时，牙周膜面积的变化大，牙周膜受损的程度和部位与牙周膜减少的程度密切相关。牙周膜的附着面积在牙根的各部位是不相同的，单根牙以牙颈部最大，故牙颈部牙周膜的丧失会导致该牙较多支持力的丧失。而多根牙以根分叉处附着的牙周膜面积最大，因此，牙槽骨吸收达根分叉时，牙周膜面积和支持力才会有较多的损失。当牙周膜的面积减小，牙周支持组织的耐力也随之下降，牙周储备力也相应减小。

（2）牙周膜的正常厚度为 0.19～0.25 mm，此时的支持能力最大。随着咀嚼功能和牙周的病理变化牙周膜厚度会发生变化，无功能的失用牙的牙周膜变窄；有咬合创伤或松动牙的牙周膜变宽虽然不影响牙周膜面积，但是均减小了支持能力。

（3）牙周膜面积的大小并不是决定固定桥设计的唯一因素。根据牙周膜面积来决定桥基牙的数量，在临床上具有一定的参考价值，但并不能适用于所有情况。例如，3|3 的牙周膜面积之和＜21|12 之和，当 21|12 缺失，仅以 3|3 为桥基牙作固定桥修复，按照牙周膜面积的计算，这种修复是不恰当的，必须增加桥基牙。但临床实践证明，如果前牙牙弓较平直，扭力不大，患者的咬合力不大时，而 3|3 冠根正常，牙周组织健康，咬合关系正常时，可以用两尖牙做基牙支持 321|123 固定桥。在单端固定桥的修复中，也不能单纯根据牙周膜面积的公式计算来确定基牙。例如，|6 的牙周膜面积＞|7，如果以 |6 为桥基牙作单端固定桥修复 |7，虽然按照牙周膜面积的计算是可行的，但因为单端固定桥所受的较大的杠杆力作用，必然导致修复的失败。因此在设计时，要考虑尽量减小或避免对基牙牙周健康不利的杠杆力、侧向力。

固定桥的力通过牙周膜传导给牙周组织和牙槽骨，故牙槽骨及支持组织的健康直接影响固定桥的支持作用。基牙周围骨质致密，骨小梁排列整齐，其支持力大。相反，对于日久失用或牙槽骨吸收多或牙周存在炎症的牙，均因支持力减弱不宜选做基牙；如果必须做基牙，应经过相应的治疗后，再慎重选用，并在该侧增加基牙。固定桥设计一般有三个基本类型：双端固定桥、单端固定桥和半固定桥。在条件许可时，应尽可能采用双端固定桥。一般来说，两个健康基牙可以恢复一个缺失牙的生理功能。但若缺失牙较多，或基牙的条件不够理想，或各基牙条件悬殊，要决定基牙的数目就比较困难。单端固定桥由于其缺乏平衡的支持，基牙受到较大的旋转力，容易造成基牙牙周的损害应慎用。后牙游离端缺失的单端固定桥修复，桥体长度不应超过一个牙单位，否则再多的基牙也不能获得良好的远期效果（图 11-5）。

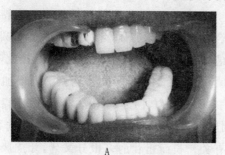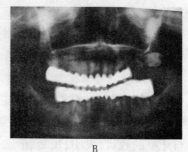

A   B

图 11-5　失败的后牙单端固定桥修复

当固定桥基牙支持力不足时,可以增加桥基牙的数目,以分散力,减轻某个较弱桥基牙的负担。原则上,增加的桥基牙应放在较弱的桥基侧,才能起到保护弱桥基牙的作用。如|6缺失,用|57作桥基牙的双端固定桥,若|5牙周情况稍差,为了减轻基|5的负担,而增加|4为桥基牙,形成三基牙固定桥。也有采用力比值的方法来判断基牙的支持力,并据此选择基牙和确定基牙数目。但无论以何种方式确定基牙的支持力,必须遵循的原则是:桥基牙负重的大小应以牙周支持组织能够承担的限度为依据,维持在生理限度以内,即牙周储备力的范围内,这样才有维持牙周组织健康的作用。若其负担超过了生理限度,将会损害牙周组织健康,进而导致固定桥的失败。这是固定桥设计中的一条重要生理原则。

造成固定桥失败的原因很多,最常见者是桥基牙负担过重逐渐松动,或固定桥的固位不良,固位体松动脱落。因此,在临床上对桥基牙的选择,桥基牙数量的决定和固位体的设计十分重要。在设计中既不能盲目增加桥基牙,也不能让桥基牙超负荷工作,还必须注意少磨除牙体组织,保护牙髓及牙体组织的健康。设计中还要考虑使各基牙受力平衡,力分布均匀,使固定桥的设计符合生物力学的原则。总之,应结合患者的实际情况,全面考虑桥基牙的健康、缺失牙的部位、咬合关系、桥的形式、患者的咀嚼习惯等有关情况,综合分析,以判断桥基牙的支持能力,作出合理的修复设计。

(二)基牙的固位作用

基牙良好的固位作用不仅可以对抗固定桥功能运动中的脱位力,而且对基牙的健康也是至关重要的。固位作用与基牙的牙冠形态有密切关系,使用根内固位方式时,与牙根有一定的关系。基牙牙冠必须有足够的牙体组织、适当的形态和良好的牙体结构,为固位体提供固位形。基牙牙冠的形态和结构与固位体的固位形和抗力形有密切关系。通常,牙冠长、体积大可增大基牙预备面和固位体的接触面积,并能获得辅助固位形以增加固位力。牙冠短小或畸形,例如锥形牙冠,固位效果不好。牙体组织结构正常,固位体固定在坚实的牙体组织上,不仅固位作用好,抗力作用亦好,不易引起牙体组织折裂。相反,钙化不良或釉质发育不全的牙,其组织结构松软或残缺,容易磨损导致牙冠高度降低,对固位体的固位形和抗力形都有影响。此外,容易发生继发龋,导致固位体的松动,进而造成牙髓病变,最终可能导致固定桥的失败。

对于龋病引起的牙冠大面积缺损牙,应在去净龋坏组织后,根据牙冠剩余牙体组织的情况来判断能否做基牙。有时需要先治疗和填充后,才能满足固位体的固位形要求。如果龋坏已损及牙髓,必须经过彻底的牙髓或根管治疗,用桩核恢复缺损的牙体组织形态。如果系其他原因所致缺损牙,填充后不影响固位体的固位形者,可直接选做基牙;否则将在治疗后用桩核固位和恢复冠部外形。对于严重磨耗、磨损牙,牙尖高度降低,咬合接触紧,牙本质暴露或已接近牙髓的牙,在牙体预备时,磨出固位体面的间隙相当困难,而且牙冠轴面高度不足,固位体的固位力和抗力均不足,是否能做基牙要慎重考虑。既保证足够的固位力又能保持牙髓的活力最好,否则作牙髓失活,以便取得辅助固位形,才能选做基牙。基牙最好是活髓牙,有正常的代谢能力和反应能力,以维持牙体组织的健康。如果患牙已经过完善的牙髓治疗或根管治疗,牙体组织因失活而逐渐变脆,容易出现牙尖折裂。对无髓基牙的固位形设计,除采用充填材料填充恢复牙冠外形外,必要时应采取固位钉或桩核增强固位,保护基牙受力时不会折裂。对基牙牙冠几乎完全缺损的根内固位者,要求牙根粗大,有足够的长度,能提供良好的根桩固位形,且要经过完善的根管治疗。

在有条件时,可根据患者的具体情况考虑用种植体作桥基进行固定义齿修复,但对于能否联合使用天然牙与种植体进行固定桥修复,存在不同的观点。在开展种植体修复较早的北美部分国家,目前主张不采用联合应用的固定桥修复,其理由是种植体与牙槽骨为骨性结合,没有动度,而天然牙是由牙周膜将其与牙槽骨连结在一起的,有一定的动度,天然牙与种植体联合应用时受力不均衡,无论对天然牙还是种植体都是有害的,而最终导致修复的失败。而目前国内仍有采用天然牙与种植体联合应用的固定桥修复,认为种植体能起到良好的辅助固位和支持作用,使固定桥修复的适应证范围扩大,且有较长期的成功病例作为支持。固位体足够的固位力是固定桥成败的关键因素,而不同结构的固定桥对固位力的要求不一定相同。为基牙设计固位力时,除考虑基牙自身的条件外,还应考虑固定桥本身对固位力的要求。这些要求包括固定桥的类型、力的大小、桥体的跨度、桥体的弧度、固定桥的材质等。当患者的力越大,桥体跨度越大,桥体弧度越大时,对基牙的固位力要求越高。

(三)基牙的共同就位道

因固定桥的各固位体与桥体连结成为一个整体,固定桥在桥基牙上就位时只能循一个方向戴入,所以各桥基牙间必须形成共同就位道。在选择基牙时,应注意牙的排列位置和方向,这与牙体预备时能否获得各桥基牙的共同就位道有密切关系。在一般情况下,只要牙排列位置正常,顺着各桥基牙的长轴方向作牙体预备,即可获得共同就位道。对有轻度倾斜移位的牙,可适当消除倒凹,或稍微改变就位道方向,便可获得共同就位道。对于严重倾斜移位的牙,为了求得共同就位道,必须磨除较多的牙体组织,这样容易造成牙髓损伤而且严重倾斜的牙,力不易沿着牙长轴传导,牙周组织易受创伤。但近年来,经光弹性实验证明,桥基牙倾斜在30°角以内者,在固定桥修复后,尚可改善倾斜桥基牙的应力状况。可见基牙倾斜度在一定范围内仍然可以选做基牙。

对于倾斜移位的牙,如果患者年轻,在有条件时最好先经正畸治疗改正牙位后,再选作桥基牙;或者选择适当的固位体设计,使牙体预备时既能取得共同就位道,又不至于损伤牙髓,并在另一端增加桥基牙以分散力仍可选作桥基牙。如向舌侧倾斜的下颌磨牙,固位体可设计为暴露舌面或部分暴露舌面的部分冠,既可求得共同就位道,又可尽量少磨牙体组织。对于错位严重的牙,如果已影响牙体预备,则不宜选作桥基牙。当缺失牙的情况复杂时,如缺牙较多或有间隔缺牙需要选用多个桥基牙时,应先取研究模型,在导线观测仪上设计就位道。在考虑共同就位道的同时,必须注意尽量少切磨牙体组织,又要考虑排牙的美观效果,调整缺隙的大小。总而言之,在求得桥基牙的共同就位道时,不能为此而损伤基牙的牙髓和牙周组织,并以此作为取舍桥基牙的重要参考因素。

目前,随着修复技术的提高,固定义齿修复的适应证范围有所扩大,临床上有很多固定桥的设计是前面提到的三种基本类型的组合,可称为复合固定桥。有时固定桥的跨度可达全牙弓,这种分布对基牙的支持、固位及共同就位道都有所影响。

四、固位体的设计

固位体是固定桥中将桥体连接于桥基牙上的部分,它借黏结剂固定在桥基牙上。固位体能抵御各种外力,并将外力传递到桥基牙及其支持组织上,同时保持本身的固定,不至于因外力而松动脱落,这样才能很好地发挥固定桥的功能。因此,它是固定桥能否成功的重要因素之一。

(一)固位体设计的一般原则

(1)有良好的固位形和抗力形,能够抵抗各种外力而不至于松动、脱落或破损。

(2)能够恢复桥基牙的解剖形态与生理功能。

(3)能够保护牙体、牙髓和牙周组织的健康,预防口腔病变的发生。

(4)能够取得固定桥所需的共同就位道。

(5)固位体的美观要求以烤瓷固定桥修复前牙缺失,多采用全冠固位体,固位效果好美观,坚固耐用,不仅可以较好地修复缺失牙,对桥基牙的颜色、外形、排列等都可加以改善。

(6)固位体材料的加工性能、机械强度、化学性能及生物相容性良好;经久耐用,不易腐蚀和变色,不刺激口腔组织,无毒性。

(二)固体位的分类

固位体一般分为 3 种类型,即冠外固位体、冠内固位体与根内固位体。

1.冠内固位体

冠内固位体即嵌体固位体,因其固位力差,外形线长,容易产生继发龋。对活髓牙来说,嵌体洞形的预备因需要一定的深度易伤及基牙的牙髓;对死髓牙而言,嵌体起不到应有的保护作用,因此目前临床上已很少采用嵌体作固位体。但如果桥基牙已有龋坏,在去净龋坏后,只需将洞形稍加修整,且缺牙间隙小、咬合力小或对固位体的固位力要求不太高,也可考虑选用嵌体作固位体。此外,嵌体还可以向面和轴面扩展,形成"嵌体冠",利用冠内及冠外联合固位形以满足固位力的要求。

2.冠外固位体

包括部分冠与全冠,这是固定桥最多采用,也较理想的一种固位体。其固位力强,牙体切割浅,能够满足美观的需要,能较好地保护桥基牙牙体组织,适应范围广。传统的部分冠包括金属铸造 3/4 冠及锤造开面冠,不过,随着口腔修复技术的发展,目前已不再采用锤造开面冠。部分冠磨切牙体组织较全冠少,其固位力较嵌体强。前牙 3/4 冠暴露唇面,可选作前牙固位体,但因其达不到理想的美观效果,目前已应用较少。3/4 冠也可在金属修复中作后牙固位体,特别是前磨牙。对于某些倾斜基牙,部分冠更易取得共同就位道。

全冠固位体包括铸造金属全冠、金属塑料全冠、金属烤瓷全冠、全瓷冠。全冠固位体因为覆盖桥基牙的各个牙面,其固位力最强,对桥基牙短小,缺失牙多,桥体跨度长,承受力大者,全冠是最适合选用的固位体。全冠固位体对于无牙髓活力的桥基牙还有保护作用,并能同时修复基牙的缺损。铸造金属全冠因其金属的颜色对美观会有影响,所以主要用作后牙固位体,一般不用于前牙与前磨牙。目前,前牙与前磨牙应用较多的是金属烤瓷全冠固位体和金属塑料全冠固位体,不仅固位力强,且美观效果好,既可作为前牙桥的固位体,也可一并修复桥基牙的变色、釉质发育不全、畸形和缺损等。全瓷冠固位体由于其强度已有较大改善,目前应用已逐渐增多,但因其需要磨除的牙体组织相对较多,适应证还需严格把握。

3.根内固位体

根内固位体即桩冠固位体。其固位作用良好,能够恢复牙冠外形,符合美观要求。根内固位体主要用于经过完善根管治疗的死髓牙。对于某些牙位异常,且没有条件作正畸治疗的患者,可通过根内固位体改变牙的轴向,以此增进美观。目前,因为烤瓷修复技术的发展,根内固位体一般与全冠固位体联合使用,即将根内固位体做成桩核,再在桩核上制作全冠固位体,这样可更容易地获得共同就位道。

(三)影响固位力的因素

固位体与单个牙修复体不同,它要承担比单个牙修复体更大的力,且受力的反应也与单个牙不同,故要求更大的固位力。固位体固位力的大小,取决于桥基牙的条件、固位体的类型及牙体预备和固位体制作的质量。

1.基牙形态对固位力的影响

由于通常采用冠外固位体,只要基牙的牙冠长大、牙体组织健康、咬合关系正常者,能够获得较大的固位力;反之,牙冠短小、畸形、牙体组织不健康或牙体组织缺损,都可以影响其固位力。在此情况下,应选择固位力较大的固位体,如全冠固位体。对于根内固位体,牙根粗长、牙体组织质地坚实的基牙,能够获得较大的固位力。

2.固位体的类型对固位力的影响

固位体的类型对固位力的影响很大,一般情况下,全冠的固位力大于部分冠,部分冠的固位力大于嵌体。在选用部分冠作固位体时常需要加辅助固位形,以增强固位力,如切沟、邻轴沟、针道等。嵌体的固位效果最差,在需要时也应考虑增加辅助固位形,或采用嵌体冠,以满足固位和抗力的需要。根内固位体由于桩核的种类较多,其固位力的大小也不同,通常铸造金属桩核的固位力较成品桩核的固位力更大。

3.固位体的制备对固位力的影响

全冠固位体的固位力与基牙轴面的向聚合度有关,基牙牙体预备时,如果向聚合度过大,固定桥容易发生向脱位。为保证固位体有足够的固位力,又有利于固定桥的戴入,在所有基牙的轴壁彼此平行的前提下,要求向聚合角度不超过5°角。尖牙呈菱形,邻面短小时,邻轴沟的长度受限,可将远中切面适当向唇面延伸,或者在尖牙的舌隆突上加一针道,以增强固位力。嵌体固位体的固位力较差,要求洞形有一定的深度,点角和线角清晰,洞轴壁的龈向聚合度宜小,必要时增加辅助固位形,或采用高嵌体固位体的形式。

4.双端固定桥两端固位力的平衡

双端固定桥两端桥基固位体的固位力应基本相等,若两端固位力相差悬殊,则固位力弱的一端固位体易松动,而固位力强的一端固位体又暂时没有脱落,患者不易察觉,其后果往往是松动端桥基牙产生继发龋,甚至损及牙髓,而固定端的基牙的牙周组织往往也受到损害。因此,固定桥两端的固位力应基本相等,若一端固位体的固位力不足时,首先应设法提高固位力,必要时增加桥基牙,以达到与另一端固位体的固位力相均衡。单端固定桥由于杠杆力的作用,且固定端承担了全部力,故对固位体的固位力要求高,应特别重视。

5.固定桥的结构和位置等对固位力的影响

固定桥的形态结构不同对固位力的要求也有所不同,固位体固位力大小设计应与力的大小、桥体的跨度及桥体的弧度相适应,桥体跨度越长、弧度越大、力越大者,要求固位体的固位力越大,必要时可增加基牙数来增加固位力。此外,固定桥的刚度越小,变形性越大,对固位体的固位力要求越高。固定桥在牙弓中所处的位置不同,其承受的咬合力的大小和方向是不同的,对固位力的影响也不同。总之固位体的固位力大小应适合固定桥的需要。

6.固位体的就位道

固位体的就位道影响固位力的大小,因此在设计时可以利用制锁作用来提高固位力。固定义齿的共同就位道不仅取决于基牙的形态、位置和排列,还取决于固位体的设计。在选择固位体时,必须考虑各固位体之间应有共同就位道。一般而言,获得共同就位道的难度以全冠固位体最大,部分冠次之,嵌体最小。在使用根内固位体时,如果直接用桩冠作固位体,因其易受根管方向的限制,很难通过预备的方式与其他基牙求得共同就位道,此时可先做核桩,当其固定在根管内以后,再于核上设计制作全冠固位体。此法的优点是,在桥基牙的核形上预备全冠固位体比在根管内预备桩道固位体更容易取得共同就位道。当一端基牙颊舌向倾斜,全冠固位体不易求得共同就位道时,可将倾斜端的固位体设计为部分冠,将倒凹大的一面作适当的暴露。

(四)固位体的边缘设计

对于全冠固位体而言,边缘即颈缘,其伸展的范围视桥基牙的条件和修复体对固位力要求的大小而定。对于牙冠短小的基牙,固位体的边缘应尽可能向根方延伸,因为固位体边缘越向根方伸展,其固位力越大。当然,这种延伸是以不损伤牙周组织为前提的。对于牙颈部明显缩小的牙,或牙周有一定退缩的基牙,固位体边缘的延伸意味着要磨除较多的牙体组织,如果牙冠比较长大,则不必把固位体的边缘延伸至龈缘处。对于前牙来说,固位体的唇面一定要延伸至龈缘下,这样才能保证美观的效果。部分冠的边缘线在前牙不能伸展到唇面,以免影响美观。冠内固位体的边缘应延伸到自洁区。

(五)固位体对基牙的修复和保护

1.一并修复桥基牙的缺损

若桥基牙有缺损和畸形,在设计固位体时应予以一并修复,若牙冠已有充填物,固位体应尽量将其覆盖,这样可防止充填物的脱落。

2.防止桥基牙牙折

固位体的设计应防止桥基牙产生牙尖折裂,冠外固位体因牙的面完全被覆盖,不易发生牙尖折裂,而冠内固位体则应该注意在面的扩展,适当降低牙尖高度,并将其覆盖,从而避免发生牙尖折裂。另一方面,全冠固位体虽能有效地保护基牙的牙体组织,但在某些情况下,需要与根内固位体联合应用,例如没有牙髓的前牙及前磨牙,在全冠修复的牙体预备后,其颈部牙体组织很脆弱,尤其是有楔状缺损的牙,修复体及基牙易从牙颈部发生折断。因此,全冠固位体修复前在髓腔用桩加强是很重要的。应用断面较低的残根做基牙时,固位体在颈部应对残根有一个箍的保护作用,以防止残根的纵折。

(六)特殊桥基牙的固位体设计

1.牙冠严重缺损牙的固位体设计

此类牙多为死髓牙或残根,只要缺损未深达龈下,牙齿稳固,应尽量保留。先进行彻底的根管治疗,在根管内插入并黏固桩,用银汞合金或复合树脂充填形成核形,再在其上制作全冠固位体。前牙可先做金属铸造核桩,再做全冠固位体。

2.牙冠严重磨耗牙的固位体设计

在临床上常见患者的磨牙因磨耗变短,如果作常规的全冠牙体预备,面磨除后则会使牙冠变得更短,固位力下降。对于这类牙的处理有两种方法,如果是活髓牙,可只预备各轴面,设计制作不覆盖面的开面冠,但这类固位体要求有性能良好、不易溶解的黏结剂。如果基牙是死髓牙,经过根管治疗后,可从面利用髓腔预备箱状洞形,设计成嵌体冠固位体,利用箱状洞形增加固位力。

3.倾斜牙的固位体设计

对于无条件先用正畸治疗复位的基牙,可以改变固位体的设计,以少磨除牙体组织为原则来寻求共同就位道。如临床上常见下颌第一磨牙缺失后久未修复,造成第二磨牙近中倾斜移位。当倾斜不很严重时,在牙体预备前仔细检查设计,使倾斜牙与其他桥基牙一道按最适合的共同就位道进行预备,其原则是不损伤牙髓,尽可能少磨除牙体组织。如作全冠固位体牙体预备时,因为牙的倾斜,其近、远中的垂直轴面都较短,即使在远中面向龈方延伸,固位作用仍有限,而且易在龈端形成台阶。此时可作成不覆盖远中面的改良 3/4 冠固位体,在颊、舌侧轴面预备出平行轴沟,以增强固位。如果磨牙倾斜比较严重,还可设计为套筒冠固位体。其方法是,先按倾斜牙自身的长轴方向进行牙体预备,制作内层冠,将内层冠的外表面做成与其他桥基牙有共同就位道的形态,最后按常规完成固定桥。先黏固内层冠,再黏固固定桥。固位体(即外层冠)的边缘不必伸至龈缘,因内层冠已将牙齿完全覆盖。当然,有时出于美观需要,也要求外层冠覆盖到龈缘。

近年来,由于黏结技术的迅速发展,对于严重倾斜的桥基牙已有采用少磨牙体组织的黏结固定桥予以修复,即采用金属翼板固位体,由颊舌方向分别就位,并与桥体面部分组合而成。但这类黏结桥需拓宽足够的邻间隙,才有利于自洁作用。

五、常规及特殊条件下的固定义齿设计

牙列缺损患者口腔局部条件的差异较大,根据固定桥的适应证范围,结合患者的具体情况,如基牙条件、缺牙数目、缺牙的部位、余留牙情况、缺牙区牙槽嵴的情况等,进行综合分析,在此基础上制定修复治疗方案。对于已经确定作固定桥修复的患者,必须确定最适当的固定桥设计。在固定桥类型中,双端固定桥支持的力大,两端基牙承受力较均匀,对牙周健康有利,如果无特殊情况,应尽量采用双端固定桥。由于固定桥共同就位道的获得存在不同的难度,能够采用短固定桥时,尽量不设计复杂的长固定桥。单端固定桥桥体受力时基牙接受扭力,故应严格掌握适应证,慎重选用该设计。中间种植基牙的应用,将长固定桥变为复合固定桥,减轻了基牙的负担。种植基牙的应用,使游离缺失也可以设计天然牙-种植体联合固定桥。随着附着体在临床的应用增多,对某些牙列缺损,固定-可摘联合桥为另一种可采用的设计。

在不同的固定修复设计中,尽管有些方案更加完善,但是受限于患者的各种条件,不一定能够成为最终选择的设计,修复医师需要在掌握原则的前提下,结合患者口内的具体情况综合考虑而定。

(一)固定义齿修复类型的设计

1.单个牙缺失

一般有较好的条件选择双端固定桥的修复,如果基牙条件理想,在单个牙游离缺失的病例

中,还可以考虑单端固定桥修复。考虑到对基牙和余留牙的保护,在具备条件时,种植修复应该是首选的方法。

2.两个牙的连续缺失

对基牙的支持和固位力要求相对更高,有时需要通过增加基牙的方法来保证支持力和固位力。发生在前牙或前磨牙的连续缺失,通常可以用两个基牙修复两个缺失牙,但如果是磨牙缺失,通常需要增加基牙。磨牙的游离缺失达两个牙,则不能采用常规的固定桥修复,只有在配合种植的前提下,才能以固定义齿修复。

3.两个牙的间隔缺失

对于间隔缺失的牙,既可以是双端固定桥,也可设计为复合固定桥,如果间隔的余留牙在两个牙以上,尽可能设计为两个双端固定桥,应尽量避免长桥的设计。跨度过长的固定修复体在制作、受力、维护、后期治疗等方面都有一定困难。

4.3个牙或多个牙缺失

发生在牙弓后段的3个牙连续缺失,一般不考虑设计固定桥修复。多个切牙连续缺失,如果咬合关系正常,缺隙不大,在尖牙存留,且牙周条件良好时,可设计以尖牙为基牙的双端固定桥;如果咬合紧力大,尖牙支持和固位均不足,应增加前磨牙为基牙设计双端固定桥。

(二)固定义齿修复材料的选择

1.金属固定桥

修复体用金属整体铸造而成,机械强度高,桥基牙磨除的牙体组织相对较少,经高度抛光后表面光洁,感觉舒适。其缺点是不美观,故只能适用于比较隐蔽的后牙固定桥,特别适宜于后牙区失牙间隙缩小或龈距离小的情况,也适宜于基牙牙冠较短的病例。虽然其适用范围小,但在某些情况下仍不失为一种有效的设计。

2.非金属固定桥

主要包括全塑料和全瓷固定桥。塑料固定桥因材料硬度低,易磨损,化学性能不稳定,易变色,易老化,对黏膜刺激较大,故一般只用作暂时性固定桥,其优点是制作方便。目前虽有一些新型树脂材料投入临床应用,但一般也限于制作短期的固定桥修复体。全瓷固定桥硬度大,化学性能稳定,组织相容性良好美观,舒适。随着口腔材料研究的进展,陶瓷材料的强度特别是韧性得到很大程度的提高,全瓷固定桥已较广泛地用于临床,特别是用于前牙的修复。

3.金属烤瓷固定桥

金属烤瓷固定桥是目前临床应用最广的一种固定修复体。金属部分可增加修复体的机械强度,并加强桥体与固位体之间的连接。陶瓷材料能恢复与天然牙相协调的形态和色泽,满足美观的要求。由于这种修复体兼有金属与非金属的优点,故为临床上广为采用,对前、后牙都适用。

(三)固定义齿修复的补设计

固定修复体恢复的力与咀嚼功能,主要取决于修复体的面设计。修复体的面是其咬合功能面,即上前牙的切嵴和舌面,以及下前牙的切嵴和后牙的面。面形态恢复是否合理,直接关系到固定桥的咀嚼功能。面的恢复应从以下几方面考虑:

1.补面的形态

面的形态应根据缺失牙的解剖形态及与对颌牙的咬合关系来恢复。面的尖、窝、沟、嵴都应与对颌牙相适应,在恢复咬合关系时,咬合接触点应均匀分布,并使接触点的位置在功能尖部位,尽量靠近桥基牙面中心点连线。适当降低非功能尖的高度,以减小固定桥的扭力。切忌前伸或侧向的早接触。有研究表明,正常牙齿牙周膜对垂直力与侧向耐力的比值为 3.49∶1。

2.补面的大小

咬合面的大小与咀嚼效能有关,也与基牙承担的力大小有关。为了减轻基牙的负担,保持基牙健康,常需要减小力,要求桥体的面面积小于原缺失牙的面面积,可通过适当缩小桥体面的颊舌径宽度和扩大舌侧外展隙来达到此目的。桥体面颊舌径宽度一般为缺失牙的 2/3;基牙条件差时,可减至缺失牙宽度的 1/2。一般来说,若两基牙条件良好,桥体仅修复一个缺失牙,可恢复该牙原面面积的 90% 左右;修复两个缺失牙时,可恢复原缺失牙面面积的 75%,修复 3 个相连的缺失牙时,可恢复此三牙原面面积的 50% 左右。在临床设计时,这些数值仅作参考,还需结合患者的年龄、缺牙部位、咬合关系等具体情况灵活应用。减少力,减轻基牙负担的措施除了减小桥体的颊舌径外,还可以加大桥体与固位体之间的舌外展隙,增加食物的溢出道,减小面的牙尖斜度等。对于单端固定桥,由于其杠杆力的作用,面减径以减小力更是必要的措施,可在近远中向和颊舌向各减径 1/3~1/2。

3.固定义齿修复的补重建

无论是何种牙的修复都会涉及重建的问题。固定桥修复,特别是多个牙单位的长桥修复,重建是十分重要的,通过面整体的位置和形态的设计完成。对于前牙而言,可以通过固定桥修复,建立新的关系,以增进和改善美观等功能。对于后牙而言,可以通过固定桥修复,建立新的曲线和有利的咬合关系。

六、固定修复设计中的美学要点

固定桥修复的设计中,美观设计是十分重要的,尤其是前牙固定桥修复。修复体的美观效果主要与修复体的形态、色泽及其与口腔组织的协调性有关。前牙的非对称性修复对修复的协调性要求更高。

(一)美学修复材料的选择和应用

选用美学修复材料是获得理想美学效果的基本条件。随着人们审美要求的提高和美学修复材料的发展,口腔修复体正向着自然逼真、美观、舒适的方向发展。口腔固定修复经历了从金属全冠到开面冠、3/4 冠,从开面冠、3/4 冠到塑料全冠,从塑料全冠到金属烤塑、烤瓷冠、全瓷冠的变化过程。在这些修复材料中,陶瓷材料由于具有良好的生物学性能和美观的修复效果,成为主流材料。非贵金属烤瓷修复是目前临床应用最广泛的修复方式,具备陶瓷美观、生物相容性好及强度高的优点,但易出现颈缘层次不清楚、颈缘灰线、金属底层影响瓷层颜色再现的问题。近年来,贵金属烤瓷和全瓷材料发展很快,可明显改善固定修复的美学效果。全瓷冠桥的制作技术有粉浆涂塑和渗透玻璃陶瓷技术、热压铸陶瓷技术、CAD/CAM 机加工技术、CAD/CAM 机加工和渗透复合技术。为了模仿天然牙的层次感,全瓷冠桥一般为多层次的制作方法,即用上述各种方法完成高强度全瓷基底冠或者桥架后,再分层涂塑饰面瓷,易于成形,同时减小修复体表面硬度,避免过多地磨耗对颌牙。

(二)固定修复与牙龈美学

牙龈美学是固定修复美学的重要组成部分,健康的牙龈是获得理想牙龈美学的前提基础,特别是在前牙,牙龈的美观性显得尤为重要。

1.修复材料对牙龈的影响

临床上使用的非贵金属烤瓷修复体多采用镍基合金,除易引发牙龈炎症外,牙龈变色的情况也常有发生。色差仪分析显示,变色牙龈的明度值和饱和度降低,颜色变得紫红,尤其是边缘龈和龈乳头的改变更显著。

金属烤瓷冠修复后牙龈变色的原因一直存在争议,一部分学者认为是基底冠中的镍、铬和铝瓷竞争形成氧化物经光线折射所致;而部分学者认为是底层冠中的镍、铬在电化学的作用下析出、聚集并进入牙龈,导致牙龈变色;还有人推测可能是修复体颈部悬突刺激或损伤引发炎症所致。有研究发现牙龈变色时牙龈组织结构发生了改变,牙龈组织存在明显炎症反应,且与时间存在明显正相关,变色牙龈的吞噬细胞发生凋亡,机体的免疫防御系统受到破坏,并促进了自由基的产生,最终在自由基代谢失衡下引发牙龈变色。还有一种牙龈染色现象是可逆的,即金瓷冠粘戴后,游离龈发生变色,冠取下后,牙龈色泽又恢复正常状态。常用的非贵金属不透光,若唇侧龈缘处的牙体预备不足或不规范,基牙游离龈就会呈现出暗色,这是由于游离龈的光透性及金属底层冠对牙根的阻光作用造成的。可采用瓷边缘技术或选择耐腐蚀的材料覆盖金属边缘,抑制金属氧化物的溶解、析出,同时遮盖金属黑线。非贵金属的腐蚀防护包括在冠内壁涂饰金粉,在颈缘烧制金泥,沉积镀金等。

贵金属合金用于烤瓷修复可减少因金属离子析出而造成的牙龈毒性和变色。贵金属含量增多有利于耐腐蚀性的提高,金铂合金、金钯合金最常用于金瓷冠的制作。

2.修复技术对牙龈的影响

修复治疗与牙周健康密切相关,在修复前应获得最佳的牙龈状态,同时在修复中应以最小的创伤来维持修复牙齿周围正常健康的牙龈外貌。

(1)修复前的牙龈预备:修复前首要先对基牙及失牙区的牙龈健康状态进行评估,对患有龈炎或牙周疾患的应先予治疗以恢复健康。其次应对牙龈作修复美学的评估,对于影响修复美感的牙龈作相应的修整和处理。如对牙龈增生者可行龈成形术,以恢复牙龈的波浪状曲线美;对轻度牙龈退缩者,可适当调整邻牙的牙龈曲线,也可将修复体颈缘设计成龈色或根色,以达到视觉上的和谐;对一些不愿做正畸治疗患者的错位牙和扭转牙,可通过牙龈成形术,以改善牙龈缘曲线或调整牙面长宽比例使之协调;对失牙区牙槽骨缺失较大的可考虑在修复前行牙槽骨重建术或在桥体部分设计义龈,重建和谐自然的龈齿关系。

(2)龈边缘线的设计:修复体龈边缘的位置关系到牙龈的健康与美观。有学者对不同边缘位置的金瓷冠分析表明,冠边缘位于龈下时,龈沟内酶活性均提高,龈下边缘会使牙周组织发生炎症反应,出现细胞营养障碍,细胞渐进性坏死等变化,唾液成分的改变也会进一步加强底层金属的电化学腐蚀。

有调查显示,在微笑时大约有67%的人会显露牙龈,在大笑时这一比例将提高到84%。尽管修复体龈下边缘线对牙周健康不利,但临床上在进行前牙的瓷修复时常常倾向采用龈下边缘线,以期获得美观效果,而龈上边缘线仅仅适用于牙龈退缩、牙冠轴面突度过大的后牙修复。

采用龈下边缘线时操作中应注意以下几点:①牙体预备:要求冠边缘和附着上皮间保持1mm或更大的距离,应避免损伤牙龈及上皮附着,因为龈沟内面上皮的损伤可能改变游离龈的高度,使冠边缘外露或出现颈缘"黑线"影响美观。同时,为提供瓷料的美观厚度及避免颈缘悬突对牙龈的刺激,唇颊侧颈缘须磨除1mm的肩台宽度。②在牙体预备过程中,机械刺激会导致牙龈组织中成纤维细胞和内皮细胞明显增生,并出现一过性的血管扩张。Ito H认为牙体预备时有时会伤及牙龈,金属核上的金属残渣有可能移植入牙龈引起着色。Sakai T等发现金属离子可影响黑色素细胞的新陈代谢并诱导黑色素细胞渗入牙龈组织结构表面,从而发生病理性色素沉着。③排龈线的应用:牙体预备前就应将排龈线放于龈沟内,使牙龈暂时向侧方或根方移位,减少操作时对龈组织的损伤。另外,取模时应再次使用排龈线,这有助于控制龈沟液渗出及出血,暴露龈下边缘线,且有利于印模材料的充盈。④暂时修复体:暂时修复体是在完成永久修复前维持牙龈位置形态并保护牙髓、保持预备空间的措施,同时,作为最终修复体的导板,其外形、大小、形态和边缘放置都将为最终修复体提供参考,暂时修复体质量的好坏直接影响最终修复体的牙龈反应程度。0.2 μm的粗糙度是塑料表面有无细菌黏附的界限,常规的抛光处理很难达到如此的光洁度,所以塑料表面通常都有细菌黏附。暂时修复体必须与牙体边缘密合,表面光滑,应避免其边缘压迫牙龈,以致牙龈退缩,使用时间不宜超过3周。

(3)固位体龈边缘的制作要求:为维护牙龈的健康美,瓷修复体必须具备良好的适合性,要求其龈边缘与患牙衔接处形成连续光滑一致的面,避免形成任何微小的肩台。修复体还应恢复生理性外展隙,便于牙龈的自洁和生理性按摩,同时也应恢复好邻接触点,以避免食物嵌塞引起牙龈炎症,桥体尽量采用轻接触的改良盖嵴式设计,修复体应光滑,防止菌斑附着,对牙龈产生刺激。

(三)固定义齿的外观

(1)设计固定义齿外观时,应根据患者的年龄、性别、职业、生活习惯及性格特点等来决定修复体的形态、排列、颜色和关系等,并适应个体口颌系统生理美、功能美的特点。修复体的轴面应具有流畅光滑的表面、正常牙冠的生理突度,以利修复体的自洁、食物排溢及对龈组织的生理按摩作用。良好的邻面接触关系不仅符合美观要求,也有利于防止食物嵌塞,维持牙位、牙弓形态的稳定。面形态的恢复不能单纯孤立地追求解剖外形美,而应与患牙的固位形、抗力形以及与邻牙、对颌牙的面形态相协调。面尖嵴的斜度及面大小应有利于控制力,使之沿牙体长轴方向传递。在固定修复时,对高位微笑和中位微笑的患者,还必须注意处理好烤瓷冠边缘与牙龈缘的关系,不能因颈缘区金属边缘外露,患者为掩盖不美观金属色而影响自然微笑。

(2)固定义齿桥体的美学设计也十分重要。桥体的唇颊面以美观为主,颜色应与邻牙协调,大小和形态应该与美观和功能适应。桥体的大小指近远中横径和切龈向的长度,缺隙正常时较易解决,缺隙过大或过小时则应利用视觉误差加以弥补,使过大过小的桥体看起来比较正常。如较大的缺隙,桥体唇面应增大外展隙,加深纵向发育沟;缺隙过大时,可在唇面制成一个正常宽度的牙和一个小窄牙,或两个基本等宽的牙。如遇较小缺隙,在基牙预备时应多磨除基牙缺隙侧邻面的倒凹加大间隙,或加深桥体唇侧的横向发育沟。唇颊面还应注意唇面的突度和颈嵴的形态,都应参照对侧同名牙。桥体唇颊面的颈缘线应与邻牙协调,若桥体区牙槽嵴吸收过多,可采用龈色瓷恢复或将颈部区染成根色。桥体的邻间隙处不能压迫牙龈,以免引起炎症。桥体龈面的唇颊侧与牙槽嵴黏膜应恰当接触,在舌侧则尽量扩大其外展隙,减少与牙槽嵴顶舌侧的接触,有利于食物残渣的溢出,且美观舒适,自洁作用好。当固定桥修复需要适当减小桥体力时可通过缩减桥体舌侧部分的近中、远中径,加大固位体与桥体之间的舌外展隙,减小桥体面的接触面积减轻力,同时可以维持颊侧的美观。

(3)连接体是连接固位体和桥体的部分,既要有足够大小,保证固定桥的抗变形能力,又不能影响美观效果。连接体应位于基牙近中或远中面的接触区,在前牙区可适当偏向舌侧,面积 $\geq 4\ mm^2$,连接体四周外形应圆钝和高度抛光,注意恢复桥体与固位体之间的楔状隙及颊舌外展隙,利于自洁作用及食物流溢。

(四)医患审美统一

医师在决定治疗之前,尤其是在使用新技术、新材料之前,必须仔细检查患者的口腔局部及全身健康情况,根据具体情况向患者推荐合适的治疗方法,并解释说明原因及费用等情况,征得患者同意后方可进行治疗。同时,必须加强与患者的沟通,正确对待患者的要求,严格掌握适应证,维护良好的医患关系。作为口腔修复医师除了要熟练掌握口腔医学知识和技能外,还必须具备美容学、心理学的知识,具有较高的审美能力及审美品位。对于不同的患者,能够根据其各自的特点,如性别、年龄、职业、肤色、面部特征等选择合适的修复方法、适当的修复体形态及颜色,达到"以假乱真"的效果。同时,口腔医师有责任和义务向患者提供口腔健康教育和指导,使患者掌握正确的修复体维护方法,建立良好的口腔卫生习惯,维护口腔健康和美观效果。

(五)固定修复美学误区

1.美学修复就是做烤瓷冠

有些患者认为牙齿不整齐或是颜色不好看,就找到医师要求做烤瓷冠,把前边露出来的牙齿全部做上烤瓷冠,看上去就能更美观。美学修复要考虑牙齿的排列、牙齿与口唇的关系、牙齿与牙龈的关系等,这些都不是简单的仅通过做烤瓷冠可以解决的,可能还需要借助于正畸或者牙龈手术。美学修复的方法有很多种,贴面、全瓷冠等也是较理想的修复方法。医师需要充分与患者沟通,了解患者需求和个性特征,仔细检查制定方案,才能达到个性化的自然美观效果。

2.为了效果好,尽量多做瓷冠

一般情况下,多做瓷冠能减小修复难度,提高修复效果,但是做瓷冠的过程对牙齿来讲是种不可逆的损伤。因此修复医师应在修复范围、修复方式与修复效果中找到最佳的平衡点,通过漂白、充填、贴面与瓷冠相结合的综合治疗方式,达到牙体损伤最小、魅力提升最大的效果。

第三节　暂时固定修复体

对于固定修复(包括冠、桥等)来说,使用暂时性修复体是十分必要的。

一、暂时修复体的功能

(1)恢复功能修复体可以恢复缺损、缺失牙和基牙的美观、发音和一定的咀嚼功能。

（2）评估牙体预备质量可以评估牙体预备的量是否足够，必要的时候作为牙体预备引导，再行预备。

（3）保护牙髓暂时修复体可以保护活髓牙牙髓不受刺激，牙体预备过程的冷热及机械刺激可能对牙髓造成激惹，暂时黏固剂中的丁香油或氢氧化钙成分可以对牙髓起到安抚作用。

（4）维持牙位及牙周组织形态维持邻牙、对颌牙、牙龈牙周软组织的稳定性。对于牙周软组织手术，如切龈的病例，暂时修复体可以引导软组织的恢复，形成预期的良好形态。而对于边缘线位于龈缘线下较深的病例，修复体可以阻挡牙龈的增生覆盖预备体边缘。

（5）医患交流的工具暂时修复体还可以作为医患沟通交流的媒介，患者可以从暂时修复体的形态及颜色提出最终修复体的改进意见。

（6）暂时修复体可以帮助患者完成从牙体缺损到最终修复的心理及生理过渡。

正因为暂时修复体的功能不仅仅是保护牙髓和维持牙位稳定，因此部分医师只为活髓牙作暂时修复的观念是不正确的，暂时修复体应该是牙体缺损修复，特别是冠修复的常规和必要的步骤。良好的暂时修复因为在最终修复体制作期间为患者提供功能和舒适，可以增强患者对治疗的信心和治疗措施的接受程度，对最终修复体的治疗效果也有明显的影响。

二、暂时修复体的要求

作为暂时修复体，应该满足以下的基本要求。

（一）能有效保护牙髓

要求修复体具备良好的边缘封闭性，以避免微漏，形成微生物的附着，隔绝唾液及口腔内各种液体的化学及微生物刺激。因为要隔绝对牙髓的机械物理刺激，因此制作修复体的材料具备良好的绝热性，因此导热性较低的树脂类材料最常采用。

（二）足够的强度

暂时修复体要能够承受一定的咬合力而不发生破损，对于需要长时间戴用的暂时修复体，最好采用强度较高的材料制作。一般复合树脂类材料制作的修复体耐磨性好，但脆性较大，在取出的时候较易破损；丙烯酸树脂类材料则具有较好的韧性，但耐磨性较差；金属类材料强度较好，但因为颜色的问题只能用于后牙。暂时修复体在取出的时候最好能够完整无损，因为最终修复体经常会出现形态和颜色不满意需要重新制作的情况，修复体还可以继续使用，无须花费时间和精力重新制作一个新修复体。

（三）足够的固位力

同时在功能状况下不脱位。临床上一旦暂时修复体脱出没有再行黏固，在最终修复体试戴的时候会出现明显的过敏现象，影响试戴操作。严重的情况下还会导致牙髓的不可复性炎症影响修复治疗的进度。

（四）边缘的密合性

临床上不能够因为暂时修复体戴用时间短而降低对边缘适合性的要求，相反，暂时修复体边缘对修复效果的影响是极为明显的。临床上也经常发现，如果暂时修复体戴用期间牙龈能保持健康和良好的反应，最终修复体出现问题的概率也会很低，反之最终修复体出现问题的可能性也会很高，因此对暂时修复体边缘的处理应该按照对最终修复体的要求进行。边缘过长、过厚会导致龈缘炎、出血水肿、龈缘的退缩、牙龈的增生等问题，有些问题如龈缘退缩可能会是永久性的,将会导致最终修复体美学性能受影响;相反,如果边缘过薄、过短或存在间隙,则在短时间(1周之内)就会导致非常明显的牙龈组织增生,也严重影响最终修复体的戴入和修复效果。为保证暂时修复体边缘的密合性,最好在排龈以后,边缘完全显露的状况下再进行暂时修复体印模的制取或口内直接法修复体的制作,这样可以很清楚、精细地处理修复体的边缘。

(五)咬合关系

暂时修复体应该恢复与对牙良好的咬合关系,良好的咬合关系不仅利于患者的功能和舒适感,还对修复效果产生影响。如果咬合出现高点或干扰,会对患者造成不适,形成基牙牙周损伤甚至肌肉和关节功能的紊乱;反之,如果与对牙没有良好的接触或没有咬合接触,则会导致牙位的不稳定或伸长,影响最终修复体的戴入。

(六)恢复适当的功能

一般情况下,我们要求暂时修复体恢复适当的咀嚼发音功能,这样可以评估修复体功能状况下的反应以及修复体对发音等功能的影响,对于特定的病例,则需要暂时修复体行使咀嚼功能。对于前牙缺损的患者,必须要恢复正常的形态和颜色达到一定的美学效果,避免对日常生活的影响,增强患者对治疗的信心和对治疗的依从性。

三、暂时修复体的类型

暂时修复体的制作技术多样,可以从氧化锌丁香油暂时黏固剂或牙胶封闭小的嵌体洞到暂时全冠甚至固定桥。按照制作时采用预成修复体还是个别制作修复体,暂时修复体可以分为预成法及个别制作法两类;按照是在口内实际预备体上制作还是在口外模型上制作的修复体,又可以分为直接法和间接法两类。

(一)预成法

预成法是采用各种预成的冠套来制作暂时修复体的方法,一般可在口内直接完成,简便、省时。预成法技术包括成品铝套(银锡冠套)、解剖型金属冠(如不锈钢冠、铝冠)等用于后牙的成品冠套,以及牙色聚碳酸酯冠套、赛璐珞透明冠套等等用于前牙的成品冠套。预成技术所采用的是单个的成品,因此只适用于单个牙冠修复体的制作,对于暂时性的桥体,则一般采用个别制作的方法。使用时挑选合适大小的成品,经过适当的修改调磨,口内直接黏固并咬合成形;或口内直接组织面内衬树脂或塑胶,固化后取出调磨抛光后直接黏固。

1.解剖型金属冠

口内直接法制作后牙暂冠的方法之一。采用大小合适的软质的成品铝冠或银锡冠,经边缘修剪打磨后,直接黏固于口内,咬合面的最终形态通过患者紧咬合后自动塑形。此种暂时修复如果面暂时黏固材料过厚,在经过一段时间咀嚼以后咬合面下陷,可能会与对牙脱离接触形成咬合间隙。这类暂时修复体的边缘不易达到良好的密合,故不宜长期戴用。此外,也不适合作固定桥的暂时修复体。

2.牙色聚碳酸酯冠套

采用牙色的树脂成品冠套,在口内直接或模型上内衬树脂或塑胶形成的暂时冠修复体,因为是牙色材料,一般用于前牙以获得较好的美学效果。冠套内衬以后,修复体的边缘和形态可以进行精细修磨和抛光,因此可以获得良好的边缘密合性,修复体可以较长时间戴用而不对牙周造成刺激。制作时应注意,在完全固化之前最好取下修复体再复位,以防止预备体存在倒凹导致材料完全固化后暂冠无法取下。

3.赛璐珞透明冠套

采用透明的赛璐珞成品冠套,同前牙色树脂冠套一样内衬牙色树脂或塑胶制作暂冠。其临床操作过程与前述牙色树脂冠套的方法相同。

(二)个性制作法

个性制作法是按照患者的口内情况,个别制作的暂时修复体。包括透明压膜内衬法、印模法、个别制作法等。按照材料不同,可采用口内直接制作和取模以后模型上间接制作技术。

1.透明压膜内衬法

在牙体预备前制备印模,牙体缺损处可以先用粘蜡在口内恢复外形,然后再取模,灌注模型,然后采用真空压膜的方法形成类似于成品冠套的透明牙套。牙体预备后同样取模灌注模型,将制备好的牙套内衬牙色塑料或树脂,复位于预备后模型上,固化以后形成暂时修复体。可用于简单的单冠及复杂的暂时修复体制作。调拌自凝塑料(口内直接法制作的情况下采用树脂或不产热塑胶),然后填充到压膜组织面预备体相应部位,就位到模型上或口内。预备体部位预涂分离剂。口内直接法制作时,在材料完全固化前最好反复取戴一次以防止固化后无法取下。

2.印模法

较适合制作暂时性固定桥,在牙体预备前制备印模,牙体缺损处可以先用粘蜡在口内恢复外形,然后再取模。牙体预备后将暂冠材料注入印模内,然后直接复位到口腔内,固化以后则形成暂时修复体。这种技术制作的修复体可以保持患者原有牙体的形态和位置特征,患者易于接受,但对于需要改变原有牙齿状况的患者以及长桥等复杂情况则操作会显得比较复杂。采用不产热的化学固化复合树脂口内直接制作暂时修复体。这类材料对组织的刺激性小,加上固化时材料产热很少,不会对预备牙体产生热刺激。但材料较脆,打磨和取戴时易破损。在口内直接制作暂时修复体应注意邻牙倒凹过大时,可能导致修复体取下困难。制作前可以适当填除过大的倒凹以避免。

3.个别制作法

牙体预备后制取印模并灌注模型,由技师采用成品塑料或树脂贴面,用自凝牙色塑料或树脂徒手形成修复体的技术。因为需要的步骤较多,因此比较费时。由于是徒手制作,可以较大幅度地改变原来牙齿的排列和形态以接近最终修复体的状况,适用于比较复杂的修复病例,特别是桥体修复的患者。但对于不需要改形改位的情况,可能跟患者原有的牙齿形态差别较大。

四、暂时修复体的黏固

暂时修复体的黏固一般采用丁香油暂时黏固剂,一般可以获得1~2周短期的稳固黏固;对于需要较长时间使用的暂时或过渡性的修复体,则可以采用磷酸锌、羧酸锌或玻璃离子黏固剂等进行黏固。但后期暂冠取下时相对比较困难,并且预备体表面可能残留黏固剂,去除比较困难。全瓷类修复体或最终修复体需要用树脂黏固或预备体有大面积树脂材料的情况下,应该避免使用含有丁香油材料的暂时黏固剂,因为丁香油是树脂的阻聚剂,会导致黏结界面树脂层不固化,导致黏结强度下降甚至失败。因此树脂黏结界面应该杜绝丁香油污染,如果不慎使用其作暂时黏结或黏结面受到污染,应充分用牙粉和乙醇清洁后再进行黏结操作。目前市场上已出现了不含丁香油的轻羧酸基类和氢氧化钙类暂时黏固剂材料,专门用于树脂黏结类修复体的暂时修复体的黏固。

第四节　全瓷固定桥

一、全瓷固定桥的特点和适用范围

随着高强度陶瓷研究的不断开展,全瓷修复技术的临床应用日趋广泛。目前国内外的临床应用已从前后牙单冠发展到了前牙固定桥,乃至后牙的固定桥修复,展示出全瓷固定桥修复在口腔修复领域广泛的应用前景。

全瓷固定桥没有金属基底,无须遮色,具有独特的通透质感,其形态、色调和透光率等都与天然牙相似。长期以来一直因陶瓷的脆性限制了其临床应用。随着材料学的发展,现已研制出多种机械性能、生物相容性、美观性都非常好的材料,推动了全瓷固定桥的应用。目前在临床上常用的有 In-Ceram Alumina、IPS-Empress Ⅱ、氧化锆材料等多种材料可用于制作全瓷固定桥。

全瓷固定桥为无金属修复,具有良好的生物相容性,美观逼真,不同的全瓷修复系统具有不同的强度。目前全瓷固定桥不仅可以用于前牙,一些高强度的全瓷材料还可用于后牙四单位的固定桥修复。但由于全瓷修复需要磨除较多的牙体组织,因此更适用于无髓牙的修复,而髓腔较大的年轻恒牙做基牙时,为不损伤牙髓,建议不采用全瓷固定桥修复。此外,咬合紧的深覆患者,特别是内倾性深覆,不易预备出修复体舌侧的空间,也不宜采用全瓷固定桥修复。

二、临床技术要点

全瓷固定桥的临床技术与全瓷冠修复相同,主要包括比配色、牙体预备、排龈、制取印模、暂时修复、黏结修复体等步骤。

(一)牙体预备

牙体预备应遵从以下原则。

1.保护牙体组织

牙体预备应在局麻下进行,牙体预备应避免两种倾向,不能一味强调修复体的美学和强度而过量磨除牙体导致牙体的抗力降低;也不能够过于强调少磨牙而导致修复体外形、美观和强度不足。

2.获得足够的抗力和固位形

满足一定的轴面聚合度和高度,必要时预备辅助固位形以保证固位;后牙咬合面应均匀磨除,避免磨成平面,应保留咬合面的轮廓外形。同时功能尖的功能斜面应适当磨除,保证在正中和侧方咬合时均有足够的修复体间隙。

3.边缘的完整性

颈缘应该清晰、连续光滑、并预备成相应的形态。目前包括烤瓷修复体均主张 360°角肩台预备,主要是保证预备体边缘的清晰度使制作时边缘精度得以保证,舌腭侧的边缘可采用较窄的肩台或凹形等预备方式。

4.保护牙周的健康

主要涉及颈缘位置的确定,包括龈上、平龈和龈下边缘。以前认为边缘不同位置与基牙继发龋及牙龈的刺激的严重程度有关,但目前的共识是,边缘的适合性相比于边缘的位置而言才是最主要的因素。因此,不论采用何种位置,保证最终修复体边缘的适合性才是问题的关键。对于美学可见区,如前牙和前磨牙唇面、部分第一磨牙的近中颊侧等,为保证美观,一般采用龈下 0.5 mm 的边缘为止;而对于美学不可见区,如前牙邻面片舌腭侧 1/2 及所有牙的舌腭面,则可以采用平龈或龈上边缘设计。龈上边缘的优点包括牙体预备量少、预备及检查维护容易、容易显露(甚至印模前可以不进行排龈处理)、刺激性小、容易抛光等。应此,对于后牙和前牙舌侧、邻面偏舌侧 1/2 的边缘,推荐龈上边缘设计。对于牙冠过短,需延长预备以增加固位者,可采用龈下边缘,但须排龈保证精度。

(二)比色

全瓷固定桥多用于前牙修复,比色、配色是十分重要的工作。比色有视觉比色和仪器比色两种方法,视觉比色简单易行,是目前临床最常采用的技术,但影响因素较多,准确性受到一定的影响;仪器比色法不受主观及环境因素的影响,准确度高,重复性好,但操作复杂,相应临床成本较高,普及性不高。

视觉比色法采用比色板进行。经典的 16 色比色板因本身设计存在的不足,临床颜色匹配率据研究还不到 30%。新型的 Vita 3D Master 和 Shofu Halo 比色板等基于牙色空间及颜色理论设计,比色的准确度较经典比色板大幅提高,临床颜色匹配度可以达到 70%~80%。在有条件的情况下,最好采用新型比色板及配套的瓷粉,以提高临床颜色及美学效果。比色时可采用"三区比色"及"九区记录法",配合使用特殊比色板进行切端、颈部、牙龈、不同层次分别比色,最大限度地将颜色及个性化信息传递给技师。最好连同比色片一起进行口内数码摄像,将数码照片通过网络传递给技师作仿真化再现参考。因为比色片只能传递颜色信息,其他更重要的信息如个性化特征、半透明度、表面特征等可以通过照片的方式得以传递。比色最好在牙体预备之前进行,以避免牙体预备后牙齿失水及操作者视觉疲劳影响比色的准确性。

第十二章　牙体缺损的修复治疗

第一节　概　述

一、牙体缺损的定义

牙体缺损是指由于各种原因引起的牙体硬组织不同程度的破坏、缺损或发育畸形,造成牙体形态、咬合及邻接关系的异常,对咀嚼、发音、美观以及牙髓、牙周组织等可产生不同程度的不良影响。

二、牙体缺损的病因

牙体缺损最常见的原因是龋病,其次是外伤、磨损、楔状缺损、酸蚀和发育畸形等。

(一)龋病

龋病是由于细菌作用造成牙体硬组织脱矿和有机物分解,缺损的大小、深浅及形状均可不同,轻者可表现为脱钙、变色、龋洞形成,严重者可造成牙冠部分或全部破坏,仅留残冠、残根。

(二)牙外伤

由于意外撞击或咬硬物等造成的牙体缺损称为牙折,前牙牙外伤的发病率较高。由于外力大小、受力部位的不同,造成缺损的程度也不同。轻者表现为切角或牙尖局部小范围折裂,重者可致整个牙纵折、斜折、冠折或根折。死髓牙、隐裂牙等牙体自身强度下降,在正常咬合力作用下也可引起牙折。

(三)磨损

牙齿在行使咀嚼功能时产生生理性磨耗,由于不良咀嚼习惯或夜磨牙等可造成病理性磨损。磨损较严重者,可出现牙本质过敏、牙髓炎或根尖周炎等症状,全牙列重度磨损可造成垂直距离降低,导致咀嚼功能障碍,影响美观,甚至引起颞下颌关节紊乱病。

(四)楔状缺损

又称牙颈部非龋性缺损,病因有磨损、酸蚀、应力等因素,一般发生在牙唇面、颊面的牙颈部釉牙骨质交界处,形成两个斜面组成的楔形缺损。常伴有牙龈退缩、牙本质过敏等症状,严重者可导致牙髓感染、牙髓暴露甚至引起牙横折。

(五)酸蚀症

牙齿长期受到酸雾和酸酐的作用而脱钙,使牙体组织逐渐丧失,造成牙外形损害。常见于经常接触盐酸、硝酸等酸制剂的工作人员,表现为前牙区唇面切缘呈刀削状的光滑面,切端变薄,容易折裂,常伴有牙本质过敏,牙冠因脱钙而呈现褐色斑。

(六)发育畸形

指在牙发育和形成过程中出现的形态、结构的异常。牙齿的形态发育畸形是发育过程中牙冠形态的异常,常见的有过小牙、锥形牙等。常见的造成牙体缺损的结构发育畸形包括釉质发育不全、牙本质发育不全、斑釉牙及四环素牙等。

釉质发育不全症轻者牙冠呈白垩色或褐色斑,重者牙冠形态不完整,硬度降低,牙釉质表面粗糙且有色素沉着。斑釉牙是牙齿在发育期间,饮水氟含量过高等慢性氟中毒所致的牙体组织损害,症轻者牙冠表面出现白垩色或黄褐色斑釉,严重者可造成牙体缺损或畸形。四环素牙是牙冠在发育矿化期间,由于受到四环素族药物的影响造成的牙冠变色和釉质发育不全,表现为牙冠呈灰褐色或青灰色,釉质透明度降低,丧失光泽,严重者可出现坑凹状的缺损。

三、牙体缺损的病理性影响

由于牙体缺损的范围、程度不同,牙体缺损的患牙数目不同,可能产生下列并发症及不良影响。

(一)牙体和牙髓症状

牙体缺损表浅者无明显症状,如缺损累及牙本质或牙髓,可使牙髓组织充血、炎性变甚至坏死,从而出现牙髓刺激症状、牙髓炎症状,进一步发展为根尖周病变。

(二)牙周症状

牙体缺损波及邻面会破坏正常邻接关系,造成食物嵌塞,进而引起局部牙周组织炎症。由于邻接关系被破坏,可使患牙或邻牙倾斜移位,影响正常的咬合关系,产生不同程度的咬合创伤,进一步造成牙周组织的损伤。牙体缺损若发生在轴面,破坏了正常轴面外形,可引起牙龈炎。

(三)咬合症状

少量牙体缺损对咀嚼功能影响较小,大面积、大范围的牙体咬合面缺损不但会降低咀嚼效率,还会由此形成偏侧咀嚼习惯,不仅丧失一侧的咀嚼功能,日久可导致面部畸形,左右不对称。全牙列重度磨损可造成垂直距离降低,咀嚼功能障碍,甚至引起口颌系统的功能紊乱。

(四)其他不良影响

前牙牙体缺损可直接影响患者的美观、发音,全牙列残冠、残根可造成垂直距离降低,影响患者的面容及心理状态,给患者带来较大的精神压力。残冠、残根亦会成为病灶而影响全身健康。

因此,牙体缺损应及时治疗、修复,恢复牙冠原有形态、功能,防止并发症的产生。

第二节　牙体缺损的修复治疗设计

牙体缺损需要修复治疗时,为患者设计何种修复体更合适,是一个常常困扰临床医师的问题。临床常见医师设计存在的问题有两种:一种是不论牙体缺损情况如何,对患牙只作充填治疗,不作任何修复治疗;另一种是不论缺损大小、患者情况如何,只要有牙体缺损一律全冠修复。对患者而言,要实现良好的远期修复效果,医师应遵循牙体缺损修复的三原则:生物学原则、生物力学原则、美学原则。另外,近些年修复医师越来越注重考虑患者的经济能力和患者意愿的原则。医师要设计一个兼顾以上原则又确能符合患者实际情况、达到理想远期效果的修复体确实是有难度的,关键在于设计者的治疗思路要正确全面,兼顾各方因素,制定、筛选出最优方案。

首先,医师要对患牙有一个全面的了解,包括邻牙、对牙、全牙列情况,还应考虑患者的个性因素,这也是经常容易被忽略的,如年龄、性别、职业、饮食习惯等。医师在制订修复方案前一定要对患者进行全面细致的口腔检查和询问,具体如下。①患牙:患牙牙位,牙体缺损的部位,残留牙体量的多少,关键部位的牙体存留量,如是否有支持尖的缺损,剩余牙壁(近远中、唇颊侧、舌腭侧)的高度及厚度,髓腔形态及深度,根管情况(根管数量、长度、粗细等),牙根长度,多根牙的各牙根角度,牙龈、牙周情况,牙槽骨有无吸收,牙的治疗情况,根管治疗的质量,牙松动度,叩诊情况,X线检查等。②邻牙:有无龋坏、缺损、倾斜移位,松动度,牙周情况等。③对补牙:是否为经治牙、活髓牙,有无过长或下垂,有无修复体,修复体种类(可摘义齿、固定义齿)及修复材料等。④牙列:除主诉牙外,牙列中其他牙齿健康状况,有无牙体缺损、牙列缺损等。因为患者的口腔情况往往会随着时间的推移而发生改变,初次设计没有考虑长远或全面可能给以后的治疗带来困难和不利。⑤其他情况:如年龄、性别、职业、经济状况、对修复的要求等也是制订修复计划中非常重要的因素,而且这些因素往往在治疗过程中起到至关重要的作用,是治疗者或修复医师设计修复体时不应忽略的。

临床工作中遇到牙体缺损修复的病例是千变万化的,患者的个性也是各不相同,非常复杂,一名优秀的临床医师如何才能把握本质,依情而定,设计出既符合患者要求又有利于口腔组织健康、功能良好、远期疗效好的修复体呢?学会掌握符合科学规律的设计思路是非常重要的,这种能力的培养一是基于扎实全面的理论知识,二是勤于实践,三是逐渐形成良好的临床研究思路。

以下几点是要引起关注的:①循证医学(evidence-based practics,EBP)的理念:循证医学的核心思想是对患者的医疗保健措施作出决策时,要诚实、尽责、明确、不含糊,明智、果断地利用当前的最佳证据。循证医学实践就是通过系统研究,将个人经验与获得的最佳外部证据融为一体。这里强调证据的全面、系统,去伪存真,真正反映患者的实际情况,因此需要医师善于搜集与患牙修复有关的证据,学会对已有证据进行科学的分析,并以此作为修复设计的依据。临床常见的问题是医师在口腔检查获取信息不系统、不完整,又没有对检查结果进行科学分析的情况下就为患者制订存在隐患或不尽合理的治疗方案,如仅凭几个不完整证据或个人经验主观判断就为患者确定修复方案,往往不能设计出最佳的方案。②整体系统的治疗思路:低年资医师常见的问题是在设计治疗方案时仅注意患牙而忽略相关牙,这也是所确定的修复方案往往不是最佳方案的主要原因。人是一个整体,口颌系统也是一个整体,在确定治疗方案时,医师一定要有整体观念。整体观念是既考虑局部情况,又要考虑相关影响因素即全局情况,既要考虑当前还要考虑长期疗效和对以后发展情况的影响。③个性化设计原则:即根据患者个性化具体情况设计出符合其实际情况的方案。每个牙体缺损需要修复的患者都有其独有的特征,作为医师在上述检查获得该患者全部信息或证据的基础上,应进行综合分析评估,进而有针对性地给患者以指导并进行充分沟通,最后制订出适合该患者特点的修复方案。临床常见的问题是医师往往按经验或牙体缺损修复的一般原则为患者制订或选择一种修复方式,而忽略了该患者的具体实际情况,结果是从修复原则看没有大问题,但就患者个性特点而言往往不是最佳方案之选。牙体缺损修复在口腔修复中不是太复杂,但治疗方案确定前的综合分析是一件很重要且需认真考虑的事情,也是对医师综合素质的检验。

总之,医师应重视在接诊牙体缺损修复治疗的患者时,既要遵循总的设计原则,又要考虑每个患者的个性化设计原则,树立整体治疗的理念,综合分析评估患者的口腔情况,在与患者充分交流、沟通后,制订出一个全面、可行且被患者所接受的修复治疗方案。

牙体缺损修复可以分为两大类,即直接修复和间接修复。直接修复属于牙体牙髓专业范畴,不在此详述。但何种缺损修复可以用直接修复法而不必用间接修复法是应该注意的,从牙体缺损直接修复的角度看,普遍认为复合树脂多用于Ⅰ类洞和窝洞颊舌径<1/3牙齿颊舌径的Ⅱ类洞,而对于缺损较大的两面洞和三面洞,使用复合树脂材料尚存争议。银汞合金充填修复体的中位生存时间约为10年,相对大面积的银汞合金充填修复体的中位生存时间约为11.5年,从这一观点看,是否可以作为选择间接修复或者直接修复临界面的参考?是不是牙髓或根管治疗后的患牙必须行全冠修复也是一个值得商榷的问题,因为全冠修复也会给口腔组织健康带来一些问题,如咬合、接触点、牙龈及牙周健康等。

一、牙体缺损修复治疗的适应证

牙体缺损视缺损的大小、部位可以采用直接修复和间接修复法。直接修复即充填,方法简单易行,牙体预备磨牙少,但充填材料不能满足抗力、固位需要时,则应采取间接修复的方法进行治疗。

间接修复技术的使用适应证:①牙体缺损过大,牙冠剩余牙体组织薄弱,充填材料不能为患牙提供足够的保护,且难以承受咀嚼力易折断者。②牙体缺损过大,充填材料无法获得足够的固位力而易脱落者。③牙冠重度磨耗、牙冠过短需要加高或恢复咬合者。④牙体缺损的患牙需用作固定义齿或可摘局部义齿的基牙者。⑤过小牙、锥形牙、斑釉牙、四环素牙等发育畸形,需改善牙齿外观且美观要求高者。

间接修复体包括嵌体、3/4冠、全冠、桩核冠,如何掌握各种修复体适应证的区别呢?

(1)后牙牙尖缺失、边缘嵴缺损范围大且力过大者可考虑嵌体修复,死髓或活髓牙均可。

(2)缺损面积较大、经牙髓治疗的后牙,可直接行全冠修复。

(3)经牙髓治疗的后牙需行全冠修复时,预计全冠牙体预备后所余牙体组织过薄,可考虑附加根管钉固位或桩核冠修复。

牙体缺损修复中,新材料和新技术不断涌现,使临床医师在选择时常常感到困惑,科学、客观地评价某一种牙体缺损间接修复疗效是临床研究的主要目的。临床医师要正确理解、使用新材料及新技术,为患者选择提供最适宜的方法,在提高疗效水平的同时也将促进间接修复技术的发展。

二、牙体缺损的修复治疗原则

传统的三原则——生物学原则、生物力学原则、美学原则。

(一)生物学原则

牙齿在口颌系统中能够正常地行使功能,有赖于其体积和形态的完整性,以及支持组织的健康。当牙体组织因病损造成体积形态的不完整,并影响正常的咀嚼功能时,需使用修复方法予以治疗。在治疗过程中应注意牙齿及其支持组织的生物学特性,遵循牙体治疗的生物学原则:既要控制病源和去除感染的牙体硬组织,还要尽可能地保护正常组织的健康。

1.对致病因素的控制

在修复牙体缺损区域之前对相关致病因素的去除或控制是修复的首要前提。无论是因为龋齿还是非龋性疾病造成的牙体缺损,缺损断面长时间暴露在相关致病因素下,包括口腔中的微生物和形成疾病的微环境,其协同作用能够造成牙体组织的持续不可逆病损。如与龋有关的牙菌斑、感染坏死的牙本质内所含有大量细菌及其代谢产物。遗留的细菌不仅能造成牙齿组织的继续破坏,甚至最终造成牙髓组织感染;此外修复后的继发龋还可造成修复体与牙齿间的黏结失效,导致修复体的脱落;或造成牙体组织在承受力时发生劈裂。因此只有在修复前彻底去除龋坏组织,防止继发感染才能长久地维持牙齿形态的完整性,从而正常地行使咀嚼功能,保证修复的远期效果。

2.保护健康组织

(1)保护健康的牙体组织:无论是直接修复还是间接修复技术和材料,都需要在完全去除致病因素的前提条件下,再磨除一部分健康的牙体组织,进行适当的牙体预备以获得足够的固位形和抗力形,以保证修复体在长期的力载荷下不脱位、不破损。但牙体预备量应控制在合理的最小范围内,以便保留更多的健康牙体组织。这不仅是生物学治疗的基本要求,也能显著提高修复体的存留寿命。同时,较少破坏健康牙体组织还意味着降低牙髓在牙体预备过程中受到损伤的风险。

牙体预备量的多少与所使用的修复材料的力学性能和黏结剂的黏结效果直接相关。随着材料科学的发展,修复材料的强度不断增强,黏结剂的黏结强度不断提高,使得在牙体充填修复治疗中保存健康牙体组织的可能性加大,因而对传统的备洞原则所要求的窝洞内部的点线角清楚、预防性扩展、窝洞的深度等方面在逐步放宽。具体的牙体预备原则还需结合修复体类型、使用的材料、修复的部位、黏结剂的种类等各方面综合考虑。

(2)保护牙髓组织:牙髓的存在对于维持牙齿功能的完整性具有非常重要的意义。保存健康的牙髓能使牙齿保有对温度的感觉,来自牙髓的营养和水分能使牙体硬组织不致因脱水变脆而易发生折裂。牙髓和牙本质在胚胎起源上具有同源性、在对外界刺激的反应上具有关联性,因此可将牙髓和牙本质视为生理性复合体,即牙髓牙本质复合体。牙髓中的成牙本质细胞位于牙髓和牙本质交界处,其细胞的胞体排列于牙本质的髓壁上,并与牙髓神经纤维末梢的神经丛联系,其胞质突进入牙本质小管并一直延伸至釉牙本质界。这种复合结构使得对牙本质的生理性或是病理性刺激能引起牙髓的相应反应。对牙本质的长期温和的刺激可使与刺激源相应的牙髓端形成修复性牙本质,起到生物性自我保护的作用。当外界的刺激超过机体可承受的范围时,可造成成牙本质细胞的变性坏死,引发全牙髓的炎症反应。在牙体缺损的修复治疗过程中,有许多环节可以造成牙髓牙本质复合体的伤害,对牙髓牙本质复合体的保护思想应贯穿整个牙体缺损修复治疗的始终。

(3)保护牙周组织:牙齿借助牙周膜中的纤维束悬吊在牙槽窝内,牙周膜中有丰富的神经纤维末梢压力感受器,牙周组织起着支持和营养牙齿,并完成感受器—传入神经—中枢神经—传出神经—运动肌群的神经反射弧,使机体能感受力和调控力,从而起到保护牙齿的作用。因此健康牙周组织是牙齿承担正常咀嚼功能的基础。

牙体缺损修复有可能造成牙周组织的损伤,主要表现在两方面:治疗过程中的损伤和修复体引起的损伤。在治疗操作中引起的损伤通常为牙体预备时器械的切割伤、排龈器材引起的结合上皮撕裂伤、去除多余黏结材料时的器械损伤、使用电刀过度烧灼时造成的软硬组织损伤等直接损伤。由修复体引起的损伤常源于修复体边缘处理不当所造成的边缘悬突、龈沟内的黏结材料未彻底清除，从而压迫牙周软组织造成菌斑堆积和血运障碍，长期刺激可造成牙周组织的退缩；修复体外形的不理想，如修复体外形过凸或凸度不够，可造成咀嚼时食物对牙龈的过度挤压或失去按摩作用，长期也可引起牙周组织的退缩；修复体存在咬合高点或与邻牙接触过紧都会造成急性的牙周组织创伤和疼痛；接触点过松则易嵌塞食物，导致牙间乳头炎和牙槽嵴顶的吸收降低。因此在牙体缺损的修复治疗中，要避免对牙周组织的损伤。

(二)生物力学原则

牙体缺损修复治疗的最终目标是通过恢复牙齿的外形，建立良好的咬合关系，保证修复体与剩余牙体组织所组成的整体能够承担正常的咀嚼力，完成口颌系统的咀嚼功能。牙齿的形态和功能是相互依赖、相互制约的，形态特点是其功能特点的具体体现。只有正确地恢复了牙体缺损部分的形态，并使修复体与余留牙体在咬合过程中与对牙有正确的接触关系，才能使所治疗的牙齿发挥正常的咀嚼功能，避免异常的创伤或功能丧失。因此，在余留牙体组织的处理、修复体设计、修复体试戴调节阶段应注重治疗的最终目的，使其符合生物力学原则。

1.牙体缺损修复的生物力学原则的内容

牙体缺损修复的生物力学原则包含两个范畴：牙齿修复后应提供正确的咬合力，以及牙齿修复后应能承受正常的咬合力。

(1)牙齿修复后应提供正确的咬合力：在学习研究中，每个牙齿都有其独特的静态和动态接触特征，这些由上下颌牙齿的牙尖、嵴、窝和斜面所共同构成的接触关系是完成正常咀嚼任务的基础，也是维护口颌系统生理健康的关键。在静态接触状态中，广泛的牙尖接触能使下颌回到稳定可重复的位置，提供最大的咬合力，并能广泛地分散力，保护每个牙齿。在动态接触状态中，前牙舌面形态具有导平面的作用，引导下颌前伸切割食物；后牙的牙尖与牙窝形成三点式接触关系，支持尖和引导尖斜面在咀嚼运动中交替提供相对的支持和引导作用。在广泛而协调的牙接触关系中，咀嚼肌能协调收缩活动，颞下颌关节也能受力均匀，因此才能有效地发挥咬合力量。

牙齿面形态的改变必然影响力的承载特点，对任何一个位点接触关系的破坏都有可能造成局部或整体的咀嚼功能失调。例如，咬合力不仅沿牙长轴传导，还被牙尖斜面所分散，如果牙体缺损的修复体被设计成平面，使得牙面尖窝嵌合的咬合接触关系被平面咬合接触关系代替，牙齿根尖的主应力区位置发生变化，应力值也上升了，说明平面咬合因缺少牙尖斜面对垂直力载荷的分解作用导致牙根承受更大负荷。所以，恢复正确的牙体解剖形态是牙体缺损修复成功的关键因素之一。

牙体缺损的间接修复技术由于可以在口外模型上观察和制作，制作时能方便地雕刻出尖嵴形态，在修复体试戴时还可以精细调整咬合接触关系，因此与直接修复技术相比更易获得良好的生物力学效果。

(2)牙齿修复后应能承受正常的咬合力：要达到牙齿缺损修复的目标还有赖于修复材料与剩余牙齿组织都能承受咬合载荷，并形成良好的结合，才能有效地行使功能。因此，需要通过牙体预备获得足够的修复体厚度及形状,满足抗力与固位的要求。根据修复材料的不同种类和剩余牙体组织的情况,在预备抗力形和固位形时要充分体现生物力学原则,在尽量保存牙体组织的基础上,保证修复效果。

抗力形:指使修复体和剩余牙体组织在承受正常咬合力时不发生折裂的窝洞形状和修复体形状。牙体预备后形成的修复间隙需能保证修复体有足够的厚度,以便有足够的抗压和抗剪切强度以对抗咬合力,并同时保证余留牙体组织也能承受咬合力。抗力形预备与修复体的种类和使用的修复材料种类密切相关。通常高嵌体和冠能保护余留牙体组织不至因对抗咬合力而发生劈裂,但嵌体缺乏这类保护作用。金属修复体拥有更高的机械强度,树脂材料和瓷材料则需要更大的厚度才能达到同样的强度。

固位形:是防止修复体受力时从侧向或垂直方向脱位的窝洞形状,属于机械固位。修复材料与牙齿的良好结合靠的是固位力。目前获得固位的方式有两种,即机械固位和黏结固位。机械固位靠的是适当的洞形预备所产生的侧壁摩擦力和约束力;而黏结固位靠的是材料与牙齿组织的微机械固位和化学黏结力。随着黏结材料和技术的发展,黏结固位在修复体固位中所占比例越来越高。在使用黏结固位时,对修复体的机械固位形预备要求有所降低,在一定程度上保留了更多的牙体健康组织。黏结固位取决于被黏结面积的大小,而不取决于黏结剂进入牙齿组织的深度。

2.牙体缺损修复治疗过程中生物力学原则的应用

生物力学原则贯穿整个牙体缺损修复治疗过程的始终。

(1)在牙体缺损修复治疗前,应先全面系统地检查患者的咬合情况,再具体设计牙体缺损的修复方案。口颌系统的整体咬合正常是个别牙体缺损修复的先决条件,因此应全面检查正中、前伸和侧方是否存在早接触。如果存在病理性早接触,必要时适当进行咬合调整。在全牙列咬合正常的基础上,分析个别牙体缺损的修复方案,结合缺损的部位、体积、余留牙牙体组织的强度、对牙的情况,综合考虑修复体的种类及使用的修复材料种类。

(2)在牙体缺损修复治疗过程中,综合考虑抗力形和固位形方面的要求,同时结合生物学原则,在尽量保留健康牙体组织的基础上,适当预备修复体空间,既能使修复体的强度达到承受咬合力的要求,又能做到最大限度地保护余留牙体。可灵活采用辅助固位设计,减少牙体磨除量,必要时还需制作临时修复体以保护余留牙牙体组织不至劈裂。

(3)牙体缺损修复治疗后的咬合调整:在修复体制作完成试戴时,应仔细检查修复体的咬合面外形恢复情况及与对牙的咬合接触关系。正中应有支持尖的接触,侧方应按照患者咬合恢复类似天然牙的接触关系,前伸导平面与邻牙一致。修复体达不到上述要求需要进行咬合调整,恢复正常的咬合关系。修整修复体时,注意保持牙的尖、窝、嵴和斜面的形态。修复体黏固后应再检查咬合关系是否正确,以免因黏结剂的厚度或黏结不当导致形成早接触干扰。

(三)美学原则

对自己容貌的肯定能增强在人际交往中的自信,牙齿作为构成人的容貌的重要组成部分,越来越受到人们的重视,尤其是在前牙的牙体缺损修复时,除了要满足功能的要求外,还应满足美观方面的要求,在治疗设计时遵循牙齿美学的原则。牙齿美学的内容包括形态美学和色彩美学,牙齿美学的原则既要遵循普遍美学原则,也要兼顾个性化特征,做到共性与个性的统一,以达到最佳修复美学效果。

1.牙齿形态的美学要求

牙齿的形态美范畴既包括整体性、对称性、协调均衡性等普遍性原则,也有面型、性别差异和多样性等个性化原则。

(1)整体性原则:牙齿在口腔中整齐地排列呈弓形,没有缺失、空隙、拥挤、错位或扭转,虽然每个牙齿的形状各不相同,但整齐有序地排列成一个整体。当个别牙的牙体缺损破坏了这种整体感时,应通过修复手段将缺损的部分恢复出来,重新达到整体和谐的形象。

(2)对称性原则:对称性是人体美的重要特征,口腔中的牙齿也是如此。对称原则是口腔颌面部进行美学修复的主要依据法则之一。人类颌面部结构基本呈中线对称。牙列的中线通过两中切牙之间,与水平面垂直,并且与面部中线一致。从面看,两侧的同名牙除了大小对称、形态对称、色泽一致外,前牙从龈向、唇舌向、近远中向及转位四个方向都是对称的;后牙则是从距面的距离、距中线的距离、近远中向倾斜度、颊舌向倾斜度 4 个方向上都是对称的。这些对称的排列形成了 3 条对称的弧线:前牙切缘与后牙中央窝构成的自然弧线、上后牙颊尖构成的补偿曲线以及由上颌同名后牙颊舌尖连成的横曲线。如果两侧结构出现明显的不对称,则会破坏容貌的美感。在牙体缺损修复时,应该尽量参照对侧同名牙恢复牙齿外形特点。

(3)协调均衡原则:“协调”是指两个相接近的形式因素的并列;“均衡”是指不同的形式因素呈现出恰当的比例。在进行美学修复时,应该详细分析患牙与邻牙和对牙,以及与牙周组织的关系。每一个牙齿都与邻牙有一定的大小比例关系,达到理想的比例关系,会在视觉上产生美感。例如,正面观露齿笑,所有牙齿切端近远中径均比近中邻牙窄小,约为近中牙齿的60%,中切牙和侧切牙的比例约为1.4∶1,上前牙的切龈径与切缘近远中径之比为中切牙1.411,侧切牙1.571,尖牙1.403 等。

在微笑时,如果上下唇线的位置和牙齿相协调,则会增加美感。露齿笑时,整个上前牙牙面均应暴露,上颌前牙切缘最好与下唇刚刚接触,如果存在间隙,应该尽量减少该间隙并保持一致。牙龈缘线并非呈对称弧形,其高点略偏向远中,中切牙的龈缘高点应该位于两侧尖牙龈缘高点连线上,侧切牙龈缘高点可以略低于该连线,至多不超过 1.5 mm。

(4)个性化原则:在基本满足上述美学修复的共性要求时,还应同时考虑患者的年龄、性别、肤色、面部特征等因素,以及生活在牙齿上留下的印记。因此,个性化效果的追求,实质上是追求“齐中之不齐”的自然美学效果,是更高层次的美学标准。在修复前牙缺损时,应使修复体与人的面型吻合:方圆面型的上切牙,颈部较宽,切角接近直角;卵圆面型的上中切牙,切角较圆钝;尖圆面型的上中切牙,近中切角较锐,颈部较窄。凸侧貌者,牙齿的唇面突度应较大;直侧貌者,牙面唇面则相应较平坦。男性牙齿线条平直,女性牙齿线条柔缓。随着年龄的增长,磨耗的加重,牙齿龈径与近远中径之比在逐渐降低。修复时应考虑这些因素。有时修复前牙切端时特意制作的小缺损,反而使牙齿更生动逼真。

2.牙齿的色彩美学

牙齿的色彩美与形态美一样,同时包括整体性、对称性、协调均衡性等普遍性的原则,以及个性化原则。

(1)整体性原则:观察者对他人牙齿存在颜色差异的敏感性要高于对形态差异的敏感性。

如果全口天然牙整体的色相、彩度和明度基本一致,则会给人整齐美观的感受。而如果有个别牙的色彩与其他牙存在较大差异,会破坏牙齿的整体感。

(2)对称性原则:对侧同名牙的色相、彩度和明度应尽可能一致,颜色的分布和过渡也应尽可能一致。

(3)协调原则:天然牙呈现出丰富的色彩变化,并有一定的色彩过渡规律。牙齿的切缘由于钙化程度高而呈半透明性;牙齿中 1/3 彩度增加,明度增加;颈 1/3 彩度最浓,明度下降。中切牙与侧切牙的彩度一致,但明度最高;尖牙的彩度增加但明度下降。

(4)个性化原则:肤色是牙色选择时应该考虑的重要因素。同样的牙色,对于肤色较黑的患者会显得较浅。在修复时模拟牙齿由于低矿化所呈现出的白垩色斑或线条等个性化特征,能显著增强牙齿的真实感。

3.视错觉在美学修复中的应用

使修复体和天然牙达到浑然一体的美学效果是医师的追求目标。在进行牙体缺损修复时,有时仅单纯恢复与同名对照牙相似的形态和牙色是无法获得满意的整体美学效果的,例如修复牙的近远中径比对照牙大,若按对照牙大小修复则会产生间隙,而若充满缺损间隙则因修复牙过大而破坏整体的美学对称平衡。对这类临床常见的复杂问题的美学处理,需要在整体美学平衡的高度,巧妙利用视错觉获得良好的修复效果。

视错觉指人对物体产生的主观视觉感受与真实物体之间存在差别。利用视错觉是牙体美学修复的重要方法之一。视错觉可归纳为"形象错觉"和"色彩错觉"两大类。前者包括面积、角度、长短、高低、远近等对比产生的错觉;后者包括色的对比如色温、色相、明度、光渗和色的疲劳等产生的错觉,明亮的暖色有扩散和前移的感觉,而黯淡的冷色有收缩、后退、远离的感觉。因此可以有意识地利用视错觉原理,结合临床情况和医师的审美经验,制作出精美的修复体。

临床常用的利用视错觉的方法有很多种。以修复缺隙过宽的牙齿为例,利用立面物体反光量的不同可造成视觉上大小差异的原理,采用钝化轴面角、加大唇面突度的方法,将牙面移行线向中央集中,减小牙面正面面积;利用光渗现象增加折光度,即缩小正面受光面积,使唇面中部的亮面减小,增大近远中面的暗影;增加牙齿的彩度,降低其明度;强调纵向的发育特征,在过宽的切牙唇面将纵行发育沟适当加深,并适当增加颈缘的弧形发育沟;增加切缘的弧度和缩短切缘平直部分,增大切外展隙;从而造成形象错觉和色彩错觉,使人感觉该牙并不太宽。当修复间隙过窄时可使用与上述方法相反的手段。

总之,在充填修复牙齿缺损时,应该参照同名对照牙恢复牙齿外形特点。当患牙与对照牙的牙面大小较为一致时,可复制对照牙的形状和色彩特征,而当患牙条件与同名对照牙不同时,如间隙过大或过小,龈缘过高或过低,无法完全按照对照牙来进行修复时,可以利用视错觉的一些技巧,使得患牙与对照牙"看上去"完全一致,整体感觉上会产生对称美。

(四)患者的经济能力和意愿

现代修复治疗的五原则——在传统的三原则基础上,增加患者的经济能力和患者的意愿两方面内容。

现代的医疗模式已经提倡从传统的生物-医疗模式转换成生物-心理-社会医疗模式。医师不仅应提供合理的医疗服务,还应尽可能地满足患者的心理需求并减少患者的生活负担。由于牙体缺损修复的方法、手段和材料的多样性,针对同一个牙体缺损病例往往存在多种治疗方案。随着技术的进步和新材料的应用,出现了许多更坚固、更安全、更美观的修复体,其应用也引起了医疗费用增高的问题。绝大多数的口腔修复治疗需要患者自行承担费用,因此患者所能负担的修复体种类因其经济承受能力的不同而有很大差异。医师在选择修复方案时,若既不考虑适应性,又不顾及患者的经济承受能力,则不仅是一个医德问题,而且也是一种资源浪费,更重要的是使患者及其家属对医师产生了不信任感,影响治疗过程和治疗结果。在诸多方案都能满足安全有效的前提下,应让患者参与选出更能满足其意愿并符合其经济能力的治疗方案。因此,牙体缺损的修复治疗应遵循生物学原则、生物力学原则、美学原则、患者的意愿、患者的经济能力可承受这五大原则。尊重患者的意愿和顾及其经济能力可承受体现了医师对患者的人文关怀,在临床工作中应具体把握下述原则。

1.知情同意的原则

"知情"是指患者了解自身疾病的情况以及将要接受何种医疗手段诊治的信息,"同意"是指患者对医师将要采取的医疗措施表示赞同的意见。这是建立医患之间合作关系的基础,在牙体缺损修复设计时应充分保证患者的知情同意权,应该尊重患者的人格和尊严,尊重患者的自主性,把疾病的现状、需要接受的检查、各种修复方案的利弊及价格等详细向患者作介绍,帮助患者作出最符合其利益的治疗选择。最初的医患交流是所有后续治疗成功的基础。治疗伊始就应让患者理解并认同治疗的方法和目的,预计治疗的结果和费用,这样才能获得患者与医师的密切配合,获得良好的修复效果,同时可以减少不必要的纠纷。

2.合理性原则

这一原则要求医师在给患者进行修复治疗时,应考虑治疗方法整体的合理性,既要考虑其治疗效果,又要考虑患者的经济承受能力。对于那些美观需求不高、借助于传统修复技术和材料即可恢复咀嚼功能的患者,不必使用美观昂贵的修复体;即便是对于那些有经济能力又追求美观效果的患者,也应遵循"知情同意"原则。否则,可能产生误解,影响医患关系的健康发展。

三、牙体缺损的修复体种类及选择

牙体缺损修复方案的选择,在遵循生物学原则、生物力学原则、美学原则、患者的意愿、患者的经济能力可承受这五大原则的前提下,根据缺损所在的部位、形状和体积,是否保有活髓,如何保护余留牙体组织,如何保护牙齿支持组织,如何延长修复体使用寿命,需要达到何种美学要求以及患者所能承受的经济负担等各方面综合考虑具体治疗方案。通常以修复体的固位形式和修复材料两方面作为主线,综合分析和确定各种牙体缺损的修复方案。

(一)按固位形式确定牙体缺损的修复体类型

可将牙体缺损修复体分为冠内固位体和冠外固位体两大类。其中冠内固位体包括嵌体和高嵌体;冠外固位体包括贴面、部分冠、冠和桩核冠等。选用何种修复类型应主要考虑下列因素。

1.需要修复缺损的部位

采用修复方式的种类首先取决于牙体缺损的部位和形式给修复体提供的可能的固位方式。当缺损部位能够提供洞形固位时,可使用嵌体、高嵌体类冠内固位修复体;反之应使用冠外固位体。例如,后牙牙体缺损在去腐备洞后形成单面洞形、MO/DO 洞形或 MOD 洞形,且各牙尖完整时,可应用嵌体修复;若有 1 个以上的牙尖不完整但余留 2 个以上完整轴壁时,可使用高嵌体或部分冠修复;若仅余留 2 个或 2 个以下轴壁,无法为冠内修复体提供固位时,则需要全冠或桩核冠修复。如果前牙的缺损仅发生在唇面时,和(或)切缘缺损小于切 1/3 时可以使用贴面修复;否则应用部分冠或全冠修复。

2.余留牙体组织的强度

嵌体洞形的预备不可避免地造成牙体组织抗力的削弱,由于嵌体无法对余留牙体组织提供保护,反而需要健康的牙体组织提供支持,因此只有备洞完成后的牙体组织足够坚固,不仅能承受本身的抗力要求,还能承受支持嵌体所需的额外抗力,并能提供嵌体足够的固位力的情况下,嵌体才是牙体缺损修复的适应证,否则均为禁忌证。因此,嵌体只适用于拥有强壮牙尖和牙壁的Ⅰ类洞形和Ⅱ类洞形。

嵌体的力学结构也使得嵌体在咀嚼运动过程中产生对窝洞侧壁的压力,容易造成牙体组织的劈裂。因此,余留牙体若存在薄壁弱尖结构,如牙尖下牙体组织厚度<1 mm,应适当消除牙尖高度,使用修复体保护牙尖下硬组织。当余留牙可提供嵌体式固位,而又需保护薄弱牙尖时可使用高嵌体作为修复手段。若需要保护的薄弱牙尖数量多,体积大,则可选择部分冠。当余留牙体组织部分能提供充分的抗力时,如超过 2 个轴壁的厚度<1 mm,则需要使用冠修复。余留牙体组织无法为冠修复提供充分固位时,可使用桩核冠修复。

3.牙髓状况

活髓牙需要保护牙髓,大量的牙体预备会过度刺激牙髓,造成暂时或永久的损害,因此活髓牙的全冠修复应慎重,尽量使用牙体预备量小的修复方式,如嵌体或贴面;相反,若牙髓经过根管治疗,由于大量冠部硬组织的丧失,使得牙齿的抗力减少,需要保护牙齿预防劈裂的发生,此时应尽量选择高嵌体或冠的修复方式。

4.患者的美观要求

轻度变色的前牙可使用贴面修复;若变色程度重,患者的美观要求高,则只能选择冠修复。

5.牙周保护

龈上或齐龈的修复体对牙周的刺激小,因此对需要特别保护牙周组织的牙体缺损病例,应尽量不使用全冠修复,改为贴面、嵌体或高嵌体修复方式,不得已时也应尽量采用龈上或齐龈冠缘的方式。

6.龋患风险

对于龋患风险高的病例,如猖獗龋、口干症、酸蚀症等,应尽量不用外形线长的修复体如嵌体、高嵌体或部分冠等,应改为全冠修复。

(二)修复体材料的选择

1.金属

适用于嵌体、高嵌体、部分冠、全冠和桩核冠。材料包括牙科铸造用钴铬合金、镍铬合金等贱金属,金合金、金钯合金等贵金属。

(1)优点:①传统的修复体制作材料和方式,有很高的成功率。②无论是使用贱金属合金还是贵金属合金,都能获得良好的机械性能。③由于材料的高强度,允许在窝洞边缘预备洞斜面,起到保护洞缘釉质壁、增加密合度、防止微渗漏的作用。④金属高嵌体在保护薄弱牙尖时可在牙尖外表面形成斜面接触关系,从而对抗修复体固位形产生的对余留牙体轴壁的向外的力量,防止牙体的劈裂。⑤修复体可以制作得很薄,面厚度达到 1.2 mm 即可满足抗力要求,因此可以用于活髓牙的牙体缺损修复。⑥可以铸造出精巧的辅助固位装置,如固位沟槽或固位钉等。与贱金属材料相比,贵金属材料的制作精度更高,修复体边缘更易密合,且对对牙的磨耗更小。

(2)缺点:金属为非牙色材料,只能用于后牙患者对美观要求不高的部位。活髓牙要考虑材料是热和电的良导体,必要时需要保护牙髓。

2.树脂

为专用牙科后牙嵌体树脂,常用于嵌体的间接修复方法。

(1)优点:①收缩应力的控制:后牙大面积直接树脂充填的最大问题在于树脂材料的聚合收缩以及其对边缘牙体组织产生的应力,其结果是充填后在树脂与牙体组织间产生间隙,增加牙齿的敏感性,并导致继发龋的发生。使用间接修复技术,在口外完成树脂嵌体的聚合过程,使用一薄层黏结剂将树脂嵌体粘在窝洞中,可以有效地克服上述缺陷。②美观性好:因树脂材料的折光性与天然牙接近,且有辅助的着色树脂作个性化修饰,树脂嵌体的美观性能完全能与瓷嵌体相媲美。③对补牙的保护:树脂的弹性模量和耐磨性与天然牙本质接近,弱于天然釉质。因此使用树脂嵌体修复与使用金属或陶瓷相比,对牙造成的磨耗最小。④保存牙体组织:树脂嵌体的牙体预备量介乎金属嵌体与陶瓷嵌体之间。⑤费用与技术难度:由于树脂嵌体的制作使用的设备简单,技术操作简单,因此制作成本低,用时少,费用低廉。

(2)缺点:其耐磨性不如金属嵌体和瓷嵌体,强度弱于金属嵌体。

(3)临床操作应用:①在口外模型上堆塑充填法:按嵌体要求预备牙体,翻制并修整模型,模型表面处理,使用后牙充填树脂在模型窝洞内直接一次充填,充填时修整面形态,对美观要求高时可使用着色树脂作个性化修饰,充填完毕后在专用光热设备中完成树脂的固化,口内试戴调,抛光及黏结面喷砂处理后,使用树脂黏固剂黏固于牙体缺损部位。②CAD/CAM(computer aided design/computer aided manufacture)技术切削加工法:按嵌体要求预备牙体,使用CAD 系统的光学印模采集系统直接获得窝洞的三维数据,使用 CAM 系统的加工单元,将预合成树脂块直接切削成修复体形状,完成的修复体经口内试戴调,表面处理后用树脂黏结剂直接黏固于窝洞内。

3.瓷材料

瓷材料是近年发展最快、种类最多的修复材料种类。修复体总体包括两大类:金属陶瓷修复体;全瓷修复体。

(1)金属陶瓷修复体:①金属基底烤瓷熔附修复体:由于其很高的强度、完全遮色能力、良好的边缘适合性,因此成为应用最广泛的瓷全冠修复体。临床操作简单,无须复杂的黏结技术。②金沉积烤瓷修复体:可用于全冠修复,拥有出色的美学效果,良好的边缘适合性,在前牙美学修复中应用较多,由于强度的原因,在后牙全冠修复中应用较少。亦可制作嵌体,应用于后牙嵌体修复,兼具瓷嵌体的美观性,也具有一定的强度。

(2)全瓷修复体:泛指所有不含金属的瓷修复体,种类很多,若以化学成分分类可分为长石瓷、白榴石瓷、氧化铝瓷、玻璃渗透氧化铝瓷、氧化锆瓷等；若以加工方式区分可分为粉浆涂塑烧结瓷、铸瓷、玻璃渗透瓷、沉积陶瓷、单层 CAD/CAM 可切削陶瓷、复层 CAD/CAM 陶瓷；若以黏结效果分类可分为含硅元素的瓷修复体和非硅元素的瓷修复体。

各种全瓷修复体在美观性、机械强度、与牙齿的可黏结性上各不相同，含硅元素的陶瓷美学效果更好，同时有更好的黏结性，但强度不如二氧化锆或二氧化铝陶瓷，因此应结合临床牙体缺损修复形式的不同选择不同材料。例如，①贴面修复：由于需要可靠的黏结效果，因此只能选择含硅元素的长石类材料的全瓷，加工方式可为铸瓷或单层 CAD/CAM 可切削陶瓷。②前牙冠修复：当要求美观性强、色泽自然有通透感时，可使用铸瓷或单层 CAD/CAM 可切削陶瓷；当需要更高的强度时可使用基底为二氧化锆或二氧化铝的复层 CAD/CAM 陶瓷。③后牙嵌体、高嵌体或部分冠：由于强调黏结性能，一般使用铸瓷或单层 CAD/CAM 可切削陶瓷。④后牙冠：由于对强度的要求，最好使用高强度的二氧化锆或二氧化铝复层 CAD/CAM 陶瓷。

为了确保陶瓷修复体的强度和耐用性，修复体厚度至少应达到 1.5 mm。过去，由于缺乏黏结材料，冠的强度仅由其自身的制作材料所决定；随着黏结材料的使用，瓷修复体与牙体组织可以被牢固地黏结在一起，起到了加强和支撑修复体的作用，这也使得对牙体预备量的需求降低。对于含硅元素的陶瓷修复体，可使用氢氟酸对其黏结面进行酸蚀处理，经硅烷耦联化后用树脂黏结剂黏固于牙齿表面，以获得良好的固位和黏结效果。若使用非硅类材料制作嵌体，包括氧化铝或氧化锆材料或金沉积瓷嵌体，则可使用常规树脂黏结技术。

第三节　前牙的部分冠美学修复技术

前牙美学部分冠是指使用全瓷材料，联合借助固位形固位和黏结固位两种固位形式，对前牙较大面积缺损进行美学修复的修复体形式。按照传统的定义，部分冠往往是由金属制作，主要是应用于牙齿唇颊面完整，而其他轴面或咬合面需要修复治疗的病例。但是，随着瓷材料的发展，尤其是瓷与牙体组织之间的黏结技术的不断成熟，越来越多的前牙大面积牙体缺损可以使用部分冠进行修复。部分冠可以看成是瓷贴面的变体，或者是不完整的全冠，是介乎两者之间的修复形式。多使用长石类光线通透性好的瓷材料，使用铸造或 CAD/CAM 加工的手段制作。其特点是设计灵活，其宗旨是在最大限度地保护余留牙体组织与获得固位之间达到平衡，并满足美观的需求。

一、适应证

如果牙体的缺损通过瓷贴面修复无法获得足够的强度，而使用全冠修复又要磨除过多健康牙体组织时，可采用部分冠修复。例如，前牙的缺损涉及切缘和切角以及大部分牙体，有较大的缺损间隙需要使用修复手段恢复与邻牙的接触关系时。

二、牙体预备

部分冠的使用是为了在进行牙体预备时使用合理的最小预备量，在获得修复体的固位和抗力的同时，尽量多地保留健康牙体组织，并留有充足的黏结面积。瓷贴面的固位力完全依靠黏结力，冠的固位力来自于固位形。部分冠的固位力不仅要来自牙体预备产生的固位形，还要利用黏结剂所获得的黏结力,两者缺一不可。

在进行牙体预备时,应考虑四方面因素。

(1)保护牙髓牙本质复合体,尽量少磨除健康的牙体组织。

(2)尽量增大黏结面积:黏结剂能与釉质形成稳定持久的黏结,而与牙本质的黏结受多方面因素限制,因此,应尽量多地保留釉质黏结面积。在牙齿上能利用的黏结面积越大,所获得的黏结力就越大。

(3)单纯依赖黏结尚不能提供部分冠足够的固位,需要用固位形辅助固位。因此,在不占用黏结面积的前提下设置辅助固位,如增加侧壁固位、固位沟槽等。

(4)需要保留足够的修复体的厚度,以满足修复体自身强度的要求:全瓷修复材料尤其是长石类瓷,虽然有较为理想的透光性,但强度较低。瓷材料的断裂起始于材料表面的微裂纹在外界应力的作用下发生扩展,最终导致材料整体的失效断裂。导致材料断裂的最小应力与材料本身的厚度呈反比。因此,在部分冠承受力的区域保留足够的瓷材料厚度才能使部分冠在咬合时不致发生断裂。

三、部分冠的美学处理

(一)部分冠设计时的美学考虑

修复体的边缘与牙体组织的结合区是美学处理的薄弱环节,因为修复体需要通过黏结剂与牙齿黏固,修复体和黏结剂的折光率和遮光率与天然牙齿有差异。因此,应尽量将修复体与牙齿的结合区放置在肉眼难以辨别的区域,如邻面和唇面的颈缘处。利用修复体的折光性,在设计修复体的外形和边缘线时,可适当制作成一定厚度的斜面,既扩大了釉质的黏结面积,同时也使颜色过渡得更自然。

(二)部分冠黏结时的美学处理

当制作完成的部分冠修复体在口内试戴时,需要使用与黏结树脂颜色一致的试色糊剂模拟黏固后的色彩学效果。如果发现最终的混色效果未达到整体美学要求,可从两方面做出调整。

1.修复体本身的染色处理

部分冠的修复体一般是由长石类材料制作,有与之相配套的瓷外染色金属氧化物材料,以低于材料软化温度的烧结温度和程序,对修复体进行染色处理。

2.调节黏结树脂的颜色

部分冠的黏结类似于瓷贴面,因此可以使用瓷贴面的树脂黏结系统,使用不同颜色的黏结树脂混色调配出适合的颜色,也可以在黏结树脂中加入着色树脂调配混色效果。

第四节　后牙牙体缺损的嵌体修复

一、非金属嵌体修复的临床应用

非金属嵌体是指用复合树脂和全瓷等非金属材料制作的嵌体,用于恢复牙体缺损患牙的形态和功能的修复体。传统用于后牙牙体缺损嵌体修复的材料主要是各类金属,但金属材料存在美观不足、磨耗对天然牙、金属离子析出、牙体着色等问题。近年来随着复合树脂和全瓷材料性能的不断改善,非金属嵌体正以其美观和良好的修复性能越来越多地被医师和患者选择。

(一)直接修复与间接修复的比较

后牙牙体缺损的修复方法包括直接修复和间接修复两种方法。

1.直接修复

直接充填修复以其简便、快速的特点长期以来在临床普遍应用。常用的非金属充填材料是各类复合树脂,由于复合树脂光固化时存在聚合收缩和固化不全的问题,初步固化后的树脂会继续发生聚合反应,使其体积继续收缩。树脂固化产生的聚合收缩力为 40~50 MPa,树脂与牙釉质的黏结力为 15~20 MPa。当聚合收缩力超过树脂与牙本质、牙釉质的黏结力时,树脂与牙体组织界面就产生裂隙,这是充填修复后产生微渗漏的根源。微渗漏会造成充填体边缘着色、继发龋、牙髓炎,以及充填体松动脱落等问题。目前尚未发现一种直接充填技术能完全消除微渗漏。另外对于牙体缺损涉及牙尖的患牙,直接充填修复因为不能恢复理想的面形态,因此也无法恢复良好的咬合功能。对于有邻面缺损的患牙,直接充填也很难恢复良好的邻接关系,而导致食物嵌塞的问题。

2.间接修复

间接修复是指修复体在洞形外完成后,用黏结剂将修复体黏固在缺损的牙体上恢复牙体的形态与功能。由于间接修复体是在口腔外完成的,树脂固化时的收缩也是在口腔外完成的,这样就消除了直接充填修复时固化收缩对黏结的影响。间接修复树脂固化产生的体积收缩,在嵌体黏固时,黏结剂填补了收缩的体积,提高了修复体的边缘密合性,这意味着嵌体修复技术是一种能够减小微渗漏的有效方法。有研究报道,多功能黏结剂能在牙本质黏结界面形成混合层,它与树脂嵌体的单体成分相似,因此提高了树脂嵌体修复在洞壁的密合性。另外,树脂嵌体在二期处理过程中,单体转化率明显提高,这不仅使修复体的抗张强度、耐磨性和抗溶解性等物理机械性能大幅度增强,也减少了游离单体对牙髓的刺激。

(二)间接修复技术和材料的选择

1.复合树脂嵌体的间接修复技术

复合树脂嵌体与复合树脂直接充填相比较,由于树脂嵌体是在体外光照加热、加压固化之后再进行黏结,所以树脂在聚合收缩、微渗漏等方面的问题明显减少,因此继发龋和边缘染色发生的可能性也降低,术后敏感减轻,同时也避免了复合树脂附加固位钉充填后因固位钉腐蚀、氧化所致的固位钉周围牙本质和复合树脂染色的问题,有利于维持远期美观效果。与全瓷嵌体相比较,树脂嵌体制作工艺简单,费用较低,能满足多数人的美观需求,容易被医师和患者选择和接受。但复合树脂的抗压强度与瓷嵌体有较大的差距,远期修复效果不如瓷嵌体。

复合树脂嵌体材料的特点:复合树脂修复材料是一类由有机树脂基质和经过表面处理的无机填料以及引发体系组合而成的牙体修复材料。复合树脂嵌体是近十年兴起的一种新型嵌体材料。嵌体复合树脂与充填用复合树脂是有差别的,嵌体用复合树脂材料的激活剂与催化剂大多需要在高温高压下才能发挥作用,所以嵌体复合树脂在操作时都需进行二期处理,材料的各种性能才能达到设计要求,否则树脂材料的诸多缺点就会影响修复效果。为了减轻树脂材料的缺陷,通常需要改变树脂组成的无机填料或改良聚合方法,使其物理性能得到改进。近年来,随着高强度复合树脂材料的应用和嵌体制作时二期处理技术的应用,以及树脂黏结剂的使用,后牙嵌体修复的临床效果有了大幅度的提高,加之树脂嵌体良好的美观效果,简单的制作工艺,较低的成本,使其具有良好的临床应用前景。

2.瓷嵌体修复技术

瓷嵌体修复技术按照加工工艺划分,有机械加工的瓷嵌体、热压铸造陶瓷嵌体、玻璃渗透尖晶石陶瓷嵌体和金沉积基底烤瓷嵌体。

(1)机械加工的瓷嵌体:机械加工的瓷嵌体是通过 CAD/CAM 技术完成的。CAD/CAM技术是近20年迅速发展起来的一种综合计算机应用系统技术。其主要特点是加工精度高(加工精度0.005~0.1 mm),不受被加工对象形状复杂程度的影响,制作完成的嵌体准确度高,与基牙密合。可减少就诊次数,节约制作所需要的大量时间,有效提高了临床与技术室的工作效率和工作质量,但需要专门的仪器设备,费用较高。CAD/CAM 技术包括两种类型:第1种是利用机械加工的方法切削瓷块,使其一次成形为修复体的形状,再经染色完成最终的修复体;第2种是先用机械加工的方法切削预烧结的低密度瓷块为修复体的形状,再经二次烧结成致密的高强度修复体,之后经染色完成最终修复体的制作。

(2)铸造陶瓷嵌体:常用的有铸造玻璃陶瓷嵌体和热压铸造陶瓷嵌体。①热压铸造陶瓷嵌体:热压铸造陶瓷技术是采用失蜡法的工作原理通过热压铸造工艺成形的一种铸瓷修复技术。此类修复技术已商品化的材料代表是 IPS-Empress 陶瓷材料。②铸造玻璃陶瓷:又称微晶玻璃。铸造玻璃陶瓷技术也是采用失蜡法的工作原理通过铸造工艺成形的一种铸瓷修复技术。

(3)粉浆涂塑玻璃渗透尖晶石陶瓷嵌体:这种技术是采用粉浆涂塑技术成形,即将高纯度细颗粒的氧化镁制成注浆,涂塑在耐火石膏代型上,经过熔融法烧烤和渗透烧烤,其代表是 In-Ceram Spinell 陶瓷材料。

(4)金沉积基底烤瓷嵌体:这种技术是应用金沉积技术制作金基底层,再在其上烤瓷完成嵌体的制作。

(三)间接修复技术临床应用注意事项

与传统的直接充填修复相比,嵌体可以在模型上制作完成,恢复原有的牙体形态,恢复良好的咬合功能和邻接关系,修复体能高度抛光,容易清洁等,是一种比较理想的牙体缺损修复方式。但嵌体只能修复缺损部位的牙体,不能保护存留部分的牙体组织。因此,嵌体有严格的适应证和禁忌证。

1.适应证与禁忌证

适用金属嵌体修复的牙体缺损原则上也适用于非金属嵌体修复。与金属嵌体修复相比较,非金属嵌体还适用于以下情况:①因金属嵌体修复不能满足美观需求者,可设计非金属嵌体修复。②患牙缺损较多牙体预备固位形不足,需要增加辅助固位形时,可设计树脂黏结的瓷嵌体或树脂嵌体修复,利用树脂黏结剂与瓷和树脂良好的黏结性能,弥补固位形不足可能导致的固位不良的隐患。③当患牙缺损较多,存留的牙体组织为薄壁弱尖时,可设计树脂黏结的瓷嵌体或树脂嵌体修复,利用树脂黏结剂将患牙与嵌体连结成一个整体,有利于保护薄弱的存留壁和牙尖组织。④有金属过敏史的患者。

金属嵌体修复的禁忌证原则上也适用于非金属嵌体修复。与金属嵌体修复相比较,非金属嵌体在以下情况时应慎用:①患牙需要保守性嵌体修复时,应慎用费用较高的瓷嵌体,可选用费用较低且黏固性较好的树脂嵌体。②患有夜磨牙或紧咬牙等咬合性疾病患者,因其过度的咬合负荷应慎用耐磨性不足的树脂嵌体和脆性较大的瓷嵌体。

2.修复设计

(1)原则:牙体预备前应首先去除腐质并检查患牙缺损的部位、大小和缺损部分的形状,同时要仔细检查存留牙体组织的咬合接触位置,在此基础上按照牙体缺损的大致形态设计嵌体的窝洞形状,不需要作预防性扩展,不需要预备特殊的辅助固位形。这些要求符合牙体预备要求中最小损伤原则,可以使牙体组织得到最大限度的保留,使牙体的抗力和强度丧失最少,从而达到减少牙齿折裂发生的目的。金属嵌体牙体预备的基本原则多数也适用于非金属嵌体的牙体预备。

(2)洞形设计要求(图 12-1):与金属嵌体相比较,非金属嵌体牙体预备的一些特殊要求如下。①与金属嵌体要求洞壁向面外展 3°~5°角不同,非金属嵌体洞形的轴壁向面外展要增加到 6°~8°角,以利于嵌体顺利就位。因洞壁外展增加而减小的摩擦固位力可通过高强度的树脂黏结剂弥补。②瓷嵌体要求咬合面洞的深度≥1.5~2 mm,轴面预备≥1.5 mm,以满足瓷材料的使用要求。③非金属嵌体洞形预备要求表面光滑、圆钝,不强求洞壁点、线、角清晰,洞壁可留存倒凹,洞壁上的倒凹可用树脂充填的方法处理平整即可。④非金属嵌体不能预备洞斜面,这是与金属嵌体在牙体预备要求中最重要的区别。洞斜面在金属嵌体中有防止边缘牙体组织折裂和增加边缘密合度的作用,在非金属嵌体修复中这两个问题是通过树脂黏结剂良好的黏结强度来解决的。⑤嵌体的边缘设计要避开咬合接触区,面的边缘设计位置应与正中接触点保持 1 mm 的距离,以免出现黏结剂磨损或黏结面开裂。⑥洞底平面不作底平的严格要求,以去净龋坏牙体组织为准,也可用垫底材料修平底面。

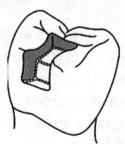

图 12-1　嵌体邻补面牙体预备外形

(3)有关嵌体洞形设计的力学研究:有研究提示,嵌体洞形的宽度越大,越容易使孤立牙尖成为应力集中区。当洞形的颊舌径宽度大于牙体颊舌径宽度的 1/3 时,牙尖的折裂概率明显提高。因此建议洞形的颊舌径宽度以小于牙体颊舌径宽度的 1/3 为宜。有研究报道,嵌体洞形的深度对患牙的抗折强度有明显的影响。洞形加深,牙体的抗折强度减弱。因此对于过深的洞形应在牙本质薄弱处和髓室底用树脂垫底材料作垫底处理。树脂垫底能显著减少全瓷嵌体和基牙牙尖折裂的危险。浅而宽的洞形若使用弹性模量高的材料修复,可以较好地保护薄弱牙尖;当洞形较深时,洞底通常比较薄弱,使用与牙体组织弹性模量接近的材料修复,在改善洞底部应力集中方面具有一定的优越性。对瓷嵌体不同洞壁锥度的研究提示:洞壁锥度不超过7°角应力分布较好。对洞形龈壁的研究显示:增加龈壁高度,尽量减小龈壁宽度有利于减小修复后牙体的应力。龈壁角度的有无对牙体应力无影响。高嵌体修复时,牙本质应力集中现象有所改善,应力分布趋平缓。提示临床修复时,当嵌体窝洞宽度较大时可以考虑高嵌体修复。

3.树脂嵌体间接修复技术直接法

(1)树脂材料的选择:从材料的理化性能方面考虑,应选择硬质树脂材料;从美观方面考虑,要选择与邻牙近似的树脂色型。

(2)制作方法:按照非金属嵌体牙体预备原则完成牙体预备,隔湿,吹干预备体,洞壁涂布一薄层硅油,将选择好的树脂材料按照洞的深浅分1～3层充填,分层固化。为方便将嵌体取出,可在嵌体表面黏固一个小塑料棒。

(3)二次固化:将初步固化的树脂嵌体放入专用的热固化箱内光照加热固化。

4.树脂嵌体间接修复技术间接法

(1)树脂材料的选择:同直接法。

(2)制作方法:①牙体预备:按照非金属嵌体牙体预备原则完成牙体预备,要求各轴壁相互平行,洞形所有线角均需光滑圆钝,以防应力集中导致嵌体折裂。②排龈:常规排龈线退缩牙龈组织,减少龈沟液分泌,以便精细印模的制取。③制取印模:硅橡胶制取印模,要求印模清晰、完整。④灌注模型:用硬质石膏灌注模型,要求模型完整、工作区清晰,无气泡。⑤临时嵌体的制作:在原始印模即牙体预备之前制取的印模相应的牙位区域注入临时嵌体材料,注入量以注满预备牙的牙冠阴模为宜,快速将印模放入口内就位,在材料要求的时间内保持不动并在弹性期内将印模和临时嵌体从口内取出,待其完全凝固后常规打磨、抛光。隔湿,吹干预备牙体,将临时树脂嵌体就位于洞形内,修整外形,调整咬合,选用无丁香油的氧化锌临时黏结。

5.非金属嵌体的试戴与黏结

(1)黏结材料的选择:目前临床多采用树脂黏结剂。因为瓷嵌体在制作过程中不可避免地会出现气孔和裂纹等缺陷,严重影响修复体的强度等机械性能,树脂黏结剂可渗入其中的裂纹,限制裂纹进一步扩展和延伸,封闭裂纹形成屏蔽,防止水等液体对瓷的侵蚀作用,增强修复体的抗疲劳性能。同时能将瓷嵌体与牙齿通过黏结连结成一个整体,显著提高患牙和修复体的强度。有研究表明,树脂黏结剂使瓷与牙体之间的黏结层起到了一个缓冲带的作用,吸收了力,从而提高了瓷与牙体组织的黏结强度,保证了修复体具有良好的固位,增强了瓷嵌体和基牙的抗折强度,使全瓷嵌体的临床效果和保存率均有明显提高。树脂黏结剂的种类较多,临床操作方法也略有差别,使用时应严格按照产品说明书要求操作,以确保黏结效果。

(2)牙体洞形的清洁与嵌体的处理:黏结前应仔细去除洞壁上残存的临时性黏结材料,并彻底清洁洞壁。树脂嵌体在黏结前可以用笔式喷砂机轻轻喷砂处理黏结面。

(3)排龈:在患牙的龈沟内放入牙龈收缩线将牙龈排开,一方面将预备体的龈向预备边缘充分暴露出来,防止黏结剂进入龈沟内刺激牙龈,另一方面也可预防龈沟液和血液对黏结剂的污染。

(4)黏结:按照产品说明书要求规范操作,黏结界面需按要求处理,有条件者要使用橡皮障隔离唾液。多余的黏结剂应彻底清除,否则可对牙龈造成刺激,出现牙龈炎、牙周炎。对于透明度高的全瓷修复体,应事先用试色糊剂选择不同颜色的黏结剂,以期达到黏结后的美观效果。

6.垫底材料的选择与使用

(1)垫底材料的选择:嵌体修复时经常会使用垫底材料,垫底材料对嵌体修复的远期效果有影响。从生物安全性能考虑,垫底材料应该是对牙髓无毒、无刺激。从力学性能考虑,如果材料的弹性模量存在差异,功能状态时修复体和基牙的应力分布与集中也会不同。大量研究表明:选择弹性模量接近牙本质的垫底材料,有助于改善修复体和基牙的抗力性能。从黏结效果考虑,垫底材料与嵌体黏结剂的结合方式最好为化学结合。目前常用的垫底材料有玻璃离子水门汀、氢氧化钙、流动型复合体和复合树脂垫底材料。

(2)垫底材料的使用:①玻璃离子水门汀:有酸碱反应固化型和光固化与酸碱反应固化双固化型。其材料性能在色泽上具有半透明性,颜色与牙齿相近似,不会出现因垫底材料的颜色而影响嵌体的色泽美观。玻璃离子水门汀与牙本质形成化学性结合,黏结强度可达到 55 MPa,抗压强度可达到 200 MPa。对牙髓刺激性小,当牙本质厚度≥0.1 mm 时,对牙髓无刺激作用。另外,由于材料中添加了缓释氟化物,具有一定的防龋能力。但近期的研究发现,玻璃离子在很多方面存在不足:如物理性能相对较差,生物相容性不理想,与嵌体材料的黏结性不足等。②氢氧化钙:是一种盖髓垫底材料,易操作,抗压强度高。但因其弹性模量与牙本质和嵌体材料相差很大,容易产生应力集中,所以临床要求其垫底厚度不能超过 1 mm,并且需要根据垫底材料的性能,在其上再垫一层与嵌体黏结剂结合力强的垫底材料,以保证获得良好的黏结效果。③流动型复合体:属于单糊剂型光固化玻璃离子水门汀,临床易操作。具有良好的边缘密合性;与牙本质形成化学性结合;对牙髓刺激性小,可用于间接盖髓;具有放射线阻射性,方便 X 线检查;含氟具有抑菌性和抗龋能力。④复合树脂:近年来,复合树脂也被用作瓷嵌体的垫底材料。随着牙本质黏结剂的不断改进,新一代的自酸蚀黏结剂可以与牙本质形成混合层,封闭牙本质小管,有效地防止了术后牙髓敏感,为树脂垫底技术的广泛应用提供了条件。

(3)垫底材料在嵌体修复中的力学研究:从力学性能方面考虑,在垫底材料的选择中以弹性模量为主要参考指标。因为材料之间弹性模量的差异,会使修复体产生不同的应力分布。弹性模量越接近牙本质和修复材料,越有利于修复体和牙体的抗力性能。有学者对不同垫底材料对嵌体修复的影响作了力学分析。研究结果是:树脂基底的垫底材料比玻璃离子垫底材料能显著减小全瓷嵌体和基牙牙尖折断的危险。对不同光固化玻璃离子垫底材料的研究结果是:推荐使用高弹性模量的材料作为全瓷嵌体的垫底材料。很多研究发现,垫底材料的厚度影响全瓷嵌体的抗折性能。实验结果是:树脂基底较厚的瓷块比基底薄的瓷块抗折性更好。

7.非金属嵌体修复设计的固位与抗力

与牙体缺损全冠、桩冠、部分冠等其他修复设计不同,嵌体修复设计的难点包括了固位与抗力两个方面。如何在设计和牙体预备时做到既能少磨牙最大限度地保存牙体组织,又能满足嵌体修复的固位与抗力要求,了解嵌体设计的力学特点和嵌体材料的力学性能,有助于找到这两方面的平衡点。

(1)非金属嵌体修复的固位:与金属嵌体的固位一样,非金属嵌体也是通过嵌体与牙体组织之间形成的静态机械摩擦力、动态约束力和化学黏结力的共同作用形成的。固位形的设计和洞形轴壁的预备决定着嵌体静态机械摩擦力和动态约束力的大小,其中洞轴壁向面外展的角度与固位力成反比,非金属嵌体为了达到顺利就位,嵌体洞形的轴壁向面外展从标准要求的5°角增加到8°角,但这个角度的要求在临床牙体预备时很难准确做到,且此向聚合角度不利于机械固位。另外,在金属嵌体修复设计时,可利用钉洞等辅助固位形增加固位,但这对非金属嵌体不适用。因此,在非金属嵌体修复的固位方面,黏结剂的黏结固位作用在很大程度上起到了补充和加强作用。此外,树脂黏结剂与瓷和树脂嵌体材料之间良好的结合,不仅保证了修复体的黏结效果,同时还提高了修复体的强度。树脂黏结剂的使用为嵌体固位中黏结固位作用的重要性提供了良好的基础和保证,但应注意严格按照树脂黏结剂的产品使用要求操作。

(2)非金属嵌体修复的抗力:包括嵌体的抗力和牙体组织的抗力两部分。①嵌体:脆性材料的瓷嵌体,由于其材料的力学特点是抗压不抗拉,在相同载荷的情况下较金属嵌体更容易受应力集中的不利影响,出现瓷崩裂的问题。实验研究提示:瓷嵌体的厚度不少于2 mm就可保证它的强度。树脂嵌体材料的弹性模量与牙体组织接近,受力时的应力分布比较均匀,抗力性能较好。②牙体组织:影响牙体组织抗力的因素有牙体组织的存留量,预备体洞形的深度和点、线、角的形态特点,以及嵌体材料和垫底材料的弹性模量。牙体预备时磨除的牙体组织越多,存留牙体组织的抗力性能就下降越大。在这方面,非金属嵌体在设计和牙体预备的要求中,更多地考虑了对存留牙体组织的保护,优于金属嵌体的设计要求。在洞形深度方面,洞形越深,存留牙体组织的抗折能力越差。因此,在保证嵌体厚度的前提下,对于过深的洞形应作垫底处理。应力分布的特点是容易在直线的点、角处形成应力集中,非金属嵌体牙体预备要求的洞形表面光滑,线、角圆钝有利于避免应力集中,形成均匀应力分布。高弹性模量的嵌体材料受力时产生的变形小,牙体组织的应力分布比较均匀;低弹性模量的嵌体材料受力时产生的变形大,牙体组织的应力分布容易出现集中的情况。嵌体材料与牙体的弹性模量越接近,越有利于力的传导与分布。树脂嵌体受力时对牙体组织和自身的应力影响都比较小,就是因为树脂嵌体材料的弹性模量与牙体组织接近。

8.非金属嵌体修复后容易出现的问题与处理

(1)嵌体修复后疼痛:嵌体在完成黏结后立即出现疼痛,这种情况多为牙髓受到刺激引起的过敏性疼痛,一般黏结后一段时间疼痛可逐渐减缓消失。如黏结后出现咬合疼,多为咬合创伤引起,应检查咬合,作调磨处理。如果使用一段时间后出现疼痛,多为嵌体松动产生继发龋所致。这种情况需要拆除嵌体,重新治疗修复。如果使用一段时间后出现咬合疼,多为根尖周问题引起,应作相应的检查和处理。

(2)嵌体修复后牙齿折裂和嵌体折裂:牙齿折裂是因为咬合力过大或存留的牙体组织抗力不足引起的。适应证选择不合适、修复后咬合不平衡造成局部应力过大等都是造成牙齿折裂的原因,应根据折裂的具体情况作相应的处理,例如牙髓治疗后行全冠或桩冠再修复。瓷嵌体容易出现折裂的问题,这主要是因为瓷嵌体厚度不足、洞形设计不合理或咬合力过大所致。

(3)嵌体修复后松动脱落:这种情况多为嵌体制作的精确度不够,嵌体与牙体不密合;黏结剂选择不合适或操作不当;洞形过浅固位力差等原因引起的,应认真查找原因并作相应的处理。

(4)嵌体边缘微渗漏:这种情况多为嵌体制作的精确度不够,嵌体与牙体不密合或黏结剂质量问题引起的。早期无症状,随着问题的发展可出现牙齿敏感、嵌体与牙体黏结边缘出现色素沉着等问题。早期可采用窝沟封闭的方法治疗,如果范围大或出现继发龋,就应该拆除修复体,治疗后重新修复。

二、嵌体的特殊形式——嵌体冠

(一)嵌体冠的概念

嵌体冠虽然是由嵌体和冠两部分组成,但它们是一个统一的整体。嵌体冠中的嵌体部分起主要固位作用,冠用于恢复牙体的外形,建立良好的咬合关系,保护薄弱的存留牙体组织。

(二)嵌体冠的分类

(1)根据制作材料的不同,嵌体冠可分为金属嵌体冠、全瓷嵌体冠和树脂嵌体冠。①金属嵌体冠:是利用失蜡铸造法的原理制作完成的。这种方法制作简单,是临床最常用的一种传统制作方法。制作嵌体冠的合金有金合金、金银钯合金、镍铬合金等。金合金化学性能稳定,铸造收缩小,机械性能和生物学性能较其他金属材料更适合用于制作后牙嵌体冠。②全瓷嵌体冠:多采用 CAD/CAM 技术制作完成。这种制作方法技术要求高,费用较高。但由于全瓷嵌体冠具有与天然牙相近似的颜色和半透明性,具有良好的美观性能,目前正在被越来越多的医师和患者所接受。例如,用可切削的二氧化锆瓷块制作的无饰瓷二氧化锆嵌体冠。③树脂嵌体冠:是使用硬质复合树脂光固加热加压完成的。这种方法制作简单,价格较低,适合儿童乳磨牙嵌体冠的修复。

(2)根据固位方式的不同,嵌体冠可分为髓室固位嵌体冠和髓室-根管联合固位嵌体冠。①髓室固位嵌体冠:利用髓室固位的嵌体冠。适用于髓腔比较深大,深度在 2.0 mm 以上,缺损位于龈上 1.0 mm 以上,轴壁厚度不少于 1.0 mm,经过完善根管治疗的磨牙残冠。②髓室-根管联合固位嵌体冠:这类嵌体冠除了利用髓室固位之外,还需要利用部分根管的固位来保证修复体具有足够的固位力。适用于髓室深度不足,如髓室深度不足 2 mm,为获得足够深度固位,通过根管口向下扩展,获得可靠的固位深度以保证修复体的固位。

(三)嵌体冠的适应证

(1)严重磨耗,咬合紧;牙体组织大面积缺损,同时伴有龈距离小;经完善根管治疗的磨牙。

(2)牙体组织大面积缺损,但缺损位于龈上,存留壁的高度和厚度不少于 1.0 mm,髓腔深大,利用髓腔可获得足够的固位力,经完善根管治疗的磨牙。

(3)根管钙化、髓石、断针、塑化致根管无法扩通等原因,部分根管不能进行完善根管治疗的磨牙。

(4)牙体大面积缺损,经完善根管治疗后可利用髓腔固位的乳磨牙。

(5)若固定桥基牙临床牙冠短,可设计嵌体冠修复的基牙。

(四)嵌体冠的优缺点

(1)嵌体冠与桩核冠相比,嵌体冠简化了临床操作过程,只需将髓腔形态进行磨改使之符合嵌体洞形即可;免除了根管预备的操作程序,避免了根管侧穿的危险性;减少了制取根桩蜡型的操作;节省了医师的临床操作时间;减少了患者的就诊次数;也减少了牙根折裂的危险,但其适应证范围比桩核冠窄。

(2)嵌体冠与嵌体相比,嵌体冠覆盖了牙齿的整个咬合面,避免了嵌体修复时单个牙尖承受的过大应力,避免了牙尖折裂的风险;起到了保护薄壁弱尖的作用。适应证范围比嵌体宽,但磨除牙体组织比嵌体多。

(五)嵌体冠的牙体预备

1.髓室洞形预备

要求按照髓室形态预备出嵌体洞形,洞轴壁外展 2°～5°角,并应与预备后轴面取得共同就位道。不要求绝对的底平,轴壁无倒凹,轴壁上的倒凹可用树脂修平整,髓室底可用垫底材料修平整(图 12-2,图 12-3)。金属嵌体冠应按照金属嵌体洞形预备要求预备出洞斜面;瓷嵌体冠和树脂嵌体冠要按照非金属嵌体要求各轴壁相互平行,洞形所有线角均需光滑圆钝,不预备洞斜面。

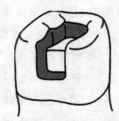
图 12-2　嵌体冠牙体预备外形

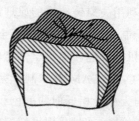
图 12-3　嵌体冠剖面

2.冠预备

按照全冠要求预备各轴面,向聚合度 2°～5°角。

3.髓室固位嵌体冠的牙体预备

除了遵循以上髓室洞形预备和冠预备的要求之外,如果髓腔底部直径大于口部直径,为了尽量保存剩余牙体组织,可利用充填填补倒凹方法,获得底平壁直的髓室箱状固位形。

4.髓室-根管联合固位嵌体冠的牙体预备

除了遵循以上髓室洞形预备和冠预备的要求之外,还需要作部分根管的预备。如果髓室洞形深度＜4 mm,需要向下预备部分根管以增加固位力,预备深度 3～4 mm。

(六)排龈、制取印模和灌注模型

1.排龈

常规排龈线退缩牙龈组织,减少龈沟液分泌,以便精细印模的制取。如邻颈部缺损齐龈或龈下1.0 mm以内,必要时进行局部牙龈切除术,以确保嵌体与颈部缺损面的密合。

2.制取印模

硅橡胶制取印模,要求印模清晰、完整。

3.用硬质石膏灌注模型

要求模型完整、工作区清晰,无气泡。

(七)嵌体冠的制作

通常是在口外模型上制作完成嵌体冠。

1.金属嵌体冠

失蜡铸造法完成。具体操作要求参照金属嵌体和铸造全冠的制作。

2.全瓷嵌体冠

多采用 CAD/CAM 技术制作完成。具体操作要求参照全瓷嵌体的制作。

3.树脂嵌体冠

多用硬质复合树脂光固加热加压完成。具体操作要求参照树脂嵌体的制作。

(八)嵌体冠设计的力学合理性

1.嵌体冠设计的特点

对于存留牙体组织少,同时伴有龈距离小的患牙,如果单纯设计环抱固位的冠修复,难以获得良好的固位力,容易出现牙冠脱落的问题。如果设计桩冠修复,修复体的固位虽然得到了解决,但不能使存留牙体组织的抗力强度增加,反而会增加牙根折裂的概率,因为桩只有增加固位的作用,没有增加存留牙体组织强度的作用,而对于这种缺损类型,嵌体冠的设计是基于将髓室洞形的固位,合理地用于弥补单纯轴壁环抱固位形的不足。既解决了修复体固位的要求,又不影响存留牙体组织的抗力强度,是一种理想的修复设计。

2.嵌体冠固位的特点

嵌体冠的固位是通过嵌体的冠内固位和全冠的冠外固位相结合的结果。嵌体和基牙轴壁间可形成很强的机械嵌合力,能够为修复体提供大部分的固位力,加之冠边缘形成的环抱固位力以及黏结剂提供的黏结力,可以为修复体提供足够的固位。

3.嵌体冠抗力的特点

嵌体冠嵌入髓室内,同时覆盖牙体外部,内外形成一个整体,大大提高了患牙在行使功能时的抗力,使患牙具有更强的抗折裂能力,良好的黏结剂不仅能增强固位力,更能紧密连结修复体和基牙,使其成为一个整体有效分散缓冲咬合力,提高修复体的抗折裂强度。

4.嵌体冠的特殊应用

儿童乳磨牙龋坏导致牙体大面积缺损是儿童牙体的常见病和多发病。由于牙体缺损多,临床常规的充填方法难以获得良好的固位,充填物反复脱落的问题成为儿童牙体治疗的难题。充填治疗也不能恢复牙冠的形态、咬合关系和邻接关系,影响咀嚼功能。乳磨牙由于其特殊的解剖结构和生理发育特征,临床牙冠较短,牙根也会逐渐吸收,全冠修复效果差,也不宜设计利用根管固位的桩冠修复。儿童乳磨牙嵌体冠的修复设计,合理地利用了位于髓室内的嵌体部分固位,为修复体获得良好的固位提供了有效的保证。

第十三章　牙及牙槽手术

第一节　牙拔除术

普通牙拔除术是指采用常规拔牙器械对简单牙及牙根进行拔除的手术。本节主要介绍牙拔除术的适应证和禁忌证、术前评估及准备、患者及术者的体位、普通牙拔除术的原则与方法（包括常规拔牙器械的使用说明、各类简单牙及牙根的拔除方法）等。

一、拔牙适应证

牙拔除术的适应证是相对的。随着口腔医学的发展、口腔治疗技术的提高、口腔微生物学和药物学的进展、口腔材料和口腔修复手段的不断改进，拔牙适应证也在不断变化，过去很多认为应当拔除的患牙，现已可以治疗、修复并保留下来。由于种植技术的发展，对由各种原因导致的保守治疗效果不好的患牙，应尽早拔除以利于及时种植修复。因此，口腔医师的责任是尽量保存牙齿，最大限度地保持其功能和美观，要根据患者的具体情况决定是否拔除患牙。

（一）不能保留或没有保留价值的患牙

（1）严重龋坏：严重龋坏、无法修复是牙齿拔除最为常见的适应证。但如果牙根及牙根周围组织情况良好则可保留牙根，经根管治疗后桩冠修复。

（2）牙髓坏死：牙髓坏死的患牙因不可逆性牙髓炎、根管钙化等原因无法治疗，或经牙髓治疗后失败，或患者拒绝牙髓治疗。

（3）牙髓内吸收：患牙髓室壁吸收过多甚至穿通时，易发生病理性折断，应当拔除。

（4）根尖周病：根尖周病变已不能用根管治疗、根尖切除或牙再植术等方法保留者。

（5）严重牙周炎：重度牙周炎，牙槽骨破坏严重且牙齿松动Ⅲ度以上，应拔除患牙。

（6）牙折。

（7）阻生牙。

（8）错位牙：错位牙引起软组织损伤又不能用正畸方法矫正时应拔除。

（9）弓外牙：弓外牙有可能引起邻近组织损坏又不能用正畸方法矫正时应拔除。

（10）多生牙：影响正常牙齿的萌出，并有可能导致正常牙齿的吸收或移位者，需拔除。

（11）乳牙：乳牙滞留或发生于乳牙列的融合牙及双生牙，如延缓牙根生理性吸收、阻碍恒牙萌出时应拔除；乳牙根端刺破黏膜引起炎症或根尖周炎症不能控制时应拔除。但成人牙列中的乳牙，其对应恒牙阻生或先天缺失时可保留。

（二）因治疗需要而拔除的牙齿

（1）正畸需要：牙列拥挤接受正畸治疗时，部分病例需要拔除牙齿提供间隙。

（2）修复治疗需要：修复缺失牙时，需拔除干扰修复治疗设计或修复体就位的牙。

（3）颌骨骨折累及的牙齿：颌骨骨折累及的牙齿影响骨折的治疗；或因损伤、脱位严重保守治疗效果不好；或具有明显的牙体、牙周病变有可能导致伤口感染均应考虑拔除。

（4）良性肿瘤累及的牙齿：在某些情况下，牙齿可以保留并进行治疗，但如果保留牙齿影响病变的切除时应拔除。

（5）放疗前：为预防放射性骨髓炎的发生，放疗前应拔除放射治疗区的残根、残冠。

（6）因治疗颞下颌关节紊乱病需要拔除的牙。

（7）因种植需要拔除的牙。

（8）病灶牙：导致颌周蜂窝组织炎、骨髓炎、上颌窦炎的病灶牙；疑为引起如风湿、肾炎、虹膜睫状体炎等全身疾病的病灶牙。

（三）由于美学原因需要拔除的牙齿

此种情况一般包括牙齿严重变色（如四环素牙）或者严重错位前突。尽管有其他办法来矫正，但有些患者可能会选择拔除患牙后修复重建。

（四）由于经济学原因需要拔除的牙齿

患者不愿意或无法承受保留牙齿治疗的费用，或没有时间接受保守治疗而要求拔除患牙。

二、拔牙禁忌证

与拔牙适应证一样，拔牙禁忌证也是相对的。一般来说，拔牙术属于择期手术，在禁忌证存在时，应延缓或暂停手术。如必须进行手术，除应做好周密的术前准备，必要时应请专科医师会诊外，还需具备相应的镇静、急救设备和技术。

（一）全身性禁忌证

（1）未控制的严重代谢性疾病：未控制的糖尿病患者及肾病晚期伴重度尿毒症患者应避免拔牙。

（2）急性传染病：各种传染病在急性期，特别是高热时不宜拔牙。

（3）白血病和淋巴瘤：患者只有在病情得到有效控制后才可拔牙，否则可能会导致伤口感染或大出血。

（4）有严重出血倾向的患者：如血友病或血小板异常的患者在凝血情况恢复前应尽量避免拔牙。

（5）严重心脑血管疾病患者：如重度心肌缺血、未控制的心律不齐、未控制的高血压或发生过心肌梗死患者，须在病情稳定后方可拔牙。

（6）妊娠：在妊娠期前3个月和后3个月应尽量避免拔牙。妊娠中间3个月可以接受简单牙的拔除。

（7）精神疾病及癫痫患者：应在镇静的条件下才能拔牙。

（8）长期服用某些药物的患者：长期服用肾上腺皮质激素、免疫抑制剂和化疗药物的患者在进行相应处理后，可接受简单牙的拔除。

（二）局部禁忌证

（1）放疗史：在放疗后3～5年内应避免拔牙，否则易引起放射性骨坏死。必须拔牙时，要力求减少创伤，术前、术后给予大剂量抗生素控制感染。

（2）肿瘤：特别是恶性肿瘤侵犯区域内的牙齿应避免拔除，因为拔牙过程中可能会造成肿瘤细胞扩散。

（3）急性炎症期：急性炎症期是否可以拔牙，应根据炎症性质、炎症发展阶段、细菌毒性、手术难易程度(创伤大小)、全身健康状况等决定。如果患牙容易拔除,且拔牙有助于引流及炎症局限,则可以在抗生素控制下拔牙,否则应控制炎症后拔牙。

三、拔牙器械

(一)拔牙钳

牙钳是用来夹持牙冠或牙根并通过楔入、摇动、扭转和牵引等作用方式使牙齿松动脱位的器械。由于人类牙齿形态各异,因而有多种不同设计形式和构造的牙钳,用于拔除不同部位、不同形态的牙齿。

1.基本组成

拔牙钳由钳柄、关节及钳喙三部分组成(图 13-1)。

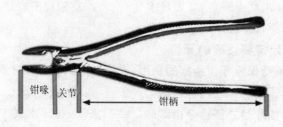

图 13-1 拔牙钳
由钳柄、关节及钳喙组成(上颌前牙钳)

钳柄的大小是以握持舒适、能传递足够的力量拔除患牙为宜,通常为直线型或曲线型以便术者使用。钳柄的表面通常呈锯齿状,以便操作时防止牙钳滑脱。由于欲拔除牙齿的位置不同,握持牙钳的方法也不同。拔除上颌牙时,手掌位于钳柄的下方;拔除下颌牙时,手掌可位于钳柄的上方或下方。

牙钳的关节连接钳柄及钳喙,将力量由钳柄传递至钳喙。关节的形式有水平和垂直两种:关节为垂直的,钳柄亦是垂直的;关节为水平的,钳柄亦是水平的(图 13-2)。

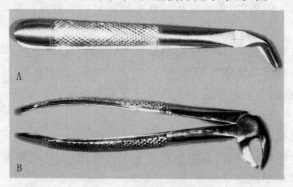

图 13-2 牙钳关节的形式
A.关节为水平的拔牙钳(下颌前牙钳);B.关节为垂直的拔牙钳(鹰嘴钳),都用于拔除下颌切牙及尖牙

牙钳之间主要差异是钳喙,其形态为外侧凸起而内侧凹陷,钳喙的设计形状与以下因素有关:①与牙冠形态有关:钳喙内侧的凹陷设计是为了使用时钳喙能够环抱牙冠并与牙齿呈面与面的接触,其外形应与牙冠表面形状相匹配。较窄的钳喙用于拔除牙冠较窄的牙齿(如切牙);较宽的钳喙用于拔除牙冠较宽的牙齿(如磨牙)。如果用拔除切牙的牙钳拔除磨牙,因钳喙太

窄而影响拔牙效率;如果用磨牙钳拔除牙冠较窄的切牙时会导致邻牙损伤。②与牙根的形态和数目有关:钳喙尖端不同形状的设计是为了适应不同的牙根形态和数目,从而降低断根的风险。钳喙的形态与牙根越匹配,拔除效率越高,并发症发生率越低。③钳喙具有一定的角度:不同角度的钳喙便于牙钳放置,并可在拔牙时保持钳喙与牙长轴平行。因此,上颌前牙钳的钳喙与钳柄平行。上颌磨牙钳呈曲线型,便于术者舒适地将牙钳放置于口腔后部,且能使钳喙与牙齿长轴平行。下颌牙钳钳喙通常与钳柄垂直,便于术者舒适可控地将牙钳放置于下颌牙。

2.牙钳的分类

(1)上颌牙钳:上颌切牙、尖牙和上颌第二前磨牙一般均为单根牙;上颌第一前磨牙常有2个根,根分叉常位于根尖1/3处;上颌磨牙常为3个根。上颌牙钳的形态就是根据此结构特征而设计的。

上颌牙钳分为:①上颌前牙钳(图13-3):用于拔除上颌切牙及尖牙,属于直线型牙钳。②上颌前磨牙钳(图13-4):用于拔除上颌前磨牙,从侧面看略为曲线型,从上面看为直线型,钳喙稍弯曲。③上颌磨牙钳(图13-5):左右成对,用于拔除上颌磨牙。由于上颌磨牙为3根牙、1个腭根、2个颊根,因此上颌磨牙钳腭侧喙为平滑的凹面,而颊侧喙在与颊根分叉相对应的部分有凸起的嵴。④上颌第三磨牙钳(图13-6):钳喙较宽且光滑,并与钳柄呈一定角度,用于拔除上颌第三磨牙。

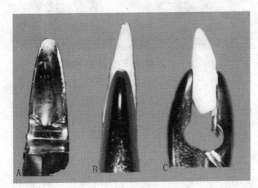

图 13-3　上颌前牙钳喙

A.内侧;B.外侧;C.侧面

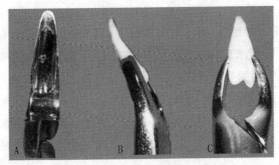

图 13-4　上颌前磨牙钳喙

A.内侧;B.外侧;C.侧面

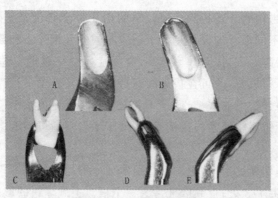

图 13-5　上颌磨牙钳喙

A.腭侧钳喙内侧；B.颊侧钳喙内侧,钳喙中间有一纵形嵴；C.钳喙侧面；D.颊侧钳喙外侧；E.腭侧钳喙外侧

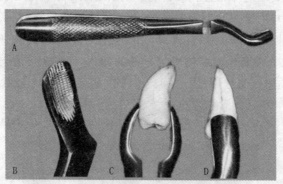

图 13-6　上颌第三磨牙钳和钳喙

A.牙钳；B.钳喙内侧；C.钳喙侧面；D.钳喙外侧

（2）下颌牙钳：下颌切牙、尖牙和前磨牙一般为单根牙,下颌磨牙常为 2 个根。下颌牙钳的形态就是根据此结构特征而设计的。

下颌牙钳分为：①下颌前牙钳（图 13-7）：用于拔除下颌切牙及尖牙,其钳柄与上颌前牙钳相似,但钳喙平滑较窄、方向朝下,钳喙尖部收窄,这使得拔牙钳可以放在牙齿的颈部并抓牢牙齿。②下颌前磨牙钳（图 13-8）：用于拔除下颌前磨牙。从侧面看两头向下弯曲,钳喙稍弯曲。③鹰嘴钳（图 13-9）：用于拔除下颌单根牙。④下颌磨牙钳（图 13-10）：用于拔除下颌磨牙,直角钳柄,钳喙倾斜向下。为适应根分叉结构,双侧钳喙有喙尖。⑤下颌第三磨牙钳（图 13-11）：与下颌磨牙钳相似,只是钳喙稍短,钳喙两侧没有嵴,用于拔除已经萌出的下颌第三磨牙。

（3）根钳：①上颌根钳（图 13-12）：上颌根钳钳喙窄长,容易夹持牙槽窝深部的残根,用于拔除上颌牙根。临床上最常用的是刺枪式根钳,另外一种根钳的钳喙较长、呈弧形,其工作端位于钳喙尖端。②下颌根钳（图 13-13）：下颌根钳钳喙窄长,可以伸入到牙槽窝内,用于拔除下颌牙根。有的下颌根钳钳喙的工作端距离关节较远,以便于拔除位置比较靠后的残根；有的上或下颌根钳钳喙设计成圆形,使牙钳在不伤害邻牙的情况下就位并与牙根呈最大面积的接触,便于牙根的拔除（图 13-12）。

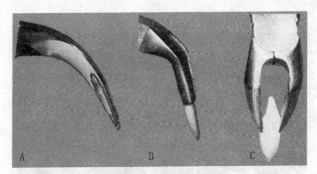

图 13-7　下颌前牙钳喙

A.内侧；B.外侧；C.正面

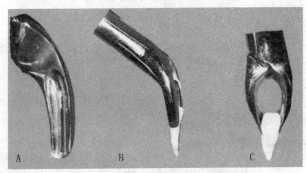

图 13-8　下颌前磨牙钳喙

A.内侧；B.外侧；C.正面

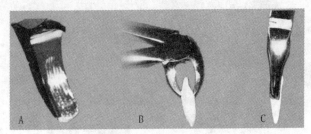

图 13-9　鹰嘴钳喙

A.内侧；B.侧面；C.外侧

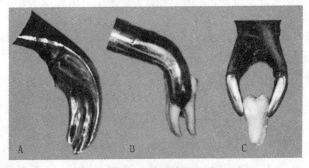

图 13-10　下颌磨牙钳喙

A.内侧；B.外侧；C.正面

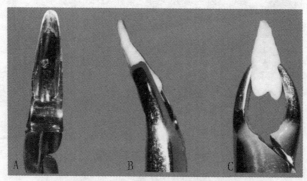

图 13-11　下颌第三磨牙钳和钳喙

A.牙钳;B.钳喙内侧;C.钳喙正面

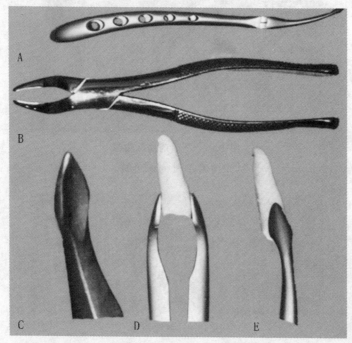

图 13-12　上颌根钳和钳喙

A.弧形根钳;B.刺枪式根钳;C.钳喙内侧;D.钳喙侧面;E.钳喙外侧

　　(4)乳牙钳:与恒牙相比,乳牙牙冠短小,需要与之相适应的乳牙钳拔除患牙。

　　(5)其他牙钳:①上颌磨牙残冠钳(图 13-14):左右成对,用于拔除牙冠严重龋坏的上颌磨牙。其形状与上颌磨牙钳相似,主要区别是钳喙。舌侧钳喙呈分叉状,颊侧钳喙长而弯曲呈点状,锐利的点状喙可以深入到根分叉,通过挤压的力量将牙齿挤出,避免了严重龋坏的牙冠因直接受力而发生碎裂。其主要的缺点是当用于拔除完整的牙齿时,如果不小心有可能造成牙齿颊侧骨板折裂。②牛角钳(图 13-15):用于拔除下颌磨牙。牛角钳具有两个较尖的钳喙,可以深入到下颌磨牙的根分叉。使用时,在钳喙深入到根分叉后,紧紧挤压钳柄,钳喙则以颊舌侧皮质骨板为支点,将牙齿逐渐压出牙槽窝。但如使用不当,会增加支点处牙槽骨折裂的风险。③分根钳(图 13-16):拔除下颌磨牙残冠时用于分根。该牙钳形状与下颌根钳相似,但其钳喙内侧锐利呈刃状,将分根钳钳喙深入到根分叉处,握紧钳柄即可将患牙分为近、远中两瓣。

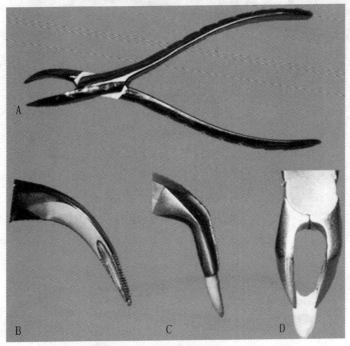

图 13-13 下颌根钳和钳喙
A.根钳;B.钳喙内侧;C.钳喙外侧;D.钳喙正面

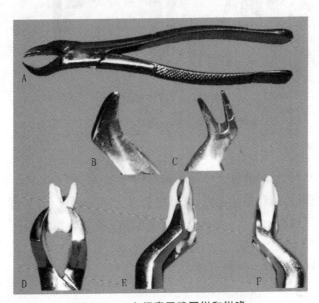

图 13-14 上颌磨牙残冠钳和钳喙
A.牙钳;B.腭侧钳喙内侧;C.颊侧钳喙内侧;D.钳喙侧面;E.颊侧钳喙外侧;F.腭侧钳喙外侧

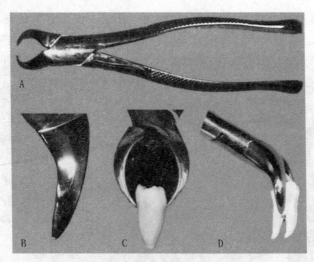

图 13-15　牛角钳和钳喙

A.牙钳；B.钳喙内面；C.钳喙正侧；D.钳喙外侧

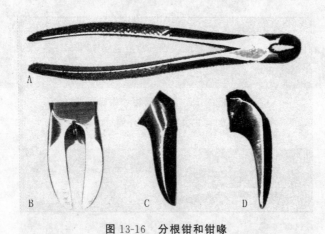

图 13-16　分根钳和钳喙

A.牙钳；B.钳喙正面；C.钳喙外侧；D.钳喙内侧

(二)牙挺

拔牙术中最常用的器械是牙挺。牙挺用来挺松牙齿,使之与周围骨组织脱离。在使用拔牙钳之前将牙齿挺松可以简化拔牙过程,降低根折和牙折的概率,即使发生了根折,也会因断根已经松动,容易从牙槽窝中取出。此外,牙挺还可用于拔除残根或断根。

1.基本组成

牙挺由挺刃、挺柄和挺杆三部分组成。

(1)挺柄的大小和形状应达到抓握舒适、易于施加可控力量的目的,分直柄和横柄两种(图13-17)。在使用牙挺时,合理使用并施加合适的力量是关键,特别是在使用横柄的牙挺时,由于牙挺产生的力量较大,使用时更应小心。

(2)挺杆连接挺柄和挺刃,应有足够的强度能够承受从挺柄传到挺刃的作用力。

(3)挺刃是牙挺的工作部分,作用于患牙和患牙周围的牙槽骨。

2.种类

牙挺根据形状的不同分为直挺、弯挺和三角挺(图 13-18)。

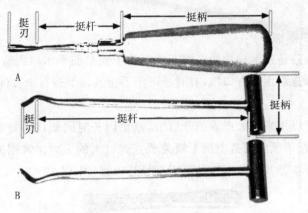

图 13-17　不同挺柄的牙挺

A.直柄牙挺;B.横柄牙挺

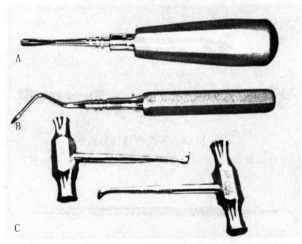

图 13-18　不同形状的牙挺

A.直挺;B.弯挺;C.三角挺

(1)直挺:常用于挺松牙齿。挺刃外凸内凹,使用时挺刃凹面应与患牙牙根长轴方向平行并紧贴牙根。

(2)弯挺挺刃:与直挺相似,但刃与杆成一定角度,且左右成对,用于挺松口腔较后部区域的牙齿。

(3)三角挺:左右成对,常用于相邻牙槽窝空虚时挺出牙槽窝中的断根。典型例子是下颌第一磨牙折断,远中根断在牙槽窝中,而近中根已随牙冠拔出,将牙挺的刃伸入到近中根的牙槽窝中,深入到远中根的牙骨质处,然后转动牙挺,远中根断即被拔出。

牙挺的最大的区别在于挺刃的形状和大小。牙挺挺刃较宽常用于挺松已经萌出的牙齿;根挺挺刃较窄用于从牙槽窝中挺出牙根;根尖挺主要用于去除牙槽窝内小的根尖,由于其挺刃更窄而且薄,操作时尽量不要使用撬动力,以免损坏器械(图 13-19)。

(三)牙龈分离器

牙龈分离器用于普通牙拔除前分离紧贴牙颈部的牙龈组织,以免拔牙时撕裂牙龈(图 13-20)。

(四)牵拉软组织器械

良好的视野和入路是手术成功的必要条件。为了使口腔手术视野清楚,需要专用器械用于牵拉颊、舌软组织,最常用的有口镜,有时还可用手指或棉签进行牵拉(图 13-21)。

(五)开口器

拔牙时开口器可以用来增大患者的开口度,避免因长时间张口而导致患者疲劳。当拔除下颌牙时,因能支撑住下颌骨而避免颞下颌关节受到过大的压力。常用的开口器有金属制作的鸭嘴式和旁开式开口器及橡胶制作的不同型号开口器(图 13-22)。

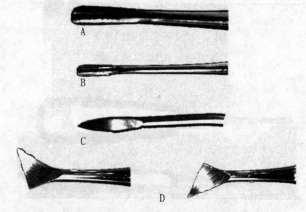

图 13-19 不同规格的挺刃

A.牙挺挺刃;B.根挺挺刃;C.根尖挺挺刃;D.三角挺挺刃

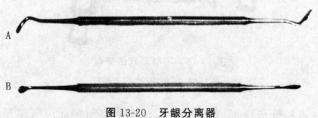

图 13-20 牙龈分离器

A.弯头牙龈分离器;B.直头牙龈分离器

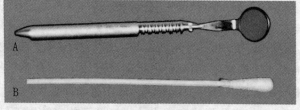

图 13-21 口镜与棉签

A.口镜;B.棉签

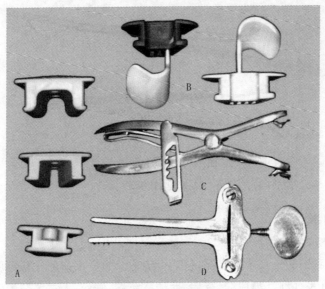

图 13-22　开口器

A.不同开口大小的橡胶开口器;B.具有牵拉舌体功能的橡胶开口器;C.旁开式开口器;D.鸭嘴式开口器

(六)吸唾器

在拔牙过程中,吸唾器可随时清净口腔内唾液、血液以及使用牙钻和骨钻时的冷却水,保持术野清楚和口腔干净,便于术者操作并使患者口腔感觉舒适。吸唾器由助手操作,它是重要的拔牙辅助器械(图 13-23)。

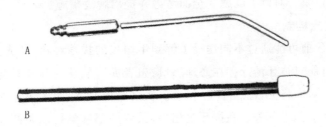

图 13-23　吸唾器

A.金属吸唾器(surgical suction);B.一次性塑料吸唾器

(七)刮匙和镊子

刮匙用在牙拔除后刮除牙槽窝内遗留的炎性肉芽组织、碎骨片和牙片等异物,并搔刮牙槽窝骨壁使新鲜血液充满牙槽窝,形成健康的血凝块,促进牙槽窝愈合。刮匙由刮匙柄和柄两端具有反向折角的两个匙状刮刃构成。使用刮匙时应从牙槽窝底部向牙槽嵴方向施力,避免向牙槽窝深部施加压力,否则可能刺穿上颌窦底或下颌管表面的骨壁,导致口腔上颌窦瘘或下牙槽神经损伤。

镊子用于夹持棉球、纱条等柔软的物体,应避免在口腔内夹持坚硬的物体(如取出已脱位的牙根),以免因夹持力导致牙根弹入咽腔而引起误咽或误吸(图 13-24)。

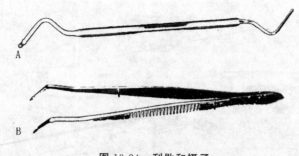

图 13-24　刮匙和镊子

A.刮匙;B.镊子

四、拔牙术前准备

(一)询问病史和全身状况

应仔细询问患者的病史及全身状况,包括可能危及患者生命的一切健康问题。如:是否患有心脑血管疾病、肝炎、哮喘、糖尿病、肾病、性传播疾病、癫痫、人造关节置入以及过敏性疾病,其中应特别注意心脑血管系统疾病,如心绞痛、心肌梗死、心脏杂音、风湿热、脑梗死、脑出血等病史。是否长期使用抗凝药物、肾上腺皮质激素类药物、高血压药物及其他药物。对于女性患者需要了解是否在妊娠期或月经期。此外,还应询问曾经治疗时出现过的并发症,以便充分了解患者有关手术的具体问题。通过询问病史及对患者全身状况的了解应初步判断该患者能否接受手术;如果患者对药物或口腔材料过敏如何处理;患者的全身状况是否影响伤口的愈合;拟在术前、术中和术后使用的麻醉、镇静、消炎、止痛等药物对患者的全身状况是否有影响;患者长期服用药物的效果。对以上问题要全面考虑并提出解决措施。

(二)疼痛和焦虑控制

由于患者在拔牙前可能通过不同途径了解到不愉快的拔牙经历,会先入为主地认为这个过程很痛苦,因而可能对拔牙治疗存在心理恐惧;患者亦可能认为牙齿是身体的一部分,认为拔牙是衰老的象征,对即将失去患牙产生伤感。在这些情况下,患者不愿接受拔牙治疗,但又无法避免,于是患者会焦虑不安。在拔牙过程中,虽然局部麻醉可以阻断痛觉,但压力感受还存在,另外还存在其他不良刺激(如敲击去骨及器械之间的撞击声),而这时患牙可能已经疼痛较长时间,引起患者身心疲惫造成疼痛阈值降低,使患者对拔牙过程中的疼痛更加敏感,从而加重患者的焦虑和恐惧。如果患者患有其他全身性疾病,可能会导致患者病情加重并可能诱发危及患者生命的并发症,因此在术前和术中控制患者焦虑非常重要。

对于绝大多数患者来说,医生通过给予患者关心与安慰,对操作过程进行细心地解释,使患者对医生产生信任感,即可达到控制焦虑的目的。

如果患者过于焦虑,则需要使用药物辅助治疗。术前口服地西泮可使患者于手术前夜得到良好的休息,可极大地减轻手术当天的焦虑。

对于中度焦虑患者可使用氧化亚氮镇静。对极度焦虑患者,则需要静脉镇静。

(三)牙齿拔除难度的临床评估

患牙拔除前应对其拔除难度进行仔细评估,要认真考虑以下各种因素。

1.手术入路

(1)张口度:张口受限多为感染导致的牙关紧闭、TMJ 功能障碍或肌肉纤维化等。张口受限会妨碍拔牙操作,如果患者张口明显受限,则应考虑采用外科拔除法。

(2)患牙位于牙弓的位置:位置正常的牙齿易于安放牙挺或牙钳,而牙列拥挤或错位牙则给安放常规使用的牙钳带来困难,此时应选择合适的根钳或考虑使用外科拔除法。

2.牙齿动度

松动患牙易于拔除,但拔牙后需对软组织进行妥善处理,特别是重度牙周炎的患牙,要对牙槽窝进行仔细搔刮,避免遗留病理性肉芽组织。

对小于正常动度的患牙应仔细评估是否存在牙骨质增生或牙根粘连。牙根粘连常见于滞留的乳磨牙、曾行根管治疗的死髓牙。如果牙根发生粘连应考虑使用外科拔除法。

3.牙冠情况

如果牙冠大面积龋坏或有大面积的牙冠修复体,牙冠的脆性会增大,在拔除过程中很可能发生冠折,拔除时应将牙钳尽量向根方放置。

如果患牙表面有大量牙石,在拔除前应先用刮匙或超声洁牙机清洁牙面,因为牙石可能会妨碍牙钳就位,而且可能会脱落于牙槽窝中造成感染。

4.邻牙情况

当邻牙有大面积银汞合金、做过根管治疗或有冠修复时,在使用牙挺或牙钳拔除患牙过程中应特别小心,因为可能会造成修复体折断。术前应告知患者有损伤修复体的可能。

(四)影像学检查

术前拍摄牙片可以为术者提供准确、详细的关于患牙牙冠、牙根和周围组织的信息,阻生牙和埋伏多生牙可拍摄全口曲面断层片。

1.患牙与邻牙的关系

应注意患牙与邻牙及邻牙牙根的关系,拔乳牙时应注意患牙牙根与其下方恒牙的关系。

2.患牙与重要解剖结构之间的关系

拔除上颌磨牙时应注意牙根与上颌窦底之间的关系。如果中间只存在一薄层骨板,拔牙过程中上颌窦底穿通的可能性将增加,需使用外科法拔除患牙。

下颌磨牙的牙根与下牙槽神经管很近。在拔除下颌阻生磨牙前评估下牙槽神经管与下颌磨牙牙根之间的关系极其重要,否则可能会损伤下牙槽神经并导致术后下唇麻木。

3.牙根的结构

(1)牙根数目:首先要判断牙根的数目,牙根数目越多,牙齿拔除难度越大。通常每颗牙齿都有特定的牙根数,但有时会发生变异,如果术前可以明确牙根数,即可及时调整拔除方法以避免断根。

(2)牙根弯曲度及分叉程度:牙根的弯曲度与根分叉程度越大,牙齿拔除难度越大。如果牙根的弯曲度或根分叉程度过大时,需要采用外科法拔除患牙。

(3)牙根形状:牙根为短圆锥形则较容易拔除,如果牙根较长、弧度较大或根尖处弯曲成钩状则较难拔除。

(4)牙根大小:短根牙比长根牙容易拔除。如果牙根较长且有牙骨质增生则较难拔除,因为牙骨质增生常见于老年患者,对这些患者应仔细观察是否存在牙骨质增生。

(5)根面龋:根面龋会增加根折发生的可能性。

(6)牙根吸收:牙根吸收(内吸收或外吸收)会使根折的发生率增加,若牙根广泛吸收则应考虑外科拔除法。

(7)根管治疗史:接受过根管治疗的患牙会出现牙根粘连或变脆,应采用外科拔除法。

4.周围骨组织情况

(1)骨密度:牙片的透射性越高则骨密度越低,患牙拔除越容易;若阻射性增加则意味着骨密度增加,可能有致密性骨炎或骨质硬化,牙齿拔除的难度则增加。

(2)根尖病变:患牙周围骨质是否存在根尖病变,如果死髓牙根尖周围出现透射影,即说明患牙根尖周围发生肉芽肿或根尖周囊肿,拔牙后搔刮牙槽窝时应将这些病变组织彻底清除。

(五)规范化的医生及患者体位

术者站或坐在患者的右前或右后方,前臂与地面平行,肘部位于患牙水平,该种姿势比较舒适而且方便操作。助手站于患者左侧,即2~4点的位置,此位置便于传递器械及吸唾。麻醉时患者应采取仰卧位或半仰卧位。拔除上颌牙时,患者头部后仰,调节椅位使患者在大张口时上颌粭平面与地面呈45°角左右。拔除下颌牙时,患者稍直立,大张口时下颌粭平面与地平面平行。拔除上下颌前牙时,患者头部居中,双眼正视前方。拔除右侧上下颌后牙时,患者头部偏离术者。拔除左侧上下颌后牙时,患者头部略偏向术者。

(六)器械准备

最好将所有器械集中于托盘,包在一起消毒,在手术中打开,便于使用。普通牙拔除器械除局部麻醉注射器和局部麻醉药外,应包括牙龈分离器1把、刮匙1把、直挺1把、拔牙钳1把、口镜1把、镊子1把、金属吸唾器1支、棉条2个,也可用金属盒子来替代托盘。

五、普通牙拔除的基本步骤

(一)麻醉

选择适当的麻醉方法进行麻醉。

(二)消毒

1‰碘酊消毒患牙及周围牙龈或嘱患者用漱口水含漱。

(三)分离牙龈

将牙龈分离器插入龈沟内,以邻牙为支点,沿唇、腭侧牙颈部曲线从近中向远中滑动将牙龈完全分离。

(四)用牙挺或牙钳拔除患牙

1.牙挺拔牙的基本方法

将牙挺挺刃插入患牙近中颊侧牙槽骨与牙根之间,以牙槽突为支点,向根尖方向楔入后,再同时使用转动和撬动力量,使牙槽窝扩大,牙齿松动并向上浮动。

2.牙钳拔牙的基本步骤

(1)插:将钳喙尽量向牙根方向插入,钳喙长轴应与牙齿长轴一致,避免夹住牙龈。

(2)抱:钳喙牢固地环抱住牙颈部。

(3)摇:以根尖为轴心,向唇(颊)、舌(腭)侧逐渐摇动牙齿。

(4)转:部分单圆根牙齿可使用旋转力使牙齿松动。

(5)牵:当牙齿松动后一般从骨质较薄弱的一侧牵引拔除患牙。

3.牙挺与牙钳结合使用

亦可以先用牙挺挺松患牙后,再使用牙钳将其拔出。

(五)处理拔牙创

(1)查:牙齿拔出后,首先应检查牙齿的牙根数目是否相符,牙根外形是否完整;其次应检查牙槽窝,助手用吸唾器吸净唾液和血液,清楚显露牙槽窝后,根据拔出牙齿检查结果查找有无断根等遗留,有无炎性肉芽组织、折裂骨片、锐利的骨尖骨嵴,有无活跃出血等;最后检查牙龈等软组织有无撕裂、渗血,邻牙有无异常松动等。并根据以上检查结果给以对症处理。

(2)刮:用刮匙搔刮牙槽窝底的炎性肉芽组织、碎牙片及结石等异物。

(3)压:用示指和拇指(戴手套)压住棉条挤压牙槽骨,使扩张的牙槽骨壁复位。

(4)咬:用咬骨钳修整过高的牙槽中隔、骨嵴或牙槽骨壁。

(5)缝:一次拔除多个相邻牙齿时,应对连续的伤口进行缝合。

(6)盖:消毒棉卷覆盖拔牙创口并嘱患者咬紧加压止血。

(六)交代拔牙术后注意事项

(1)术后即可将用纱布包裹冰袋置于拔牙部位的相应面部间断冷敷术区 6～8 小时(冷敷 3 分钟,休息30 分钟),以减轻术后肿胀。

(2)咬紧棉卷,拔牙后 40 分钟左右即可将棉卷轻轻吐出。注意棉卷不要咬压过久,以免造成伤口被唾液长久浸泡,引起感染或凝血不良。

(3)有出血倾向的患者,拔牙后最好暂时不要离开,待 0.5 小时后请医生再次查看伤口,如果仍出血,应作进一步的处理,如局部使用止血药、进行缝合止血、口服止血药物等。

(4)正常情况下,棉条吐出后就不会再出血,唾液中带一点血丝是正常的,如持续出血则应及时复诊。

(5)拔牙后 2 小时方可进食,当天应吃一些温凉、稀软的食物,如口含冰块或冷饮等,不要吃辛辣刺激性和硬、黏、不易嚼碎的食物,也要避免食用易碎、薄片状的食物(因为掉到牙槽窝内而导致突然的疼痛和影响伤口愈合)。

(6)吸烟、饮酒对伤口愈合有一定影响,拔牙后一两天内最好不要吸烟、饮酒。

(7)拔牙后要注意保护好血凝块,24 小时内不刷牙、不漱口、不要用拔牙侧咀嚼食物、不要频繁舔伤口、切忌反复吸吮,以免破坏血凝块。术后第 2 天开始用漱口水或温盐水漱口。

(七)拔牙后用药

拔牙后一般不用药。但在急性炎症期拔牙,或创伤较大、全身情况较差时,应口服抗生素和止痛药。拔牙后 24～48 小时内可能有轻到中度的不适,对疼痛耐受较差的患者可以给予止痛药,如有必要可补充使用麻醉镇痛药。口内缝线一般一周后拆除。

六、各类牙的拔除方法

(一)上颌牙拔除

1.上颌切牙拔除

通常使用上颌前牙钳拔除上颌切牙。上颌切牙通常是锥形根,唇侧骨板薄而腭侧骨板厚,所以拔除时主要向唇侧用力。开始为缓慢均匀地向唇侧加力扩大牙槽窝,然后向腭侧轻度用力,接着再施以轻度、缓慢的旋转力,最后以适度的牵引力将牙齿向下从唇侧脱位。但应注意:侧切牙牙根稍细长且牙根 1/3 常向远中弯曲,所以在拔除前必须进行影像学检查,对牙根弯曲者,拔除时尽量少用旋转力。

2.上颌尖牙拔除

上颌前牙钳是拔除上颌尖牙的最佳工具。全口牙中上颌尖牙通常是最长的,牙根呈椭圆形并在上颌骨前面形成一个称为尖牙突的突起,所以尖牙牙根唇侧的骨板特别薄,但由于牙根很长,拔除比较困难。在拔除过程中如不小心常造成唇侧牙槽骨骨板骨折。

在拔除时,牙钳钳喙应尽量向尖牙根方放置,先向唇颊侧用力再向腭侧摇动,当牙槽窝被扩大且牙齿有一定动度后,再将牙钳继续向根方放置。在扩大牙槽窝时,可以使用轻度的旋转力,当牙齿被充分松解后,使用唇向牵引力使牙齿向下从近中唇侧方向脱位。

3.上颌第一前磨牙拔除

常用上颌前磨牙钳拔除上颌第一前磨牙。上颌第一前磨牙颊侧骨板较腭侧薄,在根颈 2/3 常为单根,在根尖 1/3～1/2 常分为颊、舌侧两个根,两根细长很容易折断(特别是骨密度增加的老年患者),成年人(年龄>35 岁)拔牙时最易发生断根的就是上颌第一前磨牙。

由于上颌第一前磨牙牙根有两个相对较细的根尖部分,当向颊侧用力时,容易折断颊根;当向腭侧用力时,容易折断腭根,所以拔除时必须控制力量。开始先向颊侧用力,向腭侧的力量应相对较小,以免腭根折断(因颊侧骨板较薄,即便是颊根折断也相对容易取出),最后以略偏颊侧的牵引力使牙齿脱位。拔牙过程中应避免使用旋转力。

由于给成人拔除该牙时极可能发生断根,所以应先使用直挺尽可能将该牙挺松后再用牙钳拔除,即便是发生断根,松动的根尖也容易被取出。

4.上颌第二前磨牙拔除

通常使用上颌前磨牙钳拔除上颌第二前磨牙。上颌第二前磨牙颊侧骨板较薄,腭侧骨板较厚,常为单根,牙根较粗且根尖较钝,因此,拔除该牙时很少发生断根。

牙钳应尽可能向根方放置以获得最大的机械效力。由于牙根相对强壮,拔除过程中可使用较大的颊、腭侧摇动力量和脱位的旋转力和牵引力。

5.上颌磨牙拔除

通常使用左、右成对的上颌磨牙钳拔除上颌磨牙,该拔牙钳的颊侧钳喙上有一个突起可以插入颊侧两根之间。当上颌磨牙牙冠大面积龋坏或有修复体时,建议使用上颌磨牙残冠钳。

上颌第一磨牙颊侧骨板薄而腭侧骨板较厚,有 3 个较粗壮的根,通常情况下两颊根之间分叉较小,颊根与腭根之间分叉较大。拔牙前需对该牙进行影像学检查,应注意 3 个牙根的大小、弯曲度、根分叉程度及牙根与上颌窦的关系。如果两颊根分叉也较大,则很难拔除;如果牙根接近上颌窦且根分叉较大,发生上颌窦瘘的可能性就大。此时应该考虑使用外科拔牙术。

拔牙时牙钳应尽量向根方放置,用较大而缓慢均匀的力量向颊腭侧摇动,向颊侧的力量略大于腭侧,不能使用旋转力。如果根分叉较大,预计会有一个牙根折断时,因为颊根更容易取出,应避免折断腭根,所以需控制向腭侧的力量和幅度。

上颌第二磨牙解剖与第一磨牙相似,但牙根较短,根分叉较小,两颊根常融合成单根。所以该牙较第一磨牙容易拔除。

已萌出的上颌第三磨牙通常是锥形根,一般情况下,只需使用牙挺即可拔除。有时也可以使用上颌第三磨牙钳拔除,该牙钳左右通用。因该牙解剖变异较多,经常会出现小而弯的根,而该牙断根后又非常难取,所以术前一定要进行影像学检查。

(二)下颌牙齿拔除

1.下颌前牙拔除

通常使用下颌前牙钳拔除下颌前牙,有时也可以使用鹰嘴钳。下颌切牙和尖牙唇舌侧骨板都较薄,仅尖牙舌侧骨板相对稍厚,切牙和尖牙形状相似,切牙牙根稍短、细,尖牙的牙根长而粗,所以切牙牙根更容易折断,在拔除前必须充分松解患牙。

牙钳钳喙应尽量向牙齿根方放置,通常先向唇舌侧摇动,摇动的力量和幅度基本相等,当牙齿有一定的松动度后再使用旋转力进一步扩大牙槽窝。最后通过牵引力使牙齿从牙槽窝内脱位。

2.下颌前磨牙拔除

通常使用下颌前磨牙钳拔除下颌前磨牙,有时也可以使用鹰嘴钳。下颌前磨牙舌侧骨板稍厚,颊侧骨板较薄,其牙根直且呈圆锥形,所以是最容易拔除的牙齿。

牙钳应尽量向根方放置,先向颊侧用力摇动,再向舌侧摇动,然后施以旋转力,最后通过牵引力使牙齿向上、颊的方向脱位。术前必须进行影像学检查以确定根尖1/3是否存在弯曲,如果存在弯曲,则应尽量减少或者不使用旋转力。

3.下颌磨牙拔除

通常使用下颌磨牙钳拔除下颌磨牙,该牙钳两侧钳喙都有与双根相适应尖形突起。下颌磨牙的颊舌侧骨板在全口牙中最厚,牙根通常比较粗大,常为双根,牙根有时会在根尖1/3与牙槽骨发生融合,拔除难度较大,第一磨牙根分叉常比第二磨牙大,更增加了操作难度,所以全口牙齿中最难拔除的是下颌第一磨牙。

钳喙尽可能向根方放置,用较大的力量向颊舌侧摇动扩大牙槽窝,再使牙齿向颊𬌗方向脱位。第二磨牙舌侧骨板较颊侧薄,所以用较大的舌侧力量可以比较容易拔除第二磨牙。

如果牙根明显为双根,可以使用牛角钳。此牙钳的设计使得钳喙可以伸入根分叉,这样可以产生以颊舌向牙槽嵴为支点的对抗力逐渐地将牙齿从牙槽窝中挤出。如果失败,则可以再施以颊舌侧力量来扩大牙槽窝,然后再加大挤压钳柄的力量。使用该牙钳时必须注意避免损伤上颌牙齿,因为下颌磨牙可能会从牙槽窝中蹦出,使得牙钳突然撞到上颌牙齿。

萌出的下颌第三磨牙通常为融合的锥形根或根分叉较小,舌侧骨板明显较颊侧骨板薄,常用下颌第三磨牙钳(喙短、直角)拔除,大多数情况下患牙经摇动而松动后向舌侧用力使患牙从舌侧𬌗面脱位。如果因根分叉较大等各种原因导致拔除困难时应先用直挺将牙齿挺至中度松动,然后使用牙钳并逐渐增加摇动力量,在牙齿完全松解后再使用牵引力使牙齿脱位。

七、牙根拔除

牙根拔除术包括残根和断根的拔除,两者的情况不同。其中,残根是指牙齿由于龋坏等原因而致牙冠基本缺失,仅剩余牙根;而断根是指由于外伤或牙拔除术中造成的牙根折断。

造成术中断根的原因有:①钳喙安放时位置不正确,或未与牙长轴平行,或钳喙未深入到牙槽嵴而仅夹住了牙冠;②拔牙钳选择不当,钳喙不能紧贴于牙面而仅仅是点或线的接触;③牙冠有广泛破坏,或有较大的充填物;④牙的脆性增加(如老年人的牙、死髓牙);⑤牙根外形变异(如细弯根、肥大根、额外根);⑥牙根及周围骨质因各种原因发生增生(如牙骨质增生、牙槽骨过度致密、牙根与牙槽骨粘连、老年人牙槽骨失去弹性);⑦拔牙时用力不当或用力方向错误(如使用突然的暴力、向致密坚硬的方向用力过大、向逆牙根弯曲方向用力、误用不该使用的旋转力)。

残根和断根的类型很多,情况较为复杂,拔除的难易程度主要与牙根的以下几种状况有关:①牙根断面与牙槽嵴边缘的关系:牙根断面高于或与牙槽窝边缘平齐则拔除相对容易;牙根断面低于牙槽窝边缘,特别是牙根断面表面部分或全部被牙龈覆盖时,由于不能沿着牙根表面探寻牙根与牙槽骨之间的间隙则拔除相对困难。②牙根间隙的状况:残根由于受到长期的慢性炎症刺激,导致根周与牙槽骨壁之间产生不同程度的破坏和吸收使牙根间隙扩大则拔除相对容易;断根由于其牙根与牙槽骨之间正常间隙未被破坏则拔除相对困难;有的残根受到慢性炎症刺激后导致牙骨质与牙槽骨粘连,使牙根失去正常的牙根间隙则拔除难度最大。③牙根牙髓的状况:死髓牙牙根由于失去牙髓营养供应会使牙根组织变得疏松而易碎,拔除时容易导致上段牙根碎裂,使根断面进一步向牙槽窝深入,增大拔除难度,因而死髓牙牙根较活髓牙牙根难以拔除。④牙根的形态、数目和周围组织的关系:弯曲、膨大、细长等有变异的牙根比直立、短小、圆钝的牙根难以拔除;多根牙比单根牙难以拔除;牙根与周围重要组织(如上颌窦、下颌神经管)关系密切的难以拔除。

由于牙根拔除的难易程度变化很大,拔除前应做仔细的临床检查,拍摄 X 线片,确定牙根的数目、大小、部位、深浅、阻力、根斜面情况及与周围组织的关系(如上颌窦、下颌管),对检查结果经仔细分析后制订手术方案并准备相应器械,对可能发生的情况向患者解释清楚。

术中折断的牙根拔除必须在清楚、直视下进行,要求有良好的照明及止血条件,切忌在未看见断根时盲目操作,原则上各种断根皆应在术中取出,但必须全面考虑,如患者体质较弱,而手术又很复杂时,亦可延期拔除;如牙根仅在根尖部折断(<3mm),不松动且本身并无炎症存在(一般为阻生牙、埋伏牙、错位牙)时也可不拔除。

牙根的具体状况不同,拔除方法也不一样,以下为较常使用的牙根拔除方法。

(一)根钳拔除法

适用于牙根断面高于牙槽窝边缘的牙根和牙根断面虽平齐或低于牙槽窝边缘但在去除少许牙槽骨壁后能用根钳夹住的牙根(由于用去除牙槽骨壁的方法在术后存在牙槽嵴高度降低、外形凹陷的缺点,最好不要采用此法,可改用直挺拔除法)。安置根钳时,钳喙应尽量向根方插入,要尽量多地环抱牙根,然后尝试摇动并缓慢加力,随着牙槽窝的扩大,钳喙不断向根方深入。对扁平的牙根主要依靠楔入和摇动的力量拔除,对圆钝的牙根还可使用扭转力。

(二)直挺拔除法

根的折断部位比较低,根钳无法夹住时,应使用牙挺将其挺出。尽量选用挺刃窄而薄的直挺,挺刃的大小、宽窄应与牙根表面相适应。高位牙根可用直牙挺,位于牙槽窝内的低位牙根应使用根挺,根尖 1/3 以下的牙根需用根尖挺。一般情况下,牙挺从牙根斜面较高的一侧插入,对于弯根则应从弯曲弧度凸出的一侧进入。挺刃凹面应紧贴牙根并沿着牙根表面用楔的原理尽量向牙根根方插入至牙根与牙槽骨壁之间,挺的凸面以牙槽骨骨壁或腭侧骨板为支点施以旋转力,使牙槽窝扩大,牙根与周围组织的附着断裂,即利用楔与轮轴的作用原理使牙根逐渐松动,牙根松动后,牙挺就可乘势插向牙槽窝深处,这样不断推进与旋转牙挺,最后再使用轻微的撬力便可使牙根脱位。多根牙或相邻的牙根需同时拔除时挺刃也可从多根牙或相邻牙根之间插入,以邻近的牙根为支点,这样,在拔除牙根的同时,也挺松了需要拔除的相邻牙根。

(三)三角挺拔除法

最常用于拔除多根牙时已完整拔除患牙的一个根,利用该根空虚的牙槽窝挺出相邻牙槽窝中的断根。使用时将三角挺的挺喙插入已经空虚的牙槽窝底部,喙尖抵向牙槽中隔,以牙槽骨为支点,向残留断根的方向施加旋转力,将残留断根连同牙槽中隔一并挺出。

(四)牙钳分根后拔除

下颌磨牙残冠拔除时,可以先使用牛角钳或分根钳夹持根分叉处,握紧钳柄将患牙分为近、远中两个牙根,而后根据具体情况,用下颌根钳或牙挺分别拔除。

(五)牙挺分根拔除法

适用于磨牙残冠折断部位比较低,根钳无法夹住,且根分叉暴露者。此时可以将直挺挺刃插入近远中两根间的根分叉下,旋转挺柄即可将残冠分割成近、远两根,而后根据具体情况,用下颌根钳或牙挺分别拔除。

第二节　阻生牙拔除术

阻生牙是指由于邻牙、骨或软组织的阻碍而只能部分萌出或完全不能萌出,且以后也不能萌出的牙。引起牙阻生的主要原因是随着人类的进化,颌骨退化与牙量退化不一致,导致骨量相对小于牙量(牙弓的长度短于所有牙的近远中径之和),颌骨缺乏足够的空间容纳全部恒牙。常见的阻生牙为上、下颌第三磨牙,其次是上颌尖牙和下颌第二前磨牙。由于第三磨牙是最后萌出的牙齿,因此最容易因萌出空间不足而导致阻生;因下颌第二前磨牙是在第一前磨牙和第一磨牙之后萌出,上颌尖牙是在侧切牙和第一前磨牙之后萌出,如果萌出空间不足,也会导致阻生。除上述因素外,引起尖牙阻生还有以下因素:①恒尖牙在发育过程中其牙冠位于乳尖牙牙根舌侧,故乳尖牙如果发生任何病变均可影响恒尖牙牙胚的生长发育;②尖牙在萌出过程中,牙根的发育较其他牙完成的早,因而其萌出力量减弱,并且尖牙从萌出到建立𬌗关系,萌出距离最长;③上颌尖牙从腭侧错位萌出比例较高,而腭侧软组织及骨组织均较致密,萌出阻力大。由于尖牙阻生因素较多,故上颌尖牙阻生是除下颌及上颌第三磨牙阻生之外最常见者。

阻生牙拔除难度是随着年龄的增长而增加,如果延迟拔除,不但可能会导致阻生牙局部组织发生病变、邻牙及邻近骨组织缺损(缺失),还会增加拔牙时损伤相邻重要结构的风险等许多问题。由于年轻患者能更好地耐受手术、术后恢复速度及牙周组织的愈合质量好于成年患者、操作相对简单、并发症少,还避免了因阻生牙导致的所有局部组织病变等问题,因此在没有拔牙禁忌证的情况下所有阻生牙均应早期、及时拔除。

一、适应证

对有症状和病变或可能引起邻近组织产生症状和病变的阻生牙均应拔除。

(一)引起冠周炎的阻生牙

冠周炎是指部分萌出的阻生牙牙冠周围软组织的炎症,临床表现为不同程度的肿痛和张口受限,如果治疗不及时,感染会蔓延到相邻的面部间隙,导致严重的面部间隙感染。当冠周炎症状减轻或消失时应及早拔除阻生牙。

由于阻生牙或阻生牙在萌出过程中殆面被软组织覆盖形成的盲袋,成为细菌滋生的良好场所。当患者抵抗力降低时,就会引发冠周炎,为了预防冠周炎的发生,需对阻生牙进行预防性拔除。

(二)阻生牙龋坏及导致邻牙龋坏

由于阻生牙常导致局部自洁能力下降,致龋细菌就会引起阻生牙及邻牙龋坏。应及时拔除龋坏阻生牙,以方便邻牙的牙体治疗并提高邻牙的自洁能力,龋坏的邻牙应尽量治疗保存。对于年轻患者,为防止邻牙发生龋坏,可预防性拔除阻生牙。

阻生牙通常无法建立正常咬合关系,若错殆或与邻牙邻接关系不良可导致食物嵌塞,进而发展为牙周病,调殆治疗效果往往不佳,需要及时拔除阻生牙。

(三)阻生牙压迫导致邻牙牙根吸收

阻生牙的压力会引起邻牙牙根吸收,早期及时拔除阻生牙后,缺损的牙骨质可自行修复。

(四)因阻生牙压迫导致邻牙牙周组织破坏

由于阻生牙(特别是近中或水平阻生)与紧贴的邻牙之间不易保持清洁,易引起炎症,使上皮附着退缩,形成牙周炎,导致牙槽骨吸收。应及时拔除阻生牙,通过牙周治疗或牙周组织再生的方法恢复丧失的牙周组织(缺失的骨质由新生骨填充)。早期预防性拔除阻生牙可防止牙周病的发生。

(五)阻生牙导致牙源性囊肿或肿瘤

牙源性囊肿或肿瘤来自牙源性上皮或滤泡,埋藏在牙槽骨中的阻生牙与滤泡同时存在,滤泡如发生囊性变有可能发展成为牙源性囊肿或牙源性肿瘤。如发现滤泡发生囊性变需尽早拔除。

(六)因正畸治疗需要拔除的阻生牙

因正畸治疗需要后推第一、二磨牙时,阻生的第三磨牙会妨碍治疗,需在正畸治疗前拔除。为保证正畸治疗效果(因阻生第三磨牙可使磨牙和前磨牙向近中移动,导致牙列拥挤),在正畸治疗结束后拔除阻生第三磨牙(尤其是近中阻生)。

(七)可能为颞下颌关节紊乱病诱因的阻生牙

阻生第三磨牙持续的前移力量可使其他牙移位或阻生牙本身错位萌出,造成创伤殆,影响到颞下颌关节,应及时拔除阻生牙。

(八)因完全骨阻生而被疑为原因不明的神经痛或病灶牙者

完全骨阻生牙有时也会引起某些不明原因的疼痛。当排除了其他原因后,拔除阻生牙可能会解决疼痛问题。

（九）正颌手术需要

当准备行下颌升支矢状劈开术时，阻生第三磨牙会妨碍手术过程，术前6～9个月拔除阻生第三磨牙，待颌骨伤口完全愈合后再行正颌手术，新形成的骨有利于正颌术中预知下颌骨截开的状况，还可提供更多的骨量以利于内固定和术后殆关系的稳定。

（十）预防下颌骨骨折

牙槽骨是容纳牙齿的，但牙齿的存在会不同程度地减少牙槽骨的骨量。阻生下颌第三磨牙占据骨组织的空间，就使得此处下颌骨变得薄弱、更容易骨折。

二、禁忌证

阻生牙拔除的禁忌证与一般牙拔除术禁忌证相同。当阻生第三磨牙处于下列情况时可考虑保留。

（1）正位萌出达邻牙殆平面，经切除远中覆盖的龈瓣后，可暴露远中冠面，并可与对殆牙建立正常咬合关系者。

（2）当第二磨牙已缺失或因病损无法保留时，如阻生第三磨牙近中倾斜角度不超过45°角，可保留做为修复用基牙。

（3）虽邻牙龋坏可以治疗，但因骨质缺损过多，拔除阻生牙后可能导致邻牙严重松动，可同时保留邻牙和阻生牙。

（4）第二磨牙拔除后，如第三磨牙牙根未完全形成，可自行前移替代第二磨牙，与对殆牙建立正常咬合。

（5）完全埋藏于骨内无症状的阻生牙，与邻牙牙周无相通，可暂时保留观察。成年患者（通常超过35岁），如没有其他疾病的表征并且影像学可见到阻生牙周围有一层骨质覆盖，则不需拔除。

（6）阻生牙根尖未发育完成，其他牙齿因病损无法保留时，可将其拔出后移植于其他牙齿处。

（7）第一磨牙龋坏无法保留，如第三磨牙非颊舌位（最好是前倾位），拔除第一磨牙后，间隙可能因第二、三磨牙的自然调整而消失，配合正畸治疗，可获得更好的殆关系。

（8）如果阻生牙的拔除会造成其周围神经、牙齿或原有修复体的损伤，可将其留在原位观察。

三、阻生牙拔除术前准备

（一）临床检查

阻生牙拔除术前必须进行详细的病史询问、全面的体格检查、实验室检查和口腔检查。

1.病史询问

包括年龄、有无系统性疾病史、手术史、服药史等。

2.体格检查

包括面型、面色、表情、颊部皮肤有无红肿或瘘管，颈部淋巴结是否肿大、有无压痛，关节区有无弹响、压痛，下唇感觉有无异常，张口型、张口度有无异常等。对患有全身疾病的患者还需进行生命体征检查。

3.实验室检查

对患有全身疾病的患者需根据具体情况进行心电图、血常规、肝肾功、血糖、凝血功能、甲状腺功能等检查。

4.口腔检查

阻生牙在颌骨中的位置、方向、与邻牙的关系，远中龈瓣的韧性、覆盖牙冠的范围、有无红肿、压痛或糜烂、盲袋内是否有脓性分泌物，牙冠有无龋坏，邻牙的松动度、牙周状况，有无龋坏、折裂、充填体或修复体等，对检查结果要告知患者并详细记录在病历上。

(二)影像学检查及难度评估

不同的阻生牙在拔除时难易程度也有所不同，为了在术前预测拔除难度，需制定阻生牙分类标准和拔除难度标准，通过这些标准预测手术难度及术中、术后可能发生的并发症，并可使手术井井有条地进行。现行主要的分类系统和难度评估都是基于对影像学分析得来的，因此拔除阻生牙前需要进行全面的影像学检查。

最常用的方法是拍摄全口曲面断层片，它可提供颌面部大部分信息，如下颌阻生牙与下牙槽神经的关系、上颌阻生牙与上颌窦的关系等，避免了因仅拍摄局部 X 线片而发生漏诊的可能。另外，根据需要还可增加其他检查方法，如：根尖片可了解阻生牙局部更多的细节；咬合片可了解阻生牙颊舌向位置和结构的变化。

拍摄 X 线片应注意投照角度差异造成的影像重叠和失真。例如：下颌管与牙根影像重叠时，易误认为根尖已突入管内，此时，应观察牙根的牙周膜和骨硬板是否连续，重叠部分的下颌管是否比牙根密度高、有无变窄等，以判断牙根是否已进入下颌管内。下颌阻生第三磨牙常位于下颌升支前缘内侧，在下颌骨侧位片和第三磨牙根尖片上，牙冠常不同程度地与下颌升支前缘重叠，形成骨质覆盖的假象，故判断冠部骨阻力时，主要应根据临床检查和探查，尤其是术中所见牙位的高低。

锥形束 CT 用于阻生牙的检查的优点：可避免平片因影像重叠和投照角度偏差而造成的假象；可直观并量化下颌管在不同层面和方位上与下颌第三磨牙的距离关系；通过调节窗将其他组织图像去除，只留下密度较高的牙齿图像，辅以轴位和其他层面图像可以精确地了解埋伏牙的形态、位置、与邻牙的关系以及邻牙有无移位或根吸收等。但锥形束 CT 需专用设备，花费较大，临床应用受到限制。

1.阻生牙的分类与拔牙难度评估

(1)下颌阻生第三磨牙的分类：下颌阻生第三磨牙可通过以下三条标准进行分类。

角度：是指第三磨牙牙体长轴与第二磨牙牙体长轴所成的角度。根据阻生牙的长轴与第二磨牙长轴的关系分成七类：中阻生；水平阻生；倒置阻生；垂直阻生；远中阻生；颊向阻生；舌向阻生。

阻生牙除与第二磨牙长轴有成角关系外，牙冠还可能朝颊或舌向倾斜，如果阻生牙已萌出至牙弓，大多数牙冠是舌向倾斜的。如果阻生牙未萌出，可通过拍摄咬合片确定咬合面是朝向颊(舌)侧或颊(舌)向阻生，大多数牙冠位于牙弓偏颊处。

垂直阻生最常见，近中阻生多见，水平阻生较多见，其他阻生类型少见。近中和垂直阻生(除低位垂直)的拔除难度相对较低，水平和远中阻生的拔除难度较高，倒置阻生的拔除难度最高。

与下颌支前缘的关系：根据阻生牙和下颌升支前缘相对位置关系分为3类。①Ⅰ类：阻生牙牙冠的近远中径完全位于下颌升支前缘的前方。②Ⅱ类：一半以内的阻生牙牙冠的近远中径位于下颌升支内。③Ⅲ类：一半以上的阻生牙牙冠的近远中径位于下颌升支内。分类越高牙齿的拔除难度越大。

与𬌗平面的关系：根据阻生牙相对于第二磨牙𬌗平面的位置关系分为3种。①高位阻生：牙的𬌗平面到达或高于第二磨牙的𬌗平面。②中位阻生：牙的𬌗平面位于第二磨牙的𬌗平面和牙颈线之间。③低位阻生：牙的𬌗平面低于第二磨牙的牙颈线。牙拔除的难度随阻生牙埋藏的深度增加而增大。

(2)三分类法在上颌阻生第三磨牙的应用：三分类法在上颌阻生第三磨牙中的应用与下颌几乎一样，但需考虑以下因素。①角度：垂直阻生最常见，远中阻生常见，近中阻生少见，颊腭向及水平阻生比较罕见。角度分类对上颌阻生牙拔除难度的影响刚好相反，垂直和远中阻生相对简单，而近中阻生拔除困难。②阻生牙颊舌向的位置对拔除难度也有影响：偏颊向的阻生牙(占多数)，因颊侧骨板薄而拔除容易；而偏向腭侧的阻生牙拔除难度大。③与𬌗平面的关系：上颌阻生牙同样随着埋藏深度的增加而拔除难度增加。

2.影响阻生牙拔除难度评估其他因素

(1)牙根形态：牙根形态与阻生牙拔除难度之间有非常密切的关系。总体来说，拔除阻生牙最佳时机是牙根已形成1/3～2/3时，此时牙根形态是圆钝的，拔除时很少会断根，而且牙根距离重要解剖结构较远。如果牙根完全形成后，拔除难度就会增加(并且随着年龄的增大而增加)。如果在牙根尚未形成的牙胚期拔除，因术中牙胚在牙槽窝内旋转，难以找到合适支点将其挺出，拔除也较困难。另外，需注意牙根弯曲的方向，如果牙根弯曲的方向(向远中弯曲)与牙齿脱位的方向一致，拔除相对简单；如果牙根向近中弯曲，则发生断根概率很大，需分块拔除。

(2)牙周膜或牙周滤泡的宽度：阻生牙拔除的难度与牙周膜或牙周滤泡的宽度有关，越宽拔除越容易。由于牙周膜或牙周滤泡随年龄的增加而逐渐变窄，所以年轻患者的拔牙难度较年长患者低。尤其是40岁以上的患者，由于牙周膜间隙几乎消失，拔除更困难。

(3)周围骨密度：阻生牙拔除难度与周围骨密度有关。骨密度与患者年龄有关，年轻患者骨密度相对低，牙槽骨扩展性大，患牙易于拔除；35岁以上患者的骨密度高，柔性及扩展性下降，骨阻力增加，拔除难度增大，拔除上颌第三磨牙时可导致上颌结节骨折。

(4)与邻牙的关系：如果阻生牙与邻牙之间有间隙则拔除较容易，如果紧靠邻牙，需注意避免损伤邻牙，如果邻牙有龋坏或大面积修复体时更要格外小心。

(5)与周围重要解剖结构的关系：如果牙根离下牙槽神经、鼻腔或上颌窦很近，术者应注意避免损伤神经、鼻腔和上颌窦。

(三)拔牙器械准备

拥有标准的器械可使操作顺利进行，并可减少并发症的发生。阻生牙拔除的常用器械包括15号刀片及刀柄、骨膜分离器、颊拉钩、牙挺、持针器、线剪、缝合针及缝线(可吸收或不可吸收)、外科专用气动式手机和外科专用切割钻。

(四)知情同意

术前必须告知患者拔除阻生牙的风险以及可能出现的并发症,如:局麻可能发生药物过量或过敏反应,可能会引起血肿或深部组织感染,针尖刺中下牙槽神经可导致暂时性下唇麻木,腭大神经麻醉可能会导致暂时性咽部异物感、恶心;术中可能需要切开牙龈、去骨、分牙、缝合切口,可能会出现不适感;如果邻牙有龋坏、填充体、修复体或有严重牙周病,术中可能会损害邻牙或修复体;术后疼痛也可能由邻牙牙髓炎引起;拔除上颌第三磨牙、尖牙或多生牙可能会引起上颌结节骨板折裂、患牙或牙根进入上颌窦,可能会损伤上颌窦或鼻腔,导致术后口腔上颌窦瘘或口鼻瘘;拔除下颌第三磨牙或尖牙有可能损伤下牙槽神经、颏神经和舌神经,导致一侧下唇或舌体暂时性或永久性麻木;术后可能会发生出血、肿痛、张口受限、"干槽症";术中、术后可能须使用抗菌及止痛药物等。

知情同意是医疗实践中的一个重要环节,尽量做到术前告知义务,医护人员有义务应用自己的知识给患者讲解、引导其对病情做出合理的治疗决定,这样可最大限度地保证医疗安全。当患者遭受到一个没有事先告知的意外并发症时,会引起患者和医护之间不必要的争执。

(五)麻醉及体位

由于阻生牙拔除难度较大,耗时较长,所以长效、足量、完全的麻醉效果非常重要。医护和患者的手术体位同普通牙拔除。由于整个手术过程可能对部分焦虑和牙科畏惧症的患者存在不适的噪音和感觉,对这些患者可在术前控制焦虑、术中配合使用镇静方法等。

四、下颌阻生第三磨牙拔除

(一)阻力分析与手术设计

下颌阻生第三磨牙位于下颌骨体后部与下颌升支交界处,由于阻生牙的阻生状况和形态不同,拔除难度也各不相同,但无论何种类型和形态的阻生牙,将其顺利拔除的关键是有效解除阻生牙的各种阻力,因此阻力分析是拔除下颌阻生第三磨牙的必要步骤之一。下颌阻生第三磨牙拔除阻力有以下几种。

1.冠部阻力

包括软组织和骨组织阻力。

(1)软组织阻力来自阻生牙上方覆盖的龈瓣,该龈瓣质韧并保持相当的张力包绕牙冠,对阻生牙𬌗向和远中向脱位形成阻力。该阻力通过切开、分离软组织即可解除。

(2)骨阻力来源于包裹牙冠的骨组织,主要是牙冠外形高点以上的骨质。冠部骨阻力单从X线判断常有误差,应结合临床检查进行判断。垂直阻生的冠部骨阻力多在远中,近中或水平阻生的冠部骨阻力多在远中和颊侧。该阻力可通过分切牙冠或(和)去骨的方法解除。

2.根部阻力

根部阻力来自牙根周围的骨组织,是主要的拔牙阻力,其阻力大小与下列情况有关。

(1)阻生牙倾斜度:垂直阻生牙牙根与拔除脱位方向一致,根部阻力较小;近中阻生牙倾斜度较大,与拔除脱位方向不一致,需要转动角度,所以根部阻力较大;水平位阻生牙倾斜度约90°角,与拔除脱位方向更不一致,需更大的转动角度,所以根部阻力更大;倒置阻生牙牙根倾斜度超过90°角,冠、根部阻力均最大,拔除时需大量去骨后再将牙分割成多段才能拔除,所以拔除最困难。

（2）牙根形态：融合根、特短根、锥形根的根部阻力小，用挺出法即可拔除；双根且根分叉较高且二根间距较大者，根部阻力较大，需用分根法解除根部阻力；多根牙、根分叉较低且牙颈部有较大骨倒凹者、肥大根、U形根、特长根的根阻力大，常需去骨达根长1/3甚至1/2以上才能解除根部阻力。

（3）根尖形态：正常根尖、根尖弯向远中、根尖发育未完成者，根尖部阻力很小，拔除较容易；根尖弯向近中、颊舌侧或根尖弯曲方向不一致、根端肥大者，根尖阻力较大，拔除较困难。

（4）周围骨组织密度：年轻人根周骨密度疏松，牙周间隙明显，比中老年人容易拔除；根周骨组织因慢性炎症而出现明显骨吸收者，根阻力小，容易拔除；如因慢性炎症导致骨硬化或根周骨粘连，则根阻力变大，拔除较困难，该情况多见于年长患者。

去除根部骨阻力的方法有分根、去骨、增隙。单纯去骨创伤较大，应多采用分根、增隙等多种方法综合应用解除牙根阻力。

3.邻牙阻力

邻牙阻力是指第二磨牙产生的妨碍阻生牙拔除脱位的阻力。其阻力大小视阻生牙与第二磨牙的接触程度和阻生的位置而定，该阻力可通过分冠和去骨的方法解决。

要根据阻力分析、器械设备条件和术者经验设计合理的手术方案。手术方案包括麻醉方法和麻醉药物的选择、切口的设计、解除阻力的方法、去骨部位和去骨量、分割冠根的部位、牙脱位的方向。由于手术方案主要是根据影像结果制订的，如果术中出现与临床实际情况不相符时，应及时调整术前设计的方案。

（二）拔除步骤

下颌阻生第三磨牙拔除术是一项较为复杂的手术，手术本身包含对软组织和骨组织的处理，要严格遵守无菌原则。

1.麻醉

通常选择下牙槽神经、舌神经、颊长神经一次性阻滞麻醉。为减少术中出血、保证术野的清晰和方便操作，可在阻生牙颊侧及远中浸润注射含血管收缩剂（肾上腺素）的麻醉药物。

2.切口

因下颌阻生第三磨牙位于口腔最后部而导致操作视野有限，通常需切开、翻瓣以提供清晰的视野。高位阻生一般不需切开，或仅在远中切开、分离牙龈即可；中低位阻生最好选用袋型瓣切口，也可选用三角瓣切口。袋型瓣切口从阻生牙颊侧外斜嵴开始，向前切至第二磨牙远中偏颊处，再沿第二磨牙颊侧牙龈沟向前切开至第二磨牙近中（短袋型切口）或继续沿牙龈沟向前扩展至第一磨牙近中（长袋型切口），牙龈乳头保留在组织瓣上，切开时刀刃应直达骨面，全层切开黏骨膜。

如果阻生牙埋藏很深，也可选用三角瓣切口，该切口是在袋型切口的基础上，在第二磨牙近中或远中颊面轴角处附加一个向前下斜行与龈缘约成45°角的减张切口，附加切口与牙龈沟内切口必须保持钝角以保证基部足够宽（提供足够的血供），长度不能超过移行沟底。

3.翻瓣

将骨膜剥离器刃缘朝向骨面插入到骨膜与牙槽骨之间，从切口前端开始，先旋转分离牙龈乳头，再沿牙槽嵴表面向后推进，要确保组织瓣全层分离，如遇因未完全切开而导致分离困难时,应再次切开,避免因强行剥离引起组织撕裂。分离、翻瓣的范围原则上以显露术区即可,颊侧不要超过外斜嵴,舌侧不要越过牙槽嵴,以免引起过重的术后肿胀,组织瓣翻开后将颊拉钩置于组织瓣与术区之间,使组织瓣得以保护并可充分显露术区。

4.去骨

翻瓣后应根据 X 线片和临床实际的骨质覆盖状况决定去骨部位和量,选用外科专用切割手机和钻去骨。去骨的一般原则:显露牙冠的最大周径;尽量保持颊侧皮质骨高度;根据患牙拔除难度以及切割牙冠方式确定去骨量。

去骨的目的是暴露牙冠,包括去除全部𬌗面和部分颊侧、远中的牙槽骨,为保持牙槽骨高度,去除颊侧及远中牙槽骨时可仅磨除贴近患牙的部分牙槽骨,这样既显露了牙冠,又达到了增隙的目的。

舌侧及近中牙槽骨原则上不能去除,因为这样可能会伤及舌神经、第二磨牙及第二磨牙牙周骨质。由于舌神经位于舌侧软组织内,可能平行于牙槽嵴顶行走,为避免损伤神经,在远中去骨时不要超过中线,将分离器置于远中骨板周围进行保护,确保切割钻不伤及软组织。

5.增隙

增隙是在患牙的颊侧和远中骨壁磨出沟槽(在临床实际操作中,该步骤大多已在去骨时完成),将磨出的沟槽作为牙挺的支点。沟槽宽度约 2 mm,该宽度既可容纳牙挺又不会因太宽导致牙挺失去支点在沟槽内打转。增隙时,将牙钻与牙体长轴平行,在患牙表面去骨磨出一小沟,从小沟开始向近远中磨除患牙颊侧和(或)远中表面骨质,将患牙和骨壁分离,沟的深度达牙颈部以下(通常与切割钻的长度相当,不会影响颌骨的机械强度),注意不要伤及下牙槽神经管。

6.分切患牙

包括截冠和分根。其目的是解除邻牙阻力、减小根部骨阻力。其优点是减小创伤、减少操作时间、降低并发症。最常用的方法是用钻从患牙牙冠颊侧正中向舌侧进行纵向切割,深度达根分叉以下,将牙分成近中和远中两部分(由于有的患牙舌侧面非常接近舌侧骨板,而且舌侧骨板较薄,为避免损伤舌侧软组织及舌神经,通常切割至余留患牙舌侧少部分牙体组织即可,不可将整个患牙颊舌向贯穿磨透,然后用直挺插入沟槽底部旋转将患牙折裂成理想比例的近中、远中两部分)。

有时,近中部分仍存在邻牙阻力时,可在近中部分釉牙骨质界处做一横断切割,将其分割为牙冠和牙根两部分,先取出牙冠,然后挺出牙根。如是多根牙,可将牙根分割成多个单根后再分别挺出。

7.拔出患牙

当完全解除邻牙阻力、基本解除骨阻力后,根据临床具体情况,选择合适的牙挺,分别将患牙分割后的各个部分挺松或挺出,挺松部分用牙钳将其拔除,以减少牙挺滑脱和牙体被误吸、误吞的可能。使用牙挺时切忌使用暴力,应注意保护邻牙及骨组织(用手指接触患牙及邻牙并抵压于舌侧,感知两牙的动度,控制舌侧骨板的扩张幅度),以免造成舌侧骨板、相邻第二磨牙、下颌骨的损伤或患牙移位。

对分割拔出的患牙,应将拔除的牙体组织进行拼对,检查其完整性,如有较大缺损,应仔细检查拔牙窝,避免遗留。

8.处理拔牙窝

用生理盐水对拔牙窝进行清洗和(或)用强吸的方法彻底清理拔牙时产生的碎片或碎屑,对粘连在软组织上的碎片可用刮匙刮除,但不能过度搔刮牙槽窝,以免损伤残留牙槽骨壁上的牙周膜而影响伤口愈合。

在垂直阻生牙的远中部分、水平阻生或近中阻生牙冠部的下方常存在肉芽组织,X线显示为三角形的低密度区,如探查为脆弱松软、易出血的炎性肉芽组织,应予以刮除;如探查为韧性、致密的纤维结缔组织,则对愈合有利,不必刮除。低位阻生的牙冠常有牙囊包绕,多与牙龈相连,应将其去除,以免形成残余囊肿。

压迫复位扩大的牙槽窝,修整锐利的骨缘,取出游离的折断骨片。为预防出血,可在拔牙窝内放入明胶海绵1~2块。

9.缝合

缝合的目的是将组织瓣复位以利愈合、防止术后出血、缩小拔牙创、避免食物进入、保护血凝块。缝合不宜过于严密,通常第二磨牙远中处可以不缝,这样既可达到缝合目的,又可使伤口内的出血和反应性产物得以引流,从而减轻术后肿胀和血肿的形成。

缝合切口时,要先缝合组织瓣的解剖标志点,如切口的切角和牙龈乳头,因为拔牙后有些解剖结构发生了变化,这样可以避免缝合时组织瓣移位。缝合完成后用消毒棉卷覆盖拔牙创并嘱患者咬紧加压止血。

10.术后医嘱

同一般牙拔除术。由于下颌阻生牙拔除损伤较大,术后可适当使用抗生素和止痛药。

(三)各类阻生牙的拔除方法

1.垂直阻生

如果患牙已完全萌出,根部和骨阻力不大时,可分离牙龈后用牙挺直接拔除;如果患牙未完全萌出,存在较大软组织阻力时,可将患牙骀面及远中龈瓣切开、翻瓣,完全消除软组织阻力后再用牙挺拔除。将牙挺置于患牙近中,以牙槽突为支点,以楔力为主,逆时针向远中转动,使患牙获得向上后的脱位力。

如果患牙牙冠有较大的骨阻力时,需去除牙冠骀面全部骨质和远中部分骨质后再拔除患牙。如果患牙根分叉大而导致根部骨阻力较大时,应用钻将患牙垂直分割成近、远中两瓣后分别拔除。对于低位、骨阻力大者应采用去骨、增隙、分根等联合方法。

2.近中阻生

对邻牙和根部阻力不大的高位近中阻生牙(近中部分位于第二磨牙牙冠外形高点或以上),多可直接挺出。操作时应压紧邻牙进行保护,如患牙牙冠下方有新月形(非炎症性骨吸收)或三角形(炎症性骨吸收)间隙存在时,则更有利于牙挺的插入和施力。

大多数近中阻生牙的邻牙阻力较大,为保证患牙牙冠及牙根有足够的脱位空间,需用钻将患牙分割成几部分。如患牙牙根阻力不大,可使用近中分冠法解除邻牙阻力即可;如患牙牙根阻力较大,需在解除邻牙阻力的同时解除或减小患牙根部骨阻力,应使用正中分冠法,将患牙分成近中和远中两部分后再依次挺出。

3.水平阻生

高位水平阻生可采用正中分冠法拔除,先在患牙颊侧和远中增隙,用钻正中垂直切割牙冠至根分叉以下,将患牙分成近中和远中两部分,先挺出远中部分,再挺出近中部分,如果近中部分因邻牙阻挡不能被挺出,可在其釉牙骨质界处进行横断切割,将近中部分再切割成冠和根两部分,先取出冠部,再取出根部。

中、低位水平阻生通常邻牙阻力很大,首先需去除覆盖患牙牙冠的骨质,并在牙冠的颊侧及远中增隙以显露牙冠,再从牙冠最大周径处将其横断、分离,被分离的牙冠应上宽下窄,以利于取出。取出牙冠后再将其他部分挺出,如分离的牙冠无法整体取出,可再切割分块后取出,如牙根分叉较大时,需分根后依次拔除。

4.远中阻生

由于下颌升支对远中阻生患牙的阻力较大,必须通过去除患牙牙冠或远中部分牙冠,消除患牙远中阻力后,才能将患牙完全拔除;如果患牙牙根阻力较大时,可通过分根的方法解决。

5.倒置阻生

倒置阻生第三磨牙往往深埋在下颌骨及升支内,并与第二磨牙毗邻,拔除相当困难。首先去除覆盖患牙牙根上方的骨质,并在患牙牙根及牙冠周围增隙,然后沿患牙长轴方向分割患牙,最后将分割成块的患牙依次取出。如果患牙牙冠阻力较大时,可先分块取出牙根,再分块取出牙冠。

6.牙胚

因牙胚没有牙根,其周围均有大量的骨质,为减少创伤,可用钻仅去除牙胚𬌗面少量骨质,开窗显露牙胚,再将牙胚分切成几部分后分块取出即可。

五、上颌阻生第三磨牙拔除

上颌阻生第三磨牙与下颌阻生第三磨牙相比拔除难度低,拔除方法也有很多相同点,具体步骤如下。

(一)切口

由于上颌阻生第三磨牙的颊侧和远中没有重要解剖结构,而且无论是袋型切口或三角形切口(注意在缝合松弛切口时需要一定的手术技巧),其术后反应均较轻,因而除高位阻生患牙使用袋型切口外,为了获得良好的手术视野,低位或埋藏阻生患牙均可使用三角形切口。

切口起于上颌结节前面微偏颊侧,向前至第二磨牙的远中,再沿着第二和第一磨牙牙龈沟向前延伸,如选用三角形切口,可在第二磨牙近中或远中颊侧附加松弛切口。

(二)翻瓣

同下颌阻生牙拔除。但在分离腭侧瓣时要完全游离,范围要超过腭侧牙槽嵴,以免阻挡患牙的脱位。

(三)去骨、增隙

上颌骨质比较疏松,去骨时要注意尽量保存骨质,一般只需去除患牙颊侧和𬌗面的骨质,暴露牙冠即可。

(四)分牙、挺松、拔除

上颌第三磨牙垂直阻生约 63%,远中阻生约 25%,近中阻生约 12%,其他位置极少。

由于上颌牙槽骨较疏松,弹性较大,因而拔除垂直和远中患牙时一般不需分牙,将牙挺插入患牙近颊侧牙周膜间隙,以牙槽嵴间隔为支点将患牙向远颊𬌗或颊𬌗方向挺出即可。操作时要注意施力的大小和方向,避免向上和向后使用暴力,因为:如果患牙与周围骨质粘连严重或牙根阻力较大时,向后使用暴力可导致患牙远中牙槽骨或上颌结节折裂;如果向上用力插入牙挺时,挺刃未能进入患牙牙周间隙,而是直接作用于患牙,有可能将患牙推入上方的上颌窦或翼颌间隙。

当整体挺出患牙有困难时,需分析原因,如果是骨质粘连引起,可在患牙腭侧和远中去骨、增隙;如果是根阻力较大,可采用分根的方法解决;为避免将患牙推入上方,可将颊拉钩置于上颌结节后方,这既可感知作用力的方向,阻挡患牙向上方移位,还可通过抵挡产生的楔力使患牙向𬌗方脱位。

拔除近中阻生患牙时,由于第二磨牙限制了其向远中及𬌗方脱位,可采用磨冠法解除邻牙阻力后拔除拔除水平阻生患牙时,需去除较多骨质后显露患牙,再将患牙分割成若干块后,分块拔除。

(五)清理牙槽窝与缝合

同下颌第三磨牙。因上颌第三磨牙根尖部贴近上颌窦,搔刮时要避免穿通上颌窦。

(六)术后医嘱

同下颌第三磨牙。由于上颌阻生牙拔除手术损伤小,术后恢复要比下颌阻生牙快,通常可以不用止痛药和抗生素。

六、阻生尖牙拔除

尖牙对牙𬌗系统的功能和美观甚为重要,故对其拔除应持慎重态度。术前应与口腔正畸医师商讨,如能通过手术助萌、正畸、移植等方法,则可不拔除。如决定拔除,术前要拍摄定位或 CT 片,确定患牙在牙槽骨中的位置、邻牙阻力、牙根形态和弯曲度,并确定与鼻底及上颌窦的关系。尖牙阻生好发于上颌,由于阻生下颌尖牙的处理方法基本与上颌一致,故本段仅讨论上颌阻生尖牙。

(一)切口及翻瓣

根据患牙位于颌骨的位置确定手术入路。通常患牙牙冠位于唇侧较位于腭侧或中央容易拔除,牙冠位于唇侧,选择唇侧入路;位于腭侧,则选择腭侧入路;位于中央的话,可以选择唇、腭两侧入路翻瓣。切口可选择袋型、三角型或梯型。如阻生位置高可采用牙槽嵴弧形切口。翻瓣方法同前。

(二)去骨

用钻磨除覆盖患牙牙冠的骨组织,显露牙冠最大周径。

(三)分割、拔除患牙

如果埋藏尖牙有牙囊滤泡包裹,则用牙挺挺出即可;如果骨阻力较大或牙根弯曲,难以整体挺出,则用钻在患牙牙冠最大周径处将牙冠横断,分别挺出牙冠和牙根。

(四)清理拔牙窝、缝合

同下颌第三磨牙,注意要彻底清除牙囊。

七、上颌前部埋藏多生牙拔除

上颌前部是多生牙的好发部位,埋藏多生牙常在替牙期因恒牙迟萌或错位行 X 线检查时被发现。埋藏多生牙除造成错𬌗畸形、邻牙牙根吸收、影响正畸治疗外,还是引发牙源性囊肿和肿瘤的原因,需及早拔除。拔除方法如下。

(一)麻醉

可选用局部浸润麻醉,对埋藏较深、位置较高的多生牙可采用眶下神经和鼻腭神经阻滞麻醉。儿童患者需配合镇静术方法。

(二)切口及翻瓣

多生牙位于牙弓或牙弓唇侧,可选择唇侧入路,采用袋形或三角形切口,对于埋藏位置较高、患牙大部分位于邻牙根尖上方、无论患牙偏向牙弓唇侧或腭侧均可选用牙槽突弧形切口。如位于牙弓腭侧,通常选用腭侧袋型切口。翻瓣方法同前。

(三)去骨、显露患牙

同上颌阻生尖牙,需注意保护邻牙。

(四)挺出患牙

同阻生尖牙。

(五)清理牙槽窝及缝合

同阻生尖牙。

八、其他埋藏阻生牙的拔除

除上述介绍的常见阻生牙,还有上颌前磨牙、上颌切牙阻生等,如果不能通过手术助萌、正畸、移植等方法恢复其牙弓内的位置,则应将其拔除。

同上颌前部埋藏多生牙一样,埋藏阻生牙拔除的关键是术前通过影像学确定患牙在颌骨内的位置,从而决定手术入路、去骨部位、去骨量及分割患牙的部位,合理解除拔牙阻力,避免损伤邻牙及重要解剖结构。具体拔除同上。

第三节　拔牙的并发症

牙拔除术是口腔外科最基本的手术,但如果对其操作风险掉以轻心,或者缺乏足够的外科处理能力,就很可能发生各种并发症,给患者造成较大痛苦,甚至危险,因此充分了解拔牙并发症,并掌握其预防措施和对症处理的方法非常重要。

一、拔牙术中并发症

需要强调的是拔牙术中和术后各种并发症多为相互关联的,一般来说,只要遵循前述的各项原则,大多数并发症都是可以避免的,而不正确的操作或不合理的处理方式常会导致多种并发症同时出现,以下分类只是为了描述方便,而非彼此孤立发生。

(一)软组织损伤

1.损伤原因

包括软组织切割伤、穿刺伤和撕裂伤。切割伤主要是初学者在用刀切开软组织时由于支点不稳或对局部组织结构不熟使切口偏离了设计的方向,术者握持手术刀进、出口腔时,由于患者紧张、挣扎或术者紧张、疏忽而误伤口唇或舌体组织;穿刺伤主要由牙挺等尖锐器械滑脱引起;撕裂伤主要由术野显露不足、牙龈分离不充分、器械选择及放置错误、软组织保护不充分、暴力操作等原因造成。如:使用钻磨切患牙时由于显露不足,钻可能卷磨撕裂软组织;在拔出患牙时由于牙龈分离不充分而造成粘连在患牙上的牙龈撕裂;放置牙钳时误夹牙龈;错误选择牙龈分离器翻瓣造成软组织瓣损伤;使用锐器进行操作时未能将软组织瓣完全阻挡在术区之外进行完善的保护;使用口镜时过度牵拉口角或使用暴力、不正确的牵拉方式造成口角、软组织瓣撕裂等。

2.预防措施

(1)切割伤的预防措施:使用手术刀时要精神集中;要有正确的支点;要减轻患者的紧张情绪,对严重的牙科畏惧症及不能配合的患儿要使用镇静措施,防止患者出现突然的反抗、挣扎。

(2)穿刺伤的预防措施:使用牙挺等尖锐器械时要有可靠的支点;能有效控制器械的操作力量和幅度;要有保护措施,即术者用一只手操作器械,用另外一只手的手指在作用支点的相对和邻近部位进行保护。

(3)撕裂伤的预防措施:制订合理的手术方案;根据术者经验选择合适的切口和翻瓣,以便充分显露术区;选择并能正确使用标准的拔牙器械;避免暴力操作;用颊拉钩、棉签(棉签较为脆弱,用力过大会折断)或用手指牵拉、保护组织。

3.处理原则

切割伤及穿刺伤应根据刺伤部位和程度作相应处理:表浅且没有明显出血的伤口无需处理;伤口较大或有明显出血时应缝合;舌部伤口应使用大针粗线作深层缝合;口底伤口一般窄而深,为利于引流、避免软组织深部出现血肿或感染等严重并发症,一般不予缝合,可压迫止血后观察;唇部及切口周围损伤应对位缝合;刺破大血管导致大量出血时需急诊手术探查结扎出血血管。

发生撕裂伤时,如伤口小并且通过牙龈牙槽骨复位等常规处理后,软组织附着良好,无活动性出血,则无需缝合;撕裂伤口大或伴活动出血时则需缝合,以免术后出血和疼痛。

(二)骨组织损伤

1.损伤原因

上、下颌前牙和前磨牙区唇颊侧牙槽骨板薄弱,使用牙挺时,如果以唇颊侧骨板作为支点,可能会导致局部骨组织损伤或唇颊侧骨板折裂;用牙钳拔除骨阻力较大的前牙及前磨牙时(特别是患牙根部与唇颊侧骨板发生粘连),如果使用暴力或过度的唇颊侧摇动力可引起粘连在患牙根部的牙槽骨折;拔除上颌第三磨牙时,因相邻的上颌结节骨质较薄弱,再加之中老年患者牙槽骨弹性降低,如果患牙牙根与牙槽骨粘连,可导致上颌结节或局部牙槽骨折裂并与患牙一同脱位;拔除下颌第三磨牙时,因舌侧骨板骨质较薄弱,如果患牙与舌侧骨板粘连,可导致舌侧骨板折裂。

2.预防措施

(1)防止前牙及前磨牙唇颊侧骨板损伤:使用牙挺时尽量避免以唇颊侧骨板作为支点;使用牙钳时避免使用暴力或过度的唇颊侧摇动力;拔除阻力较大的残根、断根或位置较深的断根、完全骨埋藏的残根时,为最大限度地保存牙槽嵴高度和厚度,应使用外科拔牙法。

(2)预防上颌结节及其局部牙槽骨损伤的方法:拔除骨阻力较大的上颌第三磨牙时应避免直接用牙挺向远中方向撬动;使用牙挺时尽量使用楔力并配合轻微的旋转力,待患牙松动后再向远颊𬌗或颊𬌗方向撬动脱位;使用牙钳拔除时应向颊腭向或远颊腭向摇动,可配合轻微的旋转力,使用力度和幅度要缓慢增加,不能使用暴力;如果发现需使用较大的力量才能拔除患牙时,应采用增隙、分根的方法(详见阻生牙拔除术)。

(3)预防第三磨牙舌侧骨板损伤的方法:主要是通过分割患牙和(或)牙根,充分去除骨阻力,避免暴力操作。

3.处理原则

由于前牙及前磨牙区牙槽骨损伤后常影响拔牙窝的愈合,导致局部牙槽嵴狭窄或低平,不利于种植或义齿修复。所以,当损伤折裂的骨片与黏膜仍附着紧密,可在处理牙槽窝时将骨片复位,任其自行愈合。如果骨片较小并且部分游离,应小心夹持骨片,仔细剥离去除。

上颌结节和下颌舌侧骨板的损伤一般不会对牙槽窝的愈合造成明显影响,只需去除折裂的骨块即可,但需仔细剥离附着在折裂骨块表面的黏膜、肌肉等软组织,避免盲目暴力操作导致局部牙龈黏膜甚至硬软腭、咽侧壁软组织撕裂。如有软组织撕裂应及时复位缝合,以免术后疼痛出血。

出现骨质折裂损伤的拔牙窝往往会出现过锐的骨壁或突出的骨尖,应用手指触诊仔细检查,如有可用骨挫或钻头等工具将其去除,避免术后刺破黏膜导致局部疼痛不适。

(三)牙或断根移位

1.移位原因

牙或牙根的移位与相应部位解剖结构特点紧密相关,临床最常见的移位情况是:上颌前磨牙、磨牙牙根进入上颌窦;下颌第三磨牙或牙根进入下颌舌侧或翼颌间隙;上、下颌前牙牙根进入唇侧黏骨膜下间隙;低位阻生上颌第三磨牙或牙根进入颞下间隙,下颌磨牙牙根进入下颌管,上颌前牙区埋伏牙进入鼻腔。

2.预防方法

术前需进行 X 线检查,如发现患牙根方骨组织薄弱或缺如时应设计合理的拔牙方式;由于患牙或断根移位往往是在视野不清、盲目操作的状况下引起的,所以清晰的术野是避免患牙或断根移位的最好方法;掌握正确的操作方法,选择薄而锐的牙挺挺刃,插入牙挺时要沿着患牙或断根牙周间隙楔入(如果间隙不清可用钻增隙),避免将力量作用到患牙上,避免暴力操作,避免向根方用力;由于临床最常见的是断根移位,因而在拔除患牙时应尽量避免断根,如发生断根且位置较深时,应采用外科方法拔除。

3.处理原则

发生患牙或断根移位时应立刻停止盲目操作,首先通过临床和影像学检查确定移位患牙或牙根的位置,根据检查结果制订手术计划。由于患牙一般是由较浅的部位向深部移动,所以设计的软组织瓣应足够大。手术时需用吸引器吸净术区的血液和唾液,必要时可去除局部部分骨质,以便能够清楚显露移位的牙或牙根,显露患牙后可直接用吸引器吸引取出,或用合适的工具稳定夹持,轻柔剥离周围组织后取出。缺乏手术经验的基层医疗单位遇到该情况时,应及时将患者转送至上级医院进行处理,以免因盲目操使移位的患牙进入更深的组织间隙,或造成更大的创伤。

(四)口腔上颌窦穿通

1.穿通原因

上颌窦变异较大,部分患者窦腔底部与上颌磨牙紧密相邻,为这些患者拔牙时,如果操作不正确,导致患牙或牙根移位进入上颌窦;少数患者伴发长期慢性上颌窦炎,破坏了窦底骨质,甚至引起逆行性牙周炎使窦底黏膜与患牙根部粘连,拔除患牙后即形成;上颌磨牙根尖病变引起窦底骨质缺如,搔刮病变时穿破窦底形成。

2.预防方法

预防患牙或牙根移位进入上颌窦的方法如前所述;如拔除根分叉较大且上颌窦底骨质缺如的上颌磨牙时,最好选用外科拔牙法;搔刮上颌窦底骨质薄弱或缺如的牙槽窝时应选用正确的搔刮方式和方法。

3.处理原则

一旦发生穿通,应视不同情况给予相应处理:如小的穿孔(直径 2 mm 左右,通常是单个牙根根尖部位的穿孔),常规处理拔牙窝后,用可吸收材料(数字纱布或止泰海绵)放入牙槽窝底部,即可依靠牙槽窝内形成的血块机化隔离口腔和上颌窦,使穿通伤口愈合;中等大小穿孔(直径 2~6 mm),可先用可吸收材料衬底,再在创口表面打包缝合碘仿条,注意不要将碘仿条加压填入牙槽窝,以避免影响牙槽窝血块的正常形成和机化;较大的穿孔(直径>6 mm),先用可吸收材料衬底,再做松弛切口,在无张力的情况下相对缝合颊腭侧牙龈,关闭伤口。术后嘱患者切忌鼻腔鼓气、吸食饮料、吸烟,避免强力喷嚏,用滴鼻剂滴鼻,可口服抗生素 3~5 天,术后10 天拆除缝合线。如上颌窦炎伴随口腔上颌窦穿通时,应保留拔牙窝引流口,充分引流上颌窦内分泌物,并辅以适当的抗生素治疗,待上颌窦炎症消退后,再设计黏膜瓣封闭穿通瘘口。

(五)神经损伤

拔牙导致的神经损伤主要包括下牙槽神经、舌神经和颏神经,鼻腭神经和颊神经也可能在翻瓣时损伤,但因恢复迅速且无明显感觉异常,均无需特殊处理。

1.损伤原因

下牙槽神经损伤常见于下颌第三磨牙拔除,偶见于下颌磨牙或前磨牙拔除,其原因是由于患牙牙根与下颌管关系紧密,拔除患牙时因操作不当导致牙根移位、骨质塌陷压迫神经,或使用尖锐器械、切割钻误伤神经。舌神经损伤原因包括下颌第三磨牙拔除的远中切口过于靠近舌侧、暴力操作导致舌侧骨板折裂、钻头等锐利器械穿透舌侧骨板等。颏神经损伤主要发生于下颌前磨牙颊侧黏膜的切开、翻瓣、暴力牵拉及用钻去骨时误伤。

2.预防方法

术前通过 X 线检查观察牙根形态及其与下颌管关系,必要时可使用 CT 或 CBCT 以便更加准确地了解局部信息,操作时应根据影像学资料设计显露方式,合理去除各种阻力,使用合适器械使牙根能按其长轴方向脱位,避免暴力操作。

3.处理原则

如果有牙根移位、骨质塌陷压迫神经,则尽早手术去除压迫,术后使用激素和神经营养药;

其他原因导致的神经损伤处理方法包括早期(1～2周)应用糖皮质激素以抑制组织肿胀,配合使用较长一段时间(1～3个月)的维生素 B_1、维生素 B_6、维生素 B_{12} 和地巴唑等,也可使用理疗促进神经恢复。

(六)术中出血

1.出血原因

切开翻瓣时误伤血管(如下颌第三磨牙远中磨牙后垫区、颏血管神经束、腭大血管神经束、鼻腭血管神经束等);拔牙操作时激惹牙周、根尖等部位的慢性炎性肉芽组织;使用钻切割骨质时引起颌骨内滋养血管破裂出血(如下颌血管神经束、第三磨牙远中滋养动脉等);患者患有全身出血性疾病(如高血压、各种血液性疾病等)。

2.预防方法

掌握术区的解剖结构特点,切开翻瓣时避开血管神经束区(如:下颌第三磨牙远中切口避免靠近舌侧,设计的切口应避开颏孔区、腭大血管神经束区、鼻腭孔区等);拔牙操作时尽量避免激惹牙周、根尖等部位的慢性炎性肉芽组织,留待患牙拔除后处理;使用切割钻时要尽量在患牙内或沿着患牙周围进行,在危险区域操作时,要尽量少去骨,可较多地磨除患牙组织;处理全身出血性疾病的患者时。术前要详细了解患者病史,掌握好拔牙适应证和禁忌证,并积极采取相应的术前处置方法(使用控制血压药物、凝血药物或输血等)。术中应尽量减少创伤,对需拔除多个患牙的患者应分次拔除,尽量缩短手术时间。

3.处理原则

如果因切开时误伤血管,应及时对切开的软组织进行分离、翻瓣,术中使用吸引器及时吸净创口渗血,对明显的出血点可用血管钳钳夹止血,拔除患牙后,伤口缝合止血;如果因激惹牙周、根尖等部位的慢性炎性肉芽组织引起,应用吸引器及时吸净渗血和唾液,保持术野清晰,尽快拔除患牙后搔刮去净肉芽组织(拔除位置较深的残根时应尽快使用外科拔牙方法);当使用钻头导致牙槽骨滋养血管出血时应根据患牙状况分别处理,如果患牙可在较短的时间内拔除,则使用吸引器吸净术区的血液、唾液等,在保持术野清晰的情况下,尽快拔除患牙,如果术中出血很快,术野受影响,而患牙在短时间内难以拔除时,应停止拔牙,止血后再实施拔牙操作;对因患有全身出血性疾病的患者应在保持术野清晰的状况下,尽快拔除患牙,拔牙后局部使用止血药物。

(七)邻牙或对颌牙损伤

1.原因

术者未重视和未严格执行拔牙器械的选择和使用原则;未充分去除邻牙阻力、牙挺以邻牙为支点、牙钳钳喙太宽或放置牙钳时钳喙长轴未与患牙长轴平行而误伤邻牙,以及使用暴力牵引患牙脱位而损伤健康邻牙或对颌牙等;邻牙有修复体或较大范围龋坏等情况时,容易出现修复体脱落或者残冠崩裂。

2.预防方法

严格执行标准拔牙器械的选择和使用原则;在拔牙时用左手实施保护是防止邻牙或刈颌牙损伤最有效的方法;术前仔细检查邻牙,如发现邻牙本身有缺陷时应制订对策并向患者及时说明,获得患者理解后再实施拔牙。

3.处理原则

邻牙牙冠崩裂或充填物脱落可先暂时修复,待拔牙创愈合后再整体设计永久性修复;邻牙松动者可适当降低咬合,必要时可辅助结扎固定,待其愈合;损伤牙为活髓牙时,术后定期检查牙髓情况,必要时行牙髓治疗。

(八)颞下颌关节脱位、损伤及下颌骨骨折

1.原因

使用传统的劈冠拔牙方法;术中暴力操作,如在拔除阻力较大的下颌磨牙时,在没有去除阻力的情况下,暴力使用牙钳或牙挺;患者本身原因:年老体弱患者导致颞下颌关节易发生脱位或损伤、患者患有全身性骨代谢疾病、埋藏阻生牙位置过深导致局部骨质强度减弱。

2.预防方法

避免使用传统的拔牙方法;选择合适的拔牙器械,操作要规范,动作要轻柔,避免使用暴力;尽量使用钻对患牙进行增隙、分牙,充分消除阻力后再分块拔除;术中可用橡胶咬合垫辅助患者张口,并尽量缩短拔牙时间等。

3.处理原则

对脱位的关节应及时复位,用绷带包扎、固定 2 周;造成关节损伤的可局部热敷、理疗;引起下颌骨骨折的可根据情况行颌间固定或内固定。

二、拔牙术后并发症

(一)拔牙术后出血

拔牙术后出血可分为原发性出血和继发性出血。原发性出血为拔牙后当天出血未停止,继发性出血为拔牙当天出血已停止,以后因各种因素引发的出血。局部检查常见到拔牙伤口表面有高出牙槽窝的松软血凝块伴随周围出血。

1.出血原因

(1)局部因素:软组织撕裂、牙槽窝内炎性肉芽组织残留、牙槽骨内小血管破裂、牙槽骨骨折、牙槽窝血凝块脱落等。

(2)全身因素:患者患有凝血功能异常等血液性疾患、心血管疾病或长期口服抗凝药物等。

2.预防方法

有出血倾向的患者拔牙后可及时给予缝合或用止血材料填塞后缝合;如发现患者在拔牙过程中渗血较多,拔牙后应给予缝合或填塞止血。

3.处理方法

局部麻醉后将血凝块用棉签轻轻拭去,并吸净口腔内唾液和血液,检查出血点,如出血来自牙槽窝周围软组织,可将两侧牙龈作水平褥式或 8 字交叉缝合止血;如出血来自牙槽窝内骨壁,可用止血材料或碘仿纱条加压填塞止血,如能配合缝合两侧牙龈,则止血效果更佳。

有一种情况是拔牙导致牙槽骨折裂引起出血,术后未填塞止血材料而仅将牙龈严密缝合,牙槽窝内出血渗入到颌周间隙,表现为明显组织肿胀伴剧烈疼痛,此时应拆除部分缝线,建立牙槽窝引流口,避免组织内部压力继续增大,并辅以抗生素治疗,防止产生深部血肿导致严重的间隙感染。

(二)拔牙术后疼痛、肿胀及感染

拔牙术后疼痛、肿胀、感染等常见并发症属于机体对拔牙创伤的生理反应及其继发过程，此三者是相互关联的，并且都可能导致张口受限，故在此一并叙述。

1.疼痛原因

术后当天疼痛主要为拔牙创伤破坏牙槽窝及相邻组织神经末梢所致；术后中期疼痛为机体创伤应激炎症反应导致的肿胀和局部组织压力增高引起；拔牙3天后疼痛可能是牙槽窝血凝块脱落或局部感染导致的干槽症或软组织炎症未能控制，发展为间隙感染。

2.预防方法

严格遵守无菌操作理念；尽量减小拔牙创伤；下颌切口尽量选用袋型瓣(三角形切口术后易在前颊部出现肿胀)、切口和翻瓣不要靠近舌侧(避免激惹颞肌深部肌腱下段和翼内肌前部产生反射性肌痉挛而引起术后开口困难)、切口不要越过移行沟底、缝合不要过紧(有利渗出物的排出)、术后冷敷等；使用类固醇激素、抗生素、非甾体类解热镇痛药等药物。

3.处理方法

应根据疼痛原因选择恰当的治疗方法；术后当天疼痛可口服非甾体类解热镇痛药；因局部软组织感染引起应首先处理局部感染，配合使用抗生素和非甾体类解热镇痛药；因干槽症导致应主要处理干槽症。

第四节　修复前外科

义齿修复前外科是口腔外科手术的重要组成部分。天然牙缺失时，患者牙槽突可能会出现一些有碍义齿就位稳定和承受咬合力的畸形组织，包括骨尖、锐利骨嵴、倒凹、瘢痕、口周肌功能附着异常等。而不规则的牙槽突、倒凹、骨隆突、过大的上颌结节、前庭沟过浅、唇颊舌系带附着异常等均可影响义齿的修复。本节将介绍解决这些问题的外科手术。常见的修复前外科手术包括唇系带修整术、舌系带修整术、牙槽突修整术、上颌隆突修整术、下颌舌侧隆突修整术、上颌结节修整术、缝龈瘤、前庭沟成形术、牙槽窝植骨术等。

一、唇系带修整术

唇系带为束状，正常附着于中切牙间的唇侧牙龈于牙槽黏膜交界处。若系带过于靠近牙槽嵴顶，易影响义齿基托的延伸而影响义齿就位稳定并产生不适感。若发生在儿童则可能影响前牙的萌出和正常排列。

(一)适应证

(1)小儿上唇系带附着于牙槽突中切牙间，影响牙的正常排列。

(2)老年人因牙齿缺失后牙槽嵴吸收，唇系带附着过于接近牙槽嵴顶部，妨碍义齿的固位。

(二)手术方法

1.术前准备

准备好消毒药品、局部麻醉药品、麻醉器械和已消毒好的软组织小手术切开包。软组织小手术切开包包括洞巾、手术刀柄、15号手术刀片、小直剪、止血钳、针持、圆针、缝线、口镜、吸引器、纱布块。

2.麻醉

局部用加肾上腺素的局麻药浸润麻醉。面部及口腔常规消毒后铺洞巾。

3.切开

助手将唇部向外上翻起,绷紧系带。术者用手术刀或小直剪沿骨面将系带切断,用小直剪潜行分离切口边缘至前庭沟。

4.缝合

第一针缝线位于前庭沟的最深处,要将黏膜和深层的骨膜一起缝合,这种锚式缝合可增加前庭沟的深度,然后间断缝合关闭菱形创面。

5.术后处理

术后5～7天拆线。

(三)操作技巧及注意事项

(1)局麻药中加入肾上腺素,避免注射过多的局麻药,否则会导致解剖结构变得不清晰。

(2)如果系带附着较宽,位于牙槽嵴骨面的切口很难缝合,可用棉条压迫止血,创口延期上皮愈合。

(3)缝合时第一针缝线要位于前庭沟的最深处,将黏膜和深层的骨膜一起行锚式缝合,有利于增加前庭沟的深度。

(4)助手配合技巧术中助手右手协助医生将唇部向外向上翻起,将系带绷紧,减少黏膜组织的移动,有利于术者对黏膜的准确切开;左手持吸引器置于切口边缘,及时吸除渗血,保持术野清晰。

二、舌系带修整术

舌系带过短或(和)其附着点前移,导致舌运动受限;老年无牙颌患者由于牙槽嵴萎缩,舌系带附着可以到达牙槽嵴顶水平导致义齿制作困难时需行舌系带修整。

(一)适应证

(1)舌系带过短,影响舌正常运动者。

(2)舌系带过短,舌前伸时系带与下切牙切缘摩擦,导致局部溃疡者。

(3)老年患者因牙缺失,牙槽嵴萎缩,系带附着接近于牙槽嵴而影响义齿固位者。

(4)小儿舌系带过短可能影响发音的,手术一般宜在2岁左右修整。

(二)手术方法

(1)术前准备及麻醉同唇系带修整术。

(2)用小止血钳夹持舌系带与舌腹相交点并上提,起牵引作用,于夹持点下方顺着舌腹方向剪开系带,或用大圆针4号线行舌尖部的贯穿缝合,起牵拉上提舌尖作用。

(3)采用3-0的线间断缝合黏膜层和部分肌层。

(4)术后叮嘱家长密切观察,患儿应减少舌的运动,尤其要避免在麻药消散前将舌尖咬伤,术后5～7天拆线。

(三)操作技巧及注意事项

(1)舌系带修整术的要点在于横行切开、纵行缝合。切开后,将舌尖部最大限度的进行左右和向上拉伸,以检测其动度及活动范围,必要时需潜行分离切口边缘及部分颏舌肌。

(2)舌下肉阜处缝合时不要过深,可仅缝合黏膜层,避免损伤和误结扎颌下腺导管以及损伤舌静脉。

(3)如果采用缝线牵引,则应采用大针粗线,且刺入位点不能靠舌尖部,避免因牵拉过度而将舌尖撕裂。

(4)对儿童患者宜在基础麻醉下操作,有利于患儿的配合,保证医生的精准操作;术中缝合建议使用可吸收缝线,以减少患儿术后拆线的痛苦。

(5)助手配合技巧:助手在术者局麻操作前应将咬合垫或旁侧开口器置于患者磨牙区,使患者大张口;操作过程中可用右手协助医生用组织钳将舌尖向外向上牵拉,将舌充分拉伸绷紧,有利于术者快速准确缝合;左手持吸引器置于切口边缘,及时吸除渗血,保持术野清晰。

三、牙槽突修整术

牙槽突修整术是指在牙缺失以后,牙槽突上出现一些有碍义齿就位及承受咬合力的畸形,如骨尖、锐利骨嵴及倒凹等,行义齿修复前需手术修整。此类手术旨在为修复提供稳定基础以及减少骨尖骨嵴所造成的义齿配戴不适。因此,术中去骨时要有保存概念,尽可能少去骨,尽最大可能保持牙槽突骨质的高度和宽度。

(一)适应证

(1)上、下颌牙槽骨骨尖或骨嵴,用手指稍按压即感疼痛。

(2)上颌牙槽骨前突。

(3)拔牙术后的牙槽骨修整,宜在拔牙术后 2～3 个月左右进行。

(4)预成义齿修复者,应在拔牙的同时修整牙槽骨。

(二)手术方法

1.骨组织修整和麻醉器械准备

准备好局部麻醉药品、麻醉器械、消毒药品和已消毒好的骨组织修整器械手术包。骨组织修整器械手术包包括洞巾、手术刀柄、15 号手术刀、止血钳、针持、圆针、缝线、口镜、吸引器、纱布块以及用于骨组织修整的骨凿、骨锉、冲击式气动手机、钻针、骨膜剥离器械等。

2.切口

局部充分浸润麻醉后,作黏骨膜的弧形切口。若张力较大,有撕裂软组织瓣的风险,则要作垂直辅助切口。

3.翻瓣

使用锐利的骨膜剥离器伸入骨膜下,行骨膜下剥离,全层翻开,剥离过程中将骨膜剥离器的刃缘对着骨面,可以减少组织瓣穿通的风险。如果作垂直向的辅助切口,可在与牙槽嵴切口相交的位置翻起,暴露需要手术修整的牙槽嵴区域。在全层瓣翻起后,用颊拉钩牵拉并保护组织瓣。

4.去骨

牙槽突轮廓的修整可以用骨锉,骨凿或者低速球钻进行,去除倒凹和尖锐的边缘。外形轮廓没必要做得很光滑,将翻起的瓣复位,用手指经软组织触摸骨质表面检查修整效果,最后用骨锉修形平整骨面并冲洗术区。

5.缝合

牙槽突修整结束后,将翻起的组织瓣复位,间断或连续缝合。

(三)操作技巧及注意事项

(1)切口设计和操作中要注意不要损伤一些重要的解剖结构(如颏神经);切开深度应直达骨面;如果采用辅助切口则要保证黏骨膜瓣有一个较宽的基部,避免组织瓣坏死。

(2)翻瓣时骨膜剥离器要伸入骨膜下,行骨膜下剥离,全层翻开;剥离过程中将骨膜剥离器的刃缘对着骨面,可防止组织瓣的穿通和撕裂。

(3)去骨后外形检查时不要直接触摸骨面,要在组织瓣复位后进行,因一些微小的不平整骨面在瓣复位后,不易被察觉,会造成义齿配戴不适。

(4)助手配合技巧:助手可用右手牵拉上唇或用颊拉钩牵开上下唇;为避免手机钻针将伤口周围黏骨膜卷入,可用圆针3号线将黏骨膜缝合一针,将黏骨膜牵开保护;冲洗要彻底,冲洗时要特别注意清理骨渣容易积聚的组织瓣底部。

四、上颌隆突修整术

上颌隆突一般由大量腭中央皮质骨组成,通常上颌隆突不需要外科去除,但影响义齿佩戴时,须手术修整。

(一)适应证

(1)腭黏膜经常被义齿磨破,溃烂。

(2)当后堤区封闭不好或有较大倒凹而影响取模。

(3)语音障碍。

(4)心理恐惧。

(二)术前影像学检查

术前应通过影像学检查来确定其与鼻腔及上颌窦的邻近关系,X线侧位片大都可以提供这些信息,而CBCT检查则会更加精确。这些检查的目的是为了避免手术去骨过度,导致鼻腔暴露,造成口鼻相通。

(三)手术方法

1.骨组织修整器械和局部麻醉准备

同牙槽突修整术。

2.麻醉

常规口腔与面部消毒后铺巾。腭大神经和鼻腭神经局部阻滞麻醉,麻药中加入血管收缩剂。

3.翻瓣

切口设计可根据隆突大小而采用弧形或Y形。用15号刀片切开,暴露隆突的骨面,用骨膜分离器翻开黏骨膜瓣,翻开的组织瓣用3号线穿入并提起。

4.去骨

在全部隆突暴露之后,可用裂钻十字纵型磨开,然后冲洗。磨开深度大约为腭板水平下1.0~2.0 mm,然后用骨凿去除各部分骨质(也可用冲击式气动手机磨除),操作要在表层进行,防止与鼻腔相通,最后用较大的球钻打磨骨表面,并用大量生理盐水冲洗。

5.缝合

冲洗后,用 3 号丝线或肠线间断缝合,若缝合不理想可用碘仿打包或戴腭护板保护伤口。

(四)操作技巧及注意事项

(1)麻醉时可在隆突周围黏骨膜做局部浸润麻醉,有利于黏骨膜瓣的翻起。

(2)因为腭隆突处黏骨膜很薄,翻瓣时注意不要撕裂黏骨膜。

(3)硬腭骨板薄弱,操作要逐层进行,若采用骨凿去除骨质,一定要注意骨凿的方向和敲击的力度,最好采用冲击式气动手机球钻磨除,防止与鼻腔相通。

(4)助手配合技巧:助手可用圆针 3 号线贯穿黏骨膜瓣,将其向两侧牵开并保护;另外,冲洗要彻底,注意清理骨渣容易积聚的组织瓣底部。

五、下颌舌侧隆突修整术

下颌舌侧隆突一般是双侧对称的,位于前磨牙区或磨牙区。因覆盖其上的黏膜很薄,易受刺激并引发溃疡,在下颌可摘义齿制作之前,要先去除下颌隆突。

(一)适应证

(1)下颌骨隆突妨碍义齿修复。

(2)骨隆突过高,导致患者自觉不适。

(二)手术方法

1.骨组织修整器械和局部麻醉准备

同牙槽突修整术。

2.麻醉

常规口腔与面部消毒后铺巾,行下齿槽神经阻滞及隆突表面局部浸润麻醉。

3.翻瓣

沿牙龈缘切开,不作减张切口,于骨面仔细将全层黏骨膜瓣翻开,由于黏膜较薄,组织瓣容易被刺破,导致术后出现疼痛和伤口延迟愈合,因而翻瓣时应特别小心。

4.骨隆突去除

用拉钩将组织瓣牵开,直至隆突下缘,注意对组织瓣的保护。用裂钻从隆突上缘与下颌骨骨壁临界处磨开,至 3/4 以上隆突宽度处,将骨凿插入磨开的间隙后旋转即可折裂突出的隆突,夹持取出折裂的骨块。用骨锉或者大的去骨钻磨平骨面。

5.缝合

术区用生理盐水冲洗,3-0 的丝线或者可吸收线间断缝合切口。

(三)操作技巧及注意事项

(1)切口范围应超过隆突两侧各约两个牙位的长度,避免黏膜被牵拉撕裂。

(2)由于黏膜较薄,整个过程要注意保护翻开的黏骨膜瓣。

(3)术后用湿纱布压住翻开的组织瓣几分钟,有助于术区纤维黏合,并且可防止血肿形成。

(4)助手配合技巧同上颌隆突修整术。

六、上颌结节修整术

上颌结节可以垂直向增生,使得上下颌间咬合距离减小,导致没有足够空间容纳义齿基板。上颌结节可能还会因倒凹的存在而影响义齿就位。根据增生组织的不同可以分为纤维性和骨性上颌结节。

(一)适应证

(1)颌间距离过小。

(2)倒凹影响义齿制作及就位。

(3)影响义齿稳定的可移动的软组织。

(二)术前影像学检查

术前需要进行影像学检查,拍全口曲面体层片或 CBCT,了解上颌结节与上颌窦的位置关系并且可以判断增生组织为骨性还是纤维性。若术中可能发生与上颌窦穿通,则应慎重考虑该手术的可行性,至少应有设计软组织瓣转移关闭穿通处的预案。

(三)手术方法

1.骨组织修整器械和局部麻醉准备

同牙槽突修整术。

2.麻醉

常规口腔与面部消毒后铺巾。采用上牙槽后神经、腭大神经阻滞麻醉,翻瓣区可加注浸润麻醉以利组织瓣的剥离。

3.翻瓣与软组织切除

纤维性上颌结节增生可采用楔形切除。用 15 号刀片行椭圆形切口。切口应从牙槽嵴和纤维组织连接处开始,向后延伸到翼颌切迹内,去除 1/3 的球状增生物,用组织钳夹住需切除的楔状增生组织,锐性和钝性从骨皮质上分离。而骨性上颌结节只在牙槽嵴顶处作一切口,从翼颌切迹开始,向前切至距手术区 10 mm 处。在牙槽嵴前部作垂直向切口,用骨膜分离器剥开,翻起黏骨膜瓣,暴露需去除的骨质,用颊拉钩拉起并保护翻开的组织瓣,用单面骨凿或者较大的球钻(如骨钻)去除多余的骨质后修整骨表面。

4.复位与缝合

用骨锉修整骨面并用生理盐水冲洗,复位翻起的组织瓣,间断缝合。

(四)操作技巧及注意事项

(1)牙槽嵴前部的垂直向切口,切口的角度与牙槽嵴接近 135°角,这样可以翻起基部较宽的组织瓣。

(2)组织瓣复位后要观察并评估术后情况,必要时要再进行修整。

(3)助手配合技巧同上颌隆突修整术。

七、缝龈瘤

缝龈瘤(感染性纤维增生)是义齿刺激后导致的黏膜增生,不断地刺激最终导致黏膜下的纤维化,这种状况会影响义齿的稳定性,并使患者感到不适。由于慢性刺激,通常会导致其下方骨质缺失,若去除增生牙龈后有严重的骨质缺失,患者的前庭沟深度可能不够,义齿的固位将受到影响。

(一)适应证

(1)义齿刺激后导致的黏膜增生,影响义齿的稳定性。

(2)义齿刺激后导致的黏膜增生,患者自觉不适。

(3)旧义齿刺激后的黏膜增生,影响新义齿的就位或稳定。

(二)手术方法

1.软组织切开器械和局部麻醉准备

同唇系带修整术。

2.麻醉

局部麻醉,麻醉药物中加肾上腺素,为在操作中方便辨认增生物轮廓,可采用亚甲蓝画线,或使用组织钳牵住瘤样增生物。助手牵开口角,以防切到唇部组织。

3.切除

术者将增生组织提起,将下面切开,然后去除所有增生物,出血点用电凝或激光烧灼止血。切除的软组织要送病检。

4.缝合

于骨膜上潜行分离黏膜和黏膜下组织,间断缝合。

(三)手术技巧及注意事项

(1)麻醉时避免注射过多的麻醉药物,以免导致增生组织的解剖结构变形。

(2)手术切口均要位于骨膜表面。术中尽可能多地保留健康的附着黏膜。

(3)有时伤口不必行一期关闭,避免口唇组织变形。

(4)助手配合技巧:助手在术者操作过程中要及时牵拉颊部和唇部软组织,及时吸除渗血,保持术野清晰。

八、前庭沟成形术

前庭沟成形术旨在去除牙槽骨高度正常牙槽嵴上的一些不必要的肌肉附着,以解决前庭沟过浅的问题,因为前庭沟过浅会导致义齿基托过小,影响义齿就位和稳定。若患者牙槽嵴高度不够,则需要先行牙槽突增高术。

(一)术前评估

术前评估很重要,包括周围邻近重要组织如神经和肌肉附着位置。曲面体层片可以帮助评估牙槽嵴高度及辨认神经孔位置。

(二)适应证

(1)无牙殆患者,因牙槽嵴萎缩,前庭沟变浅而影响义齿的固位,常见于下颌(严重的牙槽嵴萎缩伴有下颌骨体吸收者不适用本术式)。

(2)因外伤或炎症形成的瘢痕挛缩造成的前庭沟变浅,妨碍义齿修复的。

(三)手术方法

(1)骨组织修整器械和局部麻醉准备同牙槽突修整术。

(2)常规消毒,铺无菌巾。

(3)唇颊黏膜转位法:①以牙槽嵴部为蒂,在需要加深的前庭沟相应的唇颊黏膜上作弧形切口,方向应与牙槽嵴弧度平行一致,切口距沟底的距离即为加深的深度;②切口的深度以切透黏膜下组织为宜,用刀锐性分离至牙槽肌层表面,将附着于骨面的肌肉推向下方,保留骨膜,掀起的黏膜瓣压贴于骨面并将黏膜瓣创缘缝合在新形成的前庭沟底;③新形成的唇颊沟内置碘仿纱卷,缝合固定。

(4)游离植皮法：①切除瘢痕，松解前庭沟至所需深度，准确测定创面大小；②在大腿或上臂内侧取一块稍大于创面的中厚皮片或成品组织黏膜补片，移植于口内创面，间断缝合，留长线；③包卷一碘仿纱布于移植之皮片上，将缝合时所留的线相互打结固定。

(四)操作技巧及注意事项

(1)尽量选用阻滞麻醉，减少局部浸润。即使采用浸润麻醉，麻醉药物中要加肾上腺素，避免注射麻醉药物过多，而导致解剖结构变得不清晰。

(2)缝合时第1针缝线要位于新形成的最深的前庭沟处，将黏膜和深层的骨膜一起锚式缝合，利于增加前庭沟的深度。对于组织创面有条件的，最好选用植皮或其他组织工程黏膜替代品；对于组织创面有条件的，最好选用植皮或组织工程黏膜替代品；对于组织创面有条件的，最好选用植皮或其他组织工程黏膜替代品，否则可用碘仿纱卷打包，组织延期愈合。

(3)助手配合技巧：术中需要助手协助医生将唇部向外翻起，减少黏膜组织移动，利于黏膜准确切开；及时吸除渗血和止血，保持术野清晰。

九、牙槽窝植骨术

当牙齿被拔除后，由于失去了咬合力通过牙周膜传导至牙槽骨的功能刺激，骨的吸收与再生平衡失调，牙槽骨将发生严重的吸收。拔牙后3~12个月内，牙槽骨的吸收可达到30%~50%。由于牙槽骨严重吸收导致的牙槽突萎缩，影响了常规义齿的固位和稳定，同时也增大了种植修复的难度和风险。近年来，多种技术和生物材料的应用可以克服拔牙后产生的骨吸收，帮助牙槽骨重建。牙槽窝植骨术目的是最大程度地保存拔牙区牙槽突的高度、厚度和宽度，牙槽窝放置植骨材料引导骨再生是一项可普遍使用且预后较好的手术方法。

(一)适应证和禁忌证

(1)牙齿拔除后造成牙槽突缺损的患者，尤其适合后期患者选择种植修复者。

(2)牙齿拔除后为预防牙槽骨吸收而导致修复固位或种植困难的患者。

(3)禁忌证同植骨术，排除糖尿病等系统性疾病和局部严重的根尖周感染、牙周炎等。

(二)手术方法

(1)手术和麻醉器械及植骨材料准备：准备好局部麻醉药品、麻醉器械、消毒药品和已消毒好的骨组织修整器械手术包。人工植骨粉；生物屏障膜。

(2)常规消毒，铺无菌巾。

(3)牙齿拔除及牙槽窝清理：局麻下将无保留价值的牙齿拔除，彻底清创并清除残余肉芽组织。

(4)植入人工骨粉：使用无菌注射器收集牙槽窝内的新鲜血液，并与人工骨粉充分混合，使用骨粉传输器或刮匙将混合后的人工骨粉填入牙槽窝内，不断重复此过程，直到填满牙槽窝。

(5)生物屏障膜(GBR)的覆盖和伤口关闭：骨引导再生膜在使用前用无菌生理盐水浸润，并修剪为合适的形状、大小，以正好覆盖骨移植物为宜，以间断或缛式缝合关闭拔牙创，一周后拆线。

(三)操作技巧及注意事项

(1)尽量采用微创方式拔除患牙，避免术中牙槽骨医源性丧失，尤其是要保护唇(颊)、舌(腭)侧牙槽骨的骨板高度。

(2)拔牙创内的肉芽组织清理要彻底,术中要做到无菌操作,避免涎液等的污染,术后使用3～5天抗生素,增加骨移植成功率。

(3)最好采用新鲜血液与骨移植物进行混合,也可使用生理盐水,植入操作时要避免骨粉的损失和污染;植入的骨粉要适量,考虑到牙槽窝具有自身成骨的功能,牙根部没必要填实,高度以牙槽嵴顶为准,不能过高,以免造成缝合时张力过大。

(4)生物屏障膜的覆盖要根据植骨区的面积大小与形状,仔细修剪,确保生物屏障膜能够完全覆盖植骨区,并超出 2 mm,骑跨于植骨区之上,避免纤维组织长入。

(5)要尽量一期关闭创面,如果缝合时张力过大,暴露的创面可用腭部黏膜瓣、胶原蛋白或碘仿纱条覆盖保护,以确保伤口无张力。

(6)一周内要尽量避免用术区咀嚼食物,以免造成生物屏障膜的破损导致植骨材料的外溢。

(7)如因各种因素出现植骨材料的外漏,可将碘仿纱条缝合固定在外露区,使伤口延期愈合。

参考文献

[1] 商思霞.现代口腔科学精编[M].天津:天津科学技术出版社,2019.

[2] 卜华伟.牙周病与口腔正畸治疗[M].天津:天津科学技术出版社,2018.

[3] 董红波.口腔科常见病治疗实践[M].北京:科学技术文献出版社,2018.

[4] 车宗刚,宋黎亮.眼耳鼻喉口腔科学[M].北京:科学出版社,2019.

[5] 王芳.常见牙体牙髓病的临床诊治[M].天津:天津科学技术出版社,2018.

[6] 张栋梁.口腔正畸临床高效矫治[M].北京:北京工业大学出版社,2019.

[7] 郑浩,羊书勇,郭松等.实用临床口腔学[M].长春:吉林科学技术出版社,2017.

[8] 王天鹏.现代口腔疾病与修复[M].北京:科学技术文献出版社,2019.

[9] 燕贵军.精编口腔科学[M].上海:上海交通大学出版社,2018.

[10] 姜晓蕾.口腔临床医学新进展[M].北京:科学技术文献出版社,2017.

[11] 张扬.口腔疾病诊疗的思维与方案[M].北京:科学技术文献出版社,2019.

[12] 温伟生.口腔科临床路径[M].北京:人民军医出版社,2018

[13] 李涛.临床口腔疾病与预防[M].北京:科学技术文献出版社,2018.

[14] 夏舟斌.口腔医学基础与临床实践[M].北京:科学技术文献出版社,2019.

[15] 吴萃.实用口腔医学基础与新进展[M].北京:科学技术文献出版社,2018.

[16] 刘志寿.现代口腔疾病治疗精要[M].北京:科学技术文献出版社,2019.

[17] 魏丽.口腔卫生保健知识问答[M].天津:天津科学技术出版社,2018.

[18] 段毅.口腔科临床技能与疾病治疗[M].南昌:江西科学技术出版社,2019.

[19] 刘平.新编口腔疾病防治[M].北京:科学技术文献出版社,2018.

[20] 张栋.现代口腔疾病诊疗新进展[M].长春:吉林科学技术出版社,2017.

[21] 潘亚萍.牙周病就医指南[M].北京:人民卫生出版社,2019.

[22] 武篯.实用耳鼻喉口腔疾病诊疗对策[M].北京:科学技术文献出版社,2018.

[23] 李晔.口腔科实用诊疗技术[M].北京:科学技术文献出版社,2018.

[24] 张扬.口腔疾病的诊断与治疗[M].北京:科学技术文献出版社,2018.

[25] 许云海.现代实用口腔基础与临床[M].天津:天津科学技术出版社,2019.

[26] 姜晓蕾.口腔临床医学新进展[M].北京:科学技术文献出版社,2018.

[27] 徐平.临床口腔医学疾病诊断与治疗[M].长春:吉林科学技术出版社,2018.

[28] 陈伟.儿童口腔疾病防治[M].浙江:浙江大学出版社,2019.

[29] 王金萍,边龙霞.儿童口腔疾病诊疗精粹[M].汕头:汕头大学出版社,2018.

[30] 陈慧,周学东,李继遥.牙体牙髓病就医指南[M].北京:人民卫生出版社,2019.

[31] 曾妍,郑军,徐江.口腔基础与临床研究[M].昆明:云南科技出版社,2018.

[32] 段毅.口腔科临床技能与疾病治疗[M].南昌:江西科学技术出版社,2019.

[33] 陶建华.实用常见口腔诊疗学[M].长春:吉林科学技术出版社,2017.